裴正学医学菁华丛书

裴正学医学笔记

裴正学 ◎ 著

全国百佳图书出版单位
中国中医药出版社
·北 京·

图书在版编目（CIP）数据

裴正学医学笔记 / 裴正学著 . — 北京：中国中医药
出版社，2023.1
ISBN 978-7-5132-7936-9

Ⅰ . ①裴⋯　Ⅱ . ①裴⋯　Ⅲ . ①中西医结合—临床医学
—经验—中国—现代　Ⅳ . ① R2-031

中国版本图书馆 CIP 数据核字（2022）第 226272 号

中国中医药出版社出版

北京经济技术开发区科创十三街 31 号院二区 8 号楼
邮政编码　100176
传真　010-64405721
三河市同力彩印有限公司印刷
各地新华书店经销

开本 880×1230　1/32　印张 22.25　彩插 0.25　字数 524 千字
2023 年 1 月第 1 版　2023 年 1 月第 1 次印刷
书号　ISBN 978-7-5132-7936-9

定价　98.00 元
网址　www.cptcm.com

服 务 热 线　010-64405510
购 书 热 线　010-89535836
维 权 打 假　010-64405753

微信服务号　zgzyycbs
微商城网址　https://kdt.im/LIdUGr
官 方 微 博　http://e.weibo.com/cptcm
天猫旗舰店网址　https://zgzyycbs.tmall.com

如有印装质量问题请与本社出版部联系（010-64405510）

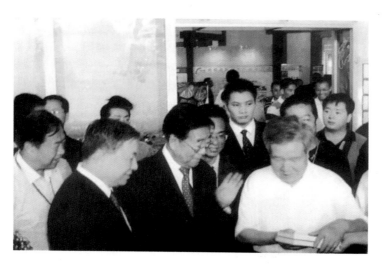

　　2005 年 2 月在裴正学教授《裴正学医学经验集》《裴正学医话医案集》新书发布会上，甘肃省医学科学研究院领导向裴正学教授赠匾

　　2005 年 8 月在成都举行的"国际中医高峰研讨会"上，当时的科技部部长徐冠华、四川省委书记张学忠接受裴正学教授赠书

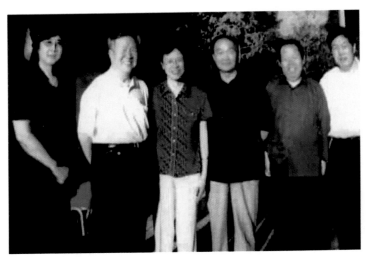

原卫生部副部长、国家中医药管理局长佘靖与裴正学教授合影

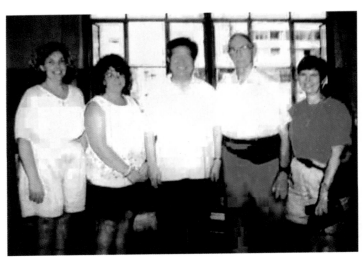

2001年8月世界卫生组织官员哈里德教授一行在兰州会见了裴正学教授

裴正学教授简介

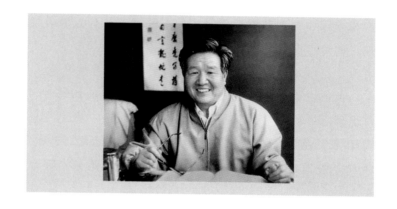

男，生于1938年2月，甘肃武山人，1961年毕业于西安医科大学医疗系。教授，主任医师，国家级高徒导师。我国著名中西医结合专家。现任甘肃省医学科学研究院首席专家，甘肃省中西医结合学会名誉会长，中华中医药学会终身理事，中国中医科学院博士生导师，甘肃中医药大学博士生导师。曾任第6、7、8届甘肃省政协委员。1991年始享受国务院政府特殊津贴。

出版专著《血证论评释》《新编中医方剂学》《大黄的药理与临床》《乙型肝炎的诊断与治疗》《裴慎医案选》《新编温病学》《中西医结合实用内科学》《高血压的中西

医结合治疗》《糖尿病的中西医结合治疗》《肝病的中西医结合治疗》《胃脘痛的中西医结合治疗》《裴正学医学经验集》《裴正学医话医案集》等39部，发表医学论文100余篇。曾获省、部级科技进步奖多项，国家级大奖1项，世界大奖1项。

裴正学教授编著的《血证论评释》在日本发行后，影响很大，1985年5月，日本静冈大学校长田荣一教授专程来兰州向裴教授请教书中的有关问题。裴正学教授拟定的治疗白血病专方于1974年在全国血液病会议上定名为"兰州方"，在国内各地医院广泛使用，疗效显著。

由他主编的《中西医结合实用内科学》在1996年4月美国召开的世界第三届传统医学大会上获"突出贡献国际奖"。裴正学教授荣获"世界民族医药之星"之称，1997年被国家中医药管理局认定为全国500名著名老中医之一。

裴正学教授提出的中西医结合"十六字方针"，已被全国中西医界所关注，成为当前中西医领域的重要学派。1994年被评为全国中西医结合先进工作者，2000年被授予全国中西医结合突出贡献称号，2004年当选为甘肃省名老中医。裴正学教授尚爱好文学、诗词、书法，现有《裴正学小说散文集》《裴正学诗文集》《裴正学书法集》出版发行。

曾两次荣获中华中医药学会中医药学术发展成就奖。

出版说明

裴正学教授是我国中西医结合领域的著名专家。他是甘肃武山人，童年起师承其父裴慎先生（甘肃省已故现代十大名中医之一）学习中医，1961年毕业于西安医科大学医疗系。正因为拥有中西医两种医学的深厚背景，裴正学教授在长期的诊疗过程中形成了自己独特的医学思想体系。他认为，西医偏重于微观局部，中医偏重于宏观整体；西医偏重于对抗性治疗，中医偏重于调节性治疗。20世纪80年代，他提出了"西医诊断，中医辨证，中药为主，西药为辅"的中西医结合十六字方针。西医诊断就是利用现代医学的诊断技术将疾病定位、定性，把握疾病发生、发展及其演变规律，为临床治疗提供依据；中医辨证就是在西医确定了疾病的部位、性质后，在这个范围内进行中医辨证，也就是在中医学理论的指导下，通过对望、闻、问、切收集到的临床信息进行综合分析，对疾病当前的病位与病性等本质做出判断，并概括为完整证名的诊断思维过程。中医辨证论治的积极意义是把中医的诊疗指向了患者，而非简单地针对疾病，体现了高度个体化的诊疗过程，是"以人为本"临床诊疗思想的具体体现。把传统的中医辨证建立在西医诊断的基础之上，充分利用现代医疗科学技术，使之与传统中医相结合，而且大大保证了中医辨证的准确性、治疗的有效性，从而为中西两种医学的结合找到了一个切入点，有效地提高了中医临床疗效。这是当前发展中医的有效途径之一。十六字方针一经提出，便引起了医学界的广泛关注，此后，十六字方针成为裴正学与弟子们开展临床实践的指导思想。

几十年来，裴正学教授躬耕杏林，以治病救人、科研攻关、培养后学为己任。他的医学思想和毕生的临床经验及诸多验方，是后学者的宝贵财富，值得深入发掘。为此我们出版了这套《裴正学医学菁华丛书》。

中国中医药出版社

2022 年 4 月

序

　　《裴正学医学笔记》行将付梓，邀我作序。近年来医界同仁中让我作序者也有过几位，我虽在卫生行政管理岗位多年，但因资历尚浅，对老同志的作序要求总是借口推托。这次裴先生亲来相求，思考再三，只有俯首听命。裴先生是我敬重的老前辈，他的学识、品德均可堪称我师，尤其是他在中西医结合领域的造诣，常使我钦佩不已。早在20年前，那时我还是刚走出大学校门不久的年轻人，刚从甘肃省人民医院被选调到省委组织部工作，因为来自医界，常受同事、领导的托，约名医求诊、咨询、问病。在我的印象中，裴先生的诊室和家中应是造访最多的。我的老上级、我所崇敬的杨利民部长，经常去裴先生那里，或医病，或看望，二人交谈融洽，形同莫逆。有时我在随同部长前往时，抑或邂逅期间，举言一二。缘于此，那时裴先生便向我赠送了他的大作《中西医结合实用内科学》《血证论评释》《新编中医方剂学》《乙型肝炎的诊断与治疗》等书。我虽然忙于行政，毕竟曾是医科出身，对裴先生的上述专著也曾抽暇逐一阅览。观其书而知其行，深觉先生治学之严谨、思维之精深，由他提出的"西医诊断，中医辨证，中药为主，西药为辅"的十六字方针已取得广大医界同仁的认可。1998 年初我奉调卫生厅工作，因为业务上的隶属关系，与裴先生的接触更多，他在医学方面的专著《裴正学医学经验集》《裴正学医案医话集》《常见病中西医结合治疗丛书》陆续出版发行后，承蒙相赠，得以先睹为快。先生在诊务之余，总是孜孜汲汲、笔耕不辍，著述中对疾病的诊治，每多独到见解；对自己 50 年医疗生涯中的经验秘籍，总是毫无保留地和盘托出，务求让每一位读者获得裨益。这种大公无私、济世活人的优秀品质，与时下一些为职称发表论文，为名利东抄西凑之人自不可同日而语。除了著书立说，裴先生最为可贵之处是他对临床实践的执着追求和不断探索，由于他在肝、血液、心血管、免疫等疾病领域的丰富经验和显著的疗效，求诊患者很多。他对待患者耐心细致，对待病情一丝不苟，尤其对来自边远地区的农民患者总是来者不拒，因此半日的门诊量有时可达 70 余人。除了医学，裴先生尚爱好书法、文学、诗词。他的诗文集《春风曲》《大风曲》均已正式出版，《裴正学书法集》也将付梓问世。在甘肃省医界他是一位德高望重、文化底蕴十分丰厚的老一辈专家。

数十年来，他在医、教、研诸方面勤奋耕耘，成果卓著。1991 年始享受国务院政府特殊津贴，1994 年被评选为全国中西医结合先进工作者，1998 年当选全省医德医风先进个人，1996 年由他主编的《中西医结合实用内科学》在世界第三届传统医学大会上获"突出贡献国际奖"，裴先生荣膺"世界传统医学之星"的殊荣，并应邀赴美国讲学，2004年甘肃省人民政府授予他"甘肃省名中医"称号。即将付梓的《裴正学医学笔记》一书中，裴先生又将自己30年来的临床笔记20余册，与门人一道整理成书，应当说弥足珍贵。古稀之年，仍念念不忘经验传世，造福后人，令人钦佩。全书50万言，记载了近30年来中西医学的学术变迁和涌现的成果，共1000余个命题，涉及中西医学的内、外、妇、儿、基础理论诸多方面，对广大中医、西医临床人员都能给予裨益。其中许多内容都是裴先生50年临床经验之结晶，用传统眼光看应属"秘不外传"的宝贝，而本书毫无保留地奉献给广大读者，足见先生的无私。

祝先生健康长寿，继续造福人民。谨以为序。

刘在文

2007年8月于甘肃省卫生厅

前　言

　　人到老年，最爱回忆往事。在如烟的过往岁月中，最清晰的记忆莫过于一生中曾经显示过自身价值，并使别人获益的事；还有一种就是经过自身努力，最后功亏一篑的事。我是一个年届古稀的医生，在医疗实践中已跌仆滚爬了近50年。那力挽狂澜、救人于水火的喜悦，曾一次次催我奋进；还有面对疑难沉疴、回天无术的困惑，也一次次使我深思。50年的临床经历就像是一次无休止的长征，翻过崇山峻岭，越过丘陵沼泽，整整跋涉了半个世纪，也未曾看见何处是个尽头。现在想起了两句人们常说的话"书山有路勤为径，学海无涯苦作舟"，真乃至理名言。在"勤"与"苦"的不断陶冶下，不觉中我的须发早已斑白，深知老之已至，岁月无多，然而留下的满腹临床经验和那20余册临床笔记将何以处之？一定要让它留给后人，继续造福人类，这是一个老年人责无旁贷的使命。"学窗书案六十秋，对镜才知白了头，夜夜钟声催人老，盈尺积稿使人愁。"这首诗是我当前心情的真实写照。随着墙上钟声的嗒嗒，随着日落日出的时光流逝，我心中唯一牵挂的大事就是积稿的整理。就在这时，省卫生厅的李存文厅长、省中医药管理局的鄢卫东局长、省医学科学研究院的陈学忠院长，像雪中送炭般给了我巨大的关怀和鼓励，使我在迷茫中感受到阳光的温暖，沐浴到春风的滋润。于是我决心把我30年来天天笔耕，从未间断的读书心得、临床笔记共计20余册整理成书，公之于世。我的学生们得知这一信息后，纷纷自告奋勇，积极投入到笔记的整理工作中。他们是主任医师薛文翰，副教授曹靖宇，副主任医师张太峰、李薇、张惠芳、蒲朝晖、张钦忠、万强，医学硕士鲁维德、张桂琼。师徒同心协力，经过三个多月的辛勤劳动，50万言的《裴正学医学笔记》整理就绪，行将付梓。该书以笔记形式记述了个人的临床经验，此外还记载了半个世纪以来，发生在中西两种医学领域的学术进展和思维变迁，对当代新的学术观点和新的经验效方的涌现，笔者均附有自己的见解，并提出今后的展望。在中医经典、西医理论、实验研究、临床验方、西药新药等各个方面务求举其要，摘其精，深入浅出，发人于省。全书共有1000余个论题，涉猎中西医学的内、外、妇、儿、五官、皮肤，亦涉及现代医学的实验研究、分子生物、遗传基因。书之成也，余乐之，诗曰："生逢盛世感尧天，老干新枝谢余年。"在斯书的整理过程中，张桂琼同志任劳任怨、夜以继日地工作，使本书得以早日付梓，按期与读者见面。最后还要特别感谢，省卫生厅李存文厅长在百忙之中为本书赐序，使这本医学笔记蓬荜生辉。愿此书的问世对广大医界同人有所裨益。

裴正学于甘肃省医学科学研究院

2007 年 8 月 10 日

目　录

1987 年～ 1997 年（中部）

1997 年～ 2007 年（下部）

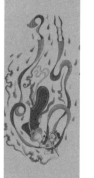

上

部

1977
—————○年
1987

略论慢性肾炎的中药治疗 // *1977.7.1*

肾炎之慢性者西医恒少治法，肾病型勉用激素疗法；高血压型、隐匿型的患者在治疗上每趋棘手。中医学对此病的治疗方法颇多，总以脾肾阳虚与肝肾阴虚两型而论，前者以浮肿为主症，后者以高血压为主症；前者以补中益气汤为主方，后者以六味地黄汤为主方。余在 1977 年 5 ～ 6 月间曾治疗慢性肾炎患者两人，以上法论治均获得满意疗效。

患者孟某，男，35 岁，兰州新兰仪表厂工人。患慢性肾炎 1 年余，尿蛋白（PRO）（+++），西医治疗疗效不佳。患者颜面苍白，食欲不振，出汗乏力，全身轻度浮肿。笔者用补中益气汤加白茅根、蝉蜕、益母草。服药 5 剂后 PRO 降至（++），遂于前方加山西中医研究所的益肾汤（物地桃红益丹银，地丁公英板蓝根）。口诀中的"物地"乃四物汤中无生地黄也。继服 8 剂，PRO 降至（+）。后又在前方的基础上加西安医学院的痰饮丸（桂附姜二术三亲），继服 5 剂，患者尿蛋白降至微量，食欲、精神均佳，开始参加工作。

患者胡某，女，28 岁，新华印刷厂工人。患慢性肾炎 1 年余，住兰医二院 3 个月，PRO 始终（+++），血压波动在 170/100mmHg 上下。患者出院后求余于门诊，停一切西药，给予中药治疗。患者头晕眼花，腰酸腿闲，耳鸣骨蒸，全身浮肿，尿频、尿急、尿痛，血压 170/110mmHg。余给予六味地黄汤加杞菊、知柏合建瓴汤、肉桂、附子、蝉蜕、益母草、苏叶。服 8 剂，PRO（+）；再服 8 剂，PRO 微量。

几个有效方剂

1. 散偏汤（柴胡、白芍、甘草、川芎、香附、白芷、白芥子、郁李仁）治疗头痛。口诀：柴胡舒肝李白代枳。

2. 清眩丸（杞菊麦味地黄汤，天麻白术钩蝎姜）治疗动脉硬化、头晕。

3. 内耳性眩晕治疗方：①泽泻汤：白术、泽泻、钩藤；②桑菊杞菊黄竹白蛎（白蒺藜、菊花、牡蛎各 30g），体虚加补血汤，呕吐加赭石。

4. 复方麻桂汤（麻黄、桂枝、桔梗、穿心莲、鱼腥草、蒲公英）治疗慢性气管炎。

5. 治疣汤（生地黄、当归、山药、荆芥、山栀子、土茯苓、墨旱莲）。

五苓散与茯苓甘草汤

《伤寒论》71 条"太阳病，发汗后，大汗出，胃中干，烦躁不得眠，欲得饮水者，少少与饮之，令胃气和则愈。若脉浮，小便不利，微热消渴者，五苓散主之"；74 条"中风发热，六七日不解而烦，有表里证，渴欲饮水，水入则吐者，名曰水逆，五苓散主之"；72 条"发汗已，脉浮数，烦渴者，五苓散主之"；73 条"伤寒汗出而渴者，五苓散主之。不渴者，茯苓甘草汤主之"。由以上四条原文可知，五苓散的主证是热病后，症见大汗、大渴、大烦、大肿者，此"四大"较之白虎汤的"四大"有二同二异。二同者渴、汗也；二异者烦、肿也。前者之"四大"为实火；后者之"四大"为虚热。前者的病位在阳明；后者的病位在太阳。前者在里为里热，宜清宜泻；后者在表为表热，宜宣宜散。从脏腑而论，前者在胃；后者在膀胱。膀胱者"州都的官，水道出焉"。泻膀胱的虚火以温通淡渗为大任，五苓散乃任此之良剂也。以西医观点来看，白虎汤的治热乃发高热也；五苓散的治热乃自主神经功能紊乱也。前者在热中，后者在热后。此五苓散之妙义也。此外，五苓散尚有利尿消肿、降气止逆的作用，亦须常识勿忘也。茯苓甘草汤的主证乃"伤寒汗出而不渴者"。此证实与桂枝汤证无异，但此方和五苓散一样可治小便不利，桂枝汤则无此利尿作用。二者的作用，一者上，一者下，均能祛水。桂枝汤的祛水是自上而解；茯苓甘草汤的祛水是自下而解。表虚而无水肿者，用桂枝汤；表虚而有水肿者，用茯苓甘草汤。

甲状腺功能亢进症的治疗方剂　　　// 1977.7.6

1. 党参 15g，黄芪 30g，生地黄 12g，何首乌 10g，鳖甲 15g，龟甲 15g，山药 10g，香附 6g，夏枯草 15g，白芍 15g。以甲状腺功能亢进为主者，水煎服，每日 1 剂。

2. 昆布 12g，海藻 10g，黄药子 12g，南星 6g，清半夏 6g，槟榔 6g，木香 3g，莪术 6g，夏枯草 15g。合并甲状腺肿者，水煎服，每日 1 剂。

赵炳南临床治愈结节性红斑的经验　　　// 1977.7.10

结节性红斑的病因常见者有三：结核、风湿、过敏。本病多见于青年女性，常见下肢出现大小不等的结节，压之疼痛，颜色深浅不等，或红或褐。此种情况常需与硬结红斑、结节性血管炎相鉴别。赵炳南采用复方桃红四物汤治疗此证收到显著效果，可资借鉴。所谓复方桃红四物汤者，桃红四物汤加桑菊黄牛银秦瓜（桃红四物汤、桑枝、菊花、黄柏、牛膝、金银花、秦艽、丝瓜络）也。此汤之外，尚有四妙勇安汤、八珍汤、桂枝红花汤。桂枝红花汤者，桂枝、干姜、细辛、牛膝、威灵仙、当归尾、赤芍、红花、鸡血藤、甘草也。口诀：红牛赤草鸡归干，细辛桂枝威灵仙。

蒲辅周治疗高血压的经验　　　// 1977.7.12

　　蒲老治疗高血压的经验为其一生医疗经验之佼佼者。查阅蒲老医案，治疗高血压 3 例。3 例中用附片者 2 例，可见蒲老在治疗高血压时善用附片。高血压者，阳亢也。附片者，壮阳药也。从一般情况来看，阳亢患者复用壮阳之药，乃所谓抱薪救火也。然蒲老以真武汤加党参，配杜仲、狗脊、桑寄生治疗高血压则疗效确切。查高血压一病亦有寒热虚实之异，属实者，三黄泻心；属虚者，有阴虚、阳虚之分，前者杞菊地黄汤，后者真武汤。属热者，龙胆泻肝汤、镇肝熄风汤；属寒者，附子汤、真武汤。总之，高血压患者伴交感神经功能亢奋者属实、属火；伴迷走神经功能亢奋者属虚、属寒。

几个有效方剂　　　// 1977.7.13

　　1.治疗结核咳血用方（生地黄、熟地黄、鸡苏、卷柏、百部、山药、防风、茯神、远志、酸枣仁、党参、麦冬、五味子、大蓟）。口诀：二地苏卷百山风，茯神远志酸枣仁，生脉大蓟选独根，咳血服用效如神。

2. 治疗清精自遗用方（附子、菟丝子、五味子、龙骨、桑螵蛸、韭菜子、干姜、巴戟天、山药）。口诀：子龙桑韭战巴山。

3. 妙香散（党参、白术、黄芪、茯苓、茯神、桔梗、远志、木香、辰砂、麝香、山药、甘草）。此方为《苏沈良方》的著名方剂，家父每告余曰："此方之疗效甚切，临床泛用之可矣。"该方主治精神恍惚、惊悸郁结、虚烦少寐、盗汗遗精，特别是妇人败血冲心，产后心神颠倒，言语错乱，如见鬼状。本方的功效是补益气血、安定心神。

妇女神经官能症的治疗经验　　　*// 1977.7.14*

当归 12g，白术 9g，白芍 9g，茯苓 12g，柴胡 9g，薄荷 3g，甘草 6g，小麦 30g，大枣 4 枚。加法：①头晕：白蒺藜、石决明；②胸闷：郁金、合欢皮、菖蒲；③失眠：茯神、远志、灯心草；④心悸：紫石英、龙骨、磁石；⑤便秘：火麻仁、瓜蒌仁、柏子仁；⑥痰多：半夏、南星、陈皮、白金丸；⑦健忘：孔圣枕中丹，尚可加三圣散（琥珀、朱砂、辰砂各等份）。

结核咳血及支气管扩张的咳血　　　*// 1977.7.16*

白茅根 30g，百合 30g，白及 15g，肉苁蓉 6g，苏子 6g，杭芍 9g，天冬 15g，麦冬 15g，生地黄 12g，甘草 6g，陈皮 6g，北沙参 15g，黑芥穗 9g，侧柏炭 9g，艾叶炭 9g，姜炭 6g，五味子 3g，款冬花 9g，童便 1 碗。水煎服，每日 1 剂。（四川某茶场医务室陈致园经验）

口诀：白云苏杭冬生草，陈北黑炭五花童。

此方集治肺止血之大成，为临床治疗咳血的典范。方中寒热并用，攻补兼施，临床可随症化裁。除上述药物外，在治疗咳血诸方中尚用知母、贝母、阿胶、桔梗、青黛、蛤粉随症参合。

冉雪峰种子汤   // 1977.7.20

冉雪峰者，现代我国之名医也。20世纪30年代，其与河北张锡纯、北京施今墨、上海曹颖甫合称四大名医。冉雪峰云：种子者，大抵男子之要在固精，女子之要在调经，男女生殖无畸形，精固经调，生育机会即复。黄芪60g，当归60g，桂枝60g，白芍180g，甘草30g，桑螵蛸60g，覆盆子60g，车前子60g，菟丝子60g。共为末，炼蜜为丸，梧子大小，每日服10～12丸，日服2次，温开水冲服。此方常服即可受孕；月经提前推后，带门胞冷，乃适应证也。

陈修园加味四物汤   // 1977.7.20

陈修园，清代名中医，著作等身，医名遍及全国，著有医书72种，计300余万言，包括《医学实在易》《医学从众录》《医学三字经》《景岳新方八阵砭》等。陈修园思想偏于保守，然其临床实践经验之丰富，非他人所及，终身悬壶，活人无算。加味四物汤（当归、生地黄、川芎、白芍、香附、茯神、艾叶）的应用乃陈氏平生经验之佼佼者。加减法：①月经先期：加知母、黄柏、黄芩、黄连。②月经后期：加干姜、肉桂、艾叶；实者：可加陈皮、枳实；大实者：可加芒硝、大黄、桃仁、牛膝；虚者：加人

参、白术或四君子汤；大虚者：加干姜、附子。③逆行倒经：加
牛膝、泽泻、白芷、薏苡仁。④素有痞满：去生地黄，加枳实、
半夏。⑤经色紫者：风也，加荆、防、芷。⑥经色红者：热也，
加黄芩、黄连、地骨皮、牡丹皮。⑦经色白者：虚也，加生地黄、
白术、陈皮、半夏。⑧经色如烟尘者：加陈皮、半夏、黄芩、防
风、苍术。⑨经色如豆汁者：加黄芩、黄连。⑩经成块者：气滞
也，加枳实、陈皮、延胡索。⑪恶寒发热头痛者：有汗，加桂枝、
生姜、大枣；无汗，加麻黄、细辛。

论慢性胰腺炎　　　　　　　　　　　　　　　　　*// 1977.7.22*

慢性胰腺炎乃常见病也，因急性胰腺炎转变而来者诊断尚易，
无明显急性胰腺炎病史者诊断甚难。后者之误诊、误治者几达
80%，最后患者因慢性消耗而致死，仍未知其所以然者多矣。此
病的临床表现：①上腹隐痛连及左胁、左胸，发作时，可见剧痛。
②腹胀、消化不良、胰源性腹泻。③乏力苍白、消瘦、颜面轻度
浮肿（营养不良性水肿），检查大便中可见脂肪滴，血淀粉酶、尿
淀粉酶均正常（急性期除外）。西医学对此病的治疗除给予胰酶等
替代疗法外，实无理想的治法。中医学虽无慢性胰腺炎的病名，
但《伤寒论》中的脏结与此病甚为相合。《伤寒论》128 条曰："问
曰：病有结胸，有脏结，其状何如？答曰：按之痛，寸脉浮，关
脉沉，名曰结胸也。"《伤寒论》129 条曰："何谓脏结？答曰：如
结胸状，食欲如故，时时下利，寸脉浮，关脉小细沉紧，名曰脏
结。舌上白胎滑者，难治。"《伤寒论》130 条曰："脏结无阳证，
不往来寒热。其人反静，舌上白胎滑者，不可攻也。"以上三条经
文论述了脏结的症状和治法，说明脏结和结胸一样都有心下闷痛

的症状。但脏结属阴，不具有寒热症状，通常饮食如故，但有时时下利。这个时时下利与慢性胰腺炎的胰源性腹泻正相吻合。文中又提到"舌上胎滑白者，不可攻也"，即为慢性胰腺炎的治疗立下了大法。《金匮要略·腹满寒疝宿食病脉证》载："心胸中大寒痛，呕不能饮食，腹中寒，上冲皮起，出见有头足，上下痛而不可触近，大建中汤主之。"此条经文补充了脏结的治疗方药，因前述脏结有症状、治法而无方药。《伤寒论》167 条曰："病胁下素有痞，连在脐旁，痛引少腹，入阴筋者，此名脏结，死。"此条经文症状酷似慢性胰腺炎之急性发作；且预后极差，也符合胰腺炎的特征。根据上述论述，笔者在临床上每用大建中汤治疗慢性胰腺炎，自 1969 年至 1977 年间，先后治疗 13 例，其中天水 8 例、酒泉 2 例、兰州 2 例，以及本人，均有明显疗效。笔者于 1963 年仲秋，以急性胰腺炎发作住兰医二院 3 病区，其间安真光大夫主管，因合并胆管结石，故建议手术治疗。家父谓："手术只能治疗结石，对急性胰腺炎断无疗效。"鉴于此，余与家父回天水家中自服中药，历时 1 年，服中药 300 余剂后结石排出，胰病大愈。1976 年夏，余赴酒泉带领实习，因气候干燥，加之赶校《血证论评释》稿，劳累过度，胰病复发。除左胸、左腹部持续疼痛外，尚伴胰源性腹泻，西医诊断为"慢性胰腺炎"。余以大建中汤为主，合柴胡四逆散投治，服药 100 余剂，病情大减。后此病时有小发，每发必投此方而效。

处方：柴胡 15g，白芍 15g，枳壳 6g，甘草 6g，川芎 6g，香附 6g，川椒 6g，干姜 6g，桂枝 9g，瓜蒌 12g，薤白 9g，党参 12g，白术 9g，茯苓 12g，半夏 6g，陈皮 6g，木香 3g，草豆蔻 3g。水煎服，每日 1 剂。

脑动脉硬化症之眩晕 // 1977.7.22

此病乃难治性疾患也，患者多系中年以上之脑力劳动者，血脂偏高，眼底示动脉硬化征象，主诉眩晕，动则更剧。丁巳年夏，余治白银蔬菜公司朱某，患此症也。余投二仙汤合白蒺藜、石决明等。服药 5 剂大愈。二仙汤乃阴阳两补之剂，方中仙茅、淫羊藿、巴戟天乃壮阳之悍将也，知母、黄柏又养阴之重臣耳，当归补血活血，静中有动，乱中求治，诚良法也。血脂者阴翳也，阴翳之积于血中，非阳光无以散。方中之壮阳药"益火之原，以消阴翳"，阳过亢则头目乃眩，以西医学观点来看即有高血压之虞，故用知柏"壮水之主，以制阳光"，此乃反佐疗法也。

清上蠲痛汤主治一切头痛 // 1977.7.23

此方为家父惯用治疗头痛的方剂，临床加减用之如神，其方组成：当归、蔓荆子、黄芩、菊花、麦冬、生姜、甘草、川芎、白芷、细辛、羌活、独活、防风。口诀：当荆黄菊冬生草，芎芷细活加防风。加减法：左侧痛者，加红花、柴胡、生地黄、龙胆；右侧痛者，加黄芪、葛根、生石膏。以上两个加减法遵左血右气、左青龙右白虎之旨。前额眉棱骨痛者，加半夏、山楂、枳实、天麻（传统治眉棱骨痛的羌防芩草汤，以及临泽县陈文伟大夫之常用药对葛根、白芷前方中均备）；颠顶痛者，加藁本；脑内痛者，加麦冬、苍耳子、木瓜、荆芥。

谈谈结胸证　　　　　　　　　　　// 1977.7.23

　　结胸证乃中医著名病证也，历代医家对此证解释颇多，但能自圆者恒少。《伤寒论》128 条云："按之痛，寸脉浮，关脉沉，名曰结胸也。"文中所谓"按之痛"，痛在何处？其义尚感不足。《伤寒论》137 条云："太阳病，重发汗而复下之，不大便五六日，舌上燥而渴，日晡所小有潮热，从心下至少腹硬满而痛，不可近者，大陷胸汤主之。"此条经文明确指出，结胸证的痛在"心下至少腹"。138 条又云："小结胸病，正在心下，按之则痛。"此条示结胸证痛在心下。根据上述经文可知，结胸证当分成大结胸和小结胸。前者之痛在心下至少腹，腹满而痛不可近；后者之痛仅在心下。可见前者之痛就范围而言广，就性质而言重；后者之痛就范围而言小，就性质而言轻。但二者有一共同特点是：按之痛，寸脉浮，关脉沉。大结胸用大陷胸汤，小结胸用小陷胸汤。何以曰陷胸？乃太阳证误下表邪内陷于胸胁，与水气相合（水热互结）则成结胸，故曰陷胸。另外，尚有一种情况未形成水热互结，仅形成寒热互结者，因寒气较之水气散在，故未能形成疼痛，仅见心下满闷者，此口痞（心下满而不痛）也。《伤寒论》131 条"病发于阳而反下之，热入，因作结胸"，可见结胸属阳属热，治则宜下宜寒，大小陷胸汤之组成，正合此意。另有属寒者则谓脏结，《伤寒论》129 条"如结胸状，饮食如故，时时下利，寸脉浮，关脉小细沉紧，名脏结"，正说明了这个道理。结胸一证以西医学来看当属渗出性胸膜炎之类，近人用大陷胸汤治疗胸水，用小陷胸汤治疗干性胸膜炎，均获得明显疗效，可证实此论之正确性。但从大陷胸证之"从心下至少腹硬满而痛，不可近"等表现来推断，此证当应包括肠梗阻及急性腹膜炎之类。倘属此类，则单凭中药恐无功焉，故《伤寒论》曰："结胸证悉具，烦躁者死。"《伤寒论》132 条曰："结胸证，其脉浮大者，不可下，下之则死。"可见此病的预后古人早有掌握矣。

谈谈泻心汤证　　　　　　　　　// 1977.7.24

《伤寒论》著名方剂，为治疗心下痞硬的主方。所谓心下痞硬，简称痞证。究其成因，仍不离表证及半表半里证误下之类，因各类泻心汤的组成皆系寒热并用，由此推之，痞证的病机当为寒热互结焉。《伤寒论》149 条曰："若心下满而硬痛者，此为结胸也，大陷胸汤主之；但满而不痛者，此为痞，柴胡不中与之，宜半夏泻心汤。"可见痞证的主症是心下但满而不痛，半夏泻心汤为治疗痞证的主方。此方是将小柴胡汤中的柴胡变为黄连，生姜变为干姜。此一变化使调和少阳之平剂变成寒热并用，开寒凝、散热结之重剂。黄连之寒，干姜之热，使该方之性骤变矣！后人给此方的主症总结数字，颇为精当，即"呕而痞，雷鸣下利"。《伤寒论》中关于其余泻心汤的论述，如 157 条"心下痞硬，干噫食臭……生姜泻心汤主之"；158 条"心下痞硬而满，干呕，心烦不得安……甘草泻心汤主之"；154 条"心下痞，按之濡，其脉关上浮者，大黄黄连泻心汤主之"；155 条"心下痞而复恶寒，汗出者，附子泻心汤主之"。

上述论述经历代医家整理形成如下结论：①半夏泻心汤：呕而痞，雷鸣下利，寒热互结，上热下寒。②生姜泻心汤：呕而痞，雷鸣下利，干噫食臭，半夏泻心汤证合食滞。③甘草泻心汤：呕而痞，雷鸣下利，干呕，心烦而不安，半夏泻心汤证合心脾两虚。

④三黄泻心汤：心下痞，按之濡，湿热结于心下，郁而成痞。⑤附子泻心汤：心下痞，按之濡，汗出恶寒，二黄泻心汤证合阳虚。西医学认为，中医所称之痞证，当属热病后遗之胃肠自主神经功能紊乱之类。胃肠平滑肌因迷走神经功能紊乱（紧张性增强），则可出现恶心、呕吐、下利、心下痞。另外，还有一部分慢性胃部疾患如溃疡病、胃炎等，皆属此证。

白虎汤临床应用　　　　　　　　　　// 1977.7.24

《伤寒论》著名方剂，张仲景之杰作。近人将白虎汤的应用总结为热、渴、汗、洪四字，对临床使用此方起到了提纲挈领的作用。查《伤寒论》关于白虎汤的记载有以下数条，如：168 条"伤寒，若吐、若下后，七八日不解，热结在里，表里俱热，时时恶风，大渴，舌上干燥而烦，欲饮水数升者，白虎加人参汤主之"；169 条"伤寒无大热，口燥渴，心烦，背微恶寒者，白虎加人参汤主之"；170 条"伤寒脉浮，发热无汗，其表不解，不可与白虎汤，渴欲饮水，无表证者，白虎加人参汤主之"；176 条"伤寒脉浮滑，此表有热、里有寒，白虎汤主之"；219 条"三阳合病，腹满身重，难以转侧，口不仁，面垢，谵语遗尿。发汗则谵语，下之则额上生汗，手足逆冷。若自汗出者，白虎汤主之"。上述五条经文所示，热、渴、汗、洪已全。凡四症俱在者可用，四症中有其一者亦可用，有热者可用，汗出者可用，口渴者可用，脉洪者亦可用。余以为，此汤证亦可与小柴胡证一样看待。做一结论：但见一症便是，不必悉俱。

补肾息风法治疗梅尼埃病　　　// 1977.7.28

　　治疗此病余常用茯苓桂枝白术甘草汤、五味子合剂、泽泻汤、复方桑菊合剂（桑菊杭芍杞菊竹蛎）等。今观《上海中医杂志》1966 年 4 期载治此病之方，立论严谨，介绍于后。

　　补肾阳：半夏、党参、巴戟天、姜汁、牡蛎、竹茹、黄连、肉桂、附片、石菖蒲、石决明、女贞子。口诀：半参巴姜牡竹连，桂附石石女贞参。

　　补肾阴：党参、白术、当归、生地黄、女贞子、墨旱莲、仙茅、淫羊藿、巴戟天、锁阳、天麻、竹茹、法半夏。口诀：参术当地二至丸，仙茅灵脾巴戟天，阴中之阳亦当补，阳天竹夏各二钱。

　　《黄帝内经》云："诸风掉眩，皆属于肝。"肝肾同源，治肝者当先治肾，此两方皆以补肾为法。纵观两方，虽补阴阳，然究其实质皆为补阳大剂，可见此证与高血压之眩晕截然不同，前者以补阳为法，后者以补阴为治。查高血压之眩晕乃阴虚阳亢也，治斯证当须补阴潜阳。以西医学观点来看，血压高时交感神经经常处在兴奋状态，此属阴虚；梅尼埃病多属内耳之迷路水肿，水肿者阳虚也。阴阳之辨乃治疗眩晕之关键也。

几个疗效确切的小方剂　　　// 1977.7.29

　　1. 鸡肝散（砂仁 9g，朱砂 12g，海螵蛸 30g，苍术 15g，芒硝 30g，鸡肝 1 个。先将 4 药共研末与鸡肝捣，布包煮熟，晒干与朱砂共研为末，每日 1g，早晚分服），主治小儿乳积、虫积、食积，

症见面黄肌瘦、头发矗立、食欲不振，或腹大青筋，嗜食沙石、土者。(《中医杂志》1966 年 1 期）

口诀：砂海苍茫一只鸡。

2. 藻虫散（海藻 30g，水蛭 6g。共研细末，分为 20 包，每服 1 包，每日 2 次，黄酒冲服），治疗噎膈。(《中医杂志》1966 年 1 期）

3. 五矾液（五倍子 6g，五味子 6g，明矾 6g，精盐 2g。先将五倍子、五味子、明矾水煎，取上清液与精盐混合，再煎水，取上清液 200mL，外用），治疗迎风流泪、目赤红肿。

4. 止痉散（全蝎 6g，蜈蚣 6g。研细末，分 8 次服，每日 2～3 次），治疗手足抽搐、全身痉挛瘈疭。(《中医杂志》1966 年 1 期）

5. 白龙丸（藁本、细辛、白芷、川芎、甘草），主治妇人中风、遍身疮疥、手足顽麻、偏正头痛、鼻塞胸闷。

口诀：川甘白藁细。

6. 八解散（党参 12g，白术 9g，茯苓 12g，甘草 6g，半夏 6g，陈皮 6g，厚朴 6g，藿香 12g，葱白 9g，生姜 6g，大枣 10g），主治虚人感冒、胃纳欠佳。

口诀：六君姜枣葱朴香。

7. 消注汤（当归 12g，赤芍 6g，党参 12g，黄芪 15g，半夏 6g，陈皮 6g，山药 15g，白芥子 3g，金银花 15g，甘草 3g），治疗皮下结节、肿块异物。(《江苏中医》1966 年 2 期）

口诀：四保二山白花草。

谈慢性肝炎的复发 // 1977.8.2

慢性肝炎常反复发作，为医界最感头痛之事。余近年来详细观察此病之转归，略具心得，笔示于后。此病之复发系由下列三种原因：

1. 感冒，多为习惯性感冒。肝炎患者因长期罹病，机体抵抗力每况愈下，风寒、风热之邪皆可乘虚而入。《黄帝内经》所谓"邪之所凑，其气必虚"就是这个道理。病家每将感冒误认为肝炎复发，大服肝炎药物，甚者以10%葡萄糖连续滴入，结果愈治愈重，感冒最终导致肝炎复发，于是把感冒真的治成了肝炎。丁巳年夏，我妻病发，余由兰州返家，诊其脉浮，伴头痛、鼻塞、肝痛、恶心、胸痛、乏力等。她原有慢性肝炎，这次以为肝病发作，自用肝药调服，病情愈演愈烈。余曰："此重感冒也。"即以小柴胡汤合桂枝汤调服，10剂病大愈，后又改用柴胡疏肝散调服，以善其后。

2. 饮食。此病复发常有因饮食不节而致者。丁巳年春，门诊治患者李某，素有慢性肝炎，但近年来好转。10日前因食大量酿皮，致使胃脘不舒，旋即肝区疼痛，口苦咽干。他医误以为是肝炎复发，给予治肝药未效。余诊其脉沉，两关弦滑，尤以右关最为明显，断以食滞为本，肝郁为标。此乃土侮木，非木克土也。以西医观点来看，病在胃不在肝也。余予以越鞠丸合丹参饮、小柴胡而愈。

3. 劳累。劳累是导致肝炎复发的重要因素。原有肝病之人，劳累后首先引起的症状是肝痛。肝痛的治疗应以柴胡疏肝散为主，此时肝功尚且正常；如伴疲乏、厌食，则肝功能可能有所改变，应以强肝汤为主。

谈承气汤证　　　　　　　　　　　// 1977.8.3

三承气汤，即大承气汤、小承气汤、调胃承气汤，为《伤寒论》名方。大承气汤——痞、满、燥、实；小承气汤——痞、满、实；调胃承气汤——燥、实。根据：大黄（实）、芒硝（燥）、枳实（痞）、厚朴（满）。此为三个承气汤方证的大原则。《伤寒论》203 条曰："阳明病，本自汗出，医更重发汗，病已差，尚微烦不了了者，此大便必硬故也。以亡津液，胃中干燥，故令大便硬。当问其小便日几行。若本小便日三行，今日再行，故知大便久不出；今为小便数少，以津液当还入胃中，故知不久必大便也。"此条说明，大便硬时需看小便清长与否？如小便利者，结也，需下利；尿少者，津还胃中，可知不久必大便，这是一过性的大便干燥。此条用小便多少来衡量大便的干燥是持续性干燥还是一过性干燥，如果小便量尚多，可用大承气汤下；小便量少，则不需用大承气汤。《伤寒论》215 条载："阳明病，谵语有潮热，反不能食者，胃中必有燥屎五六枚也。若能食者，但便耳，宜大承气汤下之。"此条阐明，腹中有燥屎的患者，如果能食者不可下，若不能食者说明有结实，方可用大承气汤。此条用能食与否来衡量大便的干燥是持续性干燥还是一过性干燥。《伤寒论》208 条曰："阳明病，脉迟，虽汗出，不恶寒者，其身必重，短气腹满而喘，有潮热者，此外欲解，可攻里也。手足濈然汗出者，此大便已硬也，大承气汤主之；若汗多，微发热恶寒者，外未解也，其热不潮，未可与承气汤；若腹大满不通者，可与小承气汤，微和胃气，勿令至大泄下。"此条的重点是有潮热者可下，手足汗出者可下，有表证者不可下，热不潮者不可下。此条用潮热的存在与否来衡量大便干燥之可下与不可下。《伤寒论》254 条曰："发汗不解，腹满痛者，急下之，宜大承气汤。"此条说明，腹满而痛为可下的指征。《伤寒论》256 条曰："阳明少阳合病，必下利，其脉不负者，为顺也；负者，失也。互相克贼，名为负也。脉滑而数者，有宿食也，当下之，宜大承气汤。"此条所论为热结旁流，用大承气汤为通因通用之法。大承气汤的适应证是便结、腹满无疑，但在便结、腹满的同时需看：①食差者可下；②腹满而痛者可下；③潮热者可下；④尿多者可下；⑤谵语者可下；⑥躁烦者可下；⑦热结旁流者可下。

五苓散与猪苓汤　　　　　　　　　　　　　// 1977.8.9

《伤寒论》71 条、73 条、74 条的文义总括为热、渴、烦、汗、闭，有人则以"发热而渴，小便不利"为此证的基本症。《伤寒论》223 条载"若脉浮发热，渴欲饮水，小便不利者，猪苓汤主之"，可见猪苓汤的适应证与五苓散的适应证完全相同。但《伤寒论》224 条曰"阳明病，汗出多而渴者，不可与猪苓汤"，可知汗出多者不可与猪苓汤。总之，五苓散是发热而渴，小便不利而汗；猪苓汤是发热而渴，小便不利而无汗。

从中医理论的特点谈中西医结合的问题　　// 1977.8.10

中医基础理论是中医学的精华，毛主席曾说："中国医药学是一个伟大的宝库，应该努力发掘，加以提高。"要发掘这一宝库必须从学习中医基础理论做起，因为这一理论体现于中医药学的各个细微环节中，使中医药学成为有别于世界其他医学、独具风格的理论体系。西医学习中医学时对这一理论体系的辨证方法往往不能很快适应，这就不同程度地影响了学习进度。为什么会产生这种不适应的情况呢？就需要从中医基础理论产生的时代背景去探讨。

1. 中医学是在和西医学完全不同的时代背景下发展起来的医学

中医学和其他学科一样，作为社会上层建筑的一部分，其存在形式和特点都和其借以存在的经济基础有着密切的联系。中医学的发生和发展均处于漫长的封建社会中。在奴隶社会，由于生产力低下，因而不具备产生医学的经济基础，当时人们只有用祈祷和祝巫的迷信活动来求生。约公元前3世纪，中国由奴隶社会进入封建社会。这在当时是一个了不起的大变革，是一个生产力突破生产关系的大革命。从此在我国，农业和手工业突破了奴隶主的桎梏，得到了长足发展。中医学最早的理论，在这个时候应运而生。医家扁鹊的出现，标志着中医和巫的分家，中医学作为一门独立的学科从此问世。此后的2000多年，我国一直处在封建社会与半封建社会，以个体农业和手工业为主之经济基础始终未能改变。基于这一特点，它不可能产生只有现代大工业才能产生的显微镜、X射线机之类，更不能产生生化、病理及临床诊断治疗的一系列必需的先进设备。因此，人们在从事医学工作的时候所能观察的只是疾病的外在表现和患者的主观感觉。除此之外，还有能凭借的就只有医务工作者的思维和分析能力了。中医学就是在这样的社会背景下发展起来的。那么西医学呢？它所发展的时代背景与中医学完全不同。英国工业革命后产生了以蒸汽机为动力的大工业，于是资本主义社会首先在西方出现。在这样一个经过变革的经济基础上，其上层建筑必然要发生相应的变化。随着显微镜的发明、细菌的发现，以及与此同时在生化、病理、解剖诸方面的成就，使西方医学以全新的面貌出现于世界医坛。我们说，中医是在农业和手工业的基础上发展起来的一种医学；西医是在大工业的基础上发展起来的一种医学。正因为这样，前者在没有先进工具的条件下，只有通过医生的感官和思维对病情进行分析综合，从而达到辨证施治的目的；后者则可凭借先进工具对病原在机体内部所引起一系列改变进行系统的直观研究。

2. 中西医的对比

（1）通过痢疾来谈中西医的特点

西医：痢疾杆菌（痢疾志贺菌、福氏志贺菌、鲍氏志贺菌、宋内氏志贺菌）在结肠下段引起充血、水肿、炎性渗出；全身中毒症状，包括发热、头痛、身痛、烦躁、谵语、昏迷、抽搐、循环衰竭、呼吸衰竭；局部刺激症状，包括里急后重、脓血便。治疗应用抑制病原为主之药物，配合补液和纠正电解质紊乱。

中医：里急后重←不通则痛←气滞则不通←湿与热合则气滞。湿热的依据：长夏为湿、夏为热——发病季节；脓为湿、血为热——大便特点；黄为热、腻为湿——舌象；滑为湿、数为热——脉象。治疗则清热利湿以治其本，行气止痛以治其标。香连丸就是根据这个法则制定的标准方剂。另外，尚有"活血则便脓自愈，理气则后重自除"等原则可酌情采用。

从上述痢疾的分析中，我们看到：①西医——由内到外，由因到症；中医——由外到内，由症到因。②西医——病原的致病性；中医——机体的反应性。③西医——直观研究，科学实验；中医——客观分析，哲学推理。由于上述三个方面的不同，就必然导致下列后果：西医——局部（有时忽视了整体）；中医——整体（有时忽视了局部）。有人说西医是南关十字看兰州——容易犯形而上学（将局部与整体分割）的错误；中医是皋兰山上看兰州——容易犯主观抽象（以宏观代替微观）的错误。恩格斯在《反杜林论》中说："当我们深思熟虑地考察自然界或人类历史或我们自己的精神活动的时候，首先呈现在我们眼前的，是一幅由种种联系和相互作用无穷无尽地交织起来的画面，其中没有任何东西是不动的和不变的，而是一切都在运动、变化、产生和消失。这个原始的、朴素的，但实质上正确的世界观是古希腊哲学的世界观……但是，这种观点虽然正确地掌握了现象总画面的一般性质，却不足以说明构成这幅总画面的各个细节，而我们要是不知道这些细节，就看不清楚总画面。为了认识这些细节，我们不得不把它从自然的或历史的联系中抽出来，从它们的特性、它们特定的原因和结果等方面来逐个地加以研究。但是这种做法，也给我们留下了一种习惯：把自然界的事物和过程孤立起来，撇开广泛的总的联系去进行考察，因此就不是把它们看作运动的东西，而是看作静止的东西；不是看作本质上变化着的东西，而是看作永恒不变的东西；不是看作活的东西，而是看作死的东西。这种考察事物的方法被培根和洛克从自然科学中移到哲学中以后，就造成了最近几个世纪所特有的局限性，即形而上学的思维方式。"恩格斯所说的这段话可以生动地借用到中医和西医的关系上来。实际上中医学的理论体系和古希腊的世界观一样，同属朴素的唯物论和自发的辩证法。这种辩证法只注意到疾病发生和发展的总画面，虽然正确地掌握了画面的一般概况，但对于组成这种总画面的各个细节却了解甚少。要想能够比较完整地了解这种细节，就必须把各个细节由疾病发生和发展的总画面中单独提出来，逐个加以研究。西医的研究方法在一定程度上和这种方法类似，是可以划归为这一范畴的。

经过上述论述，我们已看到两种医学的基本区别有下列五个方面：①哲学推理和实验研究。②由因到果和由果到因。③由内到外和由外到内。④整体和局部。⑤机体的反应性和病原的致病性。其中前三个方面仅指研究方法和入手次序而言，都属于次要的区别点，④、⑤两个区别为主要区别点，④从范围而言，⑤从性质而言，实际上是一个问题的两个方面。从整体出发往往照顾机体的反应性较多，从局部出发往往照顾病原的致病性较多。两种医学各有利弊。

（2）以流脑、乙脑为例来看两种医学的利弊

中医：从整体观点出发，用调节机体反应性的方法，提出了治疗乙脑的有效方药，从而部分解决了乙脑的治疗，此为一利；但是临证时还无法将乙脑和流脑分开，此为一弊。

西医：从局部观点出发，注重病原的致病性，解决了乙脑和流脑的临床区分问题，此为一利；但对乙脑的病原治疗还未解决，此为一弊。

综上所述，中西两种医学各有所长，亦各有所短。

3.中西医结合是创造祖国统一的新医药学的唯一途径

根据上述分析，中西两种医学是对医学这一事物，从两个不同方面进行研究的两种不同的学术体系，二者各有侧重，一个重视机体的反应性，一个重视病原的致病性；一个从整体出发，一个从局部出发。事实证明，凡是以整体表现为主，以机体反应性改变为焦点的疾患，多是中医疗效较好；凡是以局部表现为主，病原致病性为焦点的疾患，多是西医的疗效较好。前者如神经衰弱、关节炎、结缔组织病、慢性肝炎、肝硬化、妇女月经不调等；后者则如各种传染病和各种感染性疾患及外科病。近百年来，两种医学对自身存在的这种偏向，已经有所察觉，它们各自在自己的学术体系内进行革新，力图纠正这种偏向。在西医学术体系内出现了巴甫洛夫的神经反射学说和塞里氏的体液应激学说，以及近年来得到长足发展的免疫学说。这些学说的出现，在一定程度上已经开始把西医学术的着眼点由局部引向整体，由注重病原的

致病性引向机体的反应性。在中医学术体系内，也出现了以叶天士、吴鞠通等人为代表的温病学派，他们创用了金银花、连翘、蒲公英、紫花地丁、牛蒡子、射干等大批清热解毒药，加强了中医抑制病原的薄弱环节，开始把中医学术的着眼点由全身引向局部，由单纯地注重机体的反应性引向重视病原的致病性。以上事实说明，两种医学在客观形势的促进下，针对自身现存的缺陷正在进行自我革新。我们说如果把这种闭门思过式的小改革变成开门整风式的大改革，也就是把中医的整体观点和西医的局部观点结合起来；把中医注重的机体反应性和西医注重的病原致病性结合起来，那么所形成的新医学体系，一定是当前世界医学的先进水平。这是我国医学工作者攀登世界医学顶峰的唯一途径，也是伟大领袖毛主席高瞻远瞩，为我们开辟的光辉道路。

桂枝茯苓丸的临床应用　　　　　　　// 1977.8.15

　　此方为《金匮要略》治疗胞阻、半产的主方。近年来对此方的应用范围逐渐扩大，如慢性盆腔炎、慢性阑尾炎、精索静脉曲张、鞘膜积液、附睾结核、宫外孕等均可以此方治疗。丁巳年夏，兰州综合电机厂医院王义芳院长与余闲谈，谓有一患者颜面肿块，乃齿槽脓肿破溃后的残留块状物，经用桂枝茯苓丸加减治疗，仅三剂即痊愈；又有一大腿狗咬伤的残留瘢痕，用此方治疗亦很快痊愈。鉴于此，此方的应用范围可以由原有的下腹部移至全身各处，凡具有瘢痕肿物之特点者均可以此方加减治之。一句话，此方对慢性炎性肿块有效，勿忘也。《金匮要略·妇人妊娠病脉证并治》载："妇人宿有癥病，经断未及三月，而得漏下不止。胎动在脐上者，为癥痼害。妊娠六月动者，前三月经水利时，胎也。下血者，后断三月，不血也。所以血不止者，其癥不去故也，当下其癥，桂枝茯苓丸主之。"此条经文所述妇人盆腔中的包块导致月经不调，为此方的主证。盆腔中的包块究系何病？附件炎、卵巢囊肿，或是子宫肌瘤？今人对此方的适应证又扩大到整个盆腔疾患，包括慢性阑尾炎、精索静脉曲张、附睾结核、宫外孕等均可以此方加减治疗。王义芳院长所谓颜面肿块、齿槽脓肿的后遗诸症，以及大腿部狗咬伤的瘢痕等均系较好的发挥。

治愈顽固性鼻衄三例   // 1977.8.20

鼻衄为常见证候，有因大量反复鼻衄而致命者，亦有因反复发作而致贫血者。在治疗上，西药除用止血药外，对此症的有效疗法尚少。丁某、黄某、王某皆系顽固难治性鼻衄患者，余以下方为主方治疗，见效明显。方剂基本组成：北沙参、麦冬、玉竹、石斛、牛膝、牡蛎、夏枯草、白茅根、大蓟炭、丹皮炭、薄荷炭、陈棕炭。

此方原名豢龙汤，龙者血也，豢者豢养也，言其能制龙于静也。鼻衄乃肺窍出血，盖肺开窍于鼻也。方中北沙参、麦冬、玉竹、石斛均为补肺阴之上品；牛膝引血下行；白茅根清热止血，凉血利水，似有引血下行之意；牡蛎、夏枯草软坚散结，鼻之坚结者常为衄血之原；四炭皆为黑色，此红见黑即止之意。

痛风性关节炎的治疗   // 1977.8.22

痛风乃嘌呤代谢紊乱，导致尿酸过剩所形成的一种慢性疾患。过剩的尿酸，堆积于结缔组织、关节、肾脏三部位者居多。此病的临床症状通常先在第二跖趾关节部位形成红、热、肿、痛，导致局功能障碍，出现程度不等的跛行。耳郭出现结节而疼痛者亦间或有之。血尿酸测定恒高于 5mg/dL。西医治疗此病通常采用秋水仙碱、别嘌醇、丙磺舒之类。中医关于此病资料尚少，但近年来常以历节风的诊断而论治，采用黄芪桂枝五物汤者有之，桂枝芍药知母汤者有之，最近有人试用以下方剂治疗此病获得明显疗效：黄芪 30g，防己 6g，茯苓 15g，桂枝 12g，白术 10g，甘草 6g，秦皮 9g，秦艽 9g。

张锡纯治疗吐衄、咯血的经验　　　　　// 1977.8.24

近阅张锡纯《医学衷中参西录》，其中温降汤与寒降汤乃治疗吐衄的最佳方剂。寒降汤：半夏、瓜蒌、竹茹、牛蒡子、赭石、甘草。温降汤：半夏、山药、白芍、白术、赭石、厚朴、生姜、干姜。寒降汤者以寒凉药为主，温降汤者以温热药为主。前者有牛蒡子、竹茹、瓜蒌，后者有厚朴、白芍、白术、山药。两方均系水煎服，每日 1 剂。

慢性肾炎一例　　　　　　　　　　　　// 1977.9.20

患者孟某，慢性肾炎，尿蛋白（+++），虽经多方调治，始终未见好转。余先以济生肾气、补中益气、导痰汤等治疗，但尿蛋白始终在（++）上下浮动。后余采用山西太原医学院的益肾汤合五苓散、五皮饮治之，则见明显疗效。

酒泉李某的胃药粉 // 1977.9.27

当归 9g，白芷 15g，白芍 15g，肉桂 9g，木香 15g，乌药 15g，陈皮 15g，姜粉 15g，川芎 3g，香附 15g，苏打 29g。共研为末，每服 5g，温开水冲服。李某谓此方法治疗胃、十二指肠溃疡如神。余曾临床验证，确有奇效。

沈仲圭治溃疡病方 // 1977.9.29

黄连 6g，吴茱萸 3g，白芍 15g，藿香 9g，香附 6g，砂仁 3g，半夏 6g，青皮 6g，茯苓 12g，甘草 6g，木瓜 9g，延胡索 9g，生薏苡仁 15g，麦芽 9g，瓦楞子 12g。沈老乃一代名医，余尝以此方治疗胃、十二指肠溃疡多例，确效，故作口诀：左金白芍，香砂二陈薏胡瓜。

蒲辅周经验方 // 1977.9.30

赤石脂 15g，香橼 15g，鸡内金 9g，甘草 6g，白及 9g，海螵蛸 15g。水煎服，每日 1 剂。蒲老以此方加减，治疗胃脘痛。余试之，其对胃、十二指肠溃疡痛甚者恒效，故作口诀：贼骨白草石金香。

突发性耳聋方 // 1977.9.30

生地黄 12g，山茱萸 6g，山药 6g，丹皮 6g，茯苓 12g，泽泻

9g，葛根 12g，五味子 3g。水煎服，每日 1 剂。此方与"耳聋左慈丸"仅两药之差。此方去葛根、五味子，加磁石、柴胡，则耳聋左慈丸也。余常以两方合而用之，临床疗效明显。

江苏新医学院降酶汤　　　　　　　// 1977.10.2

降酶汤一号：茵陈 15g，板蓝根 15g，蒲公英 15g，黄芩 15g，车前子 9g，紫草 12g，用于湿热并重者。降酶汤二号：当归 12g，白芍 9g，柴胡 9g，虎杖 9g，山楂 9g，枳壳 6g，用于气滞明显者。降酶汤三号：白术 6g，茯苓 12g，墨旱莲 9g，乌梅 15g，五味子 3g，用于气虚明显者。三方之降酶，降肝病之转氨酶也。

遵义医学院急性胆道感染方　　　　// 1977.10.2

木香 15g，沉香 15g，白芍 15g，郁金 9g，金钱草 30g，茵陈 30g，芒硝 15g，大黄 9g，山栀 9g，龙胆 9g。水煎服，每日 1 剂。此方治疗急性胆囊炎、胆管炎、胰腺炎，疗效确切。口诀：二香白玉陈，金硝大山龙。

辨证与辨病的点滴　　　　　　　　// 1977.10.3

辨证是中医的长处，辨病是西医的长处。中医的证绝不是通常所谓的症状和症候群之类，而是症状、病机、病因的总概念；西医的病和中医的证一样，也是病原、病理、症状的总概念，但是两者具有本质的不同。

中医的证：由症状入手，用逻辑推理、取类比象、审证求因的方法，获得的病机和病因的认识。

西医的病：由病原入手，用实验研究、临床统计的方法，取得的病原、病理及症状的认识。

基于上述情况，辨证、辨病，便具有以下诸方面的特征。

辨证：机体的反应性，全身的整体性（普遍性）。

辨病：病原的致病性，病变的局限性（特殊性）。

机体的反应性和病原的致病性就疾病的发生来说是一个事物的两个方面。全身的整体性和病变的局限性就病的表现来说又是一个问题的两个方面。

目前出现的几个抗白方剂   // *1977.11.14*

1. 抗白丹（雄黄、巴豆、川乌、乳香、郁金、槟榔、朱砂各等份，大枣肉泥为丸，黄豆大小），每服 7 粒，每日 3 次，温开水冲服，同时用蒜泥敷中脘。

2. 安露一号（全蝎、蜈蚣、僵蚕、土鳖虫）、安露二号（黄芪、当归、金银花、甘草），均为水煎服。安露一号有增加食欲（84.6%）、升高白细胞（64.1%）、升高血小板（74.1%）的功能；安露二号有明显的退热功能。

3. 降白细胞的中药，包括白头翁、胡黄连、红花、蒲公英、瓜蒌、半枝莲、莱菔子、石菖蒲、夏枯草、女贞子、狼毒、土大黄、丹参、紫草、墓头回、龙葵、鱼腥草、白术、淫羊藿、浙贝母、山慈菇、茯苓、天花粉、生薏苡仁、黄药子、土鳖虫、蜈蚣、全蝎。

精索鞘膜积液的治疗 // 1977.11.20

1977年7月，甘肃省卫生局办公室杨尊祖主任介绍一小孩。杨某，男，7岁，精索静脉曲张，阴囊肿大如拳。诊其脉左弦右涩，舌淡而胖，此肝经积水，脾胃虚寒之证，乃予补中益气汤合五苓散加味。服药3剂，未见明显疗效。遂查阅《中医杂志》（1966年3期），其刊载江西曹汉贞同志一方，其组成：茯苓、泽泻、生薏苡仁、黄柏、车前子、川楝子、延胡索。又查阅《上海中医杂志》（1965年1期）中谢秋生同志一方，其组成：柴胡15g，枳壳15g，白芍15g，甘草3g，小茴香9g，木香3g，川楝子24g，延胡索6g，橘核15g，天台乌药9g，青皮15g，陈皮15g，川厚朴15g，升麻9g，炙黄芪9g，炙甘草9g。结合上述两方，余配成一方，以柴胡四逆散与五苓散合方。服10余剂，阴囊水肿全消。

《金匮要略》己椒苈黄丸的效用 // 1977.11.21

此方为《金匮要略》名方。"腹满，口舌干燥，此肠间有水气，己椒苈黄丸主之。"根据此条经文，乃知此方专治肠胃系统之腹满，但近人对此方的治疗范围日益扩大，如：①此方加前胡、延胡索、冬瓜子、杏仁、酸枣仁、丹参、贝母、珍珠母、生地黄、合欢皮，治疗遇寒必发之喘息，伴胸闷、发绀、脉滑数者，疗效确切。②此方加丹参、贝母、旋覆花、丝瓜络、金铃子散、苏子，可治疗胸闷、气呛、痰出不利之胸痹。③此方加五苓散、木通、黄连，可治疗面浮腰胀之尿闭。④此方加桂枝茯苓丸、五苓散，可治疗血鼓。

消瘰汤的再加味 // 1977.11.22

张锡纯的消瘰丸是消瘰病的圣方，乃保元汤合乳香、没药、三棱、莪术等。余近阅《新中医杂志》（1977 年 1 期增刊）山西闫荣科介绍土房全蜈甲方，谓其治疗瘰疬如神，其方组成：土鳖虫、蜂房、全蝎、穿山甲各 15g，蜈蚣 5 条。共研末，分 20 包，早晚分服。此方对颌下淋巴结肿大及甲状腺肿块均有效。治疗甲状腺肿块的中药有海藻、黄药子、天南星、昆布、半夏、槟榔、木香、莪术、夏枯草。余近阅《肿瘤防治》一书，上载一方，专治甲状腺肿大，其方组成：海藻、黄药子、贝母、昆布、玄参、牡蛎、夏枯草、地龙、蛇六谷、蛇霉。

白塞综合征 // 1977.11.23

此征又名口、眼、生殖器综合征，其治疗方法多系清热解毒、清热燥湿之类，方用龙胆泻肝汤、黄连解毒汤、当归龙荟丸，一般临床效果尚可。此征西医恒无良法，中医于此项的治疗对西医之不足实系一大补充。

早搏的治疗经验 // 1977.11.24

山西太原中医研究所杨振东同志治疗频发性室性早搏，采用瓜蒌、薤白、半夏、枳实、丹参、檀香、延胡索、苦参、泽泻、红花、石菖蒲、远志、合欢皮。方中仅丹参、泽泻、苦参剂量为

15g，其余剂量均系 6～9g。有一病例，该同志采用党参、麦冬、五味子、丹参、檀香、延胡索、枳壳、枳实、当归、生地黄、桂枝、黄精，方中除麦冬 30g、生地黄 24g 为大剂量外，其余均系一般剂量。杨振东同志认为，凡是具有器质性病变者，多选用生脉散，因为生脉散为设计严密的强心剂，临床使用具有保护心肌功能的作用（动物实验已证实）；凡早搏皆选用延胡索，因此药行血中之气，可能对恢复心脏的节律有效。檀香之选尤为重要，此药已证实对四逆汤及五加皮中毒导致的心脏节律不齐极为有效。苦参对多种心律失常均有满意的调节作用，但其苦寒沉降，临床上单用容易伤脾败胃，故常入于煎剂中。杨同志认为，在冠心病的治疗方面，还有北京地区协作组的冠心 II 号亦为有效之剂。

抗肿瘤的动物药 // *1977.11.25*

①斑蝥及斑蝥素；②蟾酥及蟾酥制剂；③鹅血和猪血；④牛黄和胆汁；⑤蜈蚣；⑥毒蛇和蛇制剂；⑦麝香和小金丹；⑧守宫；⑨胎盘；⑩蜥蜴；⑪水蛭；⑫土鳖虫；⑬全蝎；⑭僵蚕；⑮蜂房；⑯牛肝浸液。

熊氏偏头风方 // *1977.11.26*

偏头风，西医谓偏头痛，系一种发作性疾病。其病暴发，病势甚剧，左或右均可发作。西医认为，此病系由脑血管痉挛引起，肌内注射麦角新碱可奏一时之效。熊氏偏头风方，原系《全国名医验案类编》熊鼎成治偏头风之验方。原方的组成：天麻 9g，白芷 12g，川芎 6g，蕲蛇 15g，地龙 15g，大黄 9g，芒硝 9g。加减：

血虚，加四物汤；肝阳上浮，加龙骨、牡蛎、钩藤、白蒺藜；瘀血，加桃仁、红花；大便秘结，加重大黄、芒硝；久痛入络，加重地龙、蕲蛇。

家父治疗风湿性关节炎方 　　// 1977.11.30

昨日与表兄郭自强闲谈中提起家父的桑枝汤，此方治疗风湿性关节炎每获奇效。自强兄谓：他在永登治一风湿性心脏病合并关节疼痛的患者用此方二剂，诸症全消。查桑枝汤的组成：桑枝 24g，羌活 9g，独活 9g，防己 9g，秦艽 9g，威灵仙 9g，青风藤 15g，海风藤 15g，当归 12g，甘草 6g。此方的疗效既确，遂作歌诀：桑枝八钱用二风，秦防二活归夏灵。

甲状腺功能亢进症的中医治疗 　　// 1977.12.6

青葙子 9g，天麻 6g，黄芩 6g，砂仁 3g，沙参 9g，麦冬 15g，生地黄 12g，川楝子 6g，枸杞子 6g，黄精 6g，菟丝子 6g，磁石 30g，白芍 15g，鸡内金 6g，鸡血藤 15g。此方治疗甲亢疗效尚好。治疗甲亢除前述之龟山香草别白首外，尚有炙甘草汤；如果伴甲状腺肿大，则需加黄海天昆半片香。

耳聋验方 　　// 1977.12.8

天冬 15g，生地黄 24g，党参 12g，杜仲 15g，牛膝 9g，龟甲 12g，黄柏 3g，白术 9g，砂仁 2g，磁石 30g。口诀：三才封髓杜牛龟。此方系吴球的河车大造丸，原系治疗气血阴阳俱虚之佳剂，尤以益阴、补精、填髓最为有效。浙江省温州市中医院池绳业以此方治疗肾虚耳聋,疗效甚佳。

王渭川治疗肾上腺皮质功能不全方　　　// 1977.12.9

王渭川,成都中医学院妇产科名中医,于1974年发表"运用中医药治疗肾上腺皮质机能减退症"以来,年年总结经验,近年来由成都市第三人民医院的赵棣华将其治疗此病的经验总结为以下两方:

1. 脾肾阳虚:党参60g,黄芪60g,杜仲12g,续断24g,桑寄生24g,鸡血藤30g,鸡内金9g,鹿角胶15g,菟丝子15g,补骨脂12g,土鳖虫9g,蒲黄9g,琥珀9g。此方的特点:益气、壮阳、强筋、活血。

2. 肝肾阴虚:生地黄12g,当归9g,北沙参18g,麦冬9g,枸杞子6g,川楝子6g,女贞子6g,墨旱莲6g,杜仲15g,续断6g,桑寄生12g,鸡血藤30g,鸡内金9g,土鳖虫6g,蒲黄6g,琥珀6g。此方的特点:补血、益阴、壮筋、活血。

两个验方　　　// 1977.12.10

1. 冉雪峰治瘤内服方(胡黄连3g,大黄9g,龙胆9g,郁金9g,牛膝9g,鳖甲18g,当归尾9g,海藻15g,昆布15g,芒硝12g,土茯苓12g)。口诀:黄龙金牛别归海,芒硝昆布土茯苓。

2. 外敷治血管瘤方(当归尾6g,血竭6g,山慈菇9g,苏木6g,红花6g,乳香、没药各9g,麝香1g,大戟15g,透骨草9g,五倍子6g。共研末,陈醋调敷患处)。口诀:五尾大戟透骨香,姑苏城外红花扬。

谈谈黑变病 // 1977.12.16

此病是颜面皮肤片状变黑的简称。1977 年 11 月，余经治水电局王某之女的颜面黑斑，诊其脉两尺沉细。余给予六味地黄汤加味治疗。服药 8 剂，见明显疗效。后查顾伯华《外科经验选》111 页治此病的验方：生地黄、山茱萸、山药、丹皮、茯苓、泽泻、白蒺藜、肉苁蓉、蒲公英、益母草、五味子、女贞子、墨旱莲、川芎、当归、赤芍。口诀：云英母子二至丸，六味四物治黑斑。

甲状腺腺瘤的治疗 // 1977.12.19

此病的患者常伴有不同程度的甲状腺功能亢进。中医对此病的传统治疗以《金锁》海藻玉壶丸为首选。此方由以下诸药组成：海藻、昆布、海带、半夏、陈皮、青皮、当归、川芎、贝母、连翘、独活、甘草。口诀：当川二三独连贝，甘草一味紧相随。近年来人们发现黄药子治疗甲状腺腺瘤的卓越疗效后，遂以此药为中心，组成了许多在临床上行之有效的治疗甲状腺肿的复方，如浙江中医研究所的消瘿汤（海藻、海带、黄药子、土贝母、牡蛎）、上海已故名中医顾伯华的治瘿方（当归、白芍、柴胡、陈皮、海藻、夏枯草、半夏、黄药子、合欢皮、牡蛎、白芥子、石见穿）。附注：①黄药子除治疗甲状腺腺瘤外尚能止咳平喘、止血，用量 15～30g；②石见穿即紫参的全草，有活血止痛的疗效，常用于食管癌、胃癌等，用量 10～15g。

胆道蛔虫病的新方　　　　　　　　// 1977.12.20

《赤脚医生杂志》载皖南李传方同志治疗胆道蛔虫病的经验。其方以四逆散为主，加金、川、茵、木、梅，疗效确切。此方组成：柴胡 15g，枳实 12g，白芍 15g，甘草 6g，郁金 6g，川楝子 6g，乌梅 15g，茵陈 6g，金银花 15g，连翘 15g，木香 3g。

墨旱莲的止血功能　　　　　　　　// 1977.12.20

此品止血功能特强，与车前草相配专治尿血，剂服 12 ～ 15g 为佳。

虎杖的妙用　　　　　　　　　　　// 1977.12.21

此品具有利湿退黄、活血祛瘀、止痛除风的作用，尤对胆石症有强力的排石利胆作用，通常与枳壳、木香、黄芩、金钱草、茵陈合用。

龙凤白莲的利尿止血作用　　　　　// 1977.12.21

龙葵、凤尾草、白英、半枝莲四药均有清热解毒、抗癌、利水渗湿作用。其中凤尾草、半枝莲尚有止血作用，因此两药可与墨旱莲配合治疗血尿。兰通厂的于某患此症，余以四药与墨旱莲、车前子合用，4 剂痊愈。四药的剂量均用至 30g。

结节性多动脉炎　　　　　　　　　// 1977.12.22

本病表现为结节性红斑样皮损，部分人有关节酸痛。余之经验方红牛赤草鸡归干、威桂细及桃红四物桑菊黄牛二秦瓜均可治疗此病。顾伯华先生在治方中辄加萆薢、防己、三棱、丹皮、忍冬藤而获效。

升白五主力、升板五主力　　　　　// 1977.12.23

肉桂 6g，附片 6g，苦参 30g，黄芪 30g，山茱萸 30g，鹿角胶 12g，龟甲胶 12g，仙鹤草 30g，鸡血藤 30g，白蒺藜 30g。前五味为升白五主力，后五味为升板五主力。此为余近日经验。3年前余治血证，每用鸡血藤、地骨皮、补骨脂、重楼、虎杖等以升白；每用玉竹、黄精、大枣、生地黄、连翘、乳香、没药以升板。近日之经验较之原先经验则效更著也，确记勿忘。

治疗血尿的总结　　　　　　　　　// 1977.12.24

家父治疗血尿辄以白茅根、大蓟、小蓟、侧柏叶、女贞子为首选，查近人治疗肾炎止血之方，有墨旱莲、女贞子、车前子、凤尾草、半枝莲、山栀等药，前后参考可提高疗效。新兰仪表厂的田英同志患血尿 1 年余。余以补中益气汤合女贞子、墨旱莲、车前子、半枝莲、白茅根治疗而获效。服药仅 5 剂，血尿骤然消失。

治疗肝区疼痛的经验 // 1977.12.25

柴胡疏肝散为治疗肝区疼痛的主方，然而在患者有热象或有阴虚证候时，此方的作用往往受限。余近治乙肝患者之肝痛，用此方与杨氏家藏方合方，加金铃子散、丹参饮，获显效，可见此方可与寒凉药相配而提高疗效。具体组成：柴胡15g，枳壳12g，白芍15g，郁金6g，甘草6g，川芎6g，香附6g，龙胆12g，茵陈12g，山栀9g，当归12g，佛手6g，黄精6g，牡蛎12g，红花3g，延胡索6g，川楝子6g，丹参9g，木香3g，草豆蔻3g，焦白术6g，金银花15g，陈皮6g。查黄文东医案，其治疗胃脘胀痛的方剂中总不离当归、白芍、延胡索、郁金、青皮、柴胡、枳壳之类，可见气分之痛需加血分之药，才能奏效。血分之药常用当归、白芍、延胡索、郁金；气分之药常用青皮、柴胡、枳壳之类。另外，白蒺藜辛苦微温，入肝经，对肝郁气结之痛甚为有效，故肝区疼痛的患者多可用之。

降血脂药物的近况 // 1977.12.25

动脉粥样硬化的原因主要是脂质代谢紊乱、凝血功能失常、内分泌障碍、血流动力学改变，常见血液中胆固醇、甘油三酯、低密度脂蛋白的含量升高，谓高脂血症。能降低血脂的药物叫作降血脂药。1973年，全国冠心病座谈会后，中草药的治疗作用，为降血脂药物的研究开辟了一条新的途径。近10年来，国内常用的降脂中药有：

①何首乌：含卵磷脂及大黄素。

②泽泻：降脂作用比山楂强，降甘油三酯的效率为 72%。

③决明子：降脂作用优于益寿宁，6 周内 98% 见效。

④虎杖：含白藜芦醇，降低胆固醇的效率为 89%。

⑤灵芝：除降脂作用明显外，对心律失常、高血压等疗效亦佳。

⑥山楂：含黄酮类、三萜皂苷类，能促进脂肪消化。

⑦荷叶：降胆固醇的效率为 79.1%。

三叉神经痛验方 　　　　　　　　　// 1977.12.26

天麻 6g，石决明 15g，钩藤 12g，桑寄生 9g，丹参 9g，丹皮 15g，赤芍 9g，木瓜 15g，忍冬藤 12g，茯神 9g，制胆南星 9g，甘草 3g。三叉神经痛服此方效佳。口诀：天明钩藤桑寄生，丹丹赤瓜忍冬藤，茯苓制胆和甘草，专治三叉神经痛。

治愈纵隔肿瘤一例 　　　　　　　　// 1977.12.27

上海中医学院钱伯文同志曾治疗一例纵隔肿瘤，X 线片证实为左侧纵隔肿瘤，方以消肿软坚为主，佐以活血祛瘀。夏枯草、昆布、煅牡蛎、象贝母、苦桔梗、橘叶、陈皮、丹参、桃仁、生薏苡仁、金银花、连翘、海藻、荆芥、煅瓦楞子、蒲公英、瓜蒌、赤芍、海蛤壳、蜈蚣。上述药物经钱氏临证化裁后，形成如下：夏枯草 30g，煅牡蛎 60g，煅瓦楞子 24g，海蛤粉 15g，海藻 15g，昆布 15g，连翘 15g，蒲公英 12g，瓜蒌 12g，贝母 9g，赤芍 6g，丹皮 6g，桃仁 9g，蜈蚣 12g。水煎服，每日 1 剂。口诀：赤丹桃天三甲夏，连英布海贝母瓜。

黄文东治疗心律不齐的经验方　　// 1977.12.27

黄文东重用茶树根，此药对控制早搏有显著疗效，故用之为主药；再用炙甘草汤合甘麦大枣汤，除去生地黄、阿胶等滋腻之品；再佐以理气行血之品，如佛手、香橼、瓜蒌理气开郁而宣痹，半夏、陈皮降逆调气，桂枝辛温通阳，郁金、赤芍、延胡索和血祛瘀，松香、砂仁理气健脾。方剂组成：半夏 9g，瓜蒌 24g，降香 15g，甘草 6g，陈皮 6g，桂枝 15g，赤芍 15g，郁金 9g，茶树根 30g。水煎服，每日 1 剂。口诀：半蒌香草陈枝赤，金茶三两整心律。

慢性气管炎肺气肿　　// 1977.12.28

苍术、厚朴、陈皮、半夏、甘草、茯苓。气急加麻黄、苏子；痰多加瓜蒌、胆南星、浙贝母；胸闷加枳壳、桔梗；失眠加茯苓、远志、首乌藤。

口诀：平陈汤治肺气肿，培土生金有奇功，痰多瓜蒌南星见，气急麻黄苏子同，胸闷枳壳桔梗配，失眠茯远首乌藤。

茵郁蓝根汤治疗慢性迁延性肝炎　　// 1977.12.29

茵陈 9g，郁金 6g，丹参 9g，夏枯草 9g，板蓝根 12g，白术 9g，茯苓 12g，甘草 6g，枳壳 6g，木香 3g，山楂 9g，麦芽 9g。

口诀：茵郁丹枯蓝根汤，枳木代参四君尝。

黄文东治疗慢性气管炎的经验 // *1977.12.30*

黄医师治疗此症的主方为三拗汤：麻黄、杏仁、甘草。在此基础上加止嗽散（百部、前胡、白前、陈皮、紫菀、桔梗、甘草、苏子）。有痰、咽痒加桑白皮、射干；有热加黄芩；鼻塞加苍耳子。黄医师用上述方剂，加减用药，辄收显效。

黄文东治再障 // *1977.12.30*

黄文东善用此方治再障：党参 12g，白术 9g，黄芪 12g，炙甘草 6g，当归 9g，白芍 12g，仙鹤草 30g，鹿角片 12g，巴戟天 9g，红枣 4 枚。此方的特点是用巴戟天、仙鹤草、鹿角片。三药中的巴戟天为一般人所不用，余过去治疗再障亦少用此药。

软坚散结的两个新药 // *1977.12.30*

海蛤壳与煅牡蛎均以软坚散结为主要作用，可用于瘿瘤、瘰疬，常与海藻、昆布、黄药子等同用。另有山慈菇者，亦为软坚散结之常用药，亦可应用于瘿瘤、瘰疬。

治疗全身性淋巴结肿大 // *1978.1.1*

党参 12g，白术 9g，茯苓 12g，甘草 6g，半夏 6g，陈皮 6g，当归 12g，白芍 15g，蛇六谷 9g，白花蛇舌草 9g，蛇霉 9g，夏枯草 60g，黄药子 9g，海藻 6g。适用于网状细胞肉瘤、霍奇金淋巴瘤。

　　口诀：六君三蛇夏黄海。

荨麻疹的治疗　　　　　　　　　　　// 1978.1.2

　　荨麻疹中医谓"风疹块""瘾疹"。因其主要特征是"痒"，痒多兼风，故其多属风证。风善行而数变，也符合荨麻疹突起突陷的特点。此病既然属于风证，然风证有风寒、风热之分，故此病亦分成风寒、风热两类。除上述两类之外，大肠与肺互为表里，风邪犯表，常可由表及里，直达大肠，此即肠风之谓也。风属木，性条达，喜疏泄，胃肠升降有司，则风无所生。阳明实结，腑气不通，肠风失其条达之性而骤作，亦可出现荨麻疹。这便是继前述之风寒、风热两类之后的第三个类型——胃肠实结型。

　　综上所述，荨麻疹可分为风寒型、风热型、胃肠实结型。三型的治疗大法：风寒型——疏散风寒；风热型——疏散风热；胃肠实结型——通下祛风。

　　风寒型的主方：生地黄、赤芍、川芎、荆芥、浮萍、黄芪、牛蒡子、防风、羌活、桔梗、红花。口诀：物归荆萍黄牛风，羌活红花止痒灵（物归即四物汤中少当归）。

　　风热型的主方：生地黄、川芎、赤芍、丹参、浮萍、大黄、牛蒡子、防风、白术、蝉蜕、杭菊、地肤子。口诀：物归丹萍黄牛风，杭地白衣止痒灵。

　　胃肠实结型的主方：防风通圣散、荆芥、防风、滑石、麻黄、白芷、桔梗、大黄、当归、川芎、赤芍、苍术、厚朴、陈皮、半夏、茯苓、芒硝、黄芩、连翘、山栀、薄荷、甘草。口诀：荆防滑石麻白桔，物地平陈凉膈散（物地即四物汤中少生地黄）。

天津市宛相臣大夫治疗血小板减少性紫癜方

// 1978.1.10

宛相臣老中医治疗此病的用方：金银花、连翘、蒲公英、紫花地丁、山栀、丹皮、丹参、益母草、茜草、生地黄、白芍、女贞子、泽兰、香附、木通。此方中金银花、连翘、蒲公英、紫花地丁、山栀称五虎，丹皮、丹参、益母草、茜草、通草称丹丹草，生地黄、白芍、女贞子、泽兰、香附称白女生兰香。口诀：五虎丹丹草，白女生兰香。

瘿瘤的治疗

// 1978.1.13

瘿者，阳也；瘤者，阴也。瘿瘤是甲状腺肿瘤的中医病名。瘿者色红而高突，瘤者色淡而漫平，瘿瘤虽发生于局部，但与全身脏器均有密切的关系。肝主筋，瘿瘤之上满布青筋者，谓筋瘤，方用清肝消瘿汤（此方口诀：青芦昆节四海牙黄）。心主血，瘿瘤之上满布血纹者，称为血瘤，方用泻心消瘤汤（此方口诀：四母黄地黄羊草）。肺主气，瘿瘤之随气增减者，为气瘤，方用通气散坚汤（此方口诀：香砂六君人归冬，知母黄柏加地龙）。肾主骨，瘿瘤之质硬如骨者，称为骨瘤，方用调元肾气汤（此方口诀：陈母香药归脾汤）。脾主肉，瘿瘤之伴肌肉消薄者，称为肉瘤，方用顺气归脾丸。治疗瘿瘤的基础方是海藻玉壶丸（此方口诀：海海独翘草，当川夏二皮），其方剂组成为当归、川芎、半夏、青皮、陈皮、海藻、昆布、海带、独活、甘草节、连翘。

纵隔肿瘤的治验　　　　　　　　　// 1978.2.1

　　丁巳年秋，张掖工业局办公室主任巨某，胸闷，气憋，伴肩背疼痛、乏力，经 X 线检查诊断为上纵隔肿瘤。其脉弦滑，舌胖淡，血压 160/90mmHg，伴头晕、腰酸、耳鸣诸症。方用杞菊地黄汤合凉膈散加味。服 20 余剂，症状较前明显消退，胸闷、胸痛较前均减轻，头昏、头晕亦较前减轻，复查 X 线片见纵隔肿瘤一如前述，并无增损。故在上述杞菊地黄汤的基础上增夏枯草 60g，海藻 15g，黄药子 15g，海蛤粉 6g，煅瓦楞子 12g，象贝母 12g，昆布 15g。服药 10 剂，患者头顶蚕豆大小的疣状物完全消散，据云此物已存在三十余年矣，因碍事不大，未引起患者注意。此次用药意在纵隔，无意中竟出现援陈收骏之效。其时患者之胸闷、气急、咳嗽、吞咽梗死诸症全部消失。后坚持服用上方 80 余剂，X 线检查示纵隔肿物已由 8cm×10cm 缩小至 1cm×1.2cm 大小。

肝炎一得　　　　　　　　　　　// 1978.2.10

　　广东省中医院的岑鹤龄老中医善治肝病闻名于大江以南，他治肝病的论点谓：肝属木，主相火，火易伤阴，故肝病多阴虚，治肝宜以补阴为上法。然补阴之品多矣，用何者焉？《金匮要略》谓："夫肝之病，补用酸。"根据此条经文，治肝之药应不忘酸收之品，酸甘化阴为中医常理。鉴于此，岑氏主张用枳实、五味子、女贞子、酸枣仁、白芍、何首乌、枸杞子、山茱萸、当归、柴胡、蒲公英、麦芽、丹参。口诀：实五女儿枣白首，杞山胡公归麦参。

慢性结肠炎的治疗 // 1978.2.14

患者郭某左下腹疼痛，曾有腹泻及里急后重，经多年治疗未愈。曾去北京宣武医院治疗，未见疗效，返兰州后，左下腹痛如前。余以处方：当归12g，白芍15g，白术9g，茯苓12g，柴胡9g，薄荷3g，丹皮6g，山栀9g，川椒6g，干姜6g，丹参9g，木香3g，砂仁3g，香附9g，五灵脂6g。服药5剂后显效。此方为丹栀逍遥散与丹参饮、大建中汤的合方，另加气药香附、血药五灵脂。

牡蛎散治疗溃疡病 // 1978.2.15

牡蛎12g，半夏6g，陈皮6g，甘草3g，草豆蔻3g。共研末，开水冲服。（江苏省涟水县红灯公社卫生院胡振兴）

癫痫病一得 // 1978.2.23

前余常用治癫痫之张氏定痫丸，经多年验证，有见效者，亦有不见效者。近阅广东省中医院编的《临症见解》，其中载有林下泉的除痫散（天麻30g，全蝎30g，当归150g，胆南星30g，甘草30g。共研为末，每服6g，日3次）。口诀：天虫当星草。家父治疗此病，每用猫头鹰脑一具，与白矾、郁金、僵蚕、全蝎、蜈蚣、胆南星、半夏等配伍，共研末，炼蜜为丸，服用见效者甚多。口诀：三虫白金半南星，一脑取自猫头鹰。

噙化丸

胆矾、硼砂、明矾、牙皂、雄黄。口诀：矾矾牙砂雄黄末，等份为丸治梅核。该方出自《外科正宗》，可以治疗梅核气。梅核气乃痰气结于喉中，咽之不下，吐之不出，如毛草常刺作痒，新则吐酸，慢则食碍，久成团结。此方之配制，为上药各等份，研为末，红枣煮烂，取枣泥为丸，芡实大，空腹噙化一丸，温黄酒一杯过口，内服苏子降气汤。

"晕可平"合剂治疗内耳眩晕症

生赭石 30g，夏枯草 18g，法半夏 18g，车前子 18g。水煎服。（江苏省涟水县红灯公社卫生院胡振兴）

关幼波医案二则

1. 贲门痉挛：香附 6g，木瓜 9g，玫瑰花 9g，砂仁 3g，刀豆 30g，生姜 6g，赭石 15g，旋覆花 12g，橘红 9g，杏仁 9g，白芍 15g，赤芍 15g，红花 9g，当归 15g，藕节 9g，生瓦楞子 30g。

2. 食管外良性肿物：瓜蒌 12g，香附 6g，佛手 9g，当归 12g，白芍 15g，赤芍 15g，泽兰 9g，红花 10g，生赭石 15g，刀豆 30g，旋覆花 9g，杏仁 9g，橘红 9g，生瓦楞子 12g，山慈菇 12g，焦白术 9g，板蓝根 9g。

加减地黄汤治疗中心性视网膜炎　　　// 1978.3.16

加减地黄汤：生地黄 12g，山茱萸 6g，山药 9g，丹皮 9g，茯苓 9g，泽泻 9g，菊花 15g，枸杞子 15g，当归 9g，赤芍 9g，珍珠母 30g，丝瓜络 15g。新发加荆芥穗 9g，连翘 9g，薄荷 6g，黄芩 6g，金银花 30g；陈旧加桃仁 9g，红花 3g，丹参 9g，苏木 6g，三棱 9g，莪术 6g。本病发病部位在视网膜中心（黄斑区），因黄斑血管痉挛，故称为中心性视网膜炎。表现为雾视，视物变形或变小，中央暗点，眼底表现为黄斑区水肿。

五翁汤治疗溃疡性结肠炎　　　　　　// 1978.3.17

白头翁 30g，五倍子 6g，黄连 6g，黄柏 6g，赤石脂 12g，姜炭 12g，当归 6g，甘草 18g。血多者加槐花、地榆；黏液多者加乳香、没药；脓多者加连翘；久病体虚者加人参、黄芪、五味子；久泻不止者加肉豆蔻、诃子；腹痛甚者加延胡索、白芷、乳香、没药。

灌肠方：五倍子 30g，黄连 30g，青黛 30g，枯矾 30g，乳香 30g，没药 30g。水煮后清液灌肠。

补中益气汤合生脉散加三棱、莪术　　// 1978.3.20

此方治疗白血病有明显的降白、升板作用。患者蔡某患慢性粒细胞白血病，白细胞恒高，长服白消安后白细胞始可下降，后因服用此药常可导致尿痛、尿急，遂以中药治疗。在治疗中发现上方每有显效，能降白、升板，全面改善患者症状。

降低蛋白尿的经验 // 1978.4.1

1. 大补肝脾之中尚须加入活血化瘀、清热解毒之品，如白花蛇舌草、七叶一枝花、蒲公英、紫花地丁、鱼腥草、蝉蜕等。

2. 大补肾阳之时，必须兼补肾阴，如在应用六味地黄汤时，可加肉桂、附子，亦可加知母、黄柏。

3. 蛋白尿或伴肾功能轻度损害者：细辛 3g，覆盆子 30g，小蓟 30g，杜仲 15g，核桃肉 15g，补骨脂 15g，何首乌 15g，蝉蜕 15g，益母草 30g。

4. 去尿中红细胞：鲜茅根、车前草、大蓟、小蓟、仙鹤草、汉三七、墨旱莲、女贞子。尿浑浊加萆薢 12～20g；尿赤加知母、黄柏；口舌干燥加生石膏，亦可加生地黄、麦冬。

5. 腰痛著者：桑白皮、桑枝、续断、柴胡、甘草、女贞子、菟丝子、枸杞子。桑桑川柴草，三子各十克。

6. 宣开肺气，常能收到利尿效果。如以麻黄连翘赤小豆汤为主方，有时可加用生薏苡仁、荆芥、防风、紫苏之类。

股部隐痛方 // 1978.4.18

此病须防咬骨疽（股骨头坏死），其病虽然外形与正常皮肤无异，但日久化脓内蚀，外形很难观察到。除咬骨疽外的其他一切股部疼痛，用万应丹有效。其方组成：荆芥、防风、苍术、羌活、川乌、草乌、全蝎、当归、川芎、麻黄、何首乌、细辛、石斛、甘草、雄黄。口诀：阴股疼痛万应丹，荆防活术两头全，将军麻首辛斛草，雄黄一味用当先。

扶正培本与免疫 // *1978.4.21*

所谓"免疫"，顾名思义是免患疾病之义。机体自身具有这种功能，谓免疫功能。这种功能是在进入机体的抗原刺激下，机体自身抗体形成而产生的。这种反应是一种正常的生理反应，能维持机体内在环境的相对稳定，提高抗病能力，从而发挥机体的免疫监视作用，以防止突变细胞的增生和转移。

早在2000多年前，中医古籍中就有了类似免疫的记载，如《黄帝内经》"真气从之，精神内守，病安从来""正气存内，邪不可干"。这里所述之"真气""正气"能祛除病邪，使机体免于生病，说明中医学的"真气""正气"相当于机体的免疫系统。这种系统既可以免除传染性疾患（外因），又可以免患非传染性疾患（内因）。能免患传染性疾患（外因）的免疫功能相当于卫气，能够免除非传染性疾患（内因）的免疫功能相当于元气，二者统属于正气（真气）。关于气的概念，中医学的传统观点如下：

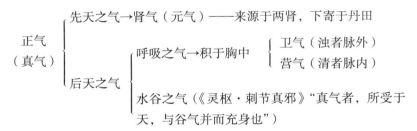

《灵枢·本脏》载"卫气者，所以温分肉，充皮肤，肥腠理，司开阖者也"，"卫气和则分肉解利，皮肤调柔，腠理致密矣"，可见卫气具有皮肤黏膜的屏障作用。一旦屏障作用减弱，外邪入侵，

卫气奋起抗邪，与之相斗则为病，《素问·疟论》曰："卫气之所在，与邪气相合则病作。"若外邪侵入皮肤分肉之间，卫气可立即将外邪包围，则局部可形成痈疡，正如《素问·风论》所说："风气与太阳俱入，行诸脉俞，散于分肉之间，与卫气相干，其道不利，故使肌肉愤膹而有疡。"《素问·痈疽》也指出："寒邪客于经络之中则血泣，血泣则不通，不通则卫气归之，不得复反，故痈肿。寒气化为热，热盛则肉腐，肉腐则为脓。"

上述经文说明，卫气具有抵抗外邪的功能。结合西医学的认识，我们可以认为，中医学的卫气和西医学的白细胞、吞噬细胞、淋巴结等具有相似的作用。卫气除了具有卫外的作用外，对机体内在的组织脏器也有温熏保护的作用。如《素问·痹论》说："卫者，水谷之悍气也，其气慓疾滑利，不能入于脉也，故循皮肤的中，分肉之间，熏于肓膜，散于胸腹。逆其气则病，从其气则愈。"《灵枢·卫气行》曰："其始入于阴，常从足少阴注于肾，肾注于心，心注于肺，肺注于肝，肝注于脾，脾复注于肾，为一周。"这说明五脏六腑均有卫气循行，如遇病邪则与之相斗。病邪太盛，卫气不能战胜，谓"逆其气"则病；病邪不盛，卫气胜之，谓"从其气"则愈。总之，卫气的作用，相当于西医学"抗传染免疫"的作用。至于非传染免疫，中医学则认为，主要系正气中的元气在起作用。

元气即原气，是先天之肾气，有元阴、元阳两类。它肩负着调整机体阴阳平衡的大任。《黄帝内经》谓"阴平阳秘，精神乃至"，"阴阳离决，精气乃散"，这说明阴阳的失调是导致疾病的主要内在因素。机体阴阳失去平衡而致病，治疗原则就在于调理阴阳，而调理阴阳的中枢为肾，肾通过肾阴、肾阳，即元阴、元阳的作用而发挥其调节作用。

西医学认为，机体免疫功能的稳定性系与机体下丘脑－垂体－肾上腺轴密切联系的。脑垂体是免疫反应的主要环节，它通过促进肾上腺皮质激素的分泌发挥作用。该激素系抑制和减少免疫反应的根本物质。同时垂体还分泌生长激素，借以促进和增加免疫反应。这样机体的免疫功能便能保持相对稳定。当然，下丘脑－垂体－肾上腺轴的调节还受到神经系统、抗原抗体、细胞因子等的影响。近年来国内研究的成果表明，中医之肾，在很大程度上系指下丘脑－垂体－肾上腺轴。所谓肾阳增加抗体，即代表提高免疫功能，降低免疫反应的作用；所谓肾阴延长抗体生存时间，即代表降低免疫功能，提高免疫反应的作用。根据近年研究成果，机体免疫活性细胞的来源和中医的肾不无关系。免疫活性细胞来源于骨髓干细胞，其可分化成不同的 T 细胞、B 细胞，而它们是机体特异性免疫——细胞免疫和体液免疫的物质基础。《黄帝内经》中"肾生骨髓"的论述，说明肾与免疫活性细胞的生成是有关系的。《黄帝内经》中有"卫出下焦"之说，即卫气源于中焦脾胃水谷之精微，但要经过肾的转化才能变成具有防御作用的物质。如果说卫气在某种程度上指白细胞、淋巴细胞、吞噬细胞和网状内皮系统，则"卫出下焦"的论断，确有一定的科学性。

综上所述，人体的免疫功能统称正气（真气），正气中有卫气、元气之分。卫气，司腠理，主开阖，生于水谷，源于脾胃，循行脉外，其性慓悍，具有保卫肌表、抗御外邪的作用，相当于西医学的免疫防御功能。元气有元阴、元阳之分，发源于肾，藏于丹田，系人身阴阳之总司，乃先天之本也。以西医学观点来看，相当于下丘脑－垂体系统。卫气具有白细胞、吞噬细胞、淋巴细胞、网状内皮系统的作用。元气相当于下丘脑－垂体系统，二者均与骨髓干细胞的生成有关，因此《黄帝内经》中所谓"肾生骨髓"的论点系正确的。

近年来，随着医学的发展，已发现人体中有 5 种免疫球蛋白，即 IgA、IgG、IgD、IgE、IgM。IgG 是典型的沉淀抗体，由浆细胞形成，进入血液。它系血清中抗体的主要成分，占成人血清抗体的 80% 左右，对各种病毒、细菌、毒素、真菌、寄生虫等都有活性。

从免疫学角度来说，机体受到抗原物质的刺激，可出现免疫反应。免疫反应系一种生理反应，能维持机体内环境的相对稳定，提高机体抗病能力，抗御病原体的侵袭，发挥机体的免疫监视作用。正常的免疫反应，必须要在机体正气旺盛、阴阳调和的情况下才可实现；反之就可出现异常反应，即机体免疫功能失调。这种异常的免疫反应，可呈现两种情况：①过高反应：表现为自身免疫性疾患。②过低反应：表现丧失抵抗力，反复患病。由此可见，异常免疫反应，才能引起疾病。过低反应，往往系正气虚弱，机体反应性低下所致；过高反应，往往系邪气旺盛，病原的致病增强。治疗前者则着重于扶正，对于后者则着重于祛邪。另外，尚有表现为免疫功能失调者，即扶正与祛邪相结合，是为攻补兼施之法。

实验证明，扶正的中草药多具有增加、促进免疫的功能，提高机体的抗病能力，尤其是多糖类植物，有增强网状内皮系统功能的作用，如人参、五味子、灵芝、党参、黄芪、沙参、玉竹、麦冬、何首乌、生地黄、女贞子、枸杞子、茯苓都含有生物活性多糖，故可称为免疫中草药，能调动机体的免疫力。中医补肾方法，能提高机体免疫力，改善机体免疫状态，而且能调节体内免疫功能的相对稳定。有研究者对肾阳虚患者，进行反应免疫水平的玫瑰花结试验，发现 T 细胞比值很低，在给予补肾中药后，

T 细胞比值逐步上升，临床症状也相应改善。也有人从体液免疫的角度，测定慢性支气管炎患者痰中 IgA 含量，发现服用兔胎片等补肾药物治疗后，患者痰内 IgA 含量有升高的倾向。原成都军区门诊部又对 100 例慢性支气管炎患者进行了 SK-SD 皮肤试验，检查患者的细胞免疫状态，结果有 70% 的患者玫瑰花结试验为阳性；同时做了 40 例健康对照，其中有 80% 以上为阴性反应。在治疗上，原成都军区门诊部根据"病痰饮者，当以温药和之"的理论，用温补肾阳的药物贴脐治疗，其中出现明显疗效的慢性支气管炎患者的玫瑰花结阳性率降为 20%。上海中医研究所肿瘤小组，以粗制胎儿甲种球蛋白作抗原，使家兔引起免疫反应，发现补阳药物能使该抗体的形成提前，养阴药物能使该抗体的存在时间延长。上海第一医学院在防治慢性气管炎的实践中发现，经补肾治疗后，肾阳虚型的下丘脑－垂体－肾上腺轴功能与血清免疫球蛋（IgA、IgM）均有所提高；并指出调节肾阴肾阳的药物有调节内分泌和免疫的作用。因此，用补肾阴和肾阳的方法可以调节免疫的过高或过低反应。

以上说明中医的扶正疗法对增强网状内皮系统的功能，提高机体的免疫力具有一定作用，且有宝贵的潜力可挖。中医的祛邪，多能控制免疫作用，特别是活血化瘀、清热解毒类药物，多可抑制免疫反应，似可称为中草药的免疫抑制剂。活血化瘀和清热解毒药所治疗的自身免疫性疾患，通常系免疫反应过高所致，急需抑制，西药则可应用 6- 巯基嘌呤（6-MP）、环磷酰胺（CTX）等。此类疾患常见者有急慢性肾炎、急慢性肝炎、类风湿关节炎、系统性红斑狼疮、重症肌无力、皮肌炎、硬皮病等。此种疾患的发病，系机体自身内部产生的抗原－抗体反应，这时机体免疫系统失去了对自己和非己物质的区别能力。还有人通过实验观察发现，活血化瘀、清热解毒药物可以减轻用马血清致敏的豚鼠膝关节腔内所产生的变态反应程度，说明此类药物可抑制免疫反应所造成的病理损害。山西医学院用活血化瘀和清热解毒类药治疗慢性肾炎取得了较高的疗效，其机理就是抑制了免疫反应。有人通过实验方法，观察山豆根、白花蛇舌草、大青叶等在免疫反应中的作用，结果表明上述药物对幼鼠胸腺萎缩均有一定抑制作用，说明此类药物有抑制免疫反应的作用。

胸腺在免疫反应中的作用 // 1978.4.30

胸腺的作用直到最近才引起人们的重视。胸腺原来是一个参与免疫反应的重要器官，其本身就存在着潜在的免疫活细胞。胸腺还可接受来自骨髓造血干细胞分化而来的 T 淋巴细胞。其在某种因素的作用下以小淋巴细胞的形式离开胸腺，并进入周围淋巴样组织，成为具有免疫活性的细胞。离开胸腺的细胞只有在周围淋巴样组织中（包括淋巴结和脾）才能成为具有免疫活性的细胞，如果是在其他组织则非但不能形成具有活性的免疫细胞，而且会大量死去，因此，把这种胸腺外的周围淋巴样组织称为胸腺依赖区。还有一种学说即体液学说认为，胸腺系一个内分泌器官，能分泌一种或多种激素活性物质，这些物质可使周围淋巴组织中不具免疫活性的淋巴样前驱细胞发育成为具有免疫活性的细胞。

小便不通论治 // 1978.5.10

小便不通虽责之于膀胱，但三焦者决渎之官，与水道之通否恒有关系。上焦之气不化，则肺不能通调水道，下输膀胱；中焦之气不化，则九窍不通，分利无权；下焦之气不化，则有火衰不能化水与湿热阻塞气机两端。属上焦者，可用参脉散，去五味子，加大剂紫菀；有热者，可加黄芩清肺饮，即黄芩、山栀两药。属中焦者，用分利法，宜四苓散合补中益气汤，加木通、车前子。属下焦者，若小便涩痛、肚腹胀满者，用滋肾丸（知母、黄柏、肉桂）；下元虚寒，命门火衰，用金匮肾气丸；少腹痛著者，小便不通、口渴者，在气分，用六磨汤；口不渴者，在血分，用抵当丸。

清·王旭高治一中阳不足患者，小便不利，通利之法无功，遂用干姜、肉桂、小茴香、茯苓、泽泻、白术、乌药、木香、牛膝。

清·吴东炀治一肝郁尿闭患者，用龙胆、茯苓、猪苓、车前子、生薏苡仁、石斛、黄柏、生甘草、桂枝、防风、羌活、柴胡、杏仁、陈皮、生姜皮、枇杷叶。

外用法：大蒜1枚，栀子3枚，盐少许。捣烂摊纸上贴脐，良久即通。

上海中医学院徐嵩年治蛋白尿的经验　　// 1978.5.18

1. 突出清利，祛邪即可扶正

白花蛇舌草、七叶一枝花、蝉蜕、益母草、大蓟、石韦、玄参、防己、覆盆子。

2. 重视调理肺、脾、肾三脏功能

（1）肺为水的上源，《黄帝内经》所谓"开鬼门，洁净府"及所谓高原导水之法，皆属于此。徐老善用麻黄连翘赤小豆散，方中麻黄不但可用于血压不高的患者，血压高者亦可用之。此外苏叶、荆芥等亦可辅佐之。方药：苏叶、荆芥、葶苈子、麻黄、防风、连翘、大腹皮、川厚朴、赤小豆、鲜芦根、茶树根、附子。

（2）"肾为胃之关"（《黄帝内经》）。张景岳谓"水唯畏土，故其制在脾"。徐老善用实脾饮治水，乃属此意。实脾饮出自《济生方》，其组成有木香、木瓜、白术、茯苓、甘草、大腹皮、厚朴、草果、干姜、附片。徐老认为方中槟榔、厚朴、木香、草果相配合是非常得当的。

（3）徐老治蛋白尿，非但强调补肾阳，而且强调补肾阴。他说："阴阳是一对相互依存又相互对立的整体。在补阴、补阳的同时，还可考虑适当应用一些收敛药，如五味子、金樱子、白果、乌梅、赤石脂、覆盆子、补骨脂、煅龙骨、煅牡蛎。"口诀：五金白梅赤盆脂。

眼底出血 　　　　　　　　　　　　　　　　// 1978.5.20

兰州石化公司汽车司机王建荣之子王某，年5岁，因外伤而致右眼底出血，玻璃体浑浊，视力减退至0.1。经张灵芝主任医治后，谓此患儿今后视力有望增至0.3上下。余令其始服中药。

处方：当归12g，白芍9g，白术9g，茯苓12g，柴胡9g，薄荷6g，丹皮6g，山栀9g，生地黄12g，山茱萸6g，山药9g，泽泻9g，菊花15g，枸杞子9g，石决明9g，车前子9g，生石膏30g，桂枝9g，海藻9g，昆布12g，夏枯草15g。

以上方加减服100余剂，患儿视力逐日改善，最后上升至0.7。张主任对此例患儿的疗效大感惊奇，并查其全部处方，遂整理之。

颈部胀感的治疗 // 1978.6.2

兰州石化公司李宜兰，患慢性胰腺炎，服余拟之复方四逆散，病况减轻。忽一日，李来就诊，谓一周来，颈项部胀痛极为明显，伴心烦。余遂于前方中加夏枯草 15g，半夏 6g。服 4 剂后患者颈项部的胀感全消。复方四逆散：柴胡 15g，枳壳 6g，白芍 9g，甘草 6g，川芎 6g，香附 6g，川椒 6g，干姜 6g，党参 12g。

赵锡武治疗痿证（多发性神经炎）验方
// 1978.6.2

处方：茯苓 15g，猪苓 12g，桂枝 18g，白术 24g，生地黄 18g，山药 18g，杜仲 15g，附片 18g，天麻 12g，巴戟天 12g，龙骨 18g，白蒺藜 30g，淫羊藿 30g。

症状消退后可用：生地黄 12g，山茱萸 6g，茯苓 12g，麦冬 9g，五味子 6g，肉桂 3g，附片 6g，石斛 6g，巴戟天 6g，细辛 3g，鸡血藤 30g，白术 9g，黄连 3g，龙骨 12g。

口诀：五苓散中加桂附（前），白鸡细连地引骨（后）。

调节血象 // 1978.6.10

影响造血系统的药物：鹿茸、紫河车、阿胶、鸡血藤、党参、黄芪、当归、地黄、何首乌、枸杞子、白术、龙眼肉、锁阳、补骨脂、巴戟天，可刺激骨髓，增加红细胞和血红蛋白；人参、鸡血藤、丹参，可增加白细胞；当归、白芍、地黄、龙眼肉、三七、山茱萸、红枣、狗脊、肉苁蓉，可增加血小板。

口诀：参术芪归阿，乌枸补龙巴，紫鹿阳鸡地，升红是效法。人参鸡丹升白好，物芎三山大元狗，升板再加好红枣。

《郑侨医案选》的新方 // 1978.6.15

1.前胡汤（桑叶、杏仁、前胡、知母、麦冬、黄芩、金银花、甘草），功效清热解毒、止咳平喘。

2.降压汤（白芍、石决明、黄芩、牛膝、玄参、菊花、甘草），功效平肝镇静、滋阴潜阳。

3.苍术防己汤（防己、地龙、通草、甘草、苍术、黄柏、牛膝、薏苡仁），功效清热祛湿、通经活络。

4.老节地黄汤（藕节、甘草、生地黄、玄参、麦冬），功效凉血止血，专治鼻衄。

活血化瘀法的临床应用 // 1978.6.20

瘀血是一种病理产物，又是一种致病因子。其作为病原叫作瘀血，作为病理叫作血瘀。凡离经之血不能排出体外，滞留于组织器官之中的叫作瘀血；未离经之血，停滞或凝结于脉道之中者亦称为血瘀。这相当于西医学中的血循环障碍，可以是全身性或局部性循环障碍。血瘀是一种证候，而不是一种独立的病。

1.瘀血的病因

（1）外感寒热之邪：《黄帝内经》曰："寒邪客于经脉，则血流不通。"《伤寒论》中的"膀胱蓄血证""结胸证""热入血室"均是瘀热在里之故。叶天士说："夏月热久入血，最多蓄血一证。"

（2）精神因素：《黄帝内经》曰："大怒则形气绝，而血菀于上，使人薄厥。"《三因极一病证方论》曰："因大怒……停血不散，两胁疼痛……皆由瘀血在内。"

（3）脉络的改变：《灵枢·百病始生》载："阳络伤则血外溢……阴络伤则血内溢。"

（4）脏腑功能和结构的异常：如癥瘕积聚、石瘕等。《金匮要略》载有"曾经半产，瘀血在少腹不去""产后腹痛……有干血着脐下"。

（5）跌仆、闪挫及其他。

2.瘀血的临床表现

（1）疼痛：瘀血可阻滞气机，"不通则痛"。其特点是痛有定处而拒按，痛的部位和区域可以发生于人体任何部位。如肝炎、冠心病、溃疡病、结肠炎、类风湿关节炎、痛经等，都可属于这种疼痛。

（2）发热：瘀塞不通，郁久生热，故发热是瘀血的又一证候特点。

①瘀血初期由于气血郁滞，引起营卫不和，故见发热恶寒。

②瘀热伤阴可见阴虚内热、低热、潮热。

③部分长期不愈的瘀血患者，其热可在半表半里而出现往来寒热。

（3）肿块：瘀血必兼气机阻滞，故气滞血瘀为相互并行者。日久，痰、湿、虫、食等均可附着其间，积聚成块，小者曰癥瘕，大者曰肿块，如肝脾肿大、子宫肌瘤、卵巢囊肿、乳腺增生等均属此类。

（4）神志及其他：《伤寒论》谓膀胱蓄血证的主证是"少腹硬，小便自利，其人如狂"。唐容川谓"心有瘀血，亦令健忘""血虚则神不安而怔忡，有瘀血亦怔忡"。何秀山谓"热陷包络神昏，非痰迷心窍，即瘀阻心孔。"王清任亦提到癫狂病系气血瘀滞所致。

3. 瘀血的四诊内容

（1）望诊：面色及皮肤晦暗不泽，或如古铜色。皮肤出现大小不等的点状、片状斑痕，或见细疹、花纹、血痣、舌斑（青紫）、舌下青筋、面目黧黑。

（2）闻诊：瘀血疼痛则呼痛叫号，热入膀胱则其人如狂。

（3）问诊：失血史、外伤史、手术史及对疼痛症状的询问。

（4）切脉：瘀血的脉象，主要是沉涩脉。《金匮要略》中"脉大来迟"，指"涩脉"而言，可以说是涩脉的形象化。在涩脉的基础上可演变成结脉、代脉，均系气滞血瘀或气虚血瘀的表现。

4. 活血化瘀法的作用原理

（1）对肿瘤细胞生长的抑制作用：丹参、三棱、莪术、全蝎、水蛭、川芎、红花、当归尾、穿山甲、南星等均能抗癌抑癌。此作用相当于中医的软坚散结、破癥消积作用。

（2）对心血管的作用：扩张血管，增加血流量，减低循环阻力。实验证明：复方丹参片（丹参、降香）具有上述作用，其与异丙肾上腺素不同，在扩张冠状动脉的同时并不增加心率，反而能使心率减慢；也不增加心肌收缩，因而并不增加心肌耗氧量。动物实验显示：丹参对末梢小动脉有明显的扩张作用，5分钟内可扩张4倍，还有降低血脂和明显的镇静作用。北京地区协作组的冠心Ⅱ号（赤芍、川芎、红花、降香、丹参）上述作用很强。在单样药试验中，赤芍、川芎的作用较强，但仍不如冠心Ⅱ号方。三七有明显的增加冠状动脉血流量并减低心肌耗氧量的作用。郁金有减少冠状动脉斑块形成的作用。川芎、红花有减少血流阻力、增加血流量的作用。

（3）对微循环的作用：活血化瘀药能改善局部微循环。

5. 活血化瘀的研究

（1）促进局部血液循环，改善、调节微循环。

（2）软化结缔组织，改善结缔组织代谢。

（3）减少血小板聚集，防止凝血，减少血栓形成。

6. 活血化瘀的文摘

（1）《活血化瘀药物对烧伤瘢痕的临床疗效及其疗效原理的初步探讨》一文指出：活血化瘀药具有抑制成纤维细胞亢进的胶原合成作用。从中医观点来看，应将瘢痕按血瘀进行治疗，应将结缔组织，特别是胶原的增生和变性，包括在血瘀的内容中。（《新医药学杂志》1976 年 2 期）

（2）《应用活血化瘀治则治疗全身性硬皮病初步体会》一文指出：活血化瘀为主之方法能改善皮肤微循环，使硬化的皮肤逐渐变软，与此同时，其他各症状也相应减轻。（《新医药学杂志》1976 年 2 期）

（3）《活血化瘀治则对微循环影响的初步探讨》一文认为：活血化瘀法在冠心病、脑血栓形成、血栓闭塞性脉管炎、硬皮病及瘢痕等不同疾病中的应用，可以出现疼痛减轻、患肢转温、皮肤变软、功能障碍得以改善等表现。鉴于此，活血化瘀法初步设想可能作用于血液循环，尤其能改善局部的微循环。（《新医药学杂志》1976 年 3 期）

另外，该法尚可促进增生病变的转化和吸收。对增生性病变如慢性肝脾肿大，特别是血吸虫病导致的肝脏肿大，经用活血化瘀药后原来增生的结缔组织可明显减少或消失。由甲醛引起的实验动物风湿性关节炎，在服用活血化瘀药后肿胀明显减轻；有人用组织胺引起毛细血管通透性改变时，活血化瘀药物能降低与血浆蛋白相结合染料的逸出；有人用活血化瘀药联合清热解毒药用于通过马血清致敏的豚鼠关节变态反应性炎症时，可以减轻其变态反应；临床对硬皮病和银屑病的观察发现，应用活血化瘀药时可改善该症状，并通过对甲皱毛细血管的观察，发现其微循环血供及毛细管形态明显改善。总之，微循环瘀血相当于中医学的"久病入络""络脉瘀阻"，临床采用"辛润通络""化瘀通络"法可以改善。

此外，活血化瘀药的抗菌作用已引起临床重视。实验研究已证明，川芎对痢疾杆菌及伤寒杆菌有明显的抑制作用；丹参、芍药、苦参、紫珠草、大蓟等对金黄色葡萄球菌及大肠、痢疾、伤寒等杆菌均有不同程度的抑制作用。

四逆散临床运用经验 // 1978.7.1

重庆市第一中医院老中医陈源生述：柴胡、枳实、白芍、甘草，方中有散（柴胡），有收（白芍），有攻（枳实），有补（甘草），四药共同完成一个"和"字。

1.胃脘痛：合胸胁胀痛者，加金铃子散；口苦咽干者，加柴胡、黄芩、夏枯草、栀子、川楝子、黄连；泛酸胃冷者，加丁香；泛酸胃热者，加黄连、吴茱萸；寒热不明者，加煅瓦楞子、海螵蛸；吐血者，加白及、藕节、仙鹤草；便秘者，加决明子；胃中有振水声者，加小半夏汤；痰多、湿浊蕴结者，加温胆汤；心窝痛甚者，加丹参饮；郁结不舒者，合越鞠汤；痛剧如针刺、固定不移者，加蒲黄、五灵脂（家父经验：五灵脂研粉冲服）；腹胀为主者，合五皮饮，加鸡血藤、鸡内金、通草。

2.胸痛、胁痛：合金铃子散；胁下胀痛者，加郁金、佛手；痛随情绪波动增减者，加槐花、佛手片、梅花。

胃痛治疗小论　　　　　　　　　　　　// 1978.7.20

胃脘疼痛的治法前已多次述及，现翻阅叶熙春医案，其对此症的治疗每多加生薏苡仁、红藤、蒲公英三药，而加三药的条件并非传统的有热象者，一派虚寒患者亦可加之。其指征为病程长、急性发作。上海中医学院黄文东主任认为，胃脘部烧灼疼痛并非均为热证，泛酸合并烧灼感者多系胃酸过多所致；若合并全身虚寒，则可在温中散寒药中加入白芍、煅牡蛎。黄氏治疗此症，每以木香、香附合用；伴胁肋疼痛者，加延胡索、川楝子；痛久者，恒加当归、赤芍、红花；舌微黄而腻，伴腹胀者，加平胃散、藿香、佩兰。此外，黄氏治疗此症每青皮、陈皮同用，赤芍、白芍同用，此经验与我所毛有丰老中医的用药规律有暗合之处。秦伯未《中医临证备要》谓：遇寒则痛，喜暖喜按者，用厚朴温中汤加良附丸；如素有胃寒遇风而发者，可口服肉桂粉末，每次 1g；胃胀气痛、胸闷痞塞伴腹内作胀者，用香砂枳术丸；重者加用沉香。秦氏认为，还有一种胃热疼痛，痛时拒按，舌苔黄腻，用清中饮加黄连、山栀、二陈汤、草豆蔻。

邹良才讲重症肝炎的治疗　　　　　　// 1978.7.21

1. 黄疸的分类和退黄的重要性

黄疸分成阳黄与阴黄两类，阳黄说明肝实质有急性损伤，阴黄则是阳黄的继续。在退黄方面，阳黄是热重于湿，阴黄是湿重于热。前者的主方是茵陈蒿汤，后者的主方是茵陈五苓散。五苓散有除湿之功，舌白腻者加生薏苡仁、藿香、佩兰、苍术、白豆蔻。大黄为治肝要药，除可清热解毒、缓下退黄外，并有止血消瘀化癥之功，因此本方不仅适用于慢性肝炎，而且适用于急性肝炎。近人张锡纯说："大黄……能入血分，破一切瘀血，为其气香，故兼入气分，少用之亦能调气。"又云："大黄力虽猛，然有病则病当之。"

2. 肝病出血和蜘蛛痣的治疗体会

鼻衄用黑山栀粉，齿衄用地骨皮煎水嗽口，消化道出血可内用三七粉、白及粉。蜘蛛痣可采用清营、凉血、行血之药，如藕节、茜草、夜明砂、瓦楞子等。若气阴两伤，可加用二至丸、一贯煎之类。

3. 促进血氨的降低

血氨的升高，提示肝昏迷的先兆。以水牛角 10g，每日煎服 3 次，可降低血氨。

4. 降酶治疗

五味子的降酶作用已确信无疑，适用于湿热不重者；若湿热重者，则可选用夏枯草、蒲公英二味；如肝热重者，用龙胆、黄芩、大黄；肝经郁热不重者，用秦皮、土茯苓、蒲公英。

5. 转氨酶与浊度的关系

通常以清热利湿之法使转氨酶降低后，浊度反而升高，这说明转氨酶和浊度的治疗措施存在明显的不同，前者以清为法，后者以补为用。补法的应用是补脾还是补肝，要看患者具体情况而定，肝阴不足者以补肝阴为主，脾阳不振者以补脾阳为主，脾肝两虚者往往以柴芍六君子汤平补肝脾，但须注意"至虚有盛候"者。(《新医学杂志》1975 年 8 期）

萆薢渗湿汤的临床应用　　　　// *1978.8.31*

本方出自清·高锦庭《疡科心得集》，用于水湿停留，或湿热内蕴所致的多种病症。方由萆薢、生薏苡仁、黄柏、赤芍、丹皮、泽泻、滑石、木通八药组成。主治：①脚湿气；②急性湿疹；③丹毒；④急性尿路感染；⑤湿热带下；⑥脓疱疮；⑦下肢结节性红斑。

口诀：赤泽薏黄丹石通，再加萆薢服用神。

急性胆囊炎的治验　　　　// *1978.9.12*

余早年曾治疗一例急性胆囊炎，用逍遥散合三黄排石加金钱草、郁金、茵陈而获效。今年 9 月，余又治患者陈某，先用家父复方排石汤，小效，后以逍遥散合三黄排石，加金钱草、虎杖、郁金。由此可见，胆囊炎患者，逍遥散为其有效方。忆 1963 年夏，祖母患肝胃气痛，急性发作。家父谓：祖母之病每以逍遥散见功，恐非单纯之胃溃疡，时余初出校门，每以背诵书本教条为能事，诊断祖母之病为"溃疡病穿孔"。当时，余在天水医院工作，该院院长张某素闻余之医学理论尚佳，对余之诊断确信无疑，乃行剖腹，腹部既开，见胆囊肿大如巨拳、充血、水肿，水肿周围未见粘连，遂修正诊断为"慢性胆囊炎急性发作"。因祖母年迈体弱遂行胆囊造瘘术，术后一切良好，腹痛未再复发。1972 年冬，祖母病逝于腹泻。此例说明逍遥散对胆囊炎确有特效。

慢性白血病的治验　　　　　　　　　// 1978.9.13

　　贵阳中医学院许玉德医师报告一例：生地黄 30g，山药 21g，山茱萸 18g，茯苓 21g，菟丝子 15g，女贞子 15g，枸杞子 15g，五味子 6g，人参 12g，当归 12g，蒲公英 18g，紫花地丁 18g，半枝莲 15g，白花蛇舌草 30g，青黛 6g，雄黄 1g，杜仲 24g，甘草 6g。水煎服，每日 1 剂。服药 15 剂后，患者症状明显好转，骨髓象及外周血象提示病情完全缓解。

甲状腺功能亢进症　　　　　　　　　// 1978.9.15

　　白求恩医科大学第四临床医学院刘冠军报告一例：夏枯草 24g，牡蛎 24g，石斛 18g，沙参 18g，党参 12g，女贞子 18g，枸杞子 18g，茯神 12g，黄药子 24g，合欢皮 18g，酸枣仁 15g。

　　口诀：夏牡斛参二子神，黄药合欢酸枣仁。

热痹治方　　　　　　　　　　　　　// 1978.9.16

　　形寒壮热，日晡增剧，咽喉痛，肢节红肿，手不可近，动作不利，此风湿与热相搏，属热痹，用桂枝白虎汤（桂枝、麻黄、羌活、独活、防风、生白术、知母、生石膏、忍冬藤、生薏苡仁、赤芍、丹参、桑白皮）。此方的重点在于生薏苡仁 30g，忍冬藤 30g。

斑秃病治验　　　　　　　　　　　// 1978.9.19

黄精 18g，龙胆 12g，荆芥 12g，鸡血藤 30g，红花 6g，柴胡 3g。服此方后，脱发减少。

生地黄 15g，玄参 15g，麦冬 12g，丹皮 9g，山栀 9g，红花 6g，荆芥穗 10g，白茅根 60g，藕节 15g，甘草 3g。服此方后脱发停止，并始见新发。（广西中医学院班秀文）

口诀：黄龙荆鸡红柴胡，丹栀增根荆红草。

前列腺炎一方　　　　　　　　　　// 1978.9.20

广州中医学院关济民之方，适用于前列腺炎伴感染者，即前阴疼痛明显者：墨旱莲、女贞子、干地黄、怀牛膝、车前子、黄柏、蒲公英、川楝子、泽泻、两头尖、王不留行。

口诀：黄英二干牛，川泻两车王。

刘鹤一经验　　　　　　　　　　　// 1978.9.21

刘鹤一治肝病胁痛用川楝子、茜草、当归、丝瓜络、旋覆花。口诀：川草当丝旋。用金蝉脱衣汤（桂枝、防风、蝉蜕、苍术、生薏苡仁、茵陈、猪苓、金银花、连翘、郁金、大枣）治疗过敏性皮肤病。

口诀：仁桂茵苓风术蝉，银花连翘枣郁金。

郑氏苍术防己汤加减　　　　　　　// 1978.9.22

　　该方主治湿热痹病之关节痛甚者。其方组成：苍术 12g，防己 12g，通草 12g，薏苡仁 15g，牛膝 12g，地龙 12g，苏木 9g，蒲公英 30g，金银花 15g，连翘 12g，甘草 3g。（《郑侨医案选》）

下肢顽固性溃疡　　　　　　　　　// 1978.9.23

　　内服补中益气汤合茯苓、薏苡仁、黄芩、黄柏。用 10% 二气膏（水银、硫黄等份，研极细末）配 90% 凡士林混合为膏，外敷。

复方白鲜皮煎剂　　　　　　　　　// 1978.9.24

　　白鲜皮 9g，赤芍 9g，炒僵蚕 9g，金银花 9g，连翘 9g，蛇床子 9g，鲜地黄 10g，丹皮 15g，防风 15g，白芷 15g，甘草 6g，生黄芪 30g。水煎服，每日 1 剂（《浙江中医杂志》1964 年 11 期）。本方除治疗寄生虫、药物所致的过敏性疾患外，尚适用于荨麻疹、过敏性紫癜等。

　　口诀：白风赤皮金连蛇，鲜地十克黄芪多。

痛风治验　　　　　　　　　　　　// 1978.9.25

　　痛风乃西医病名，中医亦有痛风的诊断，唯其所指者乃类风湿关节炎、化脓性关节炎也。此例之症状言患者右足拇指关节先见红、肿、热、痛，以后逐渐波及右踝、膝诸关节，血清尿酸含量（372～441）μmol/L。方用苍术 15g，黄柏 12g，薏苡仁 30g，牛膝 12g，木瓜 12g，知母 9g，滑石 30g，鸡血藤 30g，当归 15g，赤芍 15g，萆薢 12g，青黛 6g。水煎服，每日 1 剂。服此方 12 剂后加木通、丝瓜络。共服 18 剂，此病痊愈。（印会河医案）

上方虽系四妙散加味，但究其组成，实与萆薢渗湿汤大同小异也。萆薢渗湿汤组成：萆薢、薏苡仁、黄柏、赤芍、丹皮、泽泻、滑石、木通。此方出自清·高锦庭《疡科心得集》，临床上用于治疗：①脚湿气；②丹毒；③急性湿疹；④尿路感染；⑤湿热带下；⑥脓疱疮；⑦下肢结节性红斑。

毛有丰医师治疗风寒湿痹一法　　　// 1978.9.26

余与毛有丰老师谈话中，问及痹病的治法。彼谓此病的治疗重点在活血通络，活血宜赤芍、川芎、当归、桃仁、红花、乳香、没药；通络宜麻黄、桂枝。此法用后痛亦不止者，用麝香 0.05g 冲服，每日 2 次，与汤药共进，则痛可减。

刘渡舟治血风疮（过敏性皮炎）　　// 1978.9.28

刘老以此方（生地黄 6g，当归 9g，荆芥 6g，防风 6g，金银花 12g，连翘 9g，牛蒡子 6g，苍耳子 9g，苦参 6g，木通 9g，何首乌 15g，白蒺藜 9g。水煎服，每日 1 剂）治中央乐团朱某。其痒疹发作已 1 月余，西药无效，服此方 3 剂，痒疹明显减轻。次日加生石膏，前方再服 3 剂，痒诊已解。后加白芍 9g，丹皮 9g，胡麻仁 10g，继服以善其后。

中药治疗囊虫病   // 1978.9.27

1. 汤药方：生明矾 9g，雷丸 12g，干姜 9g，水蛭 6g，大黄 15g，大腹皮 9g，牛膝 6g，五灵脂 9g，羌活 6g。水煎服，每日 1 剂。

2. 丸药方：生明矾 120g，瓦楞子 60g，甘草 60g，槟榔 30g，甲珠 10g。水泛为丸，如绿豆大，每服 10～12g。（山西中医研究所）

血栓闭塞性脉管炎   // 1978.10.4

本病诊断要点：① 20～45 岁男性；②肢体动脉搏动减弱或消失；③伴有肢体缺血症状，如间歇性跛行；④静息痛，晚期出现肌肉萎缩及肢端溃疡等；⑤部分患者有迁移性静脉炎病史；⑥多数患者有受寒、吸烟史。下面是具体分型及治疗：

1. 虚寒型（相当于缺血期）

患肢冰冷，间歇性跛行，静息痛，局部动脉搏动减弱，肢温较低。温经散寒。阳和汤加减：熟地黄 30g，当归 30g，桂枝 30g，鹿角胶 3g，附片 3～5g，牛膝 5～10g，肉苁蓉 5g，细辛 3～6g。

2. 瘀滞型（相当于营养障碍期）

肢端瘀血紫红、暗红，静息痛，肌肉萎缩。活血，祛瘀，通络。当归 12g，桃仁 9g，红花 9g，牛膝 30g，地龙 9g，土鳖虫 9g，水蛭 9g，菖蒲 15g，穿山甲 15g。

3. 热毒型（相当于坏疽期）

局部红肿，昼夜剧痛，患肢坏死，大便干结，小便短赤，苔黄燥或厚腻。清热解毒，活血止痛。四妙勇安汤加味：当归 30g，金银花 30g，玄参 30g，蒲公英 30g，赤芍 30g，牛膝 30g，延胡索 9g。

4.气血双亏型（相当于恢复期）

面容憔悴、萎黄，心慌气短，畏寒自汗，患肢肌肉萎缩，创面色暗，脉沉细无力。此型可用十全大补汤或人参养荣汤。

坐骨神经痛治验   *// 1978.10.5*

赤芍 9g，甘草 3g，肉桂 9g，延胡索 9g。服 4 剂，痛大减。

二诊：白芍 18g，甘草 6g，肉桂 12g，麻黄 10g，杏仁 9g。服 3 剂，腿已能伸，可行走。

三诊：麻黄 15g，杏仁 9g，薏苡仁 9g，白术 9g，甘草 3g。服后能步行就诊，唯大转子钻痛，小腿酸。

四诊：物地桃红，威灵仙 15g，牛膝 12g，独活 9g，苍术 9g，防风 9g，海风藤 12g。（福建省泉州市医院张留杰方）

热痹治验   *// 1978.10.6*

生薏苡仁 30g，防己 30g，虎杖 30g，甘草 12g，乌头 3g，白芍 12g，黄芪 15g，麻黄 6g。口诀：白虎头黄，麻甘薏防。（上海中医学院附属曙光医院刘鹤一方）

岳美中经验选录   *// 1978.10.7*

1.杞菊、麦味地黄丸合青娥丸治疗颤抖症

方中之剂量均系一般剂量，其中杞菊、麦味均属小剂量。岳老根据《素问·阴阳应象大论》"恐则伤肾""在志为恐";《素问·举痛论》"恐则气下""恐则精却";《灵枢·本神》"恐惧而不解则伤精，精伤则骨酸痿厥";《素问·脏气法时论》"肝……虚则目𥅘𥅘无所见，耳无所闻，善恐，如人将捕之"之观点，认为此病与恐惧有关，故当从肾论治，麦味地黄丸、青娥汤（丸）皆补肾之品也。

2. 加味大柴胡汤治疗慢性胆囊炎

慢性胆囊炎主症有右胁痛、微热、恶心、食欲不振、腹部膨满、嗳气、脉弦大。加味大柴胡汤系张仲景大柴胡汤加金钱草24g，滑石12g，鸡内金12g。方中大黄、枳实偏少，生姜、半夏偏多，金钱草利胆清热，滑石利尿泄热，鸡内金化积热。

3. 复方芡实合剂治疗慢性肾炎

芡实30g，白术12g，茯苓12g，山药15g，菟丝子24g，金樱子24g，黄精24g，百合18g，枇杷叶9g，党参9g。口诀：杷山黄菟二百四。此方的特点：四君子汤健脾益气；菟丝子补肾阳；黄精协助四君子汤补益脾胃之气；芡实、金樱子用量均在30g左右，两药合称水陆二仙丹，为《证治准绳》著名方剂，以涩精止遗为己任，但用于慢性肾炎之蛋白尿具有涩遗的效果，此处之遗是指遗失蛋白而言；百合补肺；枇杷叶利肺气，使肺气得以通调，下输膀胱。

4. 黄芪粥治疗慢性肾炎后期

生黄芪30g，薏苡仁30g，赤小豆15g，鸡内金9g，陈皮3g，糯米30g。水煎服，每日1剂。(《冷庐医话》)

膈下逐瘀汤治疗溃疡性结肠炎　　　　// *1978.10.9*

膈下逐瘀汤治疗溃疡性结肠炎的报道，曾大约见于某杂志，因时间较久，期目已不能记！在此报道的启发下，余将此汤用于结肠炎患者郭某。患者左腹痛，偶有黏液便，疼痛以左下腹为主，向左上腹及脐部放射，多方治疗半年余，仅获小效。1978 年 9 月，余以膈下逐瘀汤治疗，服用 15 剂获显效，痛几全消。在服用本方时，鉴于少腹之疼痛甚著，增加小茴香、干姜、肉桂各 6g。服用 10 剂时痛虽止，但有口干、咽痛时作，停用三药后上述症状随之缓解！

红斑狼疮　　　　　　　　　　　　　// *1978.10.10*

此病前称胶原病，现称结缔组织病，与硬皮病、结节性动脉周围炎等系同类耳。此病的真正原因尚未清楚，但目前认为其与机体自身免疫紊乱有密切关系，常见于 20～40 岁成年人，以女性为多见。其临床表现有以下两型：

1. 盘状红斑狼疮

其病变主要表现在颜面双颊部及鼻梁两侧，多为典型的蝶形改变。此种改变多由点状、片状皮肤鲜红变性组成，其上往往被以角化鳞屑，揭之，下有角质栓。除双颊外，鲜红色改变尚可出现在额部、颈部及前胸后背，亦有出现于四肢者。

2. 系统性红斑狼疮

除了颜面如上述皮肤损害外，全身有如下特点：①发热（100%）；②关节痛（90%）；③皮肤损害（80%），发现红斑狼疮细胞者占 50% ～ 80%；④肾脏改变（75% 以上）；⑤心脏改变（50% 以上）。除此之外，尚可出现消化、血液、神经、淋巴等系统的症状。

腰腿疼痛方   // 1978.10.11

血府逐瘀汤加土鳖虫 6g，续断 15g，骨碎补 30g，自然铜 9g，木瓜 30g，生薏苡仁 30g。有人该方治疗一例因扭打导致的增生性腰椎炎。患者骶椎破裂，激发坐骨神经炎，形成顽固性腰腿疼痛，服 11 剂而获痊愈。（山西省中医研究所王怀义）

大半夏汤在临床上的应用   // 1978.10.12

大半夏汤系《金匮要略》著名方剂之一，由半夏、人参、蜂蜜组成。其条文载："胃反呕吐者大半夏汤主之。"后人根据经验，在原方中加入白术、生姜二味药，疗效更佳。山西中医研究所朱进忠用此汤治疗幽门不全梗阻、神经性呕吐、溃疡病恶变、胃扭转、贲门痉挛，疗效均好。其处方：生姜 15g，半夏 15g，蜂蜜 30g。

祛风散热法治疗头痛   // 1978.10.13

岳美中老大夫阅罗西园《医话》，载一方：桑叶 9g，菊花 9g，连翘 9g，薄荷 3g，黄芩 9g，荷叶半张，白芷 3g，白茅根 12g，藁本 3g，夏枯草 12g，苦丁茶 6g。其谓"治偏头痛极灵，屡试屡验也"。岳老之女沛芬，每感冒即出现剧烈头痛、面红发热，虽服

止痛解热剂，均不过暂时缓解，不能根除，颇为苦恼，后即以此
方治之，果然 1 剂痛减大半，3 剂痊愈。

风湿性关节炎的治疗　　　　　　　　　// 1978.10.14

　　风湿性关节炎的治疗已如前法，余尝用者有桂枝芍药知母汤、
复方桑枝汤、蠲痹汤、身痛逐瘀汤。近阅北京中医院王大经治疗
风湿性关节炎的经验，其谓：血沉快者宜用石见穿、土茯苓、紫
河车；抗 "O" 试验数值高者，宜用川乌、草乌。而其应用天雄、
附子类的经验是先煎 50 分钟，其中川乌、草乌可用 18g，附子则
用至 30g，均宜先煎 50 分钟。

治疗支气管炎的效方　　　　　　　　　// 1978.10.15

　　岳老以下方剂治疗阵发性支气管哮喘一例获全效。其方组成：
枳实 3g，槟榔 5g，鳖甲 15g，半夏 10g，前胡 6g，党参 12g，吴
茱萸 9g，生姜 9g，桔梗 10g。口诀：枳实槟榔半胡鳖，吴茱萸汤
桔梗多。岳老谓方中吴茱萸能治咽喉至胃部的黏液样白沫壅盛，
有特效。（岳美中医案）

岳老治疗皮下结节　　　　　　　　　　// 1978.10.16

　　以其疼痛（结节部位皮肤）先用《医宗金鉴》当归饮子加减。
此汤的组成：当归、赤芍、川芎、生地黄、何首乌、黄芪、白蒺
藜。此方与《证治准绳》葛归饮仅两药之差，即后方有荆芥、防
风二味，专治皮肤痒疹。前者的作用在治皮肤疼痛。待痛止后，

即可用《证治准绳》之荣卫返魂汤以消结节。荣卫返魂汤的组成：当归 12g，赤芍 9g，木通 6g，枳壳 6g，生甘草 6g，独活 6g，天南星 9g，何首乌 15g，白芷 9g，乌药 6g，小茴香 6g。口诀：通赤当香药，何芷（枳）生南独。

白血病退热一例 // 1978.10.17

兰州火车站职工之女李某，年 15 许，患急性淋巴细胞白血病，经西医化疗及中药扶正治疗，症状大大好转。后由兰西铁路医院转至兰州陆军总医院内科，因系军队系统医院，患儿服用中药困难，故中断中药 15 日，单用高三尖杉酯碱注射液化疗。在此期间患者病情日趋恶化，三系细胞日趋减少，稍后则持续高热，百药罔效，其母急矣，求方于余。余思之，此患儿高热 10 余日不退，白血病者乃血分之病，其热在血分，乃用青蒿鳖甲汤作为主方，参考岳美中以芳香淡渗治疗湿温证之经验，症见高热不降、迁延两周、脉数而濡、舌苔黄者，用鲜藿香 9g，鲜佩兰 9g，鲜荷叶 10g，淡竹叶 9g，嫩青蒿 6g，方通草 3g，青竹叶 9g，厚朴花 5g，白茅根 30g，鲜芦根 30g。余以上方加于青蒿鳖甲汤中令患儿服 3 剂，其发热即降。

脾虚阴火与甘温除热 // 1978.11.7

此说创始于李东垣《脾胃论》，历代医家对此不断发挥，有力地指导着临床实践。李氏指出："若饮食失节，寒温不适，则脾胃乃伤。喜怒忧恐，损耗元气。既脾胃气衰，元气不足，而心火独盛。心火者，阴火也……故脾证始得，则气高而喘，身热而烦，其脉洪大而头痛，或渴不止，其皮肤不任风寒，而生寒热。"李氏认为，阴火就是心火，是过胜之君火，独胜之君火。其名为阴火者是与外感实火有别之谓。这种阴火产生的条件有两种：①因饮食不节，寒热不适而伤脾胃；②因喜怒忧恐，损耗元气。两个条件中前者是后天之中气损伤，后者是先天之肾气损伤。只有在这两种条件下才能产生心火独盛的形势。李氏说："阴火上冲，则气高喘而烦热，为头痛，为渴，而脉洪。脾胃之气下流，使谷气不得升浮，是春生之令不行，则无阳以护其荣卫，则不任风寒，乃生寒热。"这又说明，阴火的临床表现与实火似有大同。李氏《内外伤辨惑论》又说："证像白虎，惟脉不长实为辨耳，若误服白虎汤必死。"这里又指出了阴火与白虎汤证的最大区别是脉不长实。后天之中气损伤者，称气虚发热，这是因为气为血帅，气虚则血虚，血虚则血不养心，心火则见独盛，故用补中益气汤补气生血，才能使阴火下降，此法叫作甘温除热法。除了因脾胃气虚导致的血虚阴火外，尚有一原发性血虚阴火，此型则用黄芪当归补血汤。前者所用之补中益气汤在补气生血的同时尚有升清降浊的作用。气足血生则心之虚火自降；清升浊降则胃之虚火自平，因此补中益气汤为甘温除热之主方。

慢性肾炎的治疗点滴　　　　　　　　　// 1978.11.9

　　此病的单纯中医缓解率临床甚少，仅 4%～20%。近年来由于开展中西医结合治疗，因而使此病缓解率大大提高。在中西医结合治疗慢性肾炎中解放军 281 医院以激素、氮芥和中药联合治疗，完全缓解率为 86%，随访 3 年，未见复发。解放军 464 医院亦有类似的报道。通常在中西医结合治疗慢性肾炎时一般采用西药激素、氮芥、环磷酰胺、氯喹等。在上述药物中，激素、氮芥、氯喹、中药组的疗效最高、最稳定，尿蛋白消失率达 78.3%。氯喹，即磷酸氯喹，原为治疟佳剂，近年来用于治疗胶原病有良效，每片 0.25g，每日 2 次，每次 0.25g，三周为一疗程。环磷酰胺为恶性肿瘤抑制剂，近年来常用于肾病，每片 50mg，每日服 2 次。

室性期前收缩的治愈 // 1978.12.1

戊午秋，患者毛某，男，15 岁，患频发性室性期前收缩，经多方求治，未见疗效，遂来诊。余诊其脉沉弦、结代，颜面㿠白，气息稍促，舌胖苔薄。余以党参 12g，桂枝 9g，阿胶 9g，麦冬 20g，生地黄 20g，火麻仁 15g，干姜 6g，大枣 10g，炙甘草 6g，苦参 30g，丹参 30g，檀香 6g，延胡索 20g，茯苓 12g，白术 9g，砂仁 6g，生龙骨、生牡蛎各 12g，郁金 9g，赤芍 9g。上方乃炙甘草汤合苓桂术甘汤加丹参、檀香、砂仁、赤芍、延胡索、苦参、郁金、生龙骨、生牡蛎。服 10 余剂，患者精神振作，颜面转红，食欲增加，脉已不结代，听诊则心律整齐，未见期前收缩。

桂莲肝炎的治验 // 1979.2.20

桂莲患肝炎久矣！1978 年秋，在总院进修期间，来回行走劳累，先是骨蒸潮热，后是肝区疼痛，继而食欲大减，消瘦乏力，肝功能尚在正常范围内。其治疗完全用中药，先以清骨散合青蒿鳖甲汤（秦艽、鳖甲、地骨皮、银胡、胡连、青蒿、知母、生地黄、丹皮）10 剂，骨蒸大减；继用前方加杨氏家藏方，服 10 余剂，肝痛消失；而后以杨氏家藏方加藿香、佩兰、草豆蔻、砂仁，服用 5 剂，饭量增加，至此肝病大愈矣！另见，月经特多，每月之苦甚大，经此次用药，月经量明显减少，为 10 余年所未有。余尝思之，清骨散合青蒿鳖甲汤合剂真治血热月经过多之神方！此方一派滋阴泻火之剂。余查傅青主清经散乃治疗经多、先期之主方，其方组成：青蒿、黄柏、生地黄、白芍、白茯苓、丹皮、地骨皮。此方亦一派滋阴之剂。据此可知，滋阴降火能清经止血矣！

中医与现代生理学　　　　　　　　　*// 1979.2.21*

中医学在基础理论和方药理论方面均与现代生理学有明显的共同点。

1. 关于脾气的概念

脾在中医理论中是后天之本，职司运化，统血，主肉，主思……这说明脾的功能是十分广泛的。它包含着现代医学中小肠的吸收功能和肝脏的生化作用，还包含着一部分造血功能，以及神经系统的作用。《素问·太阴阳明论》载"脾与胃以膜相连"而能为胃行其津液，说明脾、胃在生理上既有小肠的特征，又有胰腺的功能。脾胃者，仓廪之官，五味出焉，能化糟粕，转五味而出也。脾胃摄取营养物质，参与营养物质的一系列代谢过程。"脾病者，身重，善饥，肉痿"（《素问·脏气法时论》）。"中消者，中焦病也，多食善饥，不为肌肉而日加消瘦，其病在脾胃，又谓消中也"（《景岳全书》）。

上述论述都说明，脾不仅参与了营养物质的一系列代谢过程，而且还可能具有胰腺的分泌功能。西医学对胃、肠、胰内分泌系统及消化系统迷走神经的研究已比较深入。首先是 1964 年发现葡萄糖从十二指肠灌注比静脉注射后血中胰岛素浓度的升高明显，这就提出，在消化道黏膜上可能存在某种内分泌因素，反射性地引起了胰岛素的升高。不久后有人发现，在胃和小肠上段黏膜中存在着一种具有内分泌作用的细胞，名为摄取胺前体脱羧细胞（APUD 细胞）。此细胞分泌几种肽类激素进入血液，对消化道功能进行调节。现已分离提纯并已测知其分子结构的有胃泌素、胰泌素、胰高血糖素、胆囊收缩素、肠抑胃素等。这些激素和已知的胰岛素及参与上述激素功用的迷走神经系统共同组成了胃、肠、胰内分泌系统。而在这个系统中，胰岛素是居于主导地位的。胃、肠、胰内分泌系统是人体赖以司行消化、吸收、转运、代谢的关键所在，可以认为其作用与中医脾的作用是相类似的。何以胰岛素的作用居于此系统的主导地位呢？动物实验证明，下丘脑有调节进食中枢，其中食欲中枢在外侧部，饱足中枢在内侧部。血糖上升则饱足，血糖下降则欲食。血糖升降的关键是胰岛素的水平，当胰岛素水平上升时，则血糖下降，食欲增强。与此同时：①胃泌素增加，胃酶、胃酸的分泌亦增加；②胰三酶增加，胆囊收缩素增加（胆汁分泌增加）。上述激素的增加更促进食欲中枢的兴奋。饱足后反射性引起胰岛素的水平的下降，上述的激素分泌则减少。由此可以看出，胰岛素的水平在内分泌系统中是居于何等重要的地位。

2. 关于肾气的概念

肾为后天之本，《素问·上古天真论》说："女子七岁，肾气盛，齿更发长；二七而天癸至，任脉通，太冲脉盛，月事以时下。"沈括说："女子、宦人无势（肾）则亦无须。"由此说明肾气和内分泌的作用是非常密切的。至明代，命门学派谓：命门附于肾，是精、神之所舍，乃元气之所系，五脏六腑之本，十二经脉之根。然命门为水火之宅，五脏之阴气非此不能满，五脏之阳气非此不能藏。肾是先天之本，右肾为肾，左肾为命门，命门有火候，即元阳之谓也。元阳和元阴影响着新陈代谢的平衡，体液、电解质的稳定，机体的生长、发育和衰老，是男女两性特征、生殖功能的体现。最近有人认为，肾的本质主要在下丘脑 – 垂体 – 肾上腺皮质轴。我认为这只能反映肾的一部分功能，但提醒我们，不应从解剖而应当从生理，尤其是神经和内分泌功能的角度去理解肾的功能。现代内分泌学发展很快，根据近年来对脑生理的研究提示，下丘脑接受外来和本体的兴奋，记录代谢过程后，经过整合并通过神经和内分泌途径调节七种生命功能：①能量平衡；②体液平衡；③体温调节；④睡眠；⑤循环和呼吸；⑥生长和发育；⑦生殖功能。由此看来，除了营养功能外，该生物轴基本上符合中医学中肾的概念。因此，肾的本质可认为是下丘脑 – 垂体 – 肾上腺皮质轴。关于这个论断，近人沈自尹于 20 世纪 60 年代初期开始进行了一系列试验研究，证实肾阳虚患者 24 小时内 17– 羟皮质类固醇排出量显著降低。

3. 关于肝气的概念

肝脏与代谢的关系十分密切。中医有"肝开窍于目"的论述，包含着肝脏本身及神经、体液等多种因素的影响。《灵枢·脉度》说："肝气通于目，肝和则目能辨五色矣。"通常中医认为，肝阴不足则两目干涩，肝血不足则夜盲或视物不清。《诸病源候论》中有关于"雀目"的描述。孙思邈首用猪肝治疗雀目，取得效果。而上述雀目或夜盲均系维生素 A 缺乏所致。维生素 A 被吸收入体内，主要在肝脏内贮存，可见肝脏和维生素 A 的代谢关系非常密切。维生素 A 在视觉中的作用主要是构成视觉细胞内感光物质的成分。

迁延性肝炎治疗一例 *// 1979.3.21*

1978 年 6 月，天水县医院护士任英之夫，X 线胸片检查示右肺见一 2cm×2cm 大小的阴影，伴咳嗽、低热、厌食、乏力，谷丙转氨酶在 300U/L 以上，诊断为"肺癌"。来兰州后拍片未见肺癌征象，仅见右肺轻度感染；肝大，肋下 2 指，有压痛。余以迁延性肝炎之诊断投以下方：

龙胆 12g，山栀 9g，茵陈 6g，当归 12g，秦艽 9g，白芍 15g，生地黄 12g，黄精 6g，郁金 6g，神曲 9g，党参 12g，泽泻 9g，甘草 6g，山楂 9g，丹参 12g，板蓝根 30g，羌活 9g，葛根 12g，防风 12g，蒲公英 12g，败酱草 12g。

服上药 30 剂，患者精神好转，食欲好转，肝功能恢复。后用归脾汤 10 剂，以善其后。

治斑秃方 *// 1979.3.23*

斑秃又称"油风"，为门诊中常见病。广西中医学院班秀文用养阴增液、凉血通络之法治疗该病一例。患者服药 30 余剂，头发完全长出，乌黑柔润如常。

处方：丹皮 10g，山栀 10g，生地黄 12g，玄参 15g，麦冬 12g，红花 2g，白茅根 60g，荆芥穗 3g，藕节 15g，墨旱莲 15g。水煎服，每日 1 剂。

口诀：丹栀增液汤，红白荆节草。

毓麟珠治疗宫寒不孕 // 1979.3.24

毓麟珠处方：当归 30g，川芎 30g，白芍 60g，生地黄 120g，党参 60g，白术 60g，茯苓 60g，甘草 30g，杜仲 60g，菟丝子 120g，川椒 60g，鹿角霜 60g。蜜制为丸，如橡子大，空腹嚼服一两丸，用白酒或汤送下。

口诀：毓麟有八珍，鹿椒菟不孕。

加减：如经迟腹痛，加补骨脂、肉桂各 30g；甚者，加吴茱萸 15g，龙骨 30g；子宫寒甚，或痛或泻，加制附子、炮姜各 6g；郁气不顺，为胀为滞者，加香附 6g，沉香 3g；血热，内火重者，加续断、地骨皮各 10g，另以该方汤剂暂清其火，而后服丸剂。

妇人气血俱虚，经脉不调，或腰痛，或带浊，或腹痛，或食不甘味，瘦弱不孕，常服此丸可受孕。

白血病上呼吸道感染发热一例 // 1979.3.25

路某患急性粒细胞白血病，经用联合化疗、中药治疗，病情渐趋缓解，但每因感冒病情加重。现症见乏力、面色苍白、咽痛、发热。

处方：桑叶 10g，菊花 15g，连翘 15g，金银花 15g，桔梗 6g，芦根 10g，生石膏 30g，知母 6g，粳米 30g，藿香 10g，佩兰 10g，竹叶 10g。

服药后热退，精神好转，感冒痊愈。

按：白血病患者感冒，因其气虚，病之初，邪即由表入里；因其血虚、阴虚，无论风寒、风热，多属热象，故治疗斯病宜采取桑菊饮与白虎汤之合方。藿香、佩兰者，芳香避秽之品也，热入血室，深入下焦，易于夹带湿浊，以此为佐则使功效更卓。

肾炎一例 // 1979.3.26

慢性肾炎治疗之难，为人所共知。1979 年 1 月，省建工人王某来诊，其患慢性肾炎 2 年余，尿蛋白（+++），经用激素、环磷酰胺等有一时之效。余以山西省中医研究所益肾汤合岳美中之芡实合剂治疗。

处方：当归 10g，赤芍 6g，川芎 6g，桃仁 10g，红花 3g，益母草 10g，丹参 10g，金银花 10g，连翘 10g，蒲公英 15g，板蓝根 10g，芡实 30g，菟丝子 30g，黄精 24g，金樱子 20g，枇杷叶 10g，山药 10g，百合 10g，党参 15g，白术 10g，茯苓 6g，甘草 6g。

服上方 5 剂后，患者精神好转，浮肿消失，尿蛋白降至微量。

家父治疗鹤膝风的经验 // 1979.3.27

鹤膝风者，膝关节肿大，形如鹤膝，多由三阳亏损，风邪外袭，阴寒凝滞而成。先系形寒发热，步履不便，继之局部红肿热痛或色白漫肿，日久则因关节腔积液而肿大。此病又名膝游风、膝眼风，相当于西医的膝关节结核、类风湿关节炎。家父经验方：生黄芪 120g，远志肉 60g，金石斛 60g，牛膝 60g，金银花 30g。前 4 味加水 10 碗，煎至 2 碗，再加金银花煎至 1 碗，顿服。

口诀：二金黄牛肉。

黄文东治疗皮肤瘙痒症 　　　　　// 1979.3.29

苍术 10g，蒲公英 10g，赤芍 10g，金银花 12g，丹皮 6g，地骨皮 10g，地肤子 10g，百部 10g，桃仁 10g，苦参 12g。

口诀：苍公赤金丹，二地百桃苦。

白血病的中医治疗 　　　　　　　// 1979.4.6

白血病的病机：邪毒入髓，导致骨痛、发热、肝脾肿大、舌质紫暗；瘀血不去，新血不生，故可见贫血；气为血帅，血为气母，血虚则见气虚、乏力、气短、懒言、多汗；血属阴，血虚则致阴虚，见内热症状；阴根于阳，阳根于阴，阴虚日久则致阳虚。

白血病的常见症状：①发热：邪蕴骨髓、外感邪入、阴虚内热、阳虚发热。白血病的发热以前三者最为常见。②出血：血瘀，则血不循经而致出血；血热，迫血妄行而致出血；气虚不能摄血而致出血。

白血病的治疗原则及用药：①清热解毒：青黛、蟾酥、黄雄、白花蛇舌草、山豆根、龙葵、半枝莲、山慈菇、土茯苓、墓头回、萆薢；②活血化瘀：赤芍、川芎、红花、降香、丹参、当归；③补气：保元汤、人参、山茱萸；④补血：四物汤、阿胶、丹参；⑤补阴：增液汤、龟甲、鳖甲、二至丸、芍药、山药、何首乌。

调节血细胞药：①增加白细胞：鸡血藤、补骨脂、紫河车、虎杖、黄芪、山萸肉、鹿角胶、丹参、何首乌、女贞子、肉桂、附子、人参；②减少白细胞：青黛、龙胆、忍冬藤、马鞭草、雄黄、贯众。（中国中医研究院周蔼祥）

糖尿病一得

家父治糖尿病用方：生地黄、山茱萸、山药、丹皮、茯苓、泽泻、沙参、麦冬、五味子、生黄芪、人参、玉竹、天花粉、蚕茧、砂仁、油桂。此方服 10 剂后，胰岛素已停用，患者谓"真是好药"。

高血压合并动脉硬化一例

高血压合并动脉硬化的治疗，每多棘手。两年来，余以下方为主，治疗斯证，疗效颇著。

处方：仙茅 10g，淫羊藿 10g，巴戟天 10g，知母 6g，黄柏 6g，当归 10g，怀牛膝 30g，生龙骨、生牡蛎各 15g，生赭石 15g，生白芍 15g，生地黄 15g，山药 10g，夏枯草 15g，桑寄生 10g，黄芩 6g，钩藤 10g，马兜铃 15g。

此方系二仙汤、建瓴汤、夏枯草汤三方合方。必要时尚可加入杞菊地黄汤。

乳蛾治疗一例

1979 年初春，余治疗工大一讲师。患者慢性咽峡炎急性发作，双侧扁桃体Ⅲ度肿大。经用下方 3 剂治疗，肿大的扁桃体全消。

处方：生地黄 12g，玄参 10g，麦冬 10g，贝母 6g，牡蛎 15g，夏枯草 15g，三棱 10g，莪术 10g，桔梗 20g，甘草 6g，山栀 10g，射干 6g，牛蒡子 6g，金银花 15g，连翘 15g，蒲公英 15g。

治疗扁桃腺炎必须养阴与清热并进。

眩晕方 *// 1979.4.10*

麦冬 15g，五味子 3g，枸杞子 6g，菊花 15g，生地黄 10g，山茱萸 6g，山药 10g，丹皮 6g，茯苓 12g，泽泻 10g，天麻 6g，白术 10g，钩藤 10g，全蝎 6g，生姜 6g。余用此方治疗一例血压偏高、头晕明显的患者。该患者头晕与血压升高程度不成正比，服 5 剂而显效。

祝谌予治糖尿病 *// 1979.4.11*

基础方：苍术 30g，山药 30g，玄参 30g，黄芪 30g（口诀：苍山玄黄）。据云该方疗效确切。祝老常在此方中加入生地黄、丹参、葛根各 30g，形成治疗此病的主方。燥热加生四物、黄连解毒汤；舌质紫暗、有瘀血者，加当归、赤芍、川芎、丹参、葛根、木香、益母草。另外，祝老还常用血府逐瘀汤、补阳还五汤、膈下逐瘀汤、冠心Ⅱ号方。

再生障碍性贫血的治疗 *// 1979.4.12*

近年来，据相关文献统计，可治疗再障的药物 80 余味，其中比较常用的有 17 味，即补气的党参、白术、黄芪、茯苓、甘草；补肾的生地黄、熟地黄、女贞子、枸杞子、菟丝子、补骨脂、肉桂、龟甲；补血的当归、白芍、何首乌、阿胶。升红细胞作用较强的药物有当归、白芍、鸡血藤、党参、黄芪、红参、阿胶、皂矾、磁石（口诀：参芪归芍鹿鸡菟，阿胶石皂升血好）；升白细胞作用较强的药物有：鸡血藤、补骨脂、虎杖、黄芪、花生衣、鹿角胶、穿山甲；升血小板作用较强的药物有：汉三七、柿叶、仙鹤草、花生衣、连翘、鱼鳔胶。20世纪60年代以前，大多数再障以益气养血法治疗；60年代以后逐步重视调节肾阴、肾阳；70年代以后活血化瘀开始应用于本病，这是一个重要的节点。贵阳中医学院许玉鸣老中医将此病分为肝肾阴虚、脾肾阳虚两型，其善用党参、黄芪、沙参益气；熟地黄、当归、龙眼肉、山茱萸补血；补骨脂、肉桂、仙茅、鹿角胶、杜仲、小茴香、枣皮补肾；山药、白术、砂仁补脾；肉苁蓉、紫河车粉、猪脊髓、龟甲胶、黄芪补益精髓。此外，补气同时需调理气机，加入柴胡、莱菔子。

红绿升血散   // 1979.4.13

此方为治疗再障的秘方，由皂矾20g，红信0.2g，两味组成。二药共为细末，分成100份，每日3次，每次1份。初服1份后可逐渐增至3份，以无不良反应为度。（兰州铁路中心医院副主任医师李守信）

慢性肾炎的治疗   // 1979.4.15

1. 隐匿性肾炎

主症：腰隐痛，全身乏力，头晕。

处方：枸杞子15g，女贞子12g，菟丝子15g，生薏苡仁30g，墨旱莲12g，续断12g，桑寄生30g，荠菜花30g。

口诀：三子桑荠仁莲川。

加减法：尿中红细胞较多者，加鲜茅根 30g，车前草 18g，大蓟、小蓟各 12g，仙鹤草 12g，汉三七 3g；尿浑浊者，加川萆薢 15g；尿赤者，加知母 9g，黄柏 9g；口干者，加生石膏 30g，知母 9g，黄柏 9g，生地黄 30g，麦冬 12g；气短体弱者，酌加黄芪、党参；形寒者，酌加附子、肉桂、鹿角胶；潮热骨蒸者，酌加生地黄、知母、黄柏。

2. 肾病综合征

此型肾炎以浮肿为主要症状，轻者仅面部及下肢浮肿，重者尿中有大量蛋白质，兼有红、白细胞。在治疗上，此型分三种证型：①脾阳虚证：以保元汤、四逆汤、补中益气汤、香砂六君子汤为主方；②肾阳虚证：以济生肾气丸为主方；③脾肾阳虚证：以真武汤为主方。

徐嵩年老中医提出：治疗肾炎应重视清利祛邪之法，重用白花蛇舌草、七叶一枝花、蒲公英、紫花地丁之类。此与山西中医研究所的益肾汤组成妙同。

张景岳言："善补阳者，必于阴中求阳，则阳得阴助而生化无穷；善补阴者，必于阳中求阴，则阴得阳升而泉源不竭。"

气虚发热与甘温除热　　　　　*// 1979.4.20*

气虚发热常用甘温除热法。20 世纪 60 年代因此法的疗效明显而引起临床工作者的重视。《中医杂志》中曾文章对其进行了较深入的讨论，总体来讲，有以下论点：

1. 脾胃气衰，阴火上冲

李东垣所谓："若饮食失节，寒温不适，则脾胃乃伤，喜怒忧恐，损耗元气。既脾胃气衰，元气不足，而心火独盛。心火者，阴火也……故脾证始得，则气高而喘，身热而烦，其脉洪大而头痛，或渴不止，其皮肤不任风寒，而生寒热。盖阴火上冲，则气高喘而烦热，为头痛，为渴，而脉洪，脾胃之气下流……则无阳以护其荣卫，则不任风寒，乃生寒热，此皆脾胃之气不足所致也。"根据李氏这一论述，脾胃气衰则元气不足，元气不足则心火独盛。这里谓心火是阴火，含虚火之意，并非阴虚火旺也。这种阴火产生的原因：一说是脾胃之气下流，无阳以护其荣卫，乃生寒热也；一说是脾胃气虚则下流于肾，阴火乘其土位。

2. 脾胃气虚，心火内炽

脾胃气虚，心火内炽，二者相互作用而发生火乘土位。

3. 阳道实，阴道虚

即胃热脾虚，虚为本，实为标，故以甘温补其本而除热也。

4. 阳损及阴，阴虚发热

气虚则阳虚，阳损及阴，阴虚则发热。

5. 脾运失司，血虚发热

脾运失司，不能生养荣血，以致血虚发热。补气才能生血，血足则热除。

6. 脾胃升降失司

脾气不升则清气在下而生寒，胃气不降则浊气在上而生热也。

7. 中气下陷，浮阳外越。

临床应用附子之经验   // 1979.4.21

张景岳谓："附子性悍，独任为难，必须大甘之品如人参、熟地、炙甘草之类，皆足以制其刚而济其勇，以补倍之，无往不利矣。"《素问·生气通天论》曰："阳气者，若天与日，失其所，则折寿而不彰。"由此可知，阳气是正常生理功能的动力，又是抗病的根本。因此，附子的临床应用确实具有极为重要的意义。一般认为，附子性热善走，能自上而下，出表入里，既走气分，又走血分，因此在临床上颇为常用。在古代医家中，善用附子者首推张仲景，在其所著《伤寒论》中附子用量多至20g，条文37条；《金匮要略》用附子11方，条文16条。其中用炮附子者最多，用生附子者次之。另外，尚有用乌头者5方，用天雄者1方。其著名方剂有附子汤、附子桂枝汤、桂枝加附子汤、大黄附子汤、麻黄附子细辛汤、干姜附子汤。

再生障碍性贫血验方　　　　　　// *1979.4.22*

己未年，余治疗兰州城关区法院再障患者李某。一方疗效甚确，患者赞不绝口。来诊时患者血红蛋白70g/L，经服下方血红蛋白日渐上升；服药40剂，已增至105g/L。

处方：党参10g，白术10g，黄芪20g，当归10g，茯苓10g，远志6g，木香3g，炒酸枣仁15g，枸杞子10g，女贞子20g，菟丝子20g，生地黄10g，山茱萸15g，补骨脂10g，肉桂3g，龟甲10g，红参6g，鸡血藤30g，皂矾3g。

口诀：归脾三子桂，板破人皂鸡。

礼县苏焕章同志寄来气管炎效方　　// *1979.4.23*

1. 粟壳汤：炙麻黄15g，炙罂粟壳30g，杏仁10g，牡蛎12g，地龙10g，炙款冬花15g，陈皮10g，胆南星4g，甘草3g。加减法：肾气虚，加熟地黄、山药、山茱萸；食欲不振，加鸡内金、白扁豆；阴虚火旺，加冬虫夏草、地骨皮；风邪犯肺，加荆芥、防风。

2.加减黛蛤散：蛤蚧 1 对，青黛 15g，冬虫夏草 15g，枯矾 15g，川贝母 15g。制法：蛤蚧涂油，炭火烘干，与以上诸药共研末。据云此方临床试验确有疗效，故录之试用。

鼻窦炎方 // 1979.4.25

该方为成都中医院验方，其方组成：柴胡 10g，黄芩 10g，荆芥穗 12g，防风 10g，川芎 10g，薄荷 6g，白芷 12g，细辛 3g，龙胆 6g，枳壳 10g，辛夷 12g，桔梗 10g，瓜蒌 10g。余认为此方功效较当前其他方剂均佳。

以降低舒张压为主的方剂 // 1979.4.26

504 厂组织处王某，患高血压多年，舒张压始终不降。余以知柏地黄汤合杞菊加二仙汤，再合增液汤加生石膏，10 余剂后血压降至 120/80mmHg。此方降舒张压的关键，以余看来以增液汤加生石膏为特殊用药。增液汤养阴可能与舒张压最为相关；平肝息风可能与收缩压最为相关。

处方：生地黄 10g，山茱萸 6g，山药 10g，丹皮 6g，茯苓 10g，仙茅 6g，淫羊藿 6g，泽泻 10g，知母 6g，黄柏 6g，枸杞子 6g，菊花 10g，巴戟天 6g，当归 6g，怀牛膝 30g，生龙骨、生牡蛎 15g，生白芍 15g，生赭石 10g，麦冬 6g，玄参 10g，生石膏 10g。

家父治疗高血压的经验　　　　　// 1979.4.27

苦丁茶 12g，干荷叶 12g，钩藤 12g，桑寄生 12g。此为基础方，必要时加生牡蛎、珍珠母、罗布麻叶、猪毛菜等。此方为家父治疗高血压的基础方，临证加减使用龙胆泻肝汤、杞菊地黄丸、镇肝熄风汤、建瓴汤等方。

肾上腺皮质功能减退　　　　　// 1979.4.28

处方：仙茅 12g，淫羊藿 12g，全当归 9g，桃仁泥 9g，红花 6g，川芎 5g，萆薢 12g，茯苓 9g，补骨脂 12g，焦山楂、焦神曲各 9g。水煎服，每日 1 剂。

主治：肾上腺皮质功能减退。

加减法：血压偏低者，可加紫石英、鹿角胶；气虚者，加党参；血虚者，加四物汤、鸡血藤；四肢不温者，加当归四逆汤。

按：此方为张伯臾教授治疗肾上腺皮质功能减退的主方。查张老先生治疗甲状腺功能减退症亦用此方加味，具体则是用二仙汤合越婢汤加五苓散、生大黄。由上述治法可以初步得出：二仙汤的作用是促进下丘脑 – 垂体系统的功能，适用于此系统功能低下者。此作用乍看与八味丸同，但究其作用则与八味丸有异。

张伯臾治疗胰腺炎方　　　　　// 1979.4.29

张公治疗慢性复发性胰腺炎主用桂枝汤、小柴胡汤加香附、当归、红藤、败酱草。此方与余治疗斯证经验暗合。余常以柴胡疏肝散、大小建中汤治疗。方中小建中汤实为桂枝汤意；柴胡疏肝散实为小柴胡汤之意；唯红藤、败酱草系吾常未用者。查此两药均系治疗阑尾炎的佳剂。阑尾炎乃脏器之炎症也；胰腺炎，亦脏器之炎症也。由此可知，红藤、败酱草对一般脏器的炎症或可见效耳！

硬皮病的治疗 // *1979.4.30*

本病因肾阳不足，卫外不固，风寒之邪乘隙外侵，阻于皮肤肌肉之间，痹塞不通，以致营卫不合，遂成此病。本病多见于妇女，有片状、带状、点状的区别。其治疗当以助阳散寒为法，方用阳和汤。局限性硬皮病仅见局部皮肤紧张光滑，呈蜡样，边缘清楚，摸之坚韧，久则发生萎缩，患者一般健康状况不受影响；弥漫性硬皮病可累及全身，影响皮下组织及周围血管，甚则影响心、肺等，严重者可导致死亡。西药治疗此病常用糖皮质激素、甲状腺素、丙酸睾酮；中药治疗此病通常以肾阳不足论治。广东省中医院梁剑辉《常见皮肤病中医治疗简编》提供一方。

处方：仙茅 10g，淫羊藿 10g，丹参 30g，郁金 15g，桂枝 10g，红花 10g，当归 15g，川芎 10g，赤芍 10g，生地黄 20g，鸡血藤 30g。

口诀：仙茅灵脾生丹郁，桂枝红花四物鸡。

此方屡试屡验，诚良方也。

糖尿病两方 // *1979.5.4*

祝谌予介绍的糖尿病方，经应用未见明显疗效。今翻杭州市中医院郁加凡同志报道之方，其组成颇为新颖：①消渴粉：枸杞子 50g，山药 250g，鸡内金 15g。共研为末，每日 3 次，每次 25g。②消渴合剂：制何首乌 50g，葛根 30g，天花粉 30g，制玉竹 35g，麦冬 35g，玄参 35g，生地黄 40g，生石膏 120g。口诀：增液汤加乌根花玉石。(《浙江中医杂志》1980 年 4 期)

硬皮病方　　　　　　　　　　　　　　　　// 1979.5.5

　　主症：皮肤无名肿胀、发硬、色素沉着，皮肤光亮萎缩，脉细数有力，舌质紫暗，苔黄。

　　处方：当归 24g，丹参 24g，乳香、没药各 6g，夏枯草 15g，玄参 24g，延胡索 12g，泽兰 24g，郁金 12g，血竭 6g，何首乌 15g，鸡血藤 24g，金银花 24g。

　　加减法：气血亏虚者，加黄芪、桂枝、当归、白芍；阳虚者，加附片、肉桂。(天津市南开医院)

　　口诀：乌鸡兰活血枯花，桂附二元郁金加。

治疗慢性肾炎验　　　　　　　　　　　　　// 1979.5.6

　　1979 年 4 月，瑞琴介绍一 10 岁小女孩。患肾炎 1 年余，颜面浮肿。尿常规检查：尿蛋白 (+)，管型 (+)，红细胞 3 ～ 4/Hp，白细胞 3 ～ 4/Hp。

　　处方：当归 10g，白芍 10g，川芎 6g，桃仁 10g，红花 3g，益母草 10g，丹参 10g，金银花 10g，连翘 15g，板蓝根 10g，蒲公英 10g，蝉蜕 6g，苏梗 10g，白茅根 30g。

　　服用上方 5 剂后，患者尿中管型、蛋白、血细胞均消失。

严重自主神经功能紊乱治验 // 1979.5.7

1979 年 4 月，兰州兽用药品厂贺师傅之侄贺某，年 19 岁，头痛、头晕、背冷、汗多，汗出后背冷似有减轻，心悸虚烦，手足心热，时有鼻塞，多方求治无效。余以下方治疗，取得满意疗效。

处方：仙茅 6g，淫羊藿 6g，巴戟天 10g，知母 6g，黄柏 6g，当归 10g，桂枝 10g，白芍 15g，甘草 6g，生姜 6g，大枣 10g，麻黄 10g。

此人经常患感冒，有感冒即见口苦、咽干、目眩，遂加小柴胡汤，令服 10 剂，以善其后。

氮质血症治验 // 1979.5.8

秦安陈正，男，43 岁，1970 年 2 月求诊于余。长期浮肿，伴腰痛，西医诊断为"慢性肾炎"。患者浮肿持续 10 余年，近年来浮肿益著，乏力尤甚。经查非蛋白质氮（NPN）62mmol/L。现症见头晕眼花，耳鸣，腰痛，腿困，全身浮肿，形寒怯冷，尺脉弱。

诊断：慢性肾炎，氮质血症。

处方：生地黄 10g，山茱萸 6g，山药 10g，丹皮 6g，茯苓 10g，泽泻 10g，肉桂 3g，附子 6g，车前子 10g，牛膝 10g，黄芪 15g，黄精 10g，苍术 6g，大黄 10g，白茅根 30g。

自行服用 200 余剂，NPN 降至正常范围，浮肿消散。

1984 年 3 月，患者专程来兰州谢医，谓自从服用余之方药后疾病痊愈，10 多年来身体健康、工作顺利。随即出示前方，已裱糊为一硬纸板，谓将自留之，以作纪念。

慢性化脓性鼻窦炎方　　　　　　　// 1979.5.9

接成都中医学院来函并寄一方，云此方治慢性鼻窦炎疗效尚佳。

处方：柴胡 10g，黄芩 12g，龙胆 6g，薄荷 12g，川芎 10g，荆芥穗 12g，桔梗 10g，瓜蒌 10g，白芷 10g，枳壳 10g，细辛 3g，辛夷 12g。

前列腺炎方　　　　　　　　　　　// 1979.5.10

宁夏燃化局大武口基建公司职工医院阎国瑞报告：用金银花、连翘、蒲公英、柴胡、地榆、滑石、木通、萆薢、车前子、生地黄、白茅根、丹参、琥珀、甘草、金铃子、红花、牛膝、泽泻、茯苓、生薏仁等，治疗前列腺炎；虚实夹杂者，酌加枸杞子、墨旱莲、金樱子、牡蛎、怀山药、五味子之类。服药同时，可用第三煎药汁坐浴，先熏后坐为佳。

玉泉散治疗糖尿病　　　　　　　　// 1979.5.10

《十老诗选》中载谢老（谢觉哉）诗云："文圆病渴几经年，久旱求泉竟没泉，辟谷尝参都试遍，一丸遇到不妨千。"此言玉泉丸治消渴之妙！余查玉泉散乃《叶天士手集秘方》中所载方。

处方：葛根 10g，天花粉 10g，麦冬 10g，生地黄 10g，五味子 3g，甘草 3g，糯米 15g。

口诀：玉泉散内白粉葛，天地麦味甘草合。

谢老曾有"三多"症状，服此丸后病渐愈。

陈嘉栋治疗眩晕的经验   // *1979.5.11*

陈嘉栋治疗眩晕的经验，大体尊古人"无痰不作眩""无虚不作眩""无风不作眩"之立论。

1. 无痰不作眩

属于此类者，多为西医学之耳源性眩晕，多以《金匮要略·痰饮咳嗽病脉证并治》的方药理法为依据，如"心下有痰饮，胸胁支满，目眩，苓桂术甘汤主之"；"夫短气，有微饮，当从小便去之，苓桂术甘汤主之"；"假令瘦人，脐下有悸，吐涎沫而癫眩，此水也，五苓散主之"；"卒呕吐，心下痞，膈间有水，眩悸者，半夏加茯苓汤主之"；"心下有支饮，其人苦冒眩，泽泻汤主之"。《太平惠民和剂局方》在此基础上拟定二陈汤，实为半夏加茯苓汤中加入陈皮。陈皮之用，加强了斯方的除痰治本作用，同时又具有行气导滞之功（湿性重着，易阻遏气机）。二陈汤之除痰多见于中焦虚寒。《太平惠民和剂局方》对该方加味使之成为六君子汤，斯方在祛痰的同时又具补虚之用。此方治疗眩晕可加桂枝，其效更彰。泽泻汤、五苓散之所以治疗眩晕者，以祛其饮也。后世医家对此亦颇多发挥，乃至有用车前子、真武汤治疗眩晕者。

2. 无虚不作眩

此类指西医学之贫血、神经衰弱、低血压、脑动脉硬化之眩晕者，用归脾汤、八珍汤、补中益气汤。陈老治疗此种眩晕用真武汤合黄芪、山茱萸、生龙骨、生牡蛎颇效。余以为此方之适应证可能属脑动脉硬化性眩晕。此种眩晕多属阳虚，二仙汤合济生肾气汤有效。

3. 无风不作眩

此类属高血压头晕,可用张锡纯镇肝熄风汤,此汤滋阴潜阳,疗效较好。陈老还用单纯的滋阴法,如用一味女贞子即可治此证;又用一味珍珠母潜阳养阴,亦可治此证;尚有一型眩晕,面红、苔黄厚、脉弦滑(交感神经兴奋),可用黄连温胆汤加全瓜蒌12g;还有一型干呕、吐涎沫,而头痛眩晕,用小半夏加茯苓合吴茱萸。

赵锡武治疗关节炎方　　　　　　　// 1979.5.20

活动期:秦艽 10g,连翘 15g,板蓝根 15g,蒲公英 15g,姜黄 6g,桑枝 30g。可酌加虫药以祛风通络、调节神经,如乌梢蛇、地龙、僵蚕、穿山甲等,也可用犀羚解毒丸久服。夹湿者用麻杏薏甘汤、越婢加术汤。

静止期:桂枝芍药知母汤加当归、防己、威灵仙、僵蚕、地龙、生姜、黄芪。风盛作痹者,加舒肝养肝之品,如巴戟天、杜仲、牛膝、桑寄生、肉苁蓉、白芍、刺蒺藜;气血双虚者,加黄芪、当归。

类风湿关节炎:消水圣愈汤加桂枝 10g,甘草 6g,生姜 3g,大枣 9g,麻黄 10g,附子 6g,细辛 3g,知母 6g。水煎服,每日1 剂。

赵锡武治疗荨麻疹方　　　　　　　// 1979.12.1

浮萍 12g,地肤子 18g,紫花地丁 15g,生皂角 15g,防风

12g，桑枝 24g，猪苓 10g，苍术 6g，茵陈 10g，金银花 30g，生薏仁 30g。

口诀：萍地生风桑术陈，银花薏仁是非轻。

赵锡武治疗牛皮癣方 // 1979.12.2

葛根 18g，桂枝 9g，白芍 9g，甘草 9g，生姜 9g，大枣 15g，麻黄 6g，杏仁 9g，生石膏 18g，当归尾 10g，大黄 3g，海桐皮 18g，白鲜皮 18g，白蒺藜 30g，苦参 12g，皂角刺 12g，蝉蜕 6g。

口诀：麻杏石甘葛根汤，大蝉白尾苦皂尝。

顽固性喘息性支气管炎治验 // 1979.12.3

教师吴某，66 岁，患喘息性支气管肺炎数十年，经西医治疗，未见明显疗效，入夏以来气短、喘息连发，来余处就诊。余处以苏叶、杏仁、半夏、陈皮、茯苓、甘草、枳壳、桔梗、蒲公英、罂粟壳、干姜、细辛、五味子。服药 3 剂，诸症大减，谓此方真神也。

三才封髓丹加味治疗滑精遗精 // 1980.3.12

熟地黄 12g，山药 6g，山茱萸 6g，党参 6g，黄芪 6g，锁阳 6g，枸杞子 6g，金樱子 6g，五味子 6g，韭菜子 6g，生龙骨、牡蛎各 15g，黄柏 6g，桑螵蛸 15g，炙甘草 6g。此方乃山西名老中医王修善的著名方剂，谓治滑精遗精如神。王老中医除用此方外，有时尚用二加龙牡汤，亦辄奏效。

糖尿病治验　　　　　　　　　　　// 1980.3.13

王某，女，44 岁，患糖尿病 3 年，多饮，多尿，多食。在兰医二院诊断为"2 型糖尿病"，经服降糖灵、甲苯磺丁脲治疗，病情曾有好转，但出院时尿糖仍为（+++）。

余予祝氏方：苍术 3g，山药 20g，玄参 20g，黄芪 20g，生地黄 20g，丹参 30g，葛根 20g，天花粉 10g，玉竹 10g，何首乌 10g，五味子 3g，生石膏 30g，麦冬 10g，甘草 6g。此方寓玉泉散于其中。

口诀：玉泉散内白粉葛，天地麦味甘草合。

服此方凡 10 剂，尿糖已转至阴性。患者非常高兴，谓："此病经先生之治真有救焉。"祝氏谌予，名医施今墨的女婿。

莲子清心饮治疗癃闭　　　　　　// 1980.3.14

王修善者，山西名医也，谓此方治疗小便点滴难下如神。此方经验既久，安不得心应手？其方组成：石莲子 10g，车前子 10g，党参 10g，白果 10g，茯苓 10g，甘草 3g，肉桂 3g，王不留行 10g。水煎服，每日 1 剂。余亦用之于前列腺炎患者，辄效。

头痛之治勿忘壮阳　　　　　　　// 1980.3.15

王修善以壮阳之乌头、附子治疗头痛，屡加于川芎茶调散中，或加于白芷汤中，或加于左归丸中，疗效倍增。盖头乃诸阳之会，阳虚则痛，阴虚则眩，阳虚则邪气凑之。白芷、细辛、羌活、防

风意在驱邪；川芎、蔓荆子意在行邪；加乌头、附子者，壮阳而
培本焉，即"邪之所凑，其气必虚"也。

三种动物药的应用 // 1980.3.16

僵蚕、全蝎、蜈蚣三药均有祛风止痛、解毒散结的作用。三
者之祛风作用大体相同，因其能祛风，故善解急痉之苦。除此共
同作用外，其中全蝎止痛作用特强，蜈蚣解毒作用尤著，僵蚕散
结作用明显。基于此，全蝎常用于诸如三叉神经痛之类；僵蚕用
于淋巴结肿大；蜈蚣解毒泻火，用于结核之日久不愈者恒效。

鹿茸的用量及用法 // 1980.3.17

此药为壮阳之圣品，得天地之阳气，乃血肉有情之品而为功
焉。鹿茸一般不入汤剂，以研末冲服为佳，用量勿过 10g。此品
通常分血片和粉片二类，血片乃靠尖端者，味厚气雄，壮阳之功
甚大；粉片属近根端者，味薄气轻，壮阳之功稍逊。此品与仙茅、
淫羊藿合用则壮阳之功效益彰。

马钱子治疗中风偏瘫 // 1980.3.19

张锡纯说"马钱子开通经络，透达关节之力，实远胜于他药
也"，故创"振颓丸"，以此药配合他药治疗偏枯。西医学认为马
钱子所含"士的宁"成分，有兴奋中枢神经系统的作用，能增强
骨骼肌肉的紧张性。河南许昌中医院杜适贵同志用此品配合他药
治愈一例中风偏瘫患者。该患者系高血压脑出血，先以羚角钩藤

汤、补阳还五汤治疗，后以马钱子粉 0.7g 冲服，每日 2 次，肢体
功能恢复甚速。

中风治疗体会 // 1980.3.20

　　早期宜用活血化瘀药，如赤芍、川芎、桃仁、红花、牛膝、
丹参、鸡血藤、地龙，其中尤以丹参、地龙相配既可镇静解痉，
又能扩张血管，促进肢体运动功能恢复。若抽搐者，加全蝎、蜈
蚣、僵蚕；舌强不能言语者，加远志、菖蒲；痰涎壅盛者，加南
星、半夏。（宁波市中医院张沛虬）

夜明砂的清肝明目作用 // 1980.3.22

　　此药有清肝、明目、消积作用，用于小儿疳积、慢性结膜炎，
特别是小儿营养不良所致的消瘦、眼干燥症等。据王海涛医生讲，
他在平胃散中加入此药，再加焦三仙、鸡内金、炒莱菔子、生大
黄少许，治疗小儿营养不良所致之纳呆、夜盲，疗效十分满意。

地骨皮、玉米须的降血糖作用 // 1980.3.23

　　地骨皮、玉米须的降血糖作用是相当显著的，其煎剂内服能
降低血糖，已为动物实验所证实。此两药与金匮肾气丸配合治疗
糖尿病堪称一绝。

天王补心丹治疗慢性结膜炎　　　// 1980.3.24

　　慢性结膜炎多由急性结膜炎发展而来，其症状为眼部干涩、羞明、疼痛，无红肿者亦属常见。湖南省大庸县关门岩卫生院李少林同志用此方治疗一男性中年患者，10 剂诸症悉愈。

中药止痛剂中的王牌　　　// 1980.3.25

　　止痛剂中的佼佼者当推延胡索、乌头。据称此类药中生物碱的止痛作用堪与吗啡媲美。祖师麻、芍药、甘草之类亦具止痛作用。在抗风湿药中秦艽、防己、青风藤、羌活、独活的止痛作用亦甚明显。桂枝芍药知母汤适应于一切变态反应性疾患导致的疼痛，如类风湿关节炎、系统性红斑狼疮、过敏性紫癜等。

阳痿羹梅汤　　　// 1980.3.26

　　二仙鹿锁菟，六味起云天：仙茅 6g，淫羊藿 6g，鹿角 10g，锁阳 6g，菟丝子 10g，生地黄 12g，山茱萸 6g，山药 10g，丹皮 6g，茯苓 10g，阳起石 15g，肉苁蓉 6g，巴戟天 10g。此上海中医学院张羹梅教授之经验方，用于治疗阳痿、早泄，疗效可靠。

虎潜丸治多发性神经炎　　　// 1980.3.27

　　虎胫牛膝大补阴，当归白芍锁干陈。此方补肝肾、强腰膝、壮筋骨，可治疗多发性神经炎。

脊椎增生方

仙茅、淫羊藿、全蝎、蜈蚣、僵蚕、土鳖虫、蜂房、蟋螂、地龙、生地黄、当归、鹿衔草、骨碎补。水煎服，每日 1 剂。

马钱子散治疗椎间盘突出症

药物组成：麻黄 20g，牛膝 20g，土鳖虫 20g，甘草 20g，苍术 20g，僵蚕 20g，全蝎 20g，乳香 20g，没药 20g，马钱子 140g。

用法：先将马钱子加水煮沸，慢火煎煮 8 小时，去皮炒干。乳香、没药加于铁锅内，加灯芯炒热去油。诸药共研为末，装入 0.25g 的胶囊，每晚睡前以黄酒 30mL 冲服 5 ～ 10 粒，由少至多，最多不超过 10 粒。服药后腰椎间会有短暂疼痛，为正常反应，一般在服药后第二周见效者最多。

治疗早搏

处方：黄芪 20g，当归 10g，党参 30g，麦冬 10g，五味子 3g，生地黄 12g。

加减：腹胀，加大腹皮、木香；胸闷，加枳壳、桔梗、金铃子；头晕，加龙骨、牡蛎、钩藤；失眠，加菖蒲、远志、酸枣仁。

口诀：过早搏动补生生，枳壳桔梗加金铃，腹满大木二陈术，头晕龙牡加钩藤。

足跟疼痛的治疗 // 1980.4.4

根据秦伯未的论述，此病当从肾论治。秦氏举鹿丸，为三才封髓丹与虎潜丸的合方。举鹿丸组成：杜仲、补骨脂、小茴香、黄柏、牛膝、天冬、生地黄、党参、当归、知母、虎骨（可以狗骨代）、锁阳、鹿胶。

通脉汤治疗脑血栓形成 // 1980.4.5

通脉汤组成：当归 10～30g，川芎 10～15g，赤芍 15g，桃仁 10～15g，红花 10～15g，穿山甲 10g，鸡血藤 30g。

口诀：物地桃红穿山鸡。

加减：气虚，加党参、黄精、黄芪；阴虚，加生地黄、玄参、白芍；失语，加菖蒲、郁金；高血压，加野菊花；便秘，加芒硝、大黄或增液汤。

几个经验方 // 1980.4.7

1. 子龙汤，治疗淋巴结结核发炎疼痛：大戟 6g，甘遂 6g，白芥子 6g，红枣 15g。水煎服。

2. 钩菊三虫合清震汤，治疗神经性头痛：钩藤 6g，菊花 15g，蝉蜕 6g，地龙 10g，蜂房 6g，苍术 6g，升麻 3g，荷叶梗 10g。水煎服。

3. 蜈香散，治疗睾丸肿痛：蜈蚣 6g，木香 18g。共研末，每服 3g，日 2 次。

4.三海青枳汤，治疗瘰疬：海藻、昆布、海蛤粉、青皮、枳壳、郁金、橘核、消瘰丸。水煎服。

5.草薢分清饮，治疗前列腺炎：草薢、乌药、益智、石菖蒲、茯苓、甘草。水煎服。

北京中医学院感冒合剂　　　// 1980.4.9

感冒合剂组成：黄芩 15g，豆豉 30g，生石膏 35g，板蓝根 35g，白芷 10g，荆芥 10g，羌活 10g，前胡 15g。此方北京中医学院林杰豪同志介绍，据称临床疗效确切。

口诀：石蓝黄豆香，荆芥前胡羌。

慢性咽炎治疗方剂　　　// 1980.4.10

生牡蛎 30g，代赭石 30g，黄连 10g，金银花 30g，蜂房 30g，全蝎 10 条，僵蚕 20 条。共研为末，每服 3g，以增液汤冲服。

口诀：牡蛎带黄金，增液调三虫。

化脓性中耳炎的外治法　　　// 1980.4.11

冰片 1g，75% 酒精 10mL，混溶，配成溶液一。准备呋喃西林片 50mg。先用双氧水洗拭耳道脓液，病者侧卧，使患耳向上，免致药液过早外流。将溶液一滴入耳道内 3 ～ 4 滴，而后将呋喃西林研细，置入患耳内，停留 15 分钟，待药液干凝即可。每日 2 次，连用 3 ～ 5 日。

血小板减少性紫癜的治疗   // 1980.4.12

归脾汤合三黄泻心汤、六味地黄汤、犀角地黄汤，加白蒺藜
60g，生地黄 30g，黄芪 20g，是治疗此病的有效方。余屡试之，
皆应。

当归拈痛汤治疗湿热红斑   // 1980.4.13

人参、苦参、白术、苍术、猪苓、泽泻、甘草、当归、升麻、
葛根、知母、黄柏、羌活、防风、茵陈。甘肃省中医院窦伯清老
中医谓此方治疗风湿热合并下肢红斑如神。

口诀：四君当升根，羌防知柏茵。

治疗皮肤麻痹   // 1980.4.16

苍术 6g，陈皮 6g，甘草 6g，桂枝 10g，生姜 6g，大枣 10g，
半夏 6g，当归 10g，川芎 6g，生地黄 12g，羌活 10g，防风 6g，
乌药 6g，香附 6g，牛膝 10g。

口诀：平桂二四选乌牛，一味香附最堪优。"选"者选奇汤
也，羌活、防风。

虚烦不眠治验   // 1980.4.17

兰州市第三中学戴某，患失眠经久不愈，舌红少苔，脉沉细。
余以处方：知母 6g，茯苓 12g，川芎 6g，酸枣仁 12g，龙齿 15g，

合欢皮 30g，首乌藤 30g。患者服药 3 剂，大愈。此方药味精炼，
疗效专一，堪称佳品。

治疗心脏病心悸 *// 1980.4.20*

当归 10g，首乌藤 30g，没药 3g，朱砂 3g，北沙参 10g，甘
草 6g，丹皮 6g，琥珀 6g。水煎服，每日 1 剂。

口诀：当夜没砂甘丹虎。

诊余偶得 *// 1980.4.21*

1. 白蒺藜除用于皮肤病、肝痛外，尚可用于头痛、两颈侧
疼痛。

2. 夏枯草除了软坚、降压、泻下外，尚可治疗咽喉疼痛。

3. 秦皮除了清热除湿外，还有清肝明目作用。

任应秋教授的验方 *// 1980.11.9*

1. 神经性头痛方：地龙 3g，菊花 6g，南星 3g，细辛 3g，冰
片 0.9g（分冲），川乌 3g。水煎服，每日 1 剂。

2. 冠心病胸闷、心痛方：三七 9g，郁金 12g，人参 15g，肉
桂 6g，五灵脂 9g，附子 9g，降香 9g，乳香 3g，山楂 9g，炙甘草
15g。共研细末，每服 6g，醋酒送服。

口诀：三金参肉五片香，山楂甘草醋酒尝。

3. 胁痛（包括慢性肝炎）方：柴胡 10g，赤芍 18g，川芎
40g，枳实 9g，香附 6g，姜黄 9g，延胡索 9g，川楝子 9g，桂心

3g, 五灵脂 9g, 郁金 12g。水煎服, 每日 1 剂。

4. 腰痛方: 补骨脂 12g, 杜仲 9g, 胡桃肉 30g, 小茴香 9g, 穿山甲 6g, 制川乌 12g, 鹿角片 9g, 乳香 3g, 细辛 3g。水煎服, 每日 1 剂。

口诀: 青娥丸治腰痛方, 山头乳鹿小辛庄。

5. 关节痛方: 生川乌 12g, 北细辛 6g, 苍术 9g, 独活 9g, 牛膝 9g, 当归 12g, 穿山甲 30g, 千年健 30g, 追地风 30g, 威灵仙 10g, 乳香 3g, 没药 3g。水煎服, 每日 1 剂。

口诀: 千年牛头独追风, 苍山辛乳当药灵。

慢性咽炎的治验方　　　　　　// 1980.11.10

1979 年冬, 一少妇携一处方入室, 欠身低语, 貌甚谦恭, 问实习大夫李君: "此方甚灵, 治愈余厂职工多人, 拟方之裴大夫现在何处? 余欲拜求多时而未能一见。" 李君曰: "靠窗而坐, 值诊脉者, 斯人也。" 余接视其方, 乃养阴清肺汤加味, 所治愈者皆慢性咽炎也。现录斯方于后, 以铭记之。

生地黄 12g, 玄参 20g, 麦冬 10g, 贝母 6g, 桔梗 10g, 甘草 6g, 北沙参 30g, 五味子 3g, 金银花 15g, 连翘 10g, 诃子 10g, 牛蒡子 10g, 海藻 10g, 昆布 10g, 夏枯草 60g。水煎服, 每日 1 剂。

乙型肝炎治疗专方　　　　　　// 1980.11.11

金钱草 12g, 车前子 12g, 泽泻 12g, 生薏苡仁 12g, 决明子 15g, 山楂 12g, 丹皮 10g, 丹参 30g, 白花蛇舌草 15g, 重楼 12g，桑枝 30g，生黄芪 30g，何首乌 12g，当归 12g，大黄炭 10g，生地黄 15g，桃仁 10g，黄精 15g。水煎服，每日 1 剂。（北京市中医院内科肝病组）

口臭论治 // 1980.11.12

秦伯未认为，治疗口臭以甘露饮加味最为有效。此方的组成：地黄、天冬、黄芩、枇杷叶、茵陈、枳壳、石斛、犀角、甘草。另用藿香水漱口。

口诀：冬地杷枳茵，斛芩草犀角。

论黄精 // 1980.12.8

此药为百合科多年生草本植物黄精的根茎，盛产于河南、江苏、浙江、福建等地，陕西华山亦产此品。昔者有"华山黄精，食之长生不老"之说，可见华山黄精品质精良。《名医别录》谓黄精"补中益气，安五脏"；《日华子本草》曰"益脾胃，润心肺"；《本草纲目》曰"补诸虚，填精髓"；《本草正义》曰"补血补阴而养脾胃是其专长"。

黄精有补中益气、安五脏、补诸虚、填精髓的作用，既善补气，又善补阴，实可谓大补神品。基于此，古有常食黄精者长生不老之说。查近年来国内出现的几个著名方剂中均含黄精，且用量均在 30g 左右，如山西中医研究所的强肝汤、岳美中的芡实合剂、北京地区协作组治肾功能不全方（黄精、黄芪、吴茱萸、大黄、附片）。上述三方中黄精的量均较大，可见黄精对肝肾功能的恢复是有益的。另外，黄精尚有降糖、升血小板、降脂、生血的作用。除此之外，黄精尚能抑制金黄色葡萄球菌、多种皮肤真菌的生长。

综上所述，黄精对肝、肾、心、血管均有良好的作用，故其的应用正可大力推广矣。

再说肾炎的治疗　　　　　　　// 1980.12.9

小女新华患急性肾炎已 3 月余，余翻遍资料所得治疗肾炎、改善肾功能的中医方剂有四：保元汤、增液汤、六味地黄丸、四物汤。此四方从不同角度调节肾炎患者的全身症状，可作为治疗肾炎的基本方剂。在此基础上，如属阳虚者，加肉桂、附子、补骨脂、淫羊藿、巴戟天；如属阴虚者，加山萸肉、菟丝子、龟甲、枸杞子、生地黄、芡实、金樱子、益智、莲须。

治疗癫痫的验方　　　　　　　// 1980.12.10

组成：天麻、天竺黄、秦艽、石菖蒲、胆南星、枳实、竹茹、半夏、陈皮、茯苓、远志、巴戟天。

口诀：天天艽蒲胆星远，温胆汤加巴戟天。

口服散剂：马钱子 40g，地龙 40g，皂角 10g。共研为末，每服 1g。

不明原因的腹痛案　　　　　　// 1980.12.10

王某，男，62 岁。腹痛 5 年，原因不明。诊其脉沉，舌白腻。

处方：附子 3g，炮姜 3g，白术 9g，甘草 3g，椒目 2g，吴茱黄 3g，木香 5g，陈皮 6g。

　　按：患者服上药 2 剂即愈。查此方乃集附子理中汤、大建中汤、吴茱萸汤、异功散诸方之大成。方中去党参之滞，加木香之行，则凝结之寒邪可骤然宣散。寒虽因虚而凝，虚固属本而缓，寒虽属标而急。此方选择了五个治疗脾胃虚寒的主方，去掉了党参，加入木香一味，使其一反攻补兼施，而为骤攻猛散之剂，正合急则治其标之意，故投之而效若桴鼓。

夏枯草的剂量 // 1980.12.10

　　1978 年，余治疗兰石厂一慢性咽炎患者，其人胃肠无病，消化功能上乘，用养阴清肺汤合夏枯草 60g 治愈。1979 年，余治疗咽峡炎多人，均采用此方，然效不佳。其人多数系因胃寒，不能耐受夏枯草之大寒，伤其胃则吐，咽病未愈，而自行停药。后用此方时，余夏枯草之剂量用至 15g，则疗效又复显著。

肉桂临床应用一得 // 1980.12.12

　　1979 年冬，余治铁路局某患者，其患肾炎 3 年余，尿蛋白持续在（+++）以上，怕冷畏寒，腰酸腿困，颜面浮肿。余予以济生肾气丸合苏梗、蝉蜕、益母草、白茅根等。服药 5 剂，尿蛋白由（+++）减至（+）。查该方中，肉桂误写为 15g，反使此方具有特效。肉桂除温中散寒、壮阳补肾外，尚可用于久病体弱、气衰血少、阴疽色白、漫肿不溃或久溃不敛之证，说明其对慢性炎症的愈复具有特殊的作用。为什么肉桂具有此特殊作用？现代药理研究表明，肉桂有扩张血管的作用，此作用建立在其可使平滑肌痉挛缓解的基础上。鉴于此，肉桂的降尿蛋白的作用就完全可以理解了。估计此药可改善肾小球血液循环，从而减少慢性肾炎尿蛋白。

笔者拟定肾炎去蛋白复方如下：黄精 15g，肉桂 15g，黄芪 20g，苏梗 10g，蝉蜕 6g，益母草 30g，白术 10g，党参 15g，甘草 6g，白茅根 30g，生地黄 12g，当归 10g，白芍 15g，玄参 10g，川芎 6g，三棱 10g，莪术 6g，连翘 15g，贝母 6g。水煎服，每日 1 剂。

朱良春治疗痹病的经验 // 1980.12.13

1. 重视舌脉：白腻为湿盛，黄腻为湿热。沉细而濡者为湿盛；湿热之脉多大而濡数；浮缓为湿在表，沉缓为湿在里。白腻苔放胆用附子。

2. 治疗痹病，总不离祛风之品，这是常规大法。但风药温燥，每易伤阴，故恒以养血顾阴之品同用，乃"治风先治血，血行风自灭"之意。朱老医生选用全当归一味，配生地黄、石斛二味，以制风药之燥。

3. 痹乃慢疾，久入营络，非虫蚁搜剔之品每不能取胜。朱良春老中医善用全蝎、蜈蚣、乌梢蛇、蜂房、土鳖虫、僵蚕、蝼蛄等虫类药。

4. 痹属寒者居多，寒易伤阳，故朱老常用乌头、附片、淫羊藿等。

肾炎一方 // 1980.12.14

1979 年冬，余治兰州慢性肾炎患者计 20 余人，均属顽固之久治不愈者。入冬气候乍寒，此20余人中约一半以上复发。余思之，此冬令寒生，天人相应，外寒引动内寒，故肾炎骤作矣！可见肾炎之尿蛋白者，寒也。《素问·至真要大论》云："寒者热之。"用热药治疗此病的复发正合经旨，查前有用肉桂15g治疗肾炎而蛋白骤消者即验此理。再三思之，取四物、增液、保元、六味等众所周知的基础方为治疗肾炎的第一部；再取桃红四物、三棱、莪术活血化瘀为治疗慢性肾炎的第二部；用苏叶、蝉蜕、益母草消尿蛋白；黄精为治肾之妙品；黄芪益气补虚。

其方组成：黄芪、黄精、三棱、莪术、蝉蜕、益母草、苏叶、当归、川芎、桃仁、红花、白芍、生地黄、白茅根、白花蛇舌草、山茱萸、山药、丹皮、茯苓、泽泻、芡实、七叶一枝花、党参、肉桂。

口诀：黄金二三四，白元六实七。

治疗"蛋白尿"的经验　　　　　　　// 1980.12.14

1.突出清利——祛邪即可扶正

处方中清热解毒、疏风利湿的药甚多。与此同时，也可配合补肾健脾之法。有些患者在应用温阳利水、健脾化湿无效后，经用清热解毒，疗效明显。余常用七叶一枝花、白花蛇舌草、蒲公英、败酱草、蝉蜕等。

2.重视调整肺、脾、肾三脏功能

（1）开肺气：麻黄用于急性，苏叶用于慢性，可加大用量至30g。

（2）调脾气："调"字宜含"补""行"两法。补脾用党参、白术、黄芪等，其中白术量宜大；行气用木香、草果、槟榔、厚朴。

（3）补肾气：阴阳同补，除用六味、金匮肾气等外，尚可用金樱子、覆盆子、五味子、白果、乌梅、赤石脂。

固肾方：蝉蜕 10g，益母草 30g，小蓟 30g，黄精 20g，杜仲 10g，核桃肉 15g，补骨脂 10g，覆盆子 30g，细辛 3g。用于水肿不明显，仅有蛋白尿或轻度肾功能损害者。

口诀：黄杜细肉衣（益）小盆，骨脂十克有神功。

清肾方：鹿衔草、马鞭草、益母草、海金沙、生地榆各 30g，蝉蜕 10g，天葵子、菟丝子、贯众各 15g，大枣 8 枚。用于顽固性蛋白尿，伴血尿，无明显水肿者。

口诀：天丝大地金蝉蜕，三草贯众降蛋灵。

家父谈肾炎   // 1980.12.15

家父谓肾炎的治疗妙在守方，济生肾气丸、桂附八味丸之类乃活人方也，不可操切，急于取胜者则不胜也。拙拟"黄金二三四，白元六实七"，作为治疗肾炎的基本方剂，守方勿乱，持之以恒，肾炎患者无有不取胜者。岳美中有"慢性病有方有守之说"与家父之旨相合，此所谓能者所见皆同也。

颈淋巴结结核治验   // 1980.12.16

1980 年冬，余治疗安宁区农民之子朱某，年 12 岁，患颈淋巴结结核，蚕豆大小的结节满布两颈。余处以郁金、橘核、青皮、枳实、浙贝母、玄参、牡蛎、昆布、海藻、三棱、莪术、黄芪、穿山甲、桂枝。患儿服药 8 剂，瘰疬全消。口诀：金橘青实消布海，三棱莪术黄山桂。

几个配方经验 // 1980.12.20

1. 真武汤合生脉散加味治疗心律不齐有效。

2. "黄精二三四，白元六实七"，治疗慢性肾炎有效。其中应明确二者，三棱、莪术（芡实、金樱子）；三者，蝉蜕、益母草、苏叶（枸杞子、女贞子、菟丝子）；四者，四物汤（去川芎）；白者，白茅根、白蒺藜；元者，玄参、保元汤（重用肉桂 15g）；实者，芡实；七者，七叶一枝花。1980 年冬，余治城建局陈某以此方取效，尿蛋白由（+++）减至（+）。

3. 顽固性腹胀用小茴香散合己椒苈黄丸、三物汤疗效较好。

4. 内分泌性头痛合并眼痛，用丹栀逍遥散合选奇汤加生石膏为宜。

济生肾气汤小议 // 1985.1.1

《景岳全书》谓："此方补而不滞，利而不伐，凡病水肿于中年之后，及气体本弱者，但能随证加减用之，其应如响，诚诸方之第一，更无出其上者。"表明济生肾气汤治疗水肿的意义。

水肿一证，以精血皆尽化水，多属虚败，治宜温脾补肾，此正法也。然亦有不能受补者，则不得不从半补；有半补亦不能受者，则不得不全用分消。然以消治水，唯少壮年之暂病则可，若气血既衰而分消，则可致危候也。故凡遇此者，必须千方百计，务求根本，庶可保全。市医有专用消伐而退肿定喘者，于肿消之后，必见尪羸骨立，略似人形，多则半年，少则旬日，终无免死者。故余之治此，凡属中老年积损者，必以温补而愈，使无后患。盖气虚者，不可复利气；肾虚者，不可复利水。温补即可化气，气化而全者，愈出自然；逐邪而暂愈者，愈由勉强，此其一为真愈，一为假愈，亦岂有假愈而果愈者哉。济生肾气汤补而弗滞，伐而弗泻，真神方也。人中万病难疗者，莫出于水也。水者，肾制之也；肾者，人之本也。肾气壮，则水还于肾；肾气虚，则水散于皮。又三焦壅塞，营卫闭格，血气不从，虚实交变，水随气流，故为水病。济生肾气司补肾，兼司利水，诚标本兼治之良方也！

肾炎治疗一得 // 1985.1.2

由前之论述可知，肾虚者不宜过用辛伐之品，越婢、五苓、五皮之类不宜久用。鉴于此，余治疗此病善用攻补兼施法，辄用车前子、牛膝、肉桂、附片、大黄炭、大蓟炭、白茅根、海藻、昆布、木香、白花蛇舌草、蒲公英、半枝莲、石韦、党参、白术、黄芪、丹参、赤芍、蝉蜕、益母草、苏梗、五苓散、五皮饮。

口诀：车牛桂附二炭白，香花昆海半公韦，参术芪丹赤三味，五五苓皮紧相随。

肝癌疼痛一验方 // 1985.1.4

癞蛤蟆1只，雄黄30g。将癞蛤蟆除去内脏，把雄黄放入其腹内，并加温水少许，调成糊状，缝腹。将癞蛤蟆敷于肝区痛处，固定。一般敷15～20分钟，可产生镇痛作用，并可持续12～24小时。夏天敷6～8小时换1次，冬天可24小时换1次。

敷 2 小时后癞蛤蟆会变成绿色，一般无不良反应。余曾治病患陈某，男，49 岁，肝癌，肝区剧痛，依上法敷后痛减。

风湿性关节炎方说 // 1985.1.6

壬戌年春，陈官营公社医院周万章大夫携来一方，谓治疗类风湿关节炎如神，其方组成：牛膝、穿山甲、追地风、秦艽、防己、威灵仙、羌活、独活、青风藤、海风藤。共研，白酒 500mL 浸药 24 小时，去渣，服酒液，每日 2 次，每次 20mL。

查此方与家父治疗此病之秦艽汤大同。秦艽汤者，秦艽、防己、威灵仙、羌活、独活、青风藤、桑枝、海风藤也，与斯方相较，仅增加牛膝、追地风、穿山甲三药。唯家父之用方为水煎，此方则用酒浸。今查《中医杂志》（1980 年 10 期）载任应秋教授的经验，其谓治疗关节痛用生川乌 12g，北细辛 6g，苍术 9g，独活 9g，牛膝 9g，当归 12g，穿山龙 30g，千年健 30g，追地风 30g，制乳香、没药各 3g。上述三方大同小异，可见天下之善治痹病者，所用皆同也。

乙型肝炎说 // 1985.1.8

乙型肝炎病毒是一种直径为 35～42nm 的 DNA 病毒，目前发现有三种抗原，即表面抗原（HBsAg）、核心抗原（HBcAg）、e 抗原（HBeAg），以及三种抗原的相应抗体，即表面抗体（HBsAb）、核心抗体（HBcAb）、e 抗体（HBeAb）。上述三对抗原抗体，即所谓乙肝的三系统。

乙型肝炎的潜伏期为 60 天左右。

脑动脉硬化导致的双肩、臂麻木　　// 1985.1.10

　　癸亥冬，余在中山夜校任课，有班主任曹俊者，患双肩、臂麻木 20 载，百医罔效，求余为其诊治。余诊脉其六脉皆弦而有力。其谓除麻木外，尚有头晕、心悸等。余以脑动脉硬化辨证，属内风之类，按"治风先治血，血行风自灭"之法，方用通脉灵合剂：赤芍、川芎、红花、降香、丹参、乳香、没药、郁金、生地黄、桂枝、细辛、木通、桑枝、豨莶草、威灵仙。患者服 5 剂显效；继服 5 剂，则不仅麻木之症全消，且头晕、目眩诸症亦较前明显好转。曹先生以此方示人，凡类似麻木之症患者计 6 人，服此方，皆验。

治疗脑血栓形成一方　　// 1985.1.15

　　福建中医学院朱国诚报告一方：鸡血藤 30g，忍冬藤 30g，桑枝 15g，桂枝 6g，益母草 15g。其谓一脑血栓形成患者服此方 2 剂，病情大减；上方加苍术、川厚朴、竹茹，继服 10 剂，则诸症皆减。
　　口诀：桑桂二藤草。

结核性腹膜炎的中医治疗　　// 1985.1.20

　　金牛汤：炒二丑 30g，鸡内金 20g，麦芽 20g，云苓 20g，白术 15g，木香 10g，草豆蔻 15g，大腹皮 15g，生牡蛎 25g，香橼 15g，甘草 10g，青皮 10g，陈皮 10g，香附 15g，厚朴花 15g，郁金 15g，干姜 7.5g。该方用于治疗结核性腹膜炎。(《新中医》

1977 年 6 期）

此方的组成分三部分：①香砂六君子汤；②青皮、香附、生牡蛎、厚朴花；③大金牛吃干麦。

谈乙型肝炎 *// 1985.1.22*

乙型肝炎的病毒形态通常有三种：①球形颗粒；②管形颗粒；③ Dane 颗粒（脂蛋白外壳）。此病有四个抗原抗体系统：①表面抗原及其抗体：HBsAg（抗原）、HBsAb（抗体）；②核心抗原及其抗体：HBcAg（抗原）、HBcAb（抗体）；③ e 抗原及其抗体：HBeAg（抗原）、HBeAb（抗体）；④ δ 抗原和 δ 抗体。通常应用于临床诊断者为表面抗原（HBsAg）和抗体（HBsAb），前者有称澳大利亚抗原者，亦有称为协同抗原者。乙肝的潜伏期为 3～6 个月，即经口感染此病毒后 96～180 天后血中 HBsAg 才可呈现阳性，再经 30 天左右血清转氨酶才可升高。当出现症状如黄疸时，表面抗原多下降，继则消失，亦可持续数月甚至数年。急性期症状较重，表面抗原携带者的预后状况较好；急性期症状较轻者，则反之。

乙肝表面抗体（HBsAb）在急性感染发病后 2～10 周已可检出，可持续存在数月或更久。此抗体的检出，表示既往曾感染过乙型肝炎病毒，现已恢复，可能对再感染有免疫力。表面抗体有两种主要的反应形式：①原发型抗体反应：多见于有症状的乙肝患者，在表面抗原消失后较久才能检出，甚至在肝炎症状消失多周后才能检出。②继发型抗体反应：比原发型抗体反应出现早，一般在感染后 1～4 周就出现，且滴度亦较高，称回忆型反应，提示对乙肝病毒有明显的抵抗力。

乙型肝炎的三系统　　　　　　　　// 1985.2.10

　　我院乙肝课题研究组自上海引进的三系统外加 DNA 聚合酶。所谓三系统即 HBsAg 及抗 HBs、HBcAg 及抗 HBc、HBeAg 及抗 HBe。乙肝核心抗体是乙肝病毒感染的一种敏感而长期的指标。有报告称核心抗体是比表面抗原更为敏感的反映乙型肝炎病毒复制的指标。e 抗原实质上是乙肝核心抗原的小颗粒。乙型肝炎早期只有小 e 抗原，数周后才出现大 e 抗原。当大 e 抗原出现后，才有 e 抗体。此抗原的出现常伴有 Dane 颗粒增加及 DNA 聚合酶的增加。e 抗原只能在表面抗原阳性的血清中检出。e 抗体也只能存在于表面抗原阳性或表面抗体阳性的血清中。表面抗原效价越高，e 抗原检出率也越大。e 抗原与核心抗原有关，有 e 抗原的肝细胞核内，可找到核心抗原。e 抗原越高，核心抗原效价亦越高。e 抗原与 e 抗体互相排斥，未见互相共存的报告。因此，e 抗原阳性则表面抗原阳性，e 抗体阳性则表面抗原不一定阳性。e 抗原阳性时，核心抗体亦为阳性。

耳聋汤治验　　　　　　　　　　　// 1985.2.11

　　耳聋汤：灵磁石 60g，葛根 60g，骨碎补 30～60g，白芍 15g，石菖蒲 9g，山药 30g，川芎 15g，大黄 15g，大枣 15g，甘草 12g。水煎服，每日 1 剂。(《中医杂志》1984 年 1 期)

　　余用此方治一 29 岁男性患者，因感冒导致右耳暴聋。服药 5 剂，痊愈。

　　口诀：石山埋白骨，大川根生枣。

肝癌去痛方 // 1985.2.20

组成：当归 10g，白芍 30g，生地黄 10g，熟地黄 10g，桃仁 10g，红花 10g，枸杞子 10g，菊花 10g，龟甲 30g，牡蛎 30g，土鳖虫 12g，全蝎末 6g。水煎服，每日 1 剂。（上海医学院附属肿瘤医院胡安邦）

余以此方治疗肝癌患者之肝痛有效，故而记之。口诀：桃红四物三对药，服用肝痛暂可歇。

心电图小记 // 1985.2.27

当窦房结自律功能减低时，由于生理性保护机制，在房室交界处或心室内，会有冲动发出，从而形成异位心律。房室交界处心律，称为房室交界性逸搏：①在一较正常 PP 间距后出现一组 QRS-T 波群，形态与常波无异。②长间歇波的 QRS 波群其前无窦性 P 波，也可能在其波前出现逆行 P 波。③窦性心动过缓，窦性停搏，交界性、房性或室性早搏的代偿间歇后，心动过速终止较长间歇后，以及二度或三度房室传导阻滞后，均可出现房室交界性逸搏。

心房颤动 // 1985.4.20

分为发作型和持续型两种，前者节律快，后者节律慢；前者即通常所谓之急性心房纤颤，后者即通常所谓之慢性心房纤颤。其心电图特点：①P 波消失，代之以一系列大小不等、间距不均、形态各异的心房颤动波（f波），频率为（350～600）次/分；②QRS形态正常，或因室内差异传导而增宽畸形。③f波可与QRS波群、ST段、T波重叠使之变形。房颤时易发室内差异传导和室性早搏，前者多见于室律较快时。室内差异传导与基本心律R波无联律间期，QRS波群多呈右束支阻滞畸形，其后多无较长间歇。室内差异传导可出现于较长RR间歇之后，而室性早搏多见于心室率较慢时，多有固定联律间歇，其后有较长代偿间期。

低热经久不退治验 // 1985.6.15

1985年6月，余在甘肃省肿瘤医院门诊坐诊，其间接诊一例不明原因的发热患者。此例患者为妇女，发热1月余，伴乏力、纳呆、颜面萎黄。余诊其脉见沉细兼节律改变。以西医的观点来看，此患者属自主神经功能紊乱，余则以气阴两伤之诊断投补中益气汤合青蒿鳖甲汤5剂而愈。

读书偶记 // 1985.6.20

1. 肺脓肿的治疗

山西人民出版社的《中西医结合概况》一书谈到此病的治疗当分成三个节段：①脓成未排：鱼腥草20g，半枝莲20g，虎杖20g，桔梗30g。②脓成已排，体温下降，上方加桃仁、生薏苡仁、冬瓜仁、活血化瘀、使脓腔溃散。③无脓无咳，则需托里扶正，方用黄芪、黄精、当归之类，即中医所谓扶正固本也。

2. 久咳不愈的治疗

这种咳嗽消耗体力，支气管平滑肌处在疲劳状态，不能有效排痰，痰液刺激气管，使咳痰更重，形成恶性循环。其咳嗽属标证，但以急则治其标的原则，选百部以镇咳，配枳实以兴奋疲劳的支气管平滑肌，再加紫菀以助祛痰，痰易排出则咳减。由此观之，百部、枳实、紫菀三药乃配合止咳之效品也。于是以上述三药为核心，加天冬、麦冬、射干、百合，方名曰"二冬百部射紫枳"。

3. 休克的治疗

中医学称此病为亡阳，总以参附汤、四逆汤为主方治之。近代药理学研究证实，附子有明显的强心作用；黄精的作用可代替人参，起到以廉代昂的作用。因此，以附子 10g，黄精 30g，甘草 6g 三药组方，谓之稳压汤，临床证明此汤有较好的疗效。

4. 现代生物学的崛起给人们带来了中西医结合的新概念

生物的种类繁多、形态各异，但是构成它们的基本成分都是蛋白质、酶、核酸等生物大分子。研究这些大分子结构和生物功能间的关系，对于不断揭示生命现象奥秘及提高防治疾病的水平都有重要意义。在正常细胞中有两种环状核苷酸，其一称环磷酸腺苷（cAMP），其二称环磷酸鸟苷（cGMP）。在细胞膜产生的环化酶的催化下，cAMP、cGMP 分别由三磷酸腺苷（ATP）、三磷酸鸟苷（GPT）分解而成。前者放出一个高能磷酸键则释放能量。环磷酸腺苷为肾上腺素作用于 β 受体后释放的产物；环磷酸鸟苷为乙酰胆碱作用于 M 受体后放出的产物。两种产物之间有一种恒定的比值，此比值决定自主神经的动态平衡。

在环核苷酸的实验研究中有许多有意义的发现，如甘草能升高胃壁细胞中的 cAMP 含量。也许这正是它能够作为中药调和药的原因，甚至单纯一味甘草就能治疗溃疡病，使其愈合。另一个重要发现是环核苷酸是传递针刺激的重要物质之一。针刺后乙酰胆碱量降低，相应的 cGMP 也下降，从而使 cAMP/cGMP 的比值上升。这就可以解释为什么一根小小的银针不仅能够治疗慢性疾病，而且还能治疗急性疾病，如急性阑尾炎、急性细菌性痢疾。针刺能降低血压，也能升高血压；能抑制肠蠕动，也能兴奋肠蠕动，这是因为针刺可因其手法的不同而调节环核苷酸的含量，这和中医的阴阳调节理论有许多相似之处。诚然环核苷酸调节理论是中医阴阳学说的物质基础，体内调节阴阳物质绝不是环状核苷酸一种物质，我们也不能简单地把阴阳对立统一的学说说成是环状核苷酸的调节系统。

中药皂苷类的研究概况　　　　　　// 1985.6.20

皂苷类物质在临床上有祛痰、镇咳、抗炎、抑制中枢、抗疲劳、抗溃疡、促进脂质代谢、促进核酸合成蛋白质的作用。由此可见，皂苷类的生物活性作用是极其普遍的。

含皂苷的中药十分丰富，如升麻、罗汉果、牡丹皮、人参、西洋参、参三七、酸枣仁、地榆、积雪草、大豆、柴胡、茶叶、无患子、王不留行、石竹、瞿麦、甘草、桔梗、商陆、远志。

舌苔的研究　　　　　　　　　　　// 1985.6.21

迷走神经兴奋时唾液腺分泌大量浆液性唾液；交感神经兴奋时分泌大量的黏液性唾液。前者利于舌苔的清洁，后者利于舌苔的积聚。当人处在高热、疼痛、焦虑、紧张时交感神经兴奋，因而舌苔积聚变厚。脑卒中时患者的舌苔积厚，是因为患者的自主神经紊乱，交感神经功能亢进。局部血液循环障碍，如心肌梗死、头部外伤、休克的患者，其舌苔往往在 1～3 日内变厚，也是这一原因。如治疗后病情好转，则舌苔在 1 周内恢复正常；如病情恶化，则舌苔继续增厚。神经传导阻碍也可引起舌苔改变，如用普鲁卡因封闭引起神经阻断，则形成积厚苔。

"对"与"不对"试后知　　　　　　　// 1985.6.22

《局方发挥》谓用药庞杂，"广络原野，冀获一兔"，无异兴师动众，无的放矢。《备急千金药方》《太平惠民和剂局方》的方剂有三四十味者，亦有五六十味者，故可与"广络原野"相比。但我在临床实践中体会到"多安药味"的特殊作用，尤其是对一些疑难杂症，每以大方取效。

以偏头风为例，药用附子、干姜、桂枝、细辛、石膏、龙胆、黄芩、大黄、党参、黄芪、白术、山药、当归、生地黄、羌活、防风、柴胡、山茱萸、五味子、胆南星、半夏、川芎、白芷、牡蛎、磁石、全蝎、威灵仙、蜈蚣、地龙、桃仁、茯苓、酸枣仁等。组方庞杂，但疗效确切，是所谓理未明而方先效。

以慢性肾炎为例，此病属抗原抗体复合反应，可发生增生性、基膜性、退行性变化。其临床分型大体可分为隐匿型、肾病型、高血压型、肾功能减退型和混合型。

西医的分型如上，我意在治疗慢性肾炎时应注意一个十分重要的情况，就是热毒蕴结未清，结于下焦。此观点的实践依据：①此病多由咽喉肿痛、全身化脓性炎症引起；②此病常有尿频、尿急、尿痛的下焦湿热症状；③当用温肾法无效时，改用清热解毒法则常见效。据此中医治疗肾炎的大法应在清热解毒、温肾通阳、健脾益气、祛风胜湿、固涩权敛、利尿通淋、滋阴凉血等法中进退加减，方剂网开六面，目不能远之繁杂，然疗效确切者也。

我在应用清热解毒药方面，常用白花蛇舌草、白薇、黄芩、黄柏、漏芦这五种药。口诀：黄白漏，肾炎优。

慢性肝炎又一方   // 1985.9.6

苍术 12g，黄柏 30g，牛膝 12g，生薏苡仁 30g。此为治疗肝炎的又一基本方，湿重加茯苓，热重加山栀，胁痛加姜黄，阴虚加地黄、女贞子、墨旱莲、丹皮，血瘀加丹参、三棱、莪术，脾虚加太子参、大枣、山药，鼻衄加山栀、仙鹤草。以上加减治疗肝炎（慢性迁延性肝炎、慢性活动性肝炎）疗效达 78.9%。（上海中医学院顾惠民）

严重挤压综合征   // 1985.9.7

外伤挤压形成内脏广泛受伤，如实质脏器、血管、神经，严重者可引起肢端坏死、循环衰竭、呼吸衰竭等。此病伤势重，病势急，变化多。为了挽救生命，除有效的手术和其他紧急措施外，中医中药也是必要的措施。此病的治疗主在扶正固本，补中益气汤、生脉散、补血汤、参附汤、独参汤等均可酌情用之。

吴茱萸汤治眼疾   // 1985.9.17

《伤寒论》载："干呕，吐涎沫，头痛者，吴茱萸汤主之。"吴茱萸汤临床除用于神经性头痛外，尚可用于急性闭角型青光眼、闪辉性暗点、视疲劳、角膜炎。

甘温咸润法

甘温咸润法或称"柔剂阳药"。清代著名医家叶天士善用之，叶氏《临证指南医案》对此颇多阐发。此法以甘温补虚、咸以收敛、润以治燥之法广治诸病，收效无穷。

1. 功能性子宫出血用药：红参、黄芪、当归、熟地黄、白芍、阿胶、菟丝子、艾叶、陈棕炭、乌梅炭、鹿茸。

2. 先兆流产用药：菟丝子、杜仲、黄芪、阿胶、党参、肉苁蓉、淫羊藿。

3. 子宫发育不全用药：菟丝子、肉苁蓉、巴戟天、淫羊藿、枸杞子、杜仲、山萸肉、当归、白芍、茺蔚子、党参、黄芪、鹿角胶。

4. 肥大性腰椎炎、腰肌劳损用药：续断、狗脊、白术、虎骨、肉苁蓉、菟丝子、淫羊藿、杜仲、补骨脂、黄芪、当归、熟地黄、巴戟天、鹿衔草。

5. 慢性支气管炎、肺气肿用药：菟丝子、淫羊藿、肉苁蓉、枸杞子、苏子、白术、党参、茯苓、鹿角胶、沉香、炙甘草。

6. 肾下垂用药：补中益气汤加菟丝子、肉苁蓉、淫羊藿。

体会：所谓"柔剂阳药"之最常用者乃菟丝子、肉苁蓉、淫羊藿也。此三药生长于高原盐碱沙地，均有咸味而甘，且性温，故称为甘温咸润。

维生素 E 的评价

此品饱含于脂肪食物中，尤其是植物油中。其可分布于人体各个组织，如脑、心、肾、肝均含有一定浓度的维生素 E。此品参加人体氧化代谢、酶代谢、免疫功能、生化过程等，具有广泛的生化效能，因而对人体的作用是多方面的。

1. 此品能加强 6- 磷酸葡萄糖脱氢酶的作用和促进谷胱甘肽的合成，因而能促进红细胞的生成，改善贫血状态。

2. 对血小板凝集系统具有抑制作用，因此能防止冠状动脉粥样硬化，从而具有预防心绞痛发作的功用。

3. 可治疗早产、不孕、衰老、阳痿等。

消炎痛的作用 // 1985.10.4

此药能抑制前列腺素，因而有对抗前列腺素的多种功能，用于治疗胃绞痛、胆绞痛、膀胱绞痛等，凡痛皆治。但此药因具有明显的消化道副作用，故对消化道溃疡一般不宜采用。

清热补血汤治疗口腔炎症 // 1985.10.6

当归 10g，白芍 15g，川芎 6g，生地黄 12g，知母 6g，黄柏 6g，麦冬 10g，五味子 6g，柴胡 10g，丹皮 6g，玄参 10g。水煎服，每日 1 剂。

此方对阴虚燥热型口腔炎症，症见糜烂、痛甚、经久不愈者，效良。我认为，此方所治疗的口腔炎症属阿弗他溃疡及维生素 E 缺乏症。

变制心气饮 // 1985.10.7

枳实 10g，半夏 6g，茯苓 12g，甘草 6g，苏子 10g，桂枝

10g，槟榔 10g，鳖甲 20g，吴茱萸 6g，桑白皮 10g，木通 6g。水
煎服，每日 1 剂。

口诀：吴甲桑通槟苏桂，枳实易陈二陈随。

此方可治疗心力衰竭。全方以二陈汤为基础，以枳实易陈皮
者乃因心下坚大如盘之肝肿大也。左心室衰竭之喘息乃肺淤血也，
鳖甲乃血肉有情之品，入血软坚除热，对肺淤血有一定治疗作用；
桂枝通阳而散之，两药相得益彰也。槟榔行气、散寒；吴茱萸降
气、散寒，其意均为兴奋交感神经而减少分泌物也。苏子降气平
喘；桑白皮豁痰、行水；木通行水。总之，此方立意祛痰、活血、
通阳、利水、行气，乃治疗心源性喘息的效方。

牙周炎一方　　　　　　　　　　　// 1985.12.24

余治疗牙周炎常用芦山汤。该方药物组成：芦根 10g，山药
10g，茯苓 12g，小茴香 10g，郁金 6g，骨碎补 6g，续断 6g，桃
仁 10g，杏仁 10g，滑石 12g，甘草 6g。

此方的组成乃肺、脾、肾三补也。方中山药补脾之阴，茯苓
利脾之湿，小茴香温脾之阳，续断、骨碎补壮肾安牙，桃仁、杏
仁活血开肺。盖肺肾同源，金水相生也。

口诀：芦山茯小金骨断，桃杏六一安牙丸。

柴胡桂枝干姜汤治疗腹胀　　　　// 1985.12.26

刘渡舟治疗肝炎后腹胀用此柴胡桂枝干姜汤（柴胡 12g，黄
芩 6g，干姜 6g，桂枝 6g，炙甘草 6g，牡蛎 12g，天花粉 10g）。
其组成为小柴胡汤去党参、半夏、大枣，生姜易干姜，桂枝汤去

白芍，加牡蛎软坚、天花粉行气益阴。

肺源性心脏病小识　　　　　　　// 1985.12.28

此病的感染问题医界趋于重视。肺性脑病（旧称呼吸性酸中毒）继发代谢性酸中毒，患者则进入深度嗜睡，呈昏迷状态。鉴于此，在吸氧问题上，60年代多主张间断给氧，近年来则多主张低流量持续给氧。由于肺心病缺氧症状明显，加之肺部感染较重，容易导致弥散性血管内凝血（DIC），因此临床多见出血症状。

眼科又一方　　　　　　　　　　// 1985.12.29

河北省中医院眼科石守礼的消毒饮治疗疱疹性角膜炎如神。其方组成：柴胡10g，夏枯草15g，钩藤30g，大青叶15g，板蓝根30g，黄芩6g，薄荷6g，金银花15g，蝉蜕10g，赤芍10g，蒲公英15g，菊花15g，甘草6g。水煎服，每日1剂。

口诀：板钩柴草大黄荷，公菊赤草金蝉多。

加减法：咽痛，加天花粉、麦冬；角膜新生血管，加丹皮；小便赤涩，加木通；大便干燥或前房积脓，加大黄、芒硝；充血减退后可逐渐增加养阴退翳药，如四物汤、玄参、麦冬。

此方治疗疱疹性角膜炎显效，以泻肝经之实火而立方。肝开窍于目，目中之炎，诚肝火也。肝火何以上炎？郁也，郁而生热为肝火之本。方以柴胡疏肝，赤芍活肝、柔肝，乃治本也；板蓝根、大青叶、黄芩、蒲公英、薄荷均肝经泻火之品，乃治标也。肝乃风木之脏，火势乘风，风火相扇则火更彰，如是则蝉蜕、菊花、钩藤祛风以降火，司兼治之法。

咽痛者，火盛也，阴伤重者加天花粉、麦冬；结膜充血者加丹皮以活血化瘀也。小便赤涩加木通；大便干结加大黄、芒硝者，此乃釜底抽薪也。此方与前述之吴茱萸汤对照，则可见一实一虚之偏，实者结膜充血也，虚者睫状体充血也。后者乃青光眼、虹膜炎等眼内疾患，前者乃结膜炎、角膜炎也。(《中医杂志》1984年 1 期）

胆道良性疾病分析　　　　　　　　　// 1986.2.20

所谓胆道良性疾病，主要包括胆管、胆囊炎症和结石，其中急性胆囊炎占 23.4%，慢性胆囊炎占 35.0%，胆管炎并结石占 21.5%，胆囊、胰腺炎占 12.6%，胆道术后综合征占 7.5%。由于老年人神经体液反应性较差，局部疼痛不明显，胆道疾患往往误诊者多。一些患者以高热入院，一些患者则以呕吐入院，一些患者则以乏力、纳呆入院，此类患者的治疗当以中西结合为首选治疗方法。甲子冬，家父突发高热，百药无效，经西医诊查为慢性胆囊炎。服用中药，配用氨苄西林静脉滴注后痊愈。

升降沉浮说　　　　　　　　　　　　// 1986.2.22

《素问·阴阳应象大论》说"清阳出上窍，浊阴出下窍；清阳发腠理，浊阴走五脏；清阳实四肢，浊阴归六腑"；"清气在下，则生飧泄；浊气在上，则生䐜胀"。《素问·六微旨大论》云"出入废则神机化灭，升降息则气立孤危，故非出入则无以生长壮老已，非升降则无以生长化收藏"。

中医古籍中的 24 小时别称　　　// 1986.2.24

2 时——鸡鸣；4 时——平旦；6 时——日出；8 时——隅中；10 时——朝食；12 时——日中；14 时——日矢；16 时——晡时；18 时——日入；20 时——黄昏；22 时——人定；24 时——夜半。

心电图小结　　　　　　　　　// 1986.2.25

1. 心电轴

以标准导联为观察重点，若 I 导联的主波向上，Ⅲ导联的主波向下，系电轴左偏；反之则电轴右偏。

2. 心位

以 aVL、aVF 导联为观察重点，aVL 为向上波则系横位心，aVF 为向上波则为垂位心，二者均为向上波则系中间位心。

3. 转位

以 V_3 导联为观察重点，V_3 为向下波则为顺钟向转位，V_3 为向上波则为逆钟向转位。

4. 各波段的直立、倒立形式，常规内变化

P-QRS-T 各波在 aVR 导联均为倒立，其余各导联均为直立。P 波在各导联均为直立，如有倒立者则为异位 P 波。此 P 波可能由房室结冲动引起，也可能由房性冲动所引起。QRS 波群的方向随着心位、心电轴、转位的不同在心电图上有比较明显的变化，但总的来说，qR、Rs 代表左心室外膜电位，rS、QS 代表右心室外膜电位。一切导联 QRS 波群形态均以此为转移，在分析心电图时应该铭记心中。

慢性肺源性心脏病临床研究进展　　// 1986.5.19

1961 年，国际肺心病会议提出此病为慢性呼吸道疾患引起的右心肥大。1975 年，欧洲肺心病会议提出肺心病是肺血管床容量减少导致的右心肥大。此病的发病率高，预后不良。有人对 829 例肺心病患者随访 2 年，1/3 死亡；随访 4 年，2/3 死亡；只有 2 例生存 6 年。此病多发生于老年人和中年人，青年人亦有发病，但为数很少。其临床症状除常见呼吸道症状外，应突出浮肿、嗜睡二症。在体征方面，除肺气肿和肺心病体征外，应突出心率快、肝肿大二征。实验室检查方面则应突出血红蛋白的增加和白细胞计数及中性的增加；非蛋白氮增加者占 39.5%，呼吸性酸中毒占 58.6%，亦有合并代谢性酸中毒、碱中毒者。心电图改变方面，顺钟向转位、电轴右倾、右心室肥大、ST 段改变、心律不齐，依次递减，从 90% 至 10%。

小柴胡汤及柴胡皂苷的肝炎抑制作用　　// 1986.5.20

小柴胡汤为治疗肝炎的主方。肝炎的治疗，从病理角度应考虑下列两种作用：①对肝炎病毒的增殖抑制和排除；②对肝细胞损害的抑制和阻止其慢性进展。为此需要防止由免疫学机制引起的细胞膜损害和继之而来的肝细胞损害。此二作用均与小柴胡汤及柴胡皂苷的作用相仿。目前认为，肝细胞上肝特异性抗原的机体免疫反应，是慢性肝炎发病和进展的重要因素。小柴胡汤在试管内能抑制由于抗体依赖细胞介异的细胞毒作用（ADCC）所致的肝细胞损害，并对抗体的产生起到较强的作用。小柴胡汤的调节机体免疫作用较之皮质激素、左旋咪唑为好，副作用也少。

脾阴虚论 // 1986.5.25

李东垣的《脾胃论》只提到脾气虚、脾阳虚，未论及脾阴虚。一般人辄将脾阴虚责之于胃，但在临床上有以下三证，确属脾阴虚的表现，临床宜确记之：①小建中汤证：口舌干燥而腹痛；②参苓白术散证：口舌干燥而腹泻；③脾约证：口舌干燥而便秘。此三证的腹痛、腹泻、便秘，均主症也，然此主症的病因乃脾阴虚也。（花轮寿彦《现代东洋医学》1985 年 6 期）

防己黄芪汤加麻黄治疗变形性膝关节病

// 1986.6.1

矢数道明治疗一位 58 岁女性患者，平素体胖，因节食体重降至 66kg。半年前，左膝关节变形肿大、疼痛，腰痛，西医按变形性关节疼痛治疗未效。医者因既往辄用防己、黄芪治疗虚胖而疲劳的患者，每见获效，乃在此方中加入麻黄；因便秘，故加大黄10g。患者服药 1 个月后，膝痛、腰痛好转。（矢数道明《汉方的临床》1985 年 2 期）

海狗补肾丸治疗更年期腰痛 // 1986.6.2

此药通常当作男性强精之用，但在妇女更年期，因雌激素分泌过低，引起促性腺激素分泌过旺，从而形成一系列自主神经功能紊乱症状。海狗补肾丸治疗此证，不仅能使腰痛缓解，而且全

身症状亦能缓解。(管井正青《日本东洋医学杂志》1985 年 4 期)

高热与汉方 　　　　　　　　　　　　　　　// 1986.6.3

在汉方中治疗高热的方剂有：①麻黄汤：头痛、发热恶寒、脉浮。②葛根芩连汤：发热而渴、身热、下利。③白虎汤：大热、大渴、大脉、大汗。④承气汤：发热、苔黄、便结。⑤真武汤：发热、口干、脉洪大、食欲不振、小便自利、便秘、微汗出。(老森神《日本东洋医学杂志》1984 年 10 期)

在上述五组热证中，仅第五组热证在治疗上是一个重要发现。真武汤的利水作用恒为人知，然其解热作用却鲜为人知，老森神之论述真灼见也。

大黄治疗慢性肾功能不全 　　　　　　　　// 1986.6.4

寺泽捷年等用单纯大黄及大黄制剂治疗慢性肾功能衰竭取得了明显疗效，治疗后尿素氮（BUN）、血清肌酐（Cr）、游离氨基酸水平均明显下降并趋于正常。作者推测大黄可能加速尿素循环并降低尿素氮。(1985 年"东洋医学会"论文摘要)

汉方治疗支气管哮喘 　　　　　　　　　　// 1986.6.10

有人将 84 例支气管哮喘分为三型：①特应型：支气管痉挛引起；②感染型：合并感染；③混合型。特应型患者全部服药 4 个月以上，均获改善。此型缓解率最高，达 44%。感染型患者服药缓解率达 23%。混合型患者服药缓解率为 10%。

全部服药 1 年以上的患者中 32.5% 缓解，67.5% 改善，总有效率达 100%。所用方剂中发现大、小青龙汤、麻杏石甘汤等麻黄制剂对特应型的疗效最高，达 80%，而以甘草茯苓类方剂则倾向于对感染型有效。（1985 年"东洋医学会"论文摘要）

诃子在眼科的作用 // 1986.6.11

此药在印度民间多以治疗眼部炎症为主要目的。作者以 5% 诃子醇提取液治疗实验性葡萄膜炎有效。该药液对眼部无明显刺激作用，可安全用于眼科炎症。（1985 年"东洋医学会"论文摘要）

桂枝茯苓丸对内毒素引起的弥散性血管内凝血的效果 // 1986.6.12

去川敏一观察治疗瘀血证的桂枝茯苓丸对实验性 DIC 的预防效果，认为对 DIC 的预防效果是五味生药混合后产生的，不是其中某一味药可完成的。（1985 年"东洋医学会"论文摘要）

十味消毒饮治疗不明原因发热 // 1986.6.12

十味消毒饮方：荆芥、防风、茯苓、川芎、柴胡、桂枝、樱皮、干姜、甘草、独活。此方乃荆防败毒散加减化裁而来，方中之前胡、羌活、枳壳去之，代以樱皮、干姜、甘草。此方出自日本华冈走川。矢数道明在《临床应用汉方处方解说》中指出，此方可用于化脓性疾病、皮肤病初期，因而此方除清热解毒外尚可

脱敏。(《汉方的临床》)

清上防风汤治疗寻常性痤疮   // 1986.6.13

清上防风汤方：荆芥、防风、连翘、山栀、黄连、黄芩、薄荷、川芎、白芷、桔梗、枳实、甘草。此方治疗痤疮原则上不用抗生素、维生素，单纯服用此药有效率达 75%。(《汉方的临床》1984 年 2 期)

吴茱萸的药理作用   // 1986.6.14

此药为芸香科植物吴茱萸的干燥近成熟果实，属温里散寒类中药，用于各种慢性病所致的功能减退、新陈代谢低下、寒冷状态，以及胃平滑肌痉挛所致的恶心呕吐。日本山田教授对此药的药理作用进行了研究，其报告结果如下：

1. 镇痛

用吴茱萸 10% 乙醇提取物静脉注射对家兔有镇痛作用，此作用在寒冷条件下更为明显。

2. 促进血液循环

服药后会出现一过性血压升高、呼吸加快、颈动脉血流量增加。

3. 升高体温

在此药中分离出的吴茱萸碱、吴茱萸次碱，均有一定的升温作用。

小分子右旋糖酐导致发热　　　　// 1986.6.15

　　小分子右旋糖酐可引起周期性发热，其发热的特点是：①潜伏期：6～60天，发热期2～20天，间歇期5～50天。②多为弛张热，体温波动在37.5～41℃；多为日晡热，夜间重，凌晨下降。③用激素可获良效。

急性有机磷杀虫剂中毒　　　　// 1986.6.20

　　有机磷是诸多杀虫剂的有效成分，当前中毒者随杀虫剂应用的普及而增加。有机磷杀虫剂中毒的临床表现：除一般中毒的腹痛、恶心、呕吐、休克、昏迷外，重危者尚有瞳孔缩小、肌肉颤动、多汗、特殊蒜臭味。另外，血清胆碱酯酶活性降低是有机磷杀虫剂中毒的重要诊断指标，但因此指标在肝病、心肌梗死、高血压、消化道肿瘤时，其活性亦常降低，因此血清胆碱酯酶下降也并非特异性指标。急救此病的重要措施是洗胃、引吐、催吐。有人主张引吐、催吐可能比洗胃更好，但大多数学者意见认为，洗胃还是较为彻底的方法。误服有机磷杀虫剂后，无论时间长短均需洗胃，即便经过洗胃，如果怀疑洗胃不彻底，则可再次洗胃。洗胃有胃管洗胃法、切开洗胃法两种。洗液一般用2%NaHCO$_3$溶液、生理盐水、清水。通常主张在杀虫剂品种不明的情况下用清水洗胃，因2%NaHCO$_3$吸收后，易引起碱中毒。切开洗胃是在中毒较重，且在4小时以内胃管洗胃失败的情况下采取的措施。使用切开洗胃毕竟给患者造成另一创伤，因此迫不得已时才可施行。

严重有机磷杀虫剂中毒常可引起急性肺水肿、脑水肿、呼吸衰竭，因此在治疗时应使用：①氧疗法；②呼吸兴奋剂；③东莨菪碱，此药抢救呼吸衰竭有良效；④强心剂，可改善心肺功能；⑤纠正电解质紊乱。

病态窦房结综合征　　　　　　　　　　// 1986.6.21

此病由冠心病、心肌梗死引起者占 50% 左右，另有一半为特发性病态窦房结综合征，无明显原因，但在病理解剖上发现窦房结周围呈纤维化病变。此病的临床表现为胸闷、心悸、头晕、阵发性晕厥、心率缓慢，时有阵发性心率变快，临床称之慢快综合征，有时患者可出现暴死。其心电图特点为此病主要诊断依据：①窦性心动过缓；②窦房传导阻滞；③窦性停搏；④房性逸搏、房室交界性逸搏；⑤房颤；⑥阵发性室上性心动过速。在以上心电图特征中①、②、③为基本病变，④为代偿病变，⑤、⑥为代偿不及病变。此病的诊断：①运动负荷试验；②阿托品试验；③异丙肾上腺素试验。

心脏前后负荷与心衰的治疗　　　　　　// 1986.6.23

1. 心脏前后负荷的概念

所谓心脏前负荷，即左心室舒张末期的容积，此容积愈大，则心脏收缩力愈强，心脏每搏输出量则愈大。左心室舒张末期的容积直接与左心房压有关，而后者又与肺动脉压有关，故临床可用肺动脉压来表示心室舒张末期的容积。常人左心室舒张末期的容积为 120 ～ 130mL，左心室舒张末压力为 12mmHg，肺动脉压为 5mmHg。所谓后负荷，即左心室射血的阻力，因此外周血管阻力、主动脉压等均可作为测定左心室后负荷的指标。在生理情况下，左心室前负荷不变，随着心搏的进行，左心室后负荷逐渐增加，而搏出量则越来越小。正常情况下，心脏的前负荷与后负荷处在动态平衡中。

2. 心衰时前后负荷的变化

心衰是指心脏射血量不能满足机体需要而言，此时左心室的前后负荷均发生变化。其特点是前负荷增加，后负荷增加。前负荷增加是由于心室舒张末期心室容量增加（增加了上次未流出的血液）；后负荷增加是由于全身动脉血管反射性收缩，以期改善全身供血，实质则增加了心脏后负荷。

3. 心衰的治疗原则

通过正性心力和负性心力两种作用来降低前负荷和后负荷。因此，治疗心力衰竭的目的是使其前后负荷均降低。

普萘洛尔的新用途　　　　　　// *1986.6.25*

1. 治疗甲亢

此药能迅速控制甲亢症状，但对患者的甲状腺肿大、突眼，以及血清 T_3、T_4、吸碘率等生化参数无影响。普萘洛尔对甲亢术前准备非常理想，通常为 20mg，每日 3 次，口服。在术中若发现甲状腺危象，则可静脉注射 10mg，常可转危为安。

2. 治疗偏头痛

偏头痛是一种发作性血管收缩所致的头痛。普萘洛尔能抑制小动脉痉挛，抑制脑血管周围血小板聚集。目前认为，普萘洛尔是治疗偏头痛最好的药物。

3. 治疗精神分裂症

近年来有人提出精神分裂症发病的多巴胺学说，即大脑皮质对多巴胺异常敏感。普萘洛尔能抑制多巴胺的分泌，因而能治疗精神分裂症。

4. 治疗原发性震颤

原发性震颤又名震颤麻痹，即帕金森病。每日口服普萘洛尔120mg，即可在一定程度上改善原发性震颤症状。

5. 治疗门静脉高压

普萘洛尔能降低心律，降低肝静脉楔压。肝硬化患者静脉楔压直接反映门静脉压力，因此普萘洛尔降低静脉楔压等于降低门静脉压力。同时由于普萘洛尔能降低心输出量，使内脏动脉血流量相应减少，因而门静脉压力也相应减小。Lebrec 首先用普萘洛尔 40 ～ 180mg，每天 2 次，口服，给 8 例门静脉高压静脉曲张出血患者治疗 1 个月，证实由于心脏指数降低，促使内脏静脉血流量减少，从而降低门静脉压力。

6. 改善焦虑状态

此类患者常出现不同程度的精神和躯体上的病症，如心悸、震颤、出汗等。此症状均为交感神经兴奋性增强所引起的，因而用普萘洛尔疗效往往满意。

洋地黄对心脏的影响　　　　　　　　　// 1986.6.25

小剂量洋地黄能增加心脏应激性和传导性，但当剂量增大时，则呈减低作用。无论何种剂量的洋地黄均对房室结的传导系统有影响，因而使 PR 间期延长，较大剂量则引起心脏传导障碍。洋地黄能缩短心房及心室不应期，延长房室结不应期；还能促进心房、心室、房室结、束支组织的自主性。

洋地黄的利尿作用，主要是由于心排出量的增加，同时肾血量及肾小球滤过率增加。此外，洋地黄可直接作用于远端肾小管而促进钠水丢失，同时尚有对抗醛固酮的作用而利尿。

单克隆抗体治疗恶性血液病　　// 1986.6.26

免疫治疗是恶性肿瘤的治疗方法之一。被动免疫虽然有肯定的治疗作用，但是疗效短，全身反应大，主要受抗体血清的排斥反应限制。自从淋巴细胞杂交技术创立以来，我们可以持续获得高浓度、对特定抗原起决定作用的均一抗体——单克隆抗体（McAb）。近年来，已研制出能对多种肿瘤抗原产生抗体的单克隆抗体杂交瘤株，且某些单克隆抗体已在临床治疗中试用，有望获得可喜成果。

单克隆抗体是针对某一抗原决定基的化学结构完全相同的抗体。长期以来，人们已知免疫球蛋白的变异可导致肿瘤的发生，如多发性骨髓瘤所致的骨髓瘤蛋白是单纯的免疫球蛋白，虽然其抗体活性未知，但这种瘤细胞可在体外培养中长期生存。1975 年，有人成功将小白鼠骨髓瘤细胞株与脾细胞杂交融合建立了第一个产生 McAb 的淋巴细胞杂交瘤，从此淋巴细胞杂交瘤产生各种单克隆抗体的技术发展起来。淋巴细胞杂交瘤可产生具有特异性的单克隆抗体，其在临床上具有非常重要的意义。

这种技术的基本步骤和原理是：①选择适合的骨髓瘤细胞株；②制备特异抗原免疫过的肝淋巴细胞混悬液；③二者混匀杂交；④在适合于杂交瘤细胞生长的选择性培养基中培养。

急性白血病小识 // 1986.6.29

1. 肾炎、耳鸣、双目失明等临床表现皆因白血病细胞浸润所致。

2. 呕吐、电解质紊乱为急性白血病临床最常见症状。由于急性患者的血清溶菌酶增高，损伤肾小管，导致肾功能不全，从而导致呕吐和电解质紊乱。

3. 再障、白血病，二者均为干细胞病变，且可相互转化。

4. 急性白血病与妊娠。此病与妊娠的关系，有人认为妊娠可促进白血病的缓解，有人认为妊娠可促进白血病的恶化，莫衷一是。

甲亢小识 // 1986.6.30

甲亢可用抗甲状腺药物、β 受体阻滞剂、放射性 ^{131}I、手术治疗。不同疗法各有优缺点。药物治疗方便安全，但缓解率低，且易复发。放射性 ^{131}I 和手术治疗虽缓解率较高，但易引起甲状腺功能减退，所以治疗前必须慎重选择治疗方案，以取得满意效果。

硫脲类药物：40 岁以下患者首先选择此类药物，这类药物通过阻止 T_3、T_4 的合成而发挥作用：①减少甲状腺淋巴细胞的浸润；②抑制甲状腺自身抗体产生；③减低血浆中甲状腺微粒体抗体水平；④减低血浆中促甲状腺免疫球蛋白水平。

活血化瘀汤治疗萎缩性胃炎　　　　　// 1986.6.30

　　活血化瘀汤方：黄芪 20g，当归 15g，川芎 15g，枳实 15g，高良姜 10g，乳香 10g，没药 10g，炙甘草 10g。

　　加减法：疼痛重，加延胡索 15g；腹胀重，加厚朴 10g，青皮 10g；消化不良，加焦三仙。

　　本方的特点是用补血汤合川芎、乳香、没药等活血化瘀药，另加高良姜、枳实。

　　口诀：物地黄良枳草香。

家父裴慎先生治疗肝硬化两方　　　　// 1986.7.1

　　处方一：生牡蛎 30g，泽泻 15g，海藻 10g，茯苓 12g，猪苓 10g，肉桂 3g，苍术 6g，车前子 30g，白茅根 30g，地枯萝 30g，抽葫芦 30g，蚕茧 10g，茵陈 15g，丹参 30g，桃仁 9g，枳壳 9g，香附 6g，大枣 3 枚，禹功丸 4.5g。水煎服，每日 1 剂。适用于肝硬化失代偿期伴大量腹水的患者。

　　处方二：党参 10g，白术 10g，茯苓 12g，陈皮 6g，柴胡 10g，枳壳 10g，当归 10g，白芍 15g，泽泻 10g，莪术 6g，丹参 10g，郁金 6g，薄荷 3g，生牡蛎 15g，醋鳖甲 15g，车前子 10g，焦山楂 6g，神曲 10g，炙甘草 6g，金樱子 10g。水煎服，每日 1 剂。适用于肝硬化失代偿期食管－胃底静脉曲张伴严重消化不良的患者。

乙肝的发病情况　　　　　　　　// 1986.7.11

1979 年全国调查显示，HBV 感染率为 31.1%～ 61.6%，HBsAg 携带率为 3.8%～ 16.8%，平均为 8.8%，HBsAg 阳性率出生后逐渐上升，10 岁前超过 30.4%，以后随年龄增加逐渐下降。HBV 感染方式：一是输血及血制品。二是水平传播，所谓水平传播即通常所谓接触传播。即通过水、手、苍蝇的传播。此型传播占发病总数的 55% 左右。三是垂直传播，特别是母婴传播。HBeAg 阳性患者母婴传播率是 90%，父亲携带 HBsAg 者传播率是 20%。垂直传播的 HBV 在患者进入成年后不能清除，与水平传播迥然不同，有 85%～ 100% 可转为 HBsAg 携带者。垂直传播占全部病例的 40%，是我国乙肝病毒传播的主要方式。

再障效方　　　　　　　　　　　// 1986.7.12

黄芪 20g，熟地黄 30g，川芎 15g，何首乌 20g，甘草 10g，鸡血藤 30g，马钱子 1 个。阴虚加山茱萸、丹皮、黄精；内热加银柴胡、青蒿；阳虚加仙茅、淫羊藿；脾胃气虚加四君子汤。(《中西医结合杂志》1985 年 5 期）口诀：物当黄何草，鸡马又同笼。

注：物当是四物汤中无当归，依此可知后文之"物地""物芎"之意。

鸡香散治疗肺水肿　　　　　　　// 1986.7.13

鸡内金、沉香各 6g，共研为末，白开水冲服，治疗冠心病、高血压危象、急性肺水肿、肾功能不全、支气管肺炎有效。沉香者，降气顺气也，所谓降气顺气则具有降压、安神、定喘、止痛、祛痰的作用，对胸腹气滞、胀痛、呕吐、呃逆、气喘、腹痛有效。鸡内金消食补肾，具有温肾纳气的作用。(《江苏中医杂志》1985年6期）

萎缩性胃炎伴肠上皮化生   // 1986.7.14

乌梅、枳壳各5份，仙鹤草、白矾、郁金、火硝各3份，制马钱子2份，干漆1份。共为粉末，每日2次，每次3g。治疗患者20例，痊愈16例，好转4例。(《中医杂志》1985年12期）

口诀：乌马金干火硝硝，白鹤飞飞过草壳。

活血化瘀方治疗萎缩性胃炎   // 1986.7.19

黄芪20g，当归10g，川芎6g，白芍15g，高良姜6g，制乳香、没药各3g，枳实10g。此方治疗萎缩性胃炎，系活血化瘀法治疗此病的专方。口诀：物地黄良香。前述之"物当黄何草，鸡马又同笼"，为治疗再障方。由此可见，治疗再障的专方与治疗萎缩性胃炎的专方有类同之处，二者在扶正固本方面有一定联系。

糖尿病治疗一得   // 1986.7.20

滋肾降糖汤方：生地黄12g，山药30g，山茱萸6g，丹皮6g，茯苓12g，泽泻12g，知母6g，枸杞子20g，牛膝10g，天花粉30g。水煎服，每日1剂。(《安徽医科大学学报》1986年5期）

加减法：气虚加黄芪、太子参各 15g；苔腻加苍术。

此方的特点是重用天花粉、山药、枸杞子。其组成乃六味地黄汤合知柏、杞菊、济生。其思路未能超出常法的格局。

过敏性紫癜二则

1. 柴胡、防风、当归、乌梅、甘草。热重，加白茅根、丹皮、蝉蜕；紫癜重，加大蓟、小蓟、地榆；气虚重，加黄芪、黄精；湿重，加苍术。

2. 苍术、黄柏、生薏苡仁、蝉蜕。畏寒，加桑白皮、防风；风寒重，加苏梗；心烦口渴，加连翘、生石膏；痒甚，加生姜、大枣；便干，加生大黄。(《中医杂志》1986 年 2 期)

软脉灵治疗脑动脉硬化

软脉灵方：党参 10g，熟地黄 12g，枸杞子 10g，牛膝 20g，何首乌 20g，川芎 6g，丹参 20g，当归 10g，赤芍 10g。水煎服，每日 1 剂。本方为治疗脑动脉硬化的良方。(《中医杂志》1986 年 3 期)

口诀：物参杞首牛丹。

心衰用药体会

治疗心衰的洋地黄量应按药物代谢的半衰期计算。地高辛每日排出率有两个计算公式：

排除率（%）=（14+ 内生肌酐清除率）/5×100%

排除率（％）＝（11.6+20/肌酐）×100%

上述公式计算值，在肾功能正常的前提下为 31% ～ 33%。因此，地高辛的每日排出率可粗略估计为 1/3。根据这一原则，得出地高辛的体存量计算公式：

当日体存量＝（昨日体存量 + 当日用量）×2/3

因此，地高辛 0.25mg，每日 3 次，口服，使用 3 天的体存量应为 1mg。

房性早搏 *// 1986.7.30*

1. 有提前出现的异位 P′ 波，其形态与窦性 P 波不同。有时房性 P′ 波出现较早与前 T 波重叠，则需依靠 T 波变形来识别。

2. P′R 间期有时可超过 0.20 秒。

3. 过早搏动的 QRS 波群在 V_1 导联往往呈 rSR 型，QRS 波群之前可找到房性 P′ 波，PR 间期虽然大于 0.12 秒，但代偿间歇多不完全，可用以和室性早搏相鉴别（完全性代偿间歇，即早搏前的短间歇与早搏后的长间歇的之，与正常间歇的两倍相等）。若 P′ 波出现更早，位于房室结绝对不应期，则无相应 QRS 接合波，此称为阻滞型房性 P′ 波。若早搏出现于相对不应期，则接合波变形出现室内差异。这里必须明确一个概念——联律间期。所谓联律间期是指早搏与其前方基本心律之间的距离。如各早搏的联律间期相等则说明早搏是单源性的，如果联律间期不等则说明是多源性的。

中部

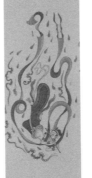

1987
————年
1997

几种药物的剂量及用法

1. 氮芥可阻止核糖核酸代谢，抑制癌细胞分裂。氮芥 10mg，溶入 250mL 生理盐水中静脉滴注，每日 1 次，4～6 次为一疗程。

2. 三磷酸腺苷（ATP）为一种辅酶，在体内分解为二磷酸腺苷（ADP）时，可放出能量。其一般用量为 20mg，肌内注射或缓慢静注，每日 1～2 次。

3. 甲巯咪唑 5～10mg，每日 3 次，一般用药 10～15 日即出现效果，应用时间不宜过长。

4. 呋塞米和依他尼酸又称袢利尿剂，二者结构不同，但作用基本相同，均为强力利尿剂，过量可引起低血钠、低血氯、低血钾和碱中毒，甚则引起血管床容量降低、听力障碍、消化道反应、皮疹、血小板减少、高血糖、高尿酸血症等。其适应证为难治性心力衰竭、急性肺水肿。肝昏迷及电解质紊乱者禁忌使用。袢利尿剂应用时常需补充氯化钾。常用量：呋塞米 20～40mg，口服，每日 1～2 次，口服后半小时开始利尿，2 小时达最高峰，持续 6～8 小时；静注后数分钟利尿，1 小时达到最高峰，持续 6～10 小时。

5. 氨茶碱的主要作用为扩张肾小球动脉，并通过加强心肌收缩力，使肾血流量增加，达到利尿作用，同时还可在一定程度上抑制肾小球的重吸收。此药利尿强心、扩张气管，但利尿效果不大。常用量：口服 0.1g，每日 3 次；静脉滴注 0.25～0.5g，可溶于 5% 葡萄糖溶液中，肌内注射则局部甚痛。

6. 多巴胺为儿茶酚胺类药，通过作用于特殊的多巴胺受体，使肾、肠系膜、冠状动脉、脑血管扩张，尤其可使心肌收缩力增强，增加冠脉血流量。但大剂量激活肾上腺受体会引起血管收缩，使冠状动脉血流量减少。由于每个个体对此药的耐受差异很大，因此在临床静脉滴注时，一般由小剂量开始，如每分钟 0.5 ～ 1μg/kg 开始，以此估算 50kg 的常人则每分钟应静脉滴注 50μg。每支多巴胺的剂量为 20mg，应以 20mg 为基点逐步增加，溶入 5% 葡萄糖溶液 500mL 中缓慢滴入。

肾上腺素受体阻断剂　　　　　　　　// 1987.7.4

1. α 受体阻断剂

如酚妥拉明、妥拉苏林，能使血管扩张、瞳孔缩小。酚妥拉明除用于诊断和治疗嗜铬细胞瘤外，还用于治疗心源性休克、肺水肿及洋地黄过量引起的心律失常。此药因副作用大，降压效果不明显，故一般较少用于治疗高血压。

2. β 受体阻滞剂

此类药物为治疗高血压的有效药物、重要药物。目前临床上最常用者有普萘洛尔（心得安、心得平、心得静、心得舒）。另外，噻吗心安为一强效制剂，作用较普萘洛尔强 6 ～ 8 倍，每日用量与普萘洛尔同。β 受体阻滞剂的降压作用可能与心律减慢、心输出量降低有关。近年来，有研究成果表明，高肾素与正常肾素型高血压对 β 受体阻滞剂反应良好，而低肾素型高血压则反应较差，因而人们推测其降压效果可能与降低肾素活性有关。β 受体阻滞剂的副作用较少，通常有心动过缓、支气管痉挛、皮疹、恶心等。普萘洛尔的降压作用通常需大剂量才能达到目的，但一般需从小剂量开始使用。

3. 血管扩张药

（1）肼苯达嗪：口服量与普萘洛尔同，以后逐渐增加，但因过大剂量可引起类风湿关节炎及红斑狼疮样改变，因此人们通常以小剂量与萝芙木制剂、噻嗪类合用，再配以适当的镁离子与钙离子则称之曰复方降压片。

（2）硝普钠：此药可直接松弛小动脉，减低心脏后负荷，同时松弛小静脉减低心脏前负荷，是一种强力血管扩张药。本药适用于高血压危象、高血压脑病，也适用于心肌梗死及多种原因引起的左心衰竭。此药不加快心率，降压迅速，作用短暂，每次40mg（普萘洛尔的1倍），加入5%葡萄糖溶液500mL中，以每分钟40～60滴的速度滴注，用药后数秒钟血压即可下降，停药后15分钟降压效果即可消失。硝普钠的代谢产物硫氰酸，当其在血中浓度增加时可引起乏力、恶心、肌震颤及精神症状等。

心绞痛再谈　　　　　　　　　　　// 1987.7.5

心绞痛之疼痛部位在左前胸，并向左肩、臂放散，在运动、饱食、受凉后发作，偶尔有在静止时发作者，口服硝酸甘油后数分钟内即可缓解。心前区持续性憋闷，无其他原因解释者，亦诊断为心绞痛。心绞痛发作持续时间应该是几秒钟到20分钟。过长的发作可能不是心绞痛。

治疗：硝酸甘油的止痛作用，经实践证明疗效是十分可靠的。其止痛机理不是扩张冠状动脉，而是减少心脏的前负荷（因扩张全身的动静脉，故亦能降低心脏的后负荷）。心绞痛发作时宜口含硝酸甘油或消心痛，剂量分别为0.5mg和10mg。硝酸戊四醇脂则不能含化，可在胃肠道吸收，一般口服20mg，每日3

次。另外，亚硝酸异戊酯则宜雾化吸入，每支 0.12 ～ 0.18mL，手帕内吸入。由于该药可严重引起低血压甚至休克，现很少应用。β 受体阻滞剂普萘洛尔通常减慢心率，减少心脏收缩力，亦能使心绞痛缓解。普萘洛尔与消心痛合用则疗效倍增，原因是前者可消除后者的副作用。

抑肝散和钩藤散 *// 1987.7.10*

抑肝散由当归、川芎、苍术、茯苓、钩藤、柴胡、甘草组成。本方为治疗精神抑郁、神情恍惚的主方，亦可治疗更年期综合征。

钩藤散由钩藤、石膏、麦冬、防风、菊花、党参、半夏、陈皮、茯苓、甘草组成。此方亦治疗精神抑郁、高血压病，其降压效果堪称一绝。

两方中主药均为钩藤。钩藤中含有一种生物碱，能抑制 5- 羟色胺（5-HT）受体。5-HT 分布在食管平滑肌和血管平滑肌上，与腹泻和血管收缩有关，5-HT 在中枢神经系统中分布亦多，因而与烦躁有关。日本学者最近指出，钩藤的抗抑郁作用：①更年期老年人效果好；②头痛呈麻木者效果好；③此药与普萘洛尔的作用相同。查钩藤、莱菔子两药，人称"降压灵"，钩藤扩张血管，莱菔子除胀，乃放松平滑肌也，故两药合用有降压作用也。

黏液水肿方 *// 1987.7.11*

家父治疗此病用二仙汤合越婢汤，每治必效。查二仙汤乃壮阳之主方；越婢汤乃利水之佳剂。前者治本，后者治标，标本结合，诚良方也。

柴胡加龙骨牡蛎汤 // 1987.7.11

日本伊藤忠信研究此方与丹栀逍遥散，发现前者有抑制 5- 羟色胺受体的作用，而后者无此作用。证明前者有抗抑郁的作用，而后者没有。

当归四逆散合吴茱萸生姜汤 // 1987.7.14

此方用治血栓闭塞性脉管炎，为日本人高山宏世所创。当归四逆汤由当归、桂枝、白芍、甘草、木通、细辛、丹参、生姜、大枣组成。《伤寒论》载："手足厥寒，脉细欲绝者，当归四逆汤主之。若其人内有久寒者，宜当归四逆汤加吴茱萸生姜汤。"此方用治血栓闭塞性脉管炎，痛减后可继用桂枝茯苓丸。根据文献记载，血栓闭塞性脉管炎乃瘀血也，故其后可用大黄牡丹汤加附片善后。

日本安中散治疗溃疡病 // 1987.9.27

组成：肉桂 4g，延胡索 3g，牡蛎 3g，小茴香 1.5g，砂仁 6g，高良姜 0.5g，甘草 6g。共研，过筛，分次冲服，每日 2 次，早晚各 1 次，用白酒或醋调服则疗效更佳。

口诀：肉桂良姜缩砂茴，延胡牡蛎甘草随。

作用：利胆、抗胃酸、抗溃疡。

注：所有调味香料，如肉桂、砂仁、小茴香、高良姜均有利胆作用。如无利胆作用，何以为煮肉之佳品？

几个临床方剂 // 1987.9.30

药王山败石母兰，赤丹桃红白钩川。（前列腺炎）

乌马金干火硝硝，白鹤飞飞过草壳。（萎缩性胃炎）

参杞四物首牛丹。（动脉硬化）

黄何藤马四物生，阴虚山萸丹皮精，内热银胡青蒿在，脾虚四君六君引。（再生障碍性贫血）

六味一黄钩，四物二黄钩。（高血压）

石冬风菊二陈参，降压仍须有钩藤。（高血压）

肉桂良姜缩砂茴，延胡牡蛎甘草随。（溃疡病）

当归四逆吴茱萸，脉管炎服此方奇。（脉管炎）

中西医结合研究方法学的探讨 // 1987.9.31

1. 临床研究设计

（1）选题：关键在于疗效，只有具有较好疗效（既高于西医，又高于中医）的中医理论和方药，才有必要进行机制研究。

（2）病例选择：病例选择一般均应有明确的西医诊断，且有全国或世界统一的标准要求和定量化指标。中医辨证标准应该证候规范化。

（3）设立对照组：有比较才有鉴别，不进行比较就无法进行鉴别。除研究公认的不治之症外，设立对照组是十分必要的。中药研究可用公认的西药进行对照。对照组和治疗组的病例数应相近，如果病例数太少则缺乏统计学意义。

（4）疗效标准：证和病的好转往往是一致的，西医判断疗效的客观指标较多，中西医结合临床研究常以西医的标准判定疗效。最好有全国统一的疗效标准，除了病的标准外，证的标准亦属必要，因为患者的感觉是判定疗效的重要方面，因此，病证结合的方法是判定疗效的办法。

2. 指标选择

指标是阐明原理、说明理论的关键。指标宜少而精，但预试阶段可采取撒网式的方法筛选指标。例如，中西医结合肾的研究，开始时材料较多，最先采用十几种指标在正常人及肾阳虚、肾阴虚患者中预试，后来经过反复试验才决定建立三个必要性指标。

3. 研究肝炎证型需要结合内分泌学

因为肝炎本身非常复杂，病毒性肝炎的肝外证候极多，有些可以从免疫学角度来研究，如对抗原－抗体复合物的研究，可认识肝炎常伴有关节炎、肾小球肾炎、过敏性皮炎等问题。肝病临床证候和内分泌有关，如低热、睾丸萎缩、男子乳房发育、蜘蛛痣、肝掌、甲状腺囊肿、纤维囊性乳腺病、多毛症、功能性子宫出血、子宫肌瘤、月经后期、量少、经少、经闭、不孕、肾上腺功能低下、色素沉着等，均需有内分泌指标支持。肝炎低热常被人们认可，但是很少有人把低热同内分泌联系起来。20 世纪 60年代有人证实，内分泌代谢的中间产物，如本胆烷醇酮、孕酮等都是热原，正常情况下这些物质在肝脏中脂化而变为非致热原，病肝脂化功能降低，酮类的致热作用显示。肝病的发热通常属于中医的阴虚夹湿发热和气虚发热。前者用五苓散，后者用补中益气汤。

4. 方法与探讨

（1）严密设计验证疗效，合理的对照，精确的统计，经得起重复。

（2）急性乙肝患者经过休息，90%可以自愈，因此治疗的重点是慢性肝炎患者。

（3）针对肝功能异常的治疗，关注转氨酶、血浆蛋白、血清麝香草酚浊度试验指标。

（4）针对肝脏损坏或中止纤维化的治疗，对慢性肝炎来说，肝功恢复正常，不等于肝病痊愈。中药对肝炎病变恢复情况由于较少开展肝穿刺在治疗前后的对比，因而资料完整性较差。清除病因（HBV）是治疗乙肝的重要一环，目前尚无肯定有效方药，必须要有 HBsAg、HBeAg、DNA 多聚酶等量化指标。慢性肝炎的机制复杂，治疗难度大，任何一方面的突破都是很有意义的。

（5）重点突破：慢性活动性肝炎的治疗非常复杂，任何一位专家、条件最好的单位恐也难以完全胜任，只能重点突破旁及其他。临床研究不同于临床治疗，不能什么都抓，必须有课题，在选题时要有重点，不宜太大。调节免疫目前指标尚难全面建立，当前指示还不能有肯定性结论。肝组织活检问题因患者不易接受，因而一向落空。还应查阅与本课题有关的大量国内外资料，充分掌握研究进展和相应的中医理论。第一，持之以恒，一次成功的可能性是很少的，必须在反复实践中不断修正补充自己的研究方案。在取得较为肯定疗效的基础上制订出剂型改革、药物分析、机制探讨等系列程序。第二，主攻方向确定后，不要轻易改变方向，不要轻易放弃或中途更换选题，但应依据本课题最近资料不断开发新思路。既要观察近期疗效，又要定期随访远期疗效，要有严格的治疗判断标准。除临床表现及肝功能改变外，还要测量血清中乙肝 5 项指标、DNA 多聚酶及 HBV 感染者外周血抑制性T 细胞功能检测、肝组织病理检查、血液流变学检测等。治疗前后观察结果需经统计，然后全面分析对比，才能得出可靠数据，筛选出真正有效的药物。乙肝虽然是一个很棘手的疾病，但是如能扬长避短，全力以赴，共同攻关，可望在近期内有所突破。检验指标不能低于西医水平。检测试剂应有可信试剂的型号，按统一规定的要求评定疗效。要突出中医特点，辨证论治，用一方一药治疗。若药味始终不变，治疗效果可能较差。在治疗上照顾主证的同时，也须照顾兼证，这样才能收到好的治疗效果。

眼底出血的辨证治疗　　　　// 1987.10.2

1. 肝肾阴虚证，用知柏地黄丸加白菊花、决明子、藕节炭、陈棕榈炭；出血停止则去炭，加牛膝、茜草根、茺蔚子。

2. 肝郁气滞证，用丹栀逍遥散加赤芍、三七、白芍；血止后用血府逐瘀汤加味。

3. 血热妄行证，用犀角地黄汤加白茅根、侧柏叶、大黄。

4. 气血虚弱证，用归脾汤或补中益气汤。

5. 瘀血阻滞证，用血府逐瘀汤加味（《北京中医学院学报》）。

病毒性肝炎的鉴别诊断　　　　// 1987.10.3

HBsAg 阳性患者的抗 –HBc IgM 阳性，多为急性乙肝；阴性为慢性乙肝。HBsAg 阳性，即可诊断，但 HBsAg 阴性而抗 –HBc 为阳性者亦应诊断。乙肝病毒急性感染者几乎都是一过性的，很少有由病毒携带者转化的病例。可以诊断为首次感染而发病的病例，详细追问病史是判断的主要依据。急性乙肝病毒标志物浓度变化曲线如下图。

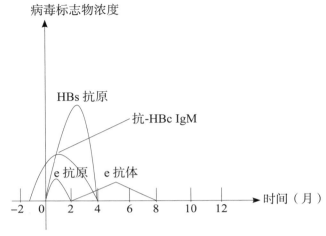

急性乙肝病毒标志物浓度变化曲线图

由上图可以看出，急性乙肝发病的标志是 0～4 个月 HBs 抗原、抗 –HBc IgM 同步升高，0～2 个月 e 抗原阳性，2 个月后 e 抗体阳性。一过性感染最终必然痊愈。

萎缩性胃炎治疗一得　　　　　　　　　*// 1988.12.13*

前治此病每以泻心、六君、香附良姜半枳砂等苦寒燥湿、补中益气医方取效。近见《中医杂志》多数治疗此病的方药中均含有活血化瘀药。当前物地黄良香、乌马金干火硝汤、五元草药汤、失笑散等中药均为活血之剂。还有三术吴乌蒲黄肉，枳实代归效灵丹。近年来发现，欲使萎缩性胃炎痛止，必须加用活血化瘀方，物地黄良香加三棱、莪术，五元草药汤加小丹参治疗此病则显效。

治疗脑血栓形成方 //1988.12.14

此病原曾以冠心Ⅱ号方为主进行治疗。现在发现桂枝 10g，附片 6g，牛膝 10g，郁金 6g，胆南星 6g，乌药 10g，马钱子 10g，干姜 6g，当归 10g，赤芍 10g，川芎 6g，半夏 6g，陈皮 6g，苍术 6g，厚朴 6g，合冠心Ⅱ号方，治疗脑血栓形成后遗症疗效显著。

余治疗此病之常用方：千年健 10g，海风藤 10g，马钱子 1 个，大黄 6g，当归 10g，黄芪 20g，水蛭 6g，生地黄 12g，麦冬 10g，五味子 3g，山茱萸 6g，山药 10g，桂枝 10g，附片 6g，石斛 10g，肉苁蓉 6g，石菖蒲 10g，远志 6g，巴戟天 10g。水煎服，每日 1 剂。疗效平稳可靠。

肝昏迷 //1988.12.15

肝昏迷也称肝性脑病，是因为肝功能衰竭致代谢产物在血液中堆积导致的脑功能障碍。患者症见烦躁、嗜睡、昏迷、扑翼样震颤、口臭，病理反射存在。

1. 诱因

（1）上消化道大出血：①增加肠血氨的产生；②循环衰竭导致血氨、尿素排泄减少。

（2）高热：促进蛋白分解。

（3）利尿：使血钾丢失。当肝脏严重损坏时，对钾离子的缺乏极为敏感。

2. 临床表现

意识障碍，肌张力增强，扑翼样震颤，口臭（轻则苹果味，重则氨臭味），病理反射出现。

3.治疗

（1）治疗原发病：保肝，联苯双酯 25mg，口服，每日 3 次，降酶效果较好。维生素 C、维生素 B、10% 葡萄糖、胸腺肽、干扰素、茯苓多糖等均可应用。是否使用激素，目前意见不一。胰岛素疗法能促进肝细胞再生，可用。

（2）抗感染：以氨苄西林最佳。肠道宜用新霉素 4 ～ 8g 灌肠，以抑制肠道细菌，从而减少氨的产生和吸收。

（3）保持肠道酸性：若 pH 值在 6.0 以下，用稀盐酸或食醋少许加水保留灌肠。乳果糖 20 ～ 30mL，口服入肠后，则分解为乳酸、乙酸乳酶生 1.0g，口服，每日 3 次。

（4）保持肠道通畅：口服 50% 硫酸镁 30mL 或用大黄水煎服。

（5）补钾：肝昏迷时对缺钾极为敏感。

（6）降低血氨：谷氨酸钠 $+NH_4^+=$ 谷氨酰胺（无毒）；精氨酸 $+NH_4^+=$ 尿素。

（7）补充维生素 B、维生素 E、维生素 K、ATP、辅酶 A。

（8）左旋多巴是多巴胺的前体，是脑神经的介质，口服后可竞争性地阻止蛋氨酸、苯丙氨酸、络氨酸等芳香氨基酸的肠道吸收，从而抑制血氨的形成。

（9）脑水肿时应用甘露醇。

治疗肝硬化腹水之利水方　　// 1989.5.26

学生张建成来函云：治疗肝硬化腹水，可应用天水市第一人民医院院长一方，其方组成：肉苁蓉 45g，绿矾 250g，大枣肉 200g，香附 250g，麦芽 375g（口诀：大肉青香加麦芽）。前三味

（大肉青）于砂锅内火煅，待烟出后入香附、麦芽的细末，面糊为丸，每日 1 次，每服 20 丸，黄酒为引。

张生云：患者服上药后，尿大利，腹水全消，其间未用其他利尿药，仅静脉滴注白蛋白。

按：此方主药为绿矾，酸寒入肝、脾，《日华子本草》谓此药有燥湿、补血的作用。该药含大量硫酸亚铁，另含铜、钴、镁、锌等元素。此药非胆矾，无催吐作用。香附行气，大枣补气，肉苁蓉壮阳，三药益气壮阳，可达利水之功。盖水之成也，阳虚之故也。麦芽一味，务在消食健脾，盖脾主运化水湿，脾健则水谷流行，敷布周身。

亚急性甲状腺炎的中医治疗　　　　// 1989.7.10

己巳年夏，省卫生厅王厅长患此病，百医无效。省人民医院彭主任以大剂量激素治疗，虽有小效，但仍然反复发热、甲状腺肿大。余查此病的特点乃甲状腺疼痛，时而发热，久治不愈，并伴出汗、心率加快、乏力、免疫力低下等，有时尚可出现甲状腺功能低下，个别病例还可出现典型的黏液性水肿。西医以激素治疗可显效，中医辨证施治、对症加减亦有效。

余辄以龙胆泻肝汤、化痰软坚汤、清骨散、柴胡疏肝散、桃红四物汤加减，而收显效。

几个有效方剂　　　　　　　　　　// 1989.7.28

1. 慢性肾小球肾炎

患者，女，17 岁，尿蛋白（++++），隐血（++），久治未见疗效。

余先予青霉素注射2周，同时服用中药显效。余处以龙胆、山栀、柴胡、黄芩、木通、滑石、甘草、茯苓、泽泻、车前子、生地黄、当归、桂枝、丹皮、桃仁、白芍。必要时加金银花、连翘、蒲公英、败酱草、女贞子、墨旱莲。服药20余剂，尿蛋白减至（＋＋），尿隐血（＋）。

2. 结节性红斑

患者，女，60岁，下肢结节性红斑20年，反复不愈，百医无效。

余诊其乃风湿流注，气滞血瘀。处以桂枝、白芍、知母、干姜、甘草、生地黄、防风、麻黄、白术、附片、当归、川芎、桃仁、红花、牛膝、黄芪、党参。服药20余剂，显效。

3. 慢性肾炎

患者经久不愈，百药无效。余处以生地黄、山茱萸、山药、丹皮、茯苓、泽泻、桂枝、白芍、桃仁、当归、白术、芡实、金樱子，取效。余以为慢性肾炎可用龙胆泻肝、桂附八味两方加减治疗。前方乃慢性肾炎急性发作之主方，后者乃慢性肾炎平时之专剂。急性发作时配以青霉素注射，于上方中可加入五味消毒饮；平时当在斯方中加入虫类药物如地龙、蝉蜕之类。

4. 糖尿病

余辄以竹叶、石膏、半夏、麦冬、五味子、知母、黄芪、鸡内金、天花粉、山药、葛根、苍术、蒲公英、赤芍、丹参、生地黄、金银花、百部、桃仁、苦参、地肤子，获效。

再障治疗又一发现

己巳年夏秋之交，余治疗再障患儿，天水市二级站乔科长之子。患儿血红蛋白 40g/L，病情重笃。余以党参 15g，白术 10g，茯苓 12g，半夏 6g，陈皮 6g，木香 3g，草豆蔻 3g，菟丝子 20g，女贞子 15g，枸杞子 10g，何首乌 20g，墨旱莲 15g，肉苁蓉 15g，地黄 12g，仙鹤草 20g，茜草 10g。患儿服此方 20 余剂，显效。

因患儿有胃脘部疼痛不适，服上方后胃脘痛减轻。余以党参 15g，白术 10g，黄芪 20g，当归 10g，茯苓 12g，远志 6g，炒酸枣仁 10g，龙眼肉 15g，甘草 6g，木香 3g，草豆蔻 3g，菟丝子 20g，女贞子 15g，枸杞子 10g，何首乌 20g，墨旱莲 15g，熟地黄 12g，肉苁蓉 10g，仙鹤草 20g，茜草 6g。服药 40 余剂，患儿血红蛋白 110g/L，健康返秦。

急性肾炎一得

庚午正月，余治疗急性肾炎一例，用香砂六君子汤合五苓散、越脾汤加益母草、苏梗、蝉蜕，显效。治一尿毒症患者，用四君子汤合五苓散、吴茱萸汤加全蝎、蜈蚣、赤芍、丹参、益母草、草果、大黄，获效。由此说明，肾病的治疗应以四君子汤为基础，五苓散为首选，急性加越婢，慢性加虫药。虫药之中则以蝉蜕、全蝎、蜈蚣为最常用。如果合并尿毒症则加益丹草果汤、大黄附子汤、吴茱萸汤。在药量方面，草果、苏梗、益母草剂量宜大。再者，虫类药物蝉蜕、全蝎、蜈蚣、水蛭、土鳖虫等均为治疗肾炎常用药。

肾炎尿血又一例   // 1990.3.10

急性肾炎尿血余以龙胆泻肝汤治疗，对出血少者恒有效，对出血多者则不甚满意。余门诊曾治疗一肾炎患者，尿隐血（+++）。余以六君、越婢、五苓加金银花、连翘、蒲公英、败酱草，7剂，出血止，病愈。此方说明麻黄治疗尿血的疗效卓著。依据传统概念，尿血乃血热之证，性温之品乃属禁用，余用麻黄之显效属一创造发现。

暴聋治验   // 1990.3.10

庚午春，兰州第二针织厂邓厂长带一暴聋患者来诊，余处以六味地黄汤合柴胡、葛根、五味子、灵磁石、当归、白芍、桂枝、木香、木通、胆南星、麻黄、细辛、菖蒲、五苓散。患者服药10剂，显效。

多巴胺的药理作用   // 1990.3.11

多巴胺是一种交感神经末梢分泌的神经递质，与肾上腺素一样，能直接兴奋 α 受体和 β 受体。在同类药中，去甲肾上腺素、去氧肾上腺素则直接作用于 α 受体，异丙肾上腺素则直接作用于 β 受体，间羟胺则间接兴奋 α 受体和 β 受体。多巴胺作为中枢神经抑胆碱药物，具有兴奋交感神经的作用，因而可增加心肌的收缩力，增加心输出量，引起血压上升。与此同时，此药对内脏血管都具有扩张作用，可增加心、肾、肠等的血流量。作为脑组织的神经递质，有些疾病时，会出现本多巴胺明显减少，而在该疾病的代谢产物中有毒的假递质参与其中，如帕金森病、肝昏迷等，故而治疗此类疾病时使用多巴胺往往有效。临床常用左旋多巴，此药是多巴胺前体，因多巴胺不能直接进入血脑屏障，而左旋多巴可通过血脑屏障。大部分左旋多巴在肝脏中转化为多巴胺，少部分在心、肾、脑中转化，其转化过程的实质是脱羟化。左旋多巴片 0.5g，口服，每日 3 ～ 4 次；或静脉滴注 0.5g，每日 1 次，治疗帕金森病时初始剂量宜少。左旋多巴在治疗肝昏迷时，除了排斥假神经递质外，尚能阻止潜在毒性甲胺形成，阻止芳香氨基酸如苯丙氨基酸、络氨酸、蛋氨酸、色氨酸在肠道吸收。

治疗乙型肝炎的中草药　　　　　// *1990.5.7*

《中西医结合杂志》（1989 年 8 期）载有杨光鉴同志实验研究论文。其文说下列中药在实验条件下，对乙肝病毒有明显的抑制作用：①当归、赤芍、生地黄、丹参、黄芪、何首乌、墨旱莲。②泽兰、皂角刺、砂仁。③山栀、山豆根、白英、虎杖、蒲公英、重楼、葛根、黄连、生石膏。

上述三类药物中第一类为扶正固本药，第二类为行气活血药（在第一类药中赤芍、丹参等也有明显的活血化瘀作用），第三类主要为清热解毒、清热泻火药。根据上述发现，三类药均能抑制乙肝病毒，而且抑制作用非常明显。依据中医观点，治疗本病务必扶正固本与清热解毒相结合。鉴于上述扶正固本部分当归、赤芍、熟地黄、黄芪、丹参、何首乌、墨旱莲、甘草，其本身即是治疗肝炎一良方。著名肝炎方强肝汤中的扶正部分是四物汤去川芎，加丹参、黄芪、何首乌、墨旱莲、甘草，此五味药是强肝汤中的扶正主药。有人用此方治肝，有调整肝功能的效果。前述清热解毒药部分有山栀子、山豆根、白英、虎杖、蒲公英、重楼、生大黄、石膏，此类药为常用治疗肝病之降酶主药。另外，又有砂仁、皂角刺两味行气、活血药使方药走而不守，其效益彰。

因此，余用上述诸药组成乙肝5号方：当归10g，赤芍20g，熟地黄12g，丹参30g，黄芪30g，黄精20g，何首乌20g，泽兰10g，甘草6g，墨旱莲10g，砂仁10g，生大黄6g，白英15g，山栀子15g，山豆根15g，虎杖15g，蒲公英15g，重楼10g，葛根10g，延胡索10g，川楝子10g，制乳香、没药各3g。本方主治肝功能损伤、乙肝"大三阳"。余拟将此方制成丸药，估计其疗效在前四号方疗效之上。

口诀：物芎何兰草黄丹，山山白虎葛蚤川，延胡砂仁大乳没，乙肝5号宜后传。

黄连解毒汤的抗溃疡作用 // 1990.6.8

黄连解毒汤由黄连、黄芩、黄柏、山栀四味药物组成。前有用此方治疗萎缩性胃炎的经验，其作用类似半夏泻心汤。现用此来治疗溃疡病与余之经验不同，继续用于临床则可扩大治疗溃疡病之方。实验研究证明，此方可明显作用于以下环节：每千克体重50mg黄连或黄柏对乙醇所致溃疡具有抑制作用，而同样剂量的山栀和黄芩却无上述作用，必须将剂量加至每千克体重250mg才可具有抑制乙醇所致溃疡的作用。黄连解毒汤对乙醇引起的电位差有明显的恢复作用。四味中草药对葡萄糖引起的胃酸分泌有明显的抑制作用。对照组异丙肾上腺素对此种胃酸分泌亦有明显的抑制作用，说明四种中草药的抑制胃酸作用与异丙肾上腺素相同。依据上述报告，黄连解毒汤中黄连、黄柏具有明显的细胞保护作用，而有保护作用的成分并非小檗碱。另一方面，黄连解毒汤具有一定程度的中和胃酸作用，此作用具有 β 肾上腺素能作用，相当于异丙肾上腺素。由于异丙肾上腺素对五肽促胃泌素和葡萄糖引起的胃酸增加均有抑制作用，因此说明黄连解毒汤抑制胃酸作用与异丙肾上腺素尚不完全相同。

综上所述，黄连解毒汤具有保护溃疡面的作用，又有抑制胃酸分泌的作用，此两种作用并无因果关系，而是各自平行的两种独立功能。根据上述结论，黄连解毒汤能治疗溃疡病，同时又能治疗萎缩性胃炎，故可以放胆用在临床上胃脘痛的治疗，自能左右逢源，辨证无大差错。

中医传统认为，此方仅适合于胃热炽盛或脾胃湿热证，对于虚寒型胃脘痛无效。余则认为治疗胃脘痛当寒热并用、攻补兼施，攻在黏膜，补在全身，二者相互依存，其效相得益彰。

日本人常用三方　　　　　　　　　　　*// 1990.6.10*

日本骆中人谓小柴胡汤、补中益气汤、十全大补汤三方能在治疗癌症中与西药化疗药物相辅相成，改善化疗患者血象和自觉症状，减少化疗副作用。小柴胡汤、补中益气汤、十全大补汤都能在与抗癌药物合用的前提下提高癌症患者的存活率，抑制因化疗引起的机体免疫功能低下，还能减少化疗药物的肾毒性。

香苏散治疗肠易激综合征　　　　　　　*// 1990.6.22*

《太平惠民和剂局方》所载治疗"四时瘟疫伤寒"之香苏饮

被人们广泛地应用于气滞感冒。余近阅一文谓此方能治疗顽固性发作性腹痛或大便异常，作者在应用其他方药无效的情况下共治疗9例，其中5例显效，4例有效，治疗的全部病例中均有排便困难（腹泻、便秘）及腹痛。日本汉方书《勿误药室方函口诀》及《蕉窗方意解》均有本方治疗难治性腹痛的经验。其文作者认为有以下症状，如时腹自痛、自觉冷而面颊红、腹软、脉弦而细、剑突下压痛伴胸胁苦满者，用此方。（雾林秀树，《国外医学动态》1989.4）

X 线片小识 // 1990.7.19

肺部球块状阴影，直径3cm以上，多为肺癌。阴影在肺门及周围者，属肺上叶前段、右中叶或左舌叶。发病年龄较大，通常在40岁以上。肿瘤特点：瘤体分叶占92%，周边毛刺71%，癌内空洞10%，多为鳞癌。空洞特点：①偏心；②厚层；③层不均匀。极少数有液平。肺部球块状阴影在3cm以下者为结核球，其表面光滑、无分叶、有钙点、上叶多，发病年龄小。错构瘤则内有明显的形如爆米花样的钙化点。

颈椎宁胶囊治疗颈椎病 // 1990.8.1

白花蛇舌草10g，狗脊10g，琥珀3g，桂枝10g，马钱子（油炸）1个（相当于2g）。水煎服，每日1剂。此方装入胶囊，每粒0.4g，比例同上，桂枝可减少至1/3，加生地黄亦可。（《中西医结合杂志》1989.12）口诀：白狗桂马琥地。

温清饮治疗白塞综合征的实验研究　　// 1990.8.2

《国外医学·中医中药分册》（1989 年 1 期）谓温清饮治疗白塞综合征有显效。温清饮的药物组成：黄连、黄芩、黄柏、山栀、当归、川芎、赤芍、生地黄，即黄连解毒汤合四物汤。据此可设想此方能调节和改善Ⅲ型变态反应和免疫反应。实验研究证明，温清饮在实验动物接触性超敏反应及局部移植物抗宿主反应（GVHR）两种免疫反应方面均能呈现明显抑制作用。总的来说，黄连解毒汤的作用较四物汤强，但温清饮的抑制作用是药物协同作用，而在此作用中黄柏的作用似较为突出。

维生素 E 的临床应用　　// 1990.8.12

维生素 E 又叫生育酚、产妊酚，是一种强力抗氧化剂，可减少和阻止不饱和脂肪酸的氧化过程，因而有抗衰老、维持生殖、保护肝脏的作用，可用于流产、不育、更年期、肌肉萎缩、转筋、肝炎、肝硬化、痔疮。10mg，每日 3 次，口服。

口诀：更不流肌肝筋痔，预防衰老保生殖。

肝病一得　　// 1991.4.28

辛未年，桂莲肝病，服柴胡舒肝、强肝汤合金铃子散，加制乳香、没药，未见明显功效。余参阅《笔花医镜》《中医内科临床治疗学》等，结合个人心得，拟定一方。此方由四逆散合三棱、莪术、瓜蒌、桂心、姜黄、青皮。服 1 剂，肝痛立止，连服则肝痛再未发作矣。

口诀：三棱莪术瓜蒌心，四逆散中姜黄青。

红斑狼疮的治法 // 1991.4.29

成都中医学院王渭川教授以善治红斑狼疮著称，其谓治此病有非用不可的三味药物：蜈蚣2条，乌蛇9g，紫草60g。此三药乃治狼之猛将，蜈、蛇除风，风者抗原抗体复合物之反应；紫草活血透疹，乃治风先活血也。该病之成，王老总以风证论之。盖此病之病原迄今尚未弄清，缘其可侵犯全身各系统，除发热、关节痛、血沉加快三大主症外，尚可侵袭全身结缔组织所在器官。因为心、肝、肾、脾、肺均可侵及，尤为突出者凡浆膜之所在，如心包、胸膜、腹膜、关节腔均可罹患，呈现积液。有人云此病之因为病毒。王氏在治狼疮药中辄加入白花蛇舌草、半枝莲、蒲公英之类，云有显效。

赵心波治疗癫痫的经验 // 1991.4.26

治疗癫痫的基本方：僵蚕6g，全蝎6g，桃仁10g，红花6g，天麻6g，生地黄12g，钩藤30g。赵老谓此方有最明显的疗效。余曾试治数例，确效。

黄连解毒汤的研究 // 1991.4.29

此方为中医传统方剂。日本人用此方治胃溃疡、胃炎、高血压、白塞综合征等有效。《和汉医药学会志》（1989年6期）刊登森本由美等人通过微循环研究，发现此方剂可致球结膜浅层血管收缩，血流量减少；深层血管扩张，血流量增加；同时可致全身小动脉扩张，心率减慢，血压下降。由此证明，此方剂对局部炎症的恢复具有较好的病理生理作用。无论溃疡病还是萎缩性胃炎，在其病灶边缘都有一定程度的炎症。

柴胡制剂具有类固酮作用 // 1991.6.10

日本汉方学家普遍认为，柴胡制剂均有不同程度的类固酮作用，其中柴苓汤的作用尤为明显。柴苓汤为小柴胡汤合五苓散，是《杂病源流犀烛》为阳明疟疾专设。日本人向井正野认为，此方对红斑狼疮有效，可减少激素用量，并用此方治疗一例 SLE 伴血小板减少性紫癜患者，使其血小板很快回升。

连翘汤治疗血尿 // 1991.6.12

日本人松本一男报道，用《汉方一贯堂医学》的连翘方治疗血尿有明显疗效。其方组成：当归、白芍、川芎、生地黄、柴胡、枳壳、桔梗、甘草、黄连、黄芩、黄柏、山栀子、荆芥、连翘、薄荷。此方适用于尿色紫黑、脉紧、下腹肌紧张。查此方的组成乃活血化瘀与清热解毒合方，与山西太原中研所益肾汤无异，今后应在此思路中多下功夫，可望创造出明显疗效的新方。(《汉方的临床》1990 年 2 期)

日本人经验综合报道　　　　　　　　// 1991.6.14

1. 香砂六君子汤治疗上腹部不定愁诉，其效为神，探讨了本方的解郁作用。

2. 芍药甘草汤治疗痤疮，方中甘草之剂量最大，为其特点。

3. 百合固金汤原为治咳嗽专设，近年来日本人用此方治疗咽痛、剧咳、声音嘶哑。此三症乃该方的主要适应证，在31例门诊患者中，17例有明显的疗效。

4.《备急千金要方》坚中汤由芍药、甘草、桂心、生姜、大枣组成。日本人浅田宗伯将此方改为桂枝、白芍、甘草、生姜、大枣、半夏、茯苓，用治胸胃部痞闷。

5. 仙鹤草除用于止血、补气外，尚有明显的抑菌功效。英国人通过实验，在仙鹤草中提取了四种结构成分，并通过药敏实验发现此四种成分对金黄色葡萄球菌、蜡样芽孢杆菌、加德那诺卡氏菌都有明显的抑制作用。

王文正治肝病经验　　　　　　　　　// 1991.6.29

王老乃山东中医学院名中医，其治疗肝病用健脾法，谓"健脾则积自消"，方用参苓白术散。肝痛加汉三七，既可止痛，又可使肝缩小；降酶则以清肝为法，但在方中恒加滋肾之品；清肝则常用小蓟、黄芩、败酱草；滋肾则以六味地黄丸为常用药。王老治疗乙肝病毒携带者，则常用龙胆、青黛、明矾、黄芩、白花蛇舌草、儿茶、大黄、山豆根、山楂、大枣、甘草。此方乃龙胆泻肝汤化裁，方中儿茶、明矾为王氏用药之特色也。

何首乌小议

// 1991.6.29

本品系蓼科多年生缠绕草本，药用块根，味苦兼甘，性平，能解毒亦能补，是一味攻补兼施之品。其色赤入血，既能养血安神，又能平肝降脂。

1. 味苦——通便，治疟，治疗皮肤赘疣、瘰疬疮痈、百日咳。

2. 味甘——乌须生发，补肾填精。

3. 色赤——入血则镇静、安眠、降胆固醇，治疗脑震荡后遗症。

补骨脂的药理作用

// 1991.6.29

此传统壮阳药，用治阳痿、遗精、腰痛、冷泄、尿频。现代药理研究表明，其有扩冠、抗菌、止血、抗着床及雄激素样作用。

痛风性关节炎方

// 1991.7.4

孔伯华方：苍术 9g，黄柏 9g，独活 9g，桑寄生 10g，野赤豆 15g，臭梧桐 12g，晚蚕砂 12g，汉防己 12g，土茯苓 30g，丝瓜络 6g，虎杖 15g，丹参 15g。

口诀：苍术黄柏独寄豆，晚瓜臭汗土丹虎。

此方之重点系将痛风以湿热论治。方中的土茯苓、赤小豆、汉防己、臭梧桐、晚蚕砂、丝瓜络等皆为除湿、清热、祛风之品；丹参、虎杖，或活血，或清热，均有舒利关节之效；苍术、黄柏（二妙）、独活、桑寄生，均治风湿痹痛。

肝癌方初探 // *1991.7.2*

余治疗肝癌向以杨方、黄山方取胜，此两方的主要特点是青皮、陈皮、赤芍、白芍共用，另外用五灵脂较多。近观《中国当代名医验方大全》中治疗肝癌两方：化坚汤、肝癌方。前方的特点是用鳖甲、龟甲、牡蛎、玳瑁；后者的特点是用香附、郁金、海藻、昆布、白花蛇舌草、夏枯草。其中一方用延胡索、川楝子；一方用三棱、莪术、桃仁、红花，两方均用四逆散。基于以上分析，余综合各家之言拟定一方，可为裴氏治肝癌之专方。

方药组成：柴胡 10g，枳实 10g，赤、白芍各 10g，甘草 10g，当归 10g，青、陈皮各 10g，三棱 10g，莪术 10g，延胡索 10g，川楝子 10g，鳖甲 10g，龟甲 10g，牡蛎 15g，玳瑁 15g，海藻 15g，昆布 15g，香附 9g，郁金 9g，制乳香、没药各 10g，黄芪 30g，丹参 30g，白花蛇舌草 15g，夏枯草 15g。

加减法：黄疸明显，加茵陈、栀子、大黄；舌苔黄腻，加黄连、黄芩、黄柏、大黄；肝痛，加重制乳香、没药、青皮、姜黄、肉桂、三棱、莪术用量；腹水，加大腹皮、葫芦皮、车前子、葶苈子。

口诀：四四八对。

软疣立消汤 // *1991.7.9*

陕西中医学院郭谦亨方：苍术 12g，黄柏 6g，生薏苡仁 30g，白蒺藜 12g，甘草 6g。水煎服，每日 1 剂，配芝麻花捣汁外用。

此方的组成以二妙加大剂量生薏苡仁、白蒺藜而成。生薏苡仁为治疣之专药；白蒺藜为皮肤病圣药。郭老谓此方用三剂则大部分扁平疣可立即脱落。芝麻花又叫胡麻花，苏轼《物类相感志》载："身生肉丁，擦之则愈。"

带状疱疹两验方 // 1991.7.8

著名皮肤病专家朱仁康方：马齿苋 60g，大青叶 15g，蒲公英 15g。水煎服。

周鸣岐老中医方：雄黄 20g，白矾 20g，蜈蚣 4 条。共研过筛，瓶装密封，用香油调敷患处。

按：上两方，一内服，一外用，可同时用于带状疱疹。此病为病毒引起，在胸、腰部沿神经分布，呈疱样斑丘疹，疱疹发出的前后常伴剧烈的神经末梢痛。中医称其为"缠腰火丹""蛇串疮"。前述之两方，理法完善，诚好方也。

荨麻疹四方 // 1991.7.9

1. 荆芥、防风、白鲜皮、蝉蜕、赤芍、丹皮各 9g。

2. 桂枝、白芍（赤芍）、甘草、生姜、大枣、黄芪、白术、防风各 10g。（广安门医院朱仁康）

3. 当归、白芍、白及、地龙、路路通、何首乌、乌药、荆芥、防风、川芎、生地黄、甘草。此方的组成乃四物汤合荆芥、防风、白及、地龙、何首乌、乌药、路路通。其剂量为一般剂量。（福建中医学院俞长荣）

4. 麻黄、连翘、赤小豆、胡麻仁、何首乌、苦参、石菖蒲、甘草。

以上四方代表了治疗荨麻疹的四个思路，且在一定程度上代表了当前中医治疗此病的水平。

坐骨神经痛验方 　　　　　　　　　　　// 1991.7.12

川乌 10g（先煎 40 分钟），草乌 10g（先煎 40 分钟），麻黄 10g，细辛 6g，牛膝 20g，木瓜 20g，制乳香、没药各 6g，青风藤 12g，海风藤 12g，鸡血藤 12g，赤、白芍各 20g，甘草 6g，生薏苡仁 30g，党参 10g，当归 10g，黄芪 30g，威灵仙 10g。

慢性病毒性心肌炎方 　　　　　　　　　// 1991.8.1

党参 10g，白术 10g，黄芪 30g，当归 10g，远志 6g，炒酸枣仁 15g，青皮 6g，赤芍 10g，川芎 10g，红花 6g，降香 10g，丹参 30g，麦冬 10g，五味子 3g，瓜蒌 10g，薤白 10g，熟地黄 12g，补骨脂 10g，木通 6g，泽泻 10g，生龙骨、牡蛎各 15g。

口诀：归脾冠生脉，青龙破地水（木通、泽泻）。

肝癌方再探 　　　　　　　　　　　　　// 1991.8.1

《名老中医肿瘤验案辑按》中共载肝癌案 18 例，其中用半枝莲、白花蛇舌草、生薏苡仁、鸡内金、虎杖、夏枯草、重楼者占一半。生薏苡仁的用量恒大于 50g，丹参、黄芪各 30g，半枝莲、白花蛇舌草各 40g，土鳖虫 10g，水蛭 3g，利水药可用商陆 9g。

仙鹤草的作用   // 1991.8.1

仙鹤草除已知的止血、补虚作用外，尚有止咳作用，或在止嗽散中加入，或在麻杏甘石汤中加入，均有明显的止嗽作用。

威灵仙的作用   // 1991.8.1

此药可治疗感冒、腮腺炎、病毒性肝炎，故有明显的抗病毒作用。另外，此药尚可治疗胃脘病、胆囊炎，还可治疗骨刺、气管炎、扁桃腺炎。

补骨脂的新用途   // 1991.8.1

补骨脂为豆科一年生草本植物，味辛，性大温，系治腰痛、冷泄、遗精、阳痿的上品。现代药理研究表明，此药有治疗银屑病、白癜风、斑秃、外阴白斑的作用；尚可用于妇科出血、病态窦房结综合征、支气管哮喘。其治疗出血、哮喘、病窦的作用可归结为肾上腺素能作用。

肝硬化腹水效方   // 1991.8.1

厚朴 20g，槟榔 20g，木香 10g，枳壳 20g，青皮 15g，陈皮 15g，大戟 10g，甘遂 10g。水煎服。此方加六君子汤疗效更趋满意，可名曰六君四对利水方。

心律失常的治疗 // 1992.1.22

《全国名方大全》共收两方：一曰"建中复脉汤"，此方乃大建中汤加丹参 15g，苦参 15g，玉竹 30g。由所举病例来看，本方适合于病窦综合征之心律失常，在方中加入生脉散、生龙骨、牡蛎、黄芪、生地黄、玄参、麦冬及麻黄附子细辛汤等，疗效可能更为确切。二曰"宁心饮"，此方的组成乃生脉散合甘麦大枣汤，加生龙骨、生牡蛎、丹参、百合、磁石。由所举病例来看，一例室上性心动过速被此方治愈。前方继承了炙甘草汤的传统，创造性地推广了大建中汤，重用玉竹、生地黄为其亮点之一。后方则继承了生脉散合甘麦大枣汤，仍用丹参、苦参、百合，再加石类重镇药。

综上所述，心律不齐之治当以炙甘草、大建中、生脉散、甘麦大枣，合丹参、生地黄、苦参、玉竹、百合等加减权衡之。此中重用滋阴药为其特点，生地黄、玉竹、百合均为常用之剂。余治疗王某心律不齐曾用归脾汤合生脉散加瓜蒌、薤白，重用生地黄、补骨脂、泽泻、木通获效。另外，在治疗心律不齐方面尚需注意加减：①多源性室性早博：丹参、苦参、甘松、当归、桑寄生、黄芪、葛根。②窦性心动过速：苍术。③病态窦房结综合征：麻黄、细辛、附片、补骨脂。④心肌炎：半夏、淫羊藿。⑤克山病：山楂、五味子。⑥低血压：黄精、枳实、女贞子。

临床检验数据的最新法定单位和参考值

// 1992.1.23

血红蛋白：(120 ~ 160) g/L；红细胞：(4.5 ~ 5.5) ×10^{12}/L；

白细胞计数:（4.0 ~ 10.0）×10^9/L；血小板:（100 ~ 300）×10^9/L；血钾:（3.5 ~ 5.0）mmol/L；血钠:（135 ~ 148）mmol/L；血钙:（2.2 ~ 2.7）mmol/L；空腹血糖:（3.9 ~ 5.9）mmol/L；尿素氮:（1.8 ~ 6.8）mmol/L；二氧化碳结合力:（21 ~ 31）mmol/L；胆固醇:（2.8 ~ 6.0）mmol/L；β 脂蛋白:（1.8 ~ 4.9）mmol/L；甘油三酯:（0.45 ~ 1.36）mmol/L；总蛋白:（60 ~ 80）g/L。

重症心肌炎的治疗　　　　　　　　　　　// 1992.2.10

上海仁济医院方：苦参 15g，黄芪 20g，白术 10g，防风 10g，北沙参 15g，麦冬 10g，五味子 6g。心动过速者，加石菖蒲、远志、炒酸枣仁；心动过缓者，加菟丝子、仙茅各 10g；心律不齐者，加重苦参剂量，再加龙骨、牡蛎；胸痛者，加瓜蒌、薤白、胡枣。

糖尿病的新方　　　　　　　　　　　　　// 1992.2.10

营口市中医院方：半夏、陈皮、茯苓、甘草、枳实、竹茹、苍术各 15g，山药 30g，僵蚕 20g。方中重用僵蚕、山药、苍术三味。此方组成别样特殊，当记之。

口诀：导痰苍山姜。

再论蒲公英　　　　　　　　　　　　　　// 1992.2.11

此药具有广谱抗菌作用，可用于革兰阳性球菌、阴性杆菌，亦可用于病毒，尚可用于原虫；更为特殊者，此药祛邪而不伤正，故可治疗各种胃肠疾患，如萎缩性胃炎、溃疡病、结肠炎等；尚可用于肺炎及支气管炎等。此药可为菜，菜者必扶正也，乡民长食不辍。

班玉魁治牛皮癣方 　　　　　　　　　　　*// 1992.2.12*

1. 火麻仁70g，亚西仁50g，里子仁30g，柏子仁30g，生杏仁30g，生桃仁30g，荆芥穗21g，防风21g，天麻30g，地黄30g，肥知母21g，苦参21g，蝉蜕21g，苍术30g，牛蒡子30g，木通21g，何首乌30g，石菖蒲21g，威灵仙21g，红止痒30g，光盐30g。水煎，外浸洗之。

2. 荆芥穗15g，防风15g，天麻18g，地黄18g，知母15g，生石姜20g，苦参18g，蝉蜕15g，苍术18g，牛蒡子18g，木通15g，亚西仁30g，白羊皮21g，椿白皮18g，地肤子30g，蛇床子18g，白蒺藜18g，火麻仁50g，生西吉10g，生甘草15g。水煎，分4次服用。

注：班老为甘肃省著名皮肤科专家，生前将此两方传人，方中亚西仁、里子仁、红止痒、生西吉究竟系何物，尚需进一步研究。

威灵仙再议 　　　　　　　　　　　　　*// 1992.2.12*

前述威灵仙有抗病毒作用，除可治疗感冒、腺病毒性肺炎、腮腺炎外，尚可治疗胃、胆部疼痛，此乃解痉之故也。现《中医杂志》有关威灵仙的讨论中，有人用该药治疗食管痉挛、哮喘、咳嗽获效；有人用该药治疗癌症、骨刺、乳腺增生获效。

梅尼埃病的新方   // 1992.2.12

桑叶 10g，菊花 15g，丹皮 10g，山栀 10g，白术 10g，泽泻
20g，钩藤 20g，赭石 15g，半夏 6g，陈皮 6g，茯苓 12g，甘草
6g。水煎服，每日 1 剂。此方组成特点为五苓散与厚朴钩藤汤、
半夏钩藤汤合，与治疗此病的其他方药差异较大，当记之。

口诀：四对二陈汤。

治疗再障的顿悟   // 1992.3.1

歌云：当川四神鸡丹红，黑山龙马三子蓉。

何谓四神？乃生地黄、何首乌、仙鹤草、土大黄也。丹为丹
皮、丹参，黑为黑芝麻，山为山萸肉，龙为龙眼肉，马为马钱子，
三子者菟丝子、枸杞子、女贞子，蓉者肉苁蓉也。

此方集活血化瘀、壮阳补肾、养阴补血为一炉，为治疗再障
的佳剂。余临证 30 年顿悟于斯，故记之。此方与归脾汤穿插使
用，则疗效更佳。

结节病治验   // 1992.3.2

壬申冬，余治省教委主任马某之妻，其诊断为结节病，肺部
结节样改变，伴发热、咳嗽、全身关节疼痛、血沉明显增快。除
此之外，尚有骨蒸潮热、五心烦热、盗汗等阴虚内热症状。余以
麻杏石甘汤合当归六黄汤、桃红四物汤、血府逐瘀汤等加减进退，
临床疗效异常明显，患者仅用少量激素（每日总量 15mg），2 个

月内即达到治愈。查近年来日本人对黄连解毒汤治疗此病的疗效倍加赞许，谓此方治胃溃疡、慢性胃炎、高血压、动脉硬化、失眠、精神抑郁等有效，治疗结节病亦有效。上述诸病的共同特点为均有自主神经功能紊乱。此紊乱的性质恒以交感神经兴奋为特点。中医谓此方之功在清热燥湿，热为水中之热，故与湿合，凡此皆以交感神经兴奋为依托，三黄类用之故效也。

癫痫的治疗 // 1992.3.4

余治疗癫痫曾用生铁落饮、黄何藤天生大蝉等方，亦曾用张氏定癫饼，后用赵心波之三虫、桃红、天麻、生地黄、钩藤汤。余查阅近 10 年来的《中医杂志》，治疗癫证的方药有柴胡桂枝汤、越鞠丸、温胆汤。尚有一方值得注意，其方名曰雄黄停痫丸（三天牵正虎丁香，黄连冰穗白金藏，朱砂珍米加雄黄），乃水丸，每服 5g。

四个效方介绍 // 1992.3.4

1. 脑鸣，用桂枝茯苓丸合导痰汤。
2. 脑动脉硬化症，用参芪葛蔓黄白升（益气聪明汤）。
3. 顽固性失眠，用夏枯草、女贞子、墨旱莲、白芍、龙骨、牡蛎、生地黄、法半夏、丹参、合欢皮、首乌藤（夏二白生黄半参，合欢皮加首乌藤）。动脉硬化、脑鸣、失眠三病通常相互联系。男女更年期之内分泌紊乱经常出现此三种症状，因此益气聪明汤、桂枝茯苓丸、导痰汤加失眠方，可治疗此症。
4. 甲状腺疾患，用海藻玉壶丸（当归、川芎、半夏、青皮、陈皮、海藻、昆布、海带、独活、连翘、浙贝母、甘草）。口诀：

当川二三独连贝，海藻玉壶甘草肥。

结缔组织病治验 // 1992.7.20

此病之治，余先遵王渭川先生之方，用紫草 60g，乌蛇 9g，蜈蚣 1 条，仅见小效；后以桂枝芍药知母汤合上方，加附子 30g（先煎 40 分钟）、马钱子 1 个（油炸），疗效前进了一步。又见此病多阴虚盗汗，结合治疗结节病的经验，故加用当归六黄汤、三黄栀子汤（黄连解毒汤）。近治兰州年秀英，患干燥综合征，用上方病乃大减，鞭炮声中送来锦旗一面，上书"医德高尚，妙手回春"八字。此例治疗，余思之，桂枝芍药知母汤可作为结缔组织病的基本方，紫草、乌蛇、蜈蚣、黄连解毒汤、当归六黄汤合用，则可相得益彰耳。

柴苓汤的应用 // 1992.7.20

此方为《杂病源流犀烛·六淫门》方。近年来，日本人对此方研究甚笃，认为此方对大鼠下丘脑－垂体－肾上腺系统有明显促进作用。此作用可能与促肾上腺皮质激素释放激素（CRH）的分泌增加有关。有人曾证明，小柴胡汤亦有此种作用，加五苓散则作用更强！鉴于此，凡皮质激素有效疾患皆可以此方治之，如类风湿、红斑狼疮、支气管哮喘、淋巴水肿、宫颈癌放疗后、溃疡性结肠炎、狼疮性肾炎、慢性前列腺炎、过敏性紫癜、紫癜肾等。此方能增加促肾上腺皮质激素的分泌，而无激素的副作用，可见传统中药作用较西药的替代疗法优矣。

类风湿关节炎的一汤 // 1992.7.20

余治此病总以桑枝汤、桂枝芍药知母汤、独活寄生汤、九味羌活汤、大秦艽汤、《三因》清脾汤等治疗。近观《中医文摘》（1992 年 3 期）蛇虫散一方，总以白花蛇、炙蜈蚣、炙全蝎、炙蜂房、广地龙、白僵蚕、乌梢蛇等虫类药物为主要组成部分，并谓疗效显著。鉴于此，余今后在治疗类风湿关节炎时可加三四种虫类药物观察疗效。

水蛭的用途 // 1992.7.20

水蛭宜生用，功专力宏，用量可在 3 ～ 9g，其作用有：①提高精子成活率，治疗男性不育、阳痿；②消栓溶栓，活血祛瘀，用治中风（脑出血、脑梗死、脑动脉硬化症）后遗症；③治疗血管瘤；④妇科炎性包块（子宫肌瘤、卵巢囊肿）；⑤男性前列腺炎；⑥热病经闭；⑦膀胱蓄血证，需与桃核承气汤合用。

颜德馨治疗血管瘤方 // 1992.7.20

水蛭 30g，延胡索 100g，牡蛎 100g。共研为末，分 30 包，每服 1 包，每日 2 次，黄酒冲服。

肝硬化的中药点滴 // 1992.7.30

余治疗肝硬化门静脉高压，向以丹栀逍遥散、强肝汤、平胃散、六君子汤、金车丹芪汤、四妙散、一阴煎等加减进退。近观姜春华、印会河等名家治疗此症，恒加当归、赤芍、桃仁、红花、全蝎、水蛭、牡蛎、穿山甲之类，乃取桃红四物加四虫耳。治疗肝病夫子们善用五灵脂、延胡索、九香虫、乳香、没药、王不留行、三棱、莪术。腹水之治宜蟠桃丸（《寿世保元》）：沉香、木香、乳香、没药各 9g，琥珀 2g，黑白二丑各 2g，槟榔 30g。共为细末，牙皂水稀面糊为丸，如梧桐子大，每服 8g，五更时白砂糖水送下。

肝炎肝痛的治疗经验　　　　　　　// 1992.8.12

癸酉夏，余治疗一肝炎肝痛、久痛不愈、百药无效的患者，方用当归、白芍、白术、茯苓、柴胡、黄芩、桂枝、干姜、牡蛎、天花粉、枳实、木香、黄连、青皮、香附、三棱、莪术、肉桂、姜黄、延胡索、川楝子。水煎服，每日 1 剂。服药 10 剂，痛止。

慢性粒细胞白血病一方　　　　　　// 1992.11.15

乌梅 4 枚，牡蛎 15g，三棱 10g，莪术 10g，青皮 10g，佛手 15g，麦冬 10g，郁金 6g。口诀：乌牡三金青佛冬。此方乃山东省某白血病专家的秘方，余自此病的患者之手得到。此方可与青蒿鳖甲汤配合而退热，亦可与桂附八味丸配合而补肾。此方与余之兰州方合用，当能提高疗效。余据此做如下修订：乌梅 10 枚，牡蛎 30g，三棱 10g，莪术 10g，青皮 10g，青黛 10g，佛手 20g，木瓜 20g，郁金 10g，姜黄 10g，党参 10g，麦冬 10g，五味子 6g。口诀：乌牡青三金佛生。

慢性粒细胞白血病一得　　　　　　// 1992.12.1

慢性粒细胞白血病者，其本气不统血也，兰州方正以大补元气之功而治本；其标增生也，宜三棱、莪术、土鳖虫、水蛭、马钱子。白血病的患者血沉快，此包含机体的功能变化在内，能否以川乌、草乌治之？能否以桂枝附子汤治之？临床尚待验证。

肝硬化腹水一得　　　　　　　　　// 1992.12.7

此病的治疗余已得法。近日门诊一晚期肝硬化患者持一方谓其消水如神。余取视之，乃余之治水方：北沙参 10g，麦冬 10g，玉竹 6g，石斛 10g，枸杞子 10g，女贞子 10g，茯苓 12g，猪苓 12g，泽泻 10g，白术 10g，桂枝 10g，柴胡 10g，黄芩 10g，半夏 10g，车前子 10g，生地黄 12g，当归 10g，何首乌 15g，鳖甲 15g，牡蛎 15g，红花 3g，川楝子 10g。水煎服。此方乃一贯煎加柴苓汤，以增加利水之效，尚具激素之功也。

苦杏仁的除胀作用　　　　　　　　// 1993.1.20

癸酉冬，靖远煤矿某职工患肝病，腹胀，百药无效，自服苦杏仁煎水，腹胀消之甚速。余思之，苦杏仁中含氢氰酸，乃剧毒也，能除胀如神，可谓继乌头、马钱子、水蛭、生石膏之外又一大剂也，当在实践中探讨。

慢性粒细胞白血病又一得 　　　　// 1993.1.20

　　此病的病机乃本虚标实也，本虚宜兰州方。标实者，血象高也，前述之三棱、莪术、土鳖、水蛭、马钱子用之甚佳，青黛、白花蛇舌草、半枝莲、喜树根、石见穿用之亦佳。此为清热解毒之剂，亦兼治癌之功。贯众、马齿苋、生石膏、青蒿、柴胡有发热时恒用之。高热不退时可用桂枝芍药知母汤，其中附子恒用 30g；出血加生地黄、仙鹤草、土大黄、何首乌、大黄、黄连、黄芩。

　　经过再三斟酌，余拟治疗慢性粒细胞白血病的处方如下：

　　基础方：生地黄 12g，山萸肉 20g，山药 10g，丹皮 10g，茯苓 12g，人参须 15g，太子参 15g，党参 15g，北沙参 5g，麦冬 10g，五味子 3g，浮小麦 30g，炙甘草 6g，大枣 4 枚，白芍 20g，牡蛎 20g，三棱 10g，莪术 10g，土鳖虫 6g，马钱子 1 个，水蛭 6g（冲服）。

　　加减：白细胞计数高，加青黛、喜树根、石见穿、白花蛇舌草、半枝莲；发热，加青蒿、生石膏、柴胡、马齿苋；出血，加仙鹤草、土大黄、大黄、黄芩、黄连；高热不退，加桂枝芍药知母汤，其中附子 30g 先煎。

　　口诀：兰州方中马土水，青树白石半术肥。发热青石胡马苋，出血三黄仙鹤飞。低热留之久不退，桂枝芍药紧相随。肝脾肿大有良法，水蛭五灵桃花马。

施今墨先生抗老防衰方 　　　　// 1993.5.10

　　菊花、漆树茶、柏子仁、葡萄干、茯苓、党参、绵黄芪、黄精、山药、白术、天冬、生地黄、熟地黄、石菖蒲、远志、黑芝麻、黑豆。共研为末，荷叶煮水为水丸，如梧子大，每服 12 丸，温开水送下，每日 3 次。

慢性骨髓炎方   *// 1993.5.16*

黄芪 30g，当归 10g，白芍 15g，生地黄 12g，皂角刺 10g，马钱子 2 个，全蝎 6g，黄连 6g，天花粉 10g，金银花 20g，连翘 20g，甘草 6g。此方水煎服，专治骨髓炎死骨形成，不能排出，流脓不断者。口诀：物刺黄花马，银花连翘全。

癸酉春，余在聚萃堂门诊，遇一女，右胫骨骨髓炎，服阳和汤、托里透脓汤、五味消毒饮、仙方活命饮 200 余剂，未见大功。余思其骨内肯定有死骨也，查遍诸书，乃以此方试之。服药 20 剂，显效。此女坚持服此方 100 余剂，流脓止，窦道收，病乃愈。

慢性粒细胞白血病的预后   *// 1993.6.10*

本病的预后与脾大、贫血、血小板、白细胞计数四项指标有明显的关系。凡巨脾、血小板低于 100×10^9/L、白细胞计数高于 250×10^9/L、血红蛋白低于 60g/L 者，预后差；不具以上指标者预后较好；具有一两项者预后较差。

顾伯华的四验方   *// 1993.6.20*

1. 骨髓炎方：当归、赤芍、丹参、党参、黄芪、穿山甲、皂角刺、忍冬藤、土茯苓、汉防己、苍术、黄柏、牛膝、生薏苡仁、紫花地丁、蒲公英、半枝莲、重楼。水煎服，每日 1 剂。

此方含四物、保元、五味、四妙、穿山甲、皂角刺、忍冬藤、土茯苓、汉防己，其中后三药的清热祛湿作用尤为明显，且剂量大。当归、赤芍、丹参为此类疾患的治疗基础方；清热除湿之四妙、土茯苓、汉防己、忍冬藤则为治疗湿热下注的主药；深层的炎症非穿山甲、皂角刺不能达其病所；五味消毒饮则为清热解毒之圣品也。

2. 白塞综合征方：大黄 10g，黄连 5g，黄柏 10g，生石膏 30g，知母 10g，甘草 6g，生地黄 30g，玄参 10g，石斛 10g，萆薢 10g，泽泻 10g，生薏苡仁 30g，金银花 20g，连翘 20g。此方与余治疗此病的方药大同小异，可改名为三虎增液汤。三者，三黄泻心汤也；虎者，白虎也；增者，增液汤也（方中麦冬换成石斛）。

3. 红斑狼疮方：增液汤加虎杖 30g，淫羊藿 15g，菟丝子 12g，土茯苓 12g，草莓根 30g，墨旱莲 15g，续断 10g。此方名曰克狼汤，为记忆方便，也可叫作三畜增液断肠汤。虎杖、土茯苓、草莓根的用量偏大，有明显的降血沉作用。《健康报》载一名医治疗红斑狼疮的双虎丹，谓其效如神，言其组成仅二味，但为何药？未详。余分析该方中的"双虎"，毋庸置疑其一为虎杖；另一虎者，或是白虎汤的生石膏也。盖生石膏为降血沉的主药，名医李学中曾对余曰：生石膏煎水在试管中亦能降血沉。

口诀：三畜增液断肠草。虎杖、淫羊藿、菟丝子为三畜；肠者，鳢肠（墨旱莲的别名）也。

4. 多发性肌炎方：此病原因不明，暂归为结缔组织病，临床表现为全身肌肉酸楚困重。除肌肉酸楚外，尚有发热、皮疹、关节炎、雷诺现象等。此病血沉快，发病缓，西医多用激素治疗。

临床上以 24 小时尿肌酸定量增高为较大特点。个别患者可找到狼疮细胞。顾伯华教授采用祛风胜湿法治疗此病取得显著疗效。其临床常用虎杖、土茯苓、威灵仙、秦艽、桑寄生、鸡血藤、党参、山药、赤芍、白芍、防己、淫羊藿。

口诀：己羊赤土鸡，生秦威虎山。

白癜风内服两方 // 1993.6.28

方一：豨莶草 10g，苍耳草 10g，浮萍 10g，补骨脂 12g，川芎 10g，红花 10g，白芷 6g，桂枝 3g，赤芍 12g。水煎服。

口诀：赤川红白桂，三草补骨脂。

方二：当归 10g，赤芍 10g，川芎 10g，丹皮 10g，桂枝 3g，乌梢蛇 6g，白鲜皮 12g，地肤子 12g，豨莶草 12g。

口诀：物地丹桂，乌白地草。

顽固性口腔溃疡治验 // 1993.6.29

癸酉夏，陈某患口腔溃烂，经久不愈，合并牙痛、咽喉肿痛、大便燥结、全身痛楚不舒。余诊之，见其脉大而滑，略带弦；舌质红，苔黄而腻。余以胃中实火处方：生石膏、山栀、生甘草、藿香、防风、黄连、黄芩、黄柏、大黄、知母、牛膝、生地黄、麦冬、白花蛇舌草、虎杖、蒲公英。此方泻胃经实火，3 剂而获显效也。生地黄、知母、麦冬之属者，火易伤阴也；白、公、虎者，清热解毒之猛将耳，此三药解毒之所在深也，常可降血沉于殊高之线。前述之三畜增液断肠汤中亦有虎杖、白花蛇舌草，可知其疗效大焉。

急性淋巴细胞白血病一例　　　　// 1993.6.29

　　陇西县某公之子患急性淋巴细胞白血病，余以兰州方先遣于前，两周后加长春新碱 2mg，每周 1 次；配合强的松 5mg，每日 3 次，凡四周完全缓解。化疗期间兰州方照服。此后余以兰州方加马、土、水为基本方（马者，马钱子也；土者，土大黄也；水者，水蛭也），服药 2 月余，病情节节好转，未见复发。

蜂房的用药体会　　　　// 1993.6.29

　　齿龈化脓案：某女，感冒后齿龈化脓，服蜂房末每日 4.5g，分 3 次服，3 日愈。体会：此例采用单味蜂房粉末冲服，治疗牙龈炎，疗效极佳，引人深思。余治疗萎缩性牙周炎曾用一方：胡芦巴、山药、茯苓、小茴香、郁金、骨碎补、续断、桃仁、杏仁、滑石、甘草，若方中如加入蜂房，当更有效耳。

晚期舌癌的治疗　　　　// 1993.6.29

　　日本人南松仁报告其曾用汉方治愈一例舌癌患者，服药 3 日，舌癌竟然脱落。处方：山豆根 10g，生薏苡仁 20g，桔梗 20g，黄芪 30g，茯苓 12g，当归 10g，川芎 6g，芍药 15g（《现代东洋医学》1992 年 1 期）。此方突出了山豆根、生薏苡仁、桔梗的治癌作用。

　　口诀：物地黄山薏梗苓。

唾液腺结石　　　　　　　　　　　// 1993.6.29

本病又名涎石，其临床表现为腺体发炎、颌下淋巴结肿大，也有颈部淋巴结肿大者；若舌下腺肿大者，俗称重舌。方用柴胡桂枝汤加桔梗、枳实；用排脓散加味亦可。

响圣破笛丸　　　　　　　　　　　// 1993.6.29

日本人矢数圭堂用此方，专治女歌唱家的声音嘶哑症。该方组成：砂仁、诃子、大黄、川芎、百药、薄荷、连翘、桔梗、甘草。此方中的百药即我国的山药。

再说类风湿　　　　　　　　　　　// 1993.7.1

此病无常法，余先时辄用桂枝芍药知母汤加味，又曾用桑枝汤、金牛白活薏枝鸡、五米牛骨薄沧海、独活寄生汤、麻杏薏甘汤，外加马钱子、乳香、没药、川乌、草乌。扶正固本药常加丹参、黄芪、当归、白芍、党参。除此之外，辄加一两味虫药，方可出现更好疗效。川乌、草乌为必用之药，量各 15 ～ 20g，先煎1 小时则可；藤类药青风藤、海风藤、络石藤，为常用之品；桑枝恒用 30g；羌活、独活可用，汉防己亦可用。

皮肤病三则　　　　　　　　　　　// 1993.8.1

1. 赵炳南治瘢痕疙瘩之黑布膏：老黑醋 2500g，五倍子 860g，蜈蚣 10 条，冰片 3g，蜂蜜 180g。

用法：先煎黑醋，沸后放入蜂蜜再煎，徐徐加入五倍子粉，边加边搅拌，最后加入蜈蚣粉、冰片粉。文火煎熬至呈黑膏状，摊于黑布上外敷，2～3 日换药 1 次，用药 1 个月即见显效。

2. 张先五之蟹足肿药膏：蜂房 30g，蜈蚣 5 条，蜘蛛 5 只，土鳖虫 15g，轻粉 9g，冰片 3g，明雄 9g，紫草 10g，香油 500g，蜂蜡 200g。

用法：先将蜂房、蜈蚣、蜘蛛、土鳖虫、紫草用香油炸至焦枯，捞出后将轻粉、冰片、明雄兑入，搅拌均匀，再共研极细末，与蜂蜡共熔。将软膏摊在油纸上约 0.3cm 厚，贴患处，1～2 日换药 1 次。

内服方：柴胡、穿山甲、夏枯草、梨根。水煎服，每日 1 剂。

蟹足肿者，即瘢痕疙瘩也。

3. 朱仁康之湿疹方：茯苓 10g，泽泻 10g，苦参 10g，蛇床子 10g，石斛皮 10g，黄芪 20g，土茯苓 15g，生地黄 30g，当归 10g，玄参 10g，丹参 10g。此方为口服方，水煎分 2 次服。

外用方：黄柏 10g，五倍子 10g，苦参 10g，生石膏 30g，滑石 15g，硼砂 6g，青黛 6g，冰片 6g。共研为末，香油调敷。

急性粒细胞白血病一方   // 1993.8.17

湖北省仙桃市第二人民医院邓以林医师治疗急性粒细胞白血病高热不退 1 例：大蟾蜍 1 只，水煮约半小时，去蟾蜍，取汁 500mL。每日分 3～4 次服完，至第 16 日，热退病除。该患者服药后 10 余年，未见复发。

盖蟾蜍者，皮下有蟾酥以为贵也。《常用中药药理》载"蟾抗炎，有激素作用，可治癌"；《中药新用》谓蟾酥"消炎镇痛、强心、升压，另具镇咳平喘之效"。此药尚可治疗各种早搏（期前收缩），每服 1 ～ 30mg，装入胶囊；亦可治疗心衰。近年来，用此药治疗白血病的报告甚多，但缓解率仅达 30% 左右。周仁祥等以此药作软膏，治皮肤癌，疗效显著。有人用此药与白砒以 4∶5 的比例混合后加樟脑少许，再将细辛酊、甘油以 1∶1 的比例调为糊状，用时取 1 小滴滴入牙道中，上盖小棉球，用于牙髓失活，有效率可达 95%。

蜈蚣为主治疗阳痿 // 1993.8.18

前述之水蛭有治疗阳痿的作用，今有蜈蚣者，治阳痿亦有显效焉。一方名曰"抗痿灵"：当归 60g，白芍 60g，甘草 60g，蜈蚣 18g。共研为末，分为 40 包，每次 1 包，空腹黄酒送服。陈玉梅医师用此药治疗阳痿 737 例，半年治愈率为 88% 以上。前余曾见《中医杂志》载一方：当归 10g，白芍 10g，甘草 6g，水蛭 6g。其谓此方治疗阳痿效大如神，并谓水蛭一味能促进精子的生成及活动。蜈蚣与水蛭在两方中地位同，作用亦同乎？两药相配能疗效相得益彰乎？

蒲黄的临床小议 // 1993.8.18

蒲黄系香蒲科香蒲属水生草本植物的干燥花粉，味甘性平，归肝、心包经，生行血，炒止血。近年来有研究显示，此药有降脂、抗动脉硬化的作用，尚可扩冠、兴奋子宫、止胃痛；外用可治疗湿疹。

白内障治验　　　　　　　　　　// 1993.11.25

余曾治一妇人，患盆腔炎、卵巢囊肿、高血压、白内障。余
处以桂枝、茯苓、白芍、丹皮、桃仁、猪苓、泽泻、白术、金银
花、连翘、蒲公英、败酱草、三棱、莪术、海藻、昆布、生龙骨、
生牡蛎、海螵蛸。服药 24 剂，妇科病大愈，血压下降，白内障亦
较前好转。此例之治验令人深省，桂枝茯苓丸合五苓散治疗眼科
白内障确实有效！所加三棱、莪术、海藻、昆布之属对白内障的
消散确实有益！此例治囊肿而益于白内障，为一意外发现。

木龙头的临床疗效　　　　　　　// 1993.11.25

此为陇上名菜，余最喜食之。前曾有资料云：齐墩果酸系
由此药提取得到，可见此药的治肝作用。余颈上长一寻常疣，约
0.5cm×0.5cm 大小，每至春则缩小，至冬则长大。余发现凡春之
缩小皆以食用木龙头时最为明显。去年，余开始有意识的试验，
结果证明消肿物者乃木龙头之作用也。今后余决计以此药为基础
组成一治疗肿瘤的方药，或可造福于人类！

几句话　　　　　　　　　　　　// 1993.12.20

2 年来，余忙于《中西医结合实用内科学》的编写，夜以继
日，废寝忘食。上月总算全书脱稿，凡 150 万言，陈敏章题签，
陈可翼作序，西北五省著名中西医结合专家均参加编写，编委总
共 21 人，皆中西结合界之佼佼者。书稿送出版社，余之大功成

矣！2年来，余之临床资料积压太多，忙于彼则疏于此，环顾案头，急需浏览的杂志、会刊、内部资料堆积如山。今日起，余将逐日翻阅，务求在古历年前，肃清旧账。

病毒性肝炎小记 // 1993.12.20

此肝之常见病也。甲、戊型肝炎皆为急性，病死率不高。乙、丙、丁三型可转为慢性。丁型肝炎病毒（HDV）为缺陷病毒，依赖乙肝病毒才能复制，经常与乙肝病毒重叠感染。

消失性骨病 // 1993.12.26

1954年，Gorham 首次报道此病，故名戈勒姆病。本病因骨消融，破坏神速，又称为幽灵骨。该病多见于 20 ～ 30 岁青年，男女均可累及。本病在大块溶骨的同时伴乳糜样胸水及腹水。大部分患者无症状，一部分患者可自行缓解，少部分患者可因胸水、腹水、心包积液，或感染，或压迫而死亡。本病目前尚无有效疗法。

氟啶酸 // 1993.12.28

氟啶酸，又名依诺沙星。其胶囊每粒 0.1g，每服 0.2g，每日 3 次。本品副作用仅有胃脘不舒及轻度恶心呕吐，饭后服药则可缓解。本品对革兰阳性菌及阴性菌均有较好的作用，除此之外，其对沙门菌属，如伤寒、副伤寒杆菌亦有较好的抑制作用。

肿瘤坏死因子和传染病　　　　　// 1993.12.25

　　人们早就发现细菌感染偶然能诱导恶性肿瘤自行消退，故曾设想细菌及其毒素可能含有某种抗肿瘤因子。1975 年，Caswoll 给动物模型注射卡介苗和内毒素，发现在其血清中产生了一种未曾发现的活性因子。该因子可引起肿瘤组织的坏死，故称为肿瘤坏死因子（TNF）。经过深入研究，该因子的局部产生和暂时性产生对机体有利，全身性产生则对身体有害。该因子是参与免疫反应和炎症反应的重要介质：① TNF 诱导传染病组织的损伤，如败血症、重症脑膜炎、暴发性肝衰竭、慢性肝炎、痢疾。②对白色念珠菌、病毒、疟原虫、血吸虫等均有抑制作用。综上所述，肿瘤坏死因子虽有一定的抗感染作用，但因其能在各类感染中促进细胞坏死，因而利弊各半。

抗菌药物的新进展　　　　　　// 1993.12.26

　　抗革兰阳性菌药物，除过去常用的青霉素、甲烯土霉素、麦迪霉素、螺旋霉素外，还目前推出的最新药物万古霉素、去甲万古霉素。本类药对各种革兰阳性菌包括金黄色葡萄球菌、抗甲氧西林金黄色葡萄球菌、表皮葡萄球菌、肠球菌，以及厌氧菌中的难辨棱状芽孢杆菌均有强大的抑制作用。去甲万古霉素成人静脉滴注 0.8g，日 2 次。另一种抗生素叫太古霉素，成人每日 0.4g，静脉滴注。

　　抗革兰阴性菌药物，在青霉素类中新近推出了替莫西林、阿扑西林等；在头孢菌素中推出了头孢哌酮（先锋必），还有头孢曲松、头孢他啶、头孢唑啉钠（先锋 V）。近年来，由于细菌耐药性增长，抗生素的临床应用被迫年年换代。在抗药菌中以金葡菌最引人注目，而在金葡菌中又有一种特殊的耐药菌株，名为抗甲氧西林金黄色葡萄球菌（MRSA），此株具有顽固的耐药性，临床常引起持续高热及败血症。前述的万古霉素及头孢哌酮钠（先锋必）对此种细菌均有明显的抑制作用。

多巴胺＋呋塞米腹腔注射　　　　　// 1993.12.31

多巴胺 20mg，呋塞米 40mg，腹腔注射，每日 1 次。安体舒通 40mg 口服，每日 3 次。多巴胺和呋塞米可根据利尿情况酌情加减，其中多巴胺可用至 60mg，呋塞米可用至 240mg。此法治疗肝硬化腹水疗效异常明显。

肝硬化预后分析中的年龄因素　　　　// 1993.12.31

300 例成人肝硬化患者按其年龄分组，从 30 岁开始，每隔 5 岁分 1 组，共 7 组。患者的年龄分布以 50～54 岁组最多（31%），小于 35 岁组占 13%。肝硬化患者分组应按小于 35 岁、35～49 岁、大于 50 岁最为合理。上述 3 组年龄，生存时间越长者年龄越小，可以说生存时间的长短与年龄大小成反比。

胆囊切除术后综合征　　　　　　　　// 1994.1.3

此病在胆囊切除术后患者中经常遇到。其临床特点为胆区疼痛向肩背部放射，厌油，与慢性胆囊炎的症状类似。上海市消化疾病研究所陈晓星等通过实验研究得出：此病患者的 Oddi 括约肌痉挛，胆管蠕动波增高，腔内基础压力增高。另外腹痛组血中胃泌素水平明显高于无痛组，这说明胃泌素的增加与胆管内基础压力相关，二者均为消化系内分泌调节的重要环节。

重症肝炎的发病机理和治疗 // 1994.1.6

乙型肝炎病毒本身的致病作用有限，因此乙肝重症的出现或与肌体免疫应答有关。最近有研究发现，乙型肝炎合并 δ 因子感染者在暴发性感染中占 30%，其中尤以 HBc IgM 阴性的慢性带菌者引起暴发性肝衰竭阳性率更高。这为 δ 因子的危害性提出了人所共知的意义。另外，目前认为，针对入侵病毒的一系列免疫反应可引起肝细胞凋亡，这在肝脏的损伤过程中起重要作用。重症肝炎的治疗如下：

1.10% 葡萄糖注射液 500mL+ 胰高血糖素 1mg+ 胰岛素 10U，静脉滴注，每日 1 ～ 2 次。

2. 六合氨基酸 250mL+10% 葡萄糖注射液 250mL，静脉滴注，每日 1 ～ 2 次。

3. 门冬氨酸钾镁：10% 门冬氨酸钾镁 20mL+10% 葡萄糖注射液 250mL，静脉滴注，每日 1 ～ 2 次。

4. 维生素 E、B、K_3、白蛋白、全血等对症支持治疗；亦可用肝炎灵 2mL，肌内注射，每日 1 ～ 2 次。

5. 胃及食管静脉出血者用西咪替丁 200mg，口服，每日 3 次；或 0.5% 去甲肾上腺素、氢氧化铝凝胶、镁乳（1：5：4），口服，每日 2 次；或普萘洛尔 10mg，口服，每日 3 次；或垂体后叶素 10U+10% 葡萄糖注射液 250mL，静脉滴注，每日 1 ～ 2 次。大出血时可取三腔管压迫止血。

6. 肝昏迷者用乙酰谷酰胺 1g+10% 葡萄糖注射液 250mL，静脉滴注，每日 1 ～ 2 次；或用食醋 50mL+ 生理盐水 150mL 灌肠，每日 1 次或 2 次。

7. 中药治疗。

8. 抗生素的应用分肠道与全身，前者可用新霉素 1g，口服，每 4 小时 1 次；后者则用先锋必或甲硝唑。

9. 肝昏迷继续加重时则可导致肺水肿、脑水肿，此时可用 20% 甘露醇 250mL，快速静脉滴注（约半小时滴完）。

最近广泛使用的头孢菌素　　　　　// 1994.1.11

头孢菌素问世以来就以其广谱、特效、速效闻名于医界。20 世纪 80 年代末首先推出了头孢噻吩钠、头孢氨苄、头孢硫脒。90 年代又出现了第二代头孢菌素产品头孢环己烯胺、头孢唑林钠。第二代头孢菌素对肝肾功能有轻度损害，同时可能出现尿糖假阳性。头孢菌素的第三代产品头孢哌酮钠则克服了上述缺陷，在肾功能不全患者中亦可应用，同时不引起假尿糖阳性反应。同属于第三代的头孢菌素，还有头孢唑肟、头孢噻肟、头孢曲松钠等，其疗效与头孢哌酮钠类似。

血友病的临床与实践　　　　　　// 1994.1.11

本病为遗传性凝血功能障碍性疾病。本病发病情况：据美国国立卫生研究院调查显示，每 10 万人中约有 26 例血友病患者。本病一般为血友病 A 型、B 型、血管型。由于早期诊断、家庭治疗和临床各科协作，目前血友病的生存期明显延长，死亡率大大降低，平均寿命已接近正常人群。本病的发病机理与人类免疫缺陷病毒有关，此种病毒可引起艾滋病。据日本学者统计，在 4000 例本病中患艾滋病者 34 例，较普通人群高 20 倍以上。另外，在血友病患者群中，患各型肝炎者较多。波兰学者调查显示，在 960 例血友病患者中各种肝炎病毒的感染率均较高。上述患者采用干扰素、阿糖腺苷、左旋咪唑，有效率达 80%。血友病患者合并骨关节炎者较多，伴口腔炎者亦较多。其治疗早期输血，后期倡用血浆；1964 年以来采用冷沉淀物治疗；1985 年后用凝血因子制剂；近年来有人采用肝移植法治疗。

幽门螺杆菌和十二指肠　　　　　// 1994.1.14

前已述及幽门螺杆菌和萎缩性胃炎有极为密切的关系，近人研究其与十二指肠溃疡亦有明显的关系。Levi 等认为凡此菌感染者，由于尿素酶的释放和氨的生成，使胃黏膜层 pH 值增加，从而促使胃泌素不适当地增加，且知此种胃泌素可直接刺激壁细胞分泌胃酸，而胃酸分泌过多可使十二指肠球部 pH 值下降，从而导致溃疡。

大量输血抢救呕血并肝昏迷一例体会　　// 1994.1.14

本例患者三腔双囊管压迫止血无效，去甲肾上腺素盐水洗胃疗效亦差，在快速扩容和输入一定量白蛋白的基础上，反复多次输入新鲜血液，配合止血、保肝、导泻等方法后转危为安。说明输入白蛋白、新鲜血浆能抑制内源性蛋白分解，补充组织蛋白的消耗，既能减少氨的产生，又能减轻肝脏负担。

血栓闭塞性脉管炎　　　　　　　*// 1994.1.14*

　　山东一名医生在电视《卫生与健康》栏目中介绍血栓闭塞性脉管炎的治疗方法，其以阳和汤加四妙勇安、马钱子治疗此病，疗效非常。

白血病化疗进展　　　　　　　　*// 1994.1.15*

　　20 世纪 70 年代，急性白血病的化疗取得了重大进展，急性淋巴细胞白血病（ALL）的 3 年生存期已达 35% ～ 70%，急性非淋巴细胞性白血病（ANLL）的 3 年生存期亦高达 30% ～ 45%。骨髓移植（BMT）又为此病的治疗开辟了新途径。80 年代以来，本病的治疗又趋于停步不前。BMT 无显著改进，远效与化疗基本持平；新的化疗药物较多，但总体来看与老药无显著性差异。在慢性白血病的治疗方面，除同种异基因 BMT 治愈了小部分慢性粒细胞白血病外，化疗仍然停留在五六十年代的水平，没有用化疗治愈的病例。目前最大难点是复发，一旦复发很少再能生存。大剂量化疗无疑是预防复发的重要措施，孪生双胞胎之间的同种基因BMT 可以使 40% ～ 60% 的患者不复发。ALL 在诱导化疗结束后，强化化疗至少应维持 3 年；ANLL 大多需强化化疗 6 ～ 8 个月。

癌症发热的中药治疗　　　　　　*// 1994.1.17*

　　癌症发热，余曾用大量生石膏、青蒿鳖甲汤退热。活血化瘀药可选水蛭，亦可选三七，但前者活而溶，后者活而止。有出血者可选用后者，无出血者可选用前者。清热解毒药可选用白花蛇舌草、马齿苋、半枝莲、仙鹤草、夏枯草、青黛、青蒿等。有口诀曰：白马半鹤草青青。关于剂量问题，生石膏可用至100～200g，青蒿可用30～60g，马齿苋60g。用此则热可退矣！另外，马钱子与乌头为中医调节机体免疫反应的巨药，马钱子可用于再障、白血病；乌头则用于变态反应性疾病。

类风湿关节炎与强直性脊柱炎   // *1994.1.17*

1990 年 10 月，在山东省威海市召开了全国性会议，会议发言总结如下：

1. 类风湿关节炎

（1）发病与机理：类风湿关节炎的发病率为 0.24%～0.45%，较国外低。本病关节可出现不同程度的滑膜增生、纤维素沉积和软骨破坏，增生的内容是抗原抗体复合物的沉积（解放军总院的观察结果）。类风湿因子（RF）为诊断本病的四项指标（关节疼痛变形、RF、X 线、滑膜病理检查）之一，但因健康人中亦有 5% 的阳性率，故冲淡了该指标诊断本病的重要性。

（2）治疗：①非甾体抗炎药（代表布洛芬）：此类药物小剂量有止痛作用，大剂量则有抗炎作用，通常每次 0.2g，每日 2～3 次。②改变病情药：青霉胺 0.25g，每日 3 次，见效后改为每日 0.25g，可维持 1 年，有副作用，疗效好。甲氨蝶呤 10mg，每周 1 次。尚可用雷公藤、激素类。

2. 强直性脊柱炎

过去曾误认为本病是类风湿（RA）的中枢型。20 世纪 80 年代将其完全分开。强直性脊柱炎的临床特点：①具有遗传性；②骶髂关节受累；③妇女颈椎受累明显。治疗：除布洛芬外，甲氨蝶呤、柳氮磺吡啶治疗亦有效。青霉胺为青霉素的衍生物，因其可与各类重金属离子结合增加该离子的排泄，以往人们用它治疗肝豆状核变性及重金属盐类中毒，如汞、铅、铜等中毒，疗效高于二巯丙醇。近年来发现，该药具有明显的免疫调节作用，其实质是抑制抗原抗体反应，因而用其治疗类风湿关节炎、强直性脊柱炎等。

治疗乳腺病一得   // 1994.1.19

此病的治疗余向以柴山合剂投服，无一不见效者。日本人用桂枝茯苓丸、柴胡疏肝散、桃核承气汤治疗此病也有疗效；并通过统计学处理三方疗效数据均较市售药强，且有明显差异。

盐酸维拉帕米（异搏定）的新用途   // 1994.1.19

此药为钙离子通道阻滞剂，可减少钙由细胞外进入细胞内，从而降低心脏传导系统及心脏的应激功能，使房室结不应期延长、心房动作电位振幅降低、心肌收缩减缓、心肌耗氧量降低。鉴于上述机理，本药可治疗各种心律不齐，但对慢心率、心衰、心源性休克绝对禁忌。本品不能与 β 受体阻断剂（如普萘洛尔）同用。近年来研究发现，本药对下列疾患均有效：①妇女神经官能症；②精神分裂症；③迟发性运动障碍；④躁狂症；⑤急性胆绞痛；⑥成人口吃。异搏定临床用量：通常为 40mg，每天 3 次，口服；平均用量为 80mg，每天 3 次，口服；静脉滴注 10mg，小壶或静推，半小时后可重复使用。

肾炎发病中的凝血和炎症　　　　// 1994.1.19

1. 激活血小板和凝血因子造成毛细血管阻塞。

2. 中性粒细胞和巨噬细胞等炎性细胞和所分泌的炎性介质。

上述两种因素是凝血与炎症产生的基本原因。中医益肾汤集活血、解毒于一炉，是治疗该病的好方剂。马齿苋与水蛭可否用于肾炎患者是今后该病治疗的重要问题。

白细胞过高性急性白血病　　　　// 1994.1.21

ALL、ANLL 凡白细胞大于 $100 \times 10^9/L$ 者，均属此类。其特点为病情急重，原因概出于大量原始细胞堆积。其在脑、肺中的堆积导致中枢神经和肺的症状，在周围血管的堆积会出现 DIC。大量未成熟白细胞的崩解又释放出核酸和钾、磷离子，导致代谢紊乱，出现高尿酸血症、高钾血症等。上述各种表现统称为白细胞过高综合征。基于上述原因，此病临床重笃，近期死亡率高。其治疗则不能急于大剂量化疗，若用之势必出现大量血细胞的坏死，堆积加重，增加死亡风险。急性淋巴细胞白血病可选用 VP方案。急性非淋巴细胞白血病则宜在第一疗程中先减少化疗剂量，待白细胞下降后再增加剂量。有条件时可先采用白细胞清除术，即使用白细胞分离机清除大部分白细胞。白细胞清除术不能治疗本病，其治疗还应依靠化疗。输血可增加微循环淤滞，故不可取，应充分给予水化、碱化。口服别嘌醇 0.1g，每日 3 次，可预防高尿酸性肾病。

卡托普利

// 1994.1.22

卡托普利是一种血管紧张素转换酶抑制剂，有明显的降压作用，对充血性心力衰竭有明显疗效。

中西医结合治疗臀上皮神经损伤综合征

// 1994.1.22

本病确系单独存在的疾病，其诊断要点：①腰腿外伤史；②髂脊中点直下 3cm 处，臀上皮神经部位有明显压痛及肌紧张。中药内服当归、地龙、红花、威灵仙、川牛膝，病甚者加三七。一方的口诀：川地根田红牛威，活络效灵后相随。此余之经验方也。续断 10g，地龙 15g，葛根 20g，田七 3g，红花 3g，川牛膝 10g，威灵仙 10g，当归 10g，丹参 10g，乳香、没药各 3g。水煎服后，药渣局敷热疗，后用按摩之法。另有一方采用黄芪桂枝五物、补阳还五汤之合方，重用黄芪、当归、赤芍、川芎、红花、地龙、鸡血藤。

急性白血病的分型（1986 年制订）

// 1994.1.26

凡骨髓中原始细胞 ≥ 30% 者均可诊断。

1.急性淋巴细胞白血病（ALL）

根据细胞形态可分为 L_1、L_2、L_3 三型。

L_1：小细胞为主。

L_2：大细胞为主，核形不规则。

L_3：大细胞为主，核形较规则。

2. 急性非淋巴细胞白血病（ANLL）

M_1：原粒细胞未分化，原粒细胞大于 ≥ 90%。

M_2：原粒细胞部分分化，原粒细胞 ≥ 30% 且 <90%。

M_3：早幼粒细胞白血病，早幼粒细胞 >30%。

①颗粒粗大（胞浆中）。

②颗粒细小。

M_4：粒单核细胞白血病。

①原始细胞和早幼粒细胞增生为主，原幼单和单核细胞 >20%。

②原幼单增生为主，原始和早幼粒 >20%。

③原始细胞单核和粒系均 >30%。

④嗜酸颗粒粗大而圆，着色较深占 1% ～ 30%。

M_5：单核细胞白血病。

①未分化型，原始单核细胞在 80% 以上。

②部分分化型，原单 <80%，原幼 >30%。

M_6：红白血病。

M_7：巨核细胞白血病。

地龙的临床应用　　　　　　　　　　　　*// 1994.1.28*

传统用于祛风痰、解急痉、和血脉、治中风。有人外敷用于流行性腮腺炎、湿疹的治疗，亦产生较好疗效。陕西李敬慈用此品配用"头痛宁"治疗三叉神经痛 14 例，近期治愈 1 例、显效 3 例、有效 9 例、无效 1 例。头痛宁方：地龙 30g，黄芪 30g，当归 30g，细辛 15g，川芎 30g。共研细末，炼蜜为丸，温水送服，30

天为一疗程。由此可见，此药治疗神经痛有效。

水蛭的临床应用 *// 1994.1.28*

余常用此药治疗血管瘤、血液病、动脉硬化、类风湿关节炎。近观《中药新用手册》，此药用于冠心病、肺心病、风心病、眼科疾患均甚相宜。

呼吸衰竭的临床与治疗 *// 1994.1.30*

1. 呼吸衰竭的临床表现

（1）低氧血症（$PaO_2<50mmHg$）：①患者口唇及甲床发绀，此为低氧血症的最重要指征，但因机体平素血红蛋白的多寡、皮肤色素的深浅、心功能状态等附加因素，发绀的程度和低氧的程度便难以成为正相比例关系；②除发绀外，尚可见烦躁、谵语、抽搐、癫痫、意识丧失；③缺氧对心血管系统影响极大，首先是心率增快、血压增高，进而出现心律不齐、休克；由于肺血管的收缩，还可见肺动脉高压、右心衰竭。

（2）高碳酸血症（呼吸性酸中毒）：由于 CO_2 的蓄积，可产生严重的中枢神经系统症状和心血管症状。中枢神经系统症状可见嗜睡、昏迷、躁动、抽搐，肌张力可增加亦可减低，即腱反射可增强亦可减弱。由于脑血管代偿性扩张，颅内压升高，查眼可见视盘水肿，瞳孔缩小、两侧不等大。此为重度呼吸衰竭的临床表现，有人称此为肺性脑病。心血管方面可见胸痛、胸闷、心悸、脉速、血压升高，晚期可出现严重高碳酸血症，届时血压始见下降。周围血管扩张，可见球结膜充血，部分患者可出现心律失常。

除肺、心的改变外，五脏六腑皆可出现因缺 O_2、多 CO_2 所引起的症状，如溃疡病症状、上消化道出血、肝肾功能的破坏、水电解质的严重紊乱等，既可出现代谢性酸中毒，又可出现呼吸性酸中毒。

2. 呼吸衰竭的诊断

（1）低氧血症：常人动脉血氧分压（PaO_2）为 90～100mmHg，55～60mmHg 为轻度呼吸衰竭，40～55mmHg 为中度呼吸衰竭，<40mmHg 则为重度呼吸衰竭。

（2）高碳酸血症：常人 $PaCO_2$ 为 35～40mmHg。>50mmHg 为轻度呼吸衰竭，>70mmHg 为中度呼吸衰竭，>90mmHg 为重度呼吸衰竭。

（3）动脉血氧饱和度（SaO_2）：95%～100% 为正常，80%～90% 为轻度缺氧，60%～80% 为中度缺氧，<60% 为重度缺氧。

3. 呼吸衰竭治疗

（1）控制感染。

（2）无创经鼻面罩双水平气道内正压通气治疗。

（3）中枢兴奋剂：最常用尼可刹米，首次 0.375g，静脉推注；继以 3.75g 加入 5% 的葡萄糖注射液 500mL 中静脉滴注。该药能强烈兴奋中枢。

治疗血液病的药物选择　　　　　　　　　*// 1994.2.2*

1. 白细胞减少——补骨脂、仙鹤草、鸡血藤、苦参、黄芪。

2. 白血病的治本——青黛、蟾酥。蟾酥为脊椎动物蟾蜍耳后腺分泌的白色乳液干燥物。此品味甘，性辛温，有毒，入胃、心两经，具有散肿攻毒、通窍止痛之功，传统用治疔肿疮疡，同时还可用于风寒犯胃之吐泻、腹痛、昏迷不醒，内服 0.015 ～ 0.03g，入丸散最好。现代药理研究证明，蟾酥具有强心、升压、镇痛、抗肿瘤、消炎、镇咳、祛痰、平喘及升白细胞、兴奋横纹肌的作用。鉴于本品可用治心律不齐、心衰、癌瘤，故本品为治肿瘤的最佳药选。白血病为癌肿的薄弱环节，可用此试验攻克。

青黛为爵床科植物马蓝、蓼科植物蓼蓝或十字花科植物菘蓝叶中色素的加工制品，又名蓝靛，味咸性寒，有清热解毒、凉血化斑的功效。现代药理研究证明，青黛有抗肿瘤、保肝、抑菌作用。治疗慢性粒细胞白血病，用青黛、明雄 9∶1 配比，有一定疗效。余思之，用 60g 青黛与 1g 蟾酥相配，研末装入 0.25g 的胶囊，制成 244 粒胶囊，每次 2 ～ 4 粒，每日 3 次，治疗慢性粒细胞白血病疗效可能较好。此配方中青黛与蟾酥之比为 60∶1，每粒含蟾酥 5mg，服 3 ～ 6 粒时，则蟾酥含量为 15 ～ 30mg。

枳实的新应用 // 1994.2.2

芸香科柑橘属酸橙、香橼、枳的未成熟幼果；近成熟的果实亦供药用，名枳壳。枳实味苦，性寒，入脾、胃经，功效破气行痰、散积消痞，传统用于胸腹胀满、胸痹。枳实的升压作用很强，但不增加心肌耗氧，亦不增加心率，可使肌肉及皮肤阻力（血管阻力）增加，外周血流量减少，非常有利于休克的抢救。另外，枳实还有强心利尿的作用：①治疗心衰；②抢救休克；③治疗胃下垂；④治疗子宫脱垂。由此推知，胸腹胀满及胸痹的实质可能与胃下垂和冠心病有关。

磁共振成像的临床应用

// 1994.2.4

磁共振（MRI）不仅可以显示实质脏器的异常信号，同时具有特殊的流空效应。这种流空效应对显示血管畸形、腔内肿物所致的血液湍流现象及血栓、钙化灶等均优于 CT，给人以集血管造影、CT 断层于一炉的感觉。流空效应产生的重要因素是流速，如果流速较慢，或被射场激发的质子又随静脉回流，回到了信号采集区，此时可表现为血管结构的强信号。随着时间的流逝，流出血管的血肿，在 MRI 中成像不同：① 1 周内（急性）：血肿中心呈低信号；② 1～4 周（亚急性）：血肿周边强于中心；③ 1 个月后（慢性）：血肿周边组织出现低信号区。

除此之外，MRI 还可显示梗死、钙化、水肿、血栓、出血等。

现代医用影像学正在更新神经系统疾病的传统概念

// 1994.2.4

CT 诊断脑出血的正确率达 100%，与病理学诊断基本一致。CT 诊断脑梗死虽有少量假阳性，但能完全排除脑出血。临床上脑梗死同脑出血往往相互误诊，有时将症状较轻、脑脊液清亮者误诊为脑梗死。癫痫患者通常因脑肿瘤、寄生虫、血管畸形、外伤血肿、脑动脉结节硬化等所致时，通过 CT 均易鉴别。小脑出血、脑干出血，常因来势凶猛、早期昏迷、病程短促，生前仅能做出蛛网膜下腔出血的诊断，现依靠 CT 和数字减影血管造影（DSA）可以确诊。以往认为此类疾病无法抢救，现在通过 CT 观察认为小部分患者仍可恢复。

头痛对颅内肿瘤的诊断价值 // *1994.2.7*

1. 头痛的时间

良性肿瘤病程较长，头痛时间平均在 3 年以上，其中大部分为脑膜瘤，少部分为神经纤维瘤，极少部分为星形细胞瘤。恶性肿瘤病程短，多则数周，少则数小时，大部分在 4 个月以内。

2. 头痛的部位

一般认为，头痛对颅内肿瘤无定位意义，但额、颞、顶、枕部头痛患者 192 例中，经手术证实 100 例肿瘤位于头痛的同侧半球。

3. 头痛的程度

幕上肿瘤生长缓慢，头痛程度较轻。恶性癌瘤疼痛时间短、剧烈，呈暴发性，后呈持续性疼痛，暴发性加重。通常见到的恶性肿瘤有胶质细胞瘤、恶性室管膜瘤。部分患者可能因肿瘤生长迅速而头痛发生率高。

4. 头痛的伴随症状

视力障碍（72%）、癫痫（36%）、偏瘫或半身感觉障碍（35%）、颅神经损害（18.3%）、意识障碍（2.6%）。

再生障碍性贫血首次骨髓检查增生程度对诊断的影响
// *1994.2.9*

将 541 例再障患者分为骨髓增生和减低两型，并对两型的转化、痊愈、生存率进行了比较，发现减低组中 60% 维持原状，34% 转为增生活跃，3% 反复转变，3% 转为白血病；增生活跃组中 44% 维持原状，44% 转为降低，9.3% 反复转变，2.7% 转为白

血病。减低组临床痊愈达 15.9%，增生组为 14.6%。减低组 1 年、
5 年、10 年生存率分别为 70.43%、57.66%、51.51%，均低于增生
组的 86.7%、71.24%、63.34%，有显著统计学差异。

现代营养学对防治疾病的重要作用　　　// 1994.2.17

营养学的功用应包括以下几个方面：①预防及治疗营养缺乏
性疾病；②减轻与营养及膳食有关疾病的症状；③增进人体健康，
尤其是婴幼儿身心健康，包括增强人体免疫力。当前营养学的主
要内容是防止营养过剩所产生的疾病，如心脑血管疾病、肿瘤、
肥胖病、高血压、高脂血症、糖尿病等。例如，少吃食盐既能防
止高血压，又能防止创伤、感染等所引起的机体内分泌、代谢、
自主神经功能紊乱。这种紊乱会引起营养状态变化。在住院患者
中，蛋白质缺乏者占 60%。

月见草油治疗慢性肾功能衰竭的实验研究

// 1994.2.18

此油中含有多种不饱和脂肪酸，对非免疫调节的慢性肾衰竭
有较好的治疗作用。增加饮食中的亚油酸成分，可使慢性肾衰竭
（CRF）动物肾小球滤过率增加，血肌酐水平下降。也有人认为，
多不饱和脂肪酸（PUFA）能改善慢性肾衰竭的病程进展。月见草
中含有非常丰富的亚油酸和亚麻酸，均属不饱和脂肪酸。用此药
治疗肾衰竭是很有希望的一条途径。

喹诺酮类药物 // 1994.2.21

喹诺酮类药物有诺氟沙星、氟啶酸、环丙诺氟沙星等，上述产品均系在喹啉环 6 位上引进氟原子制成。本系列产品抗菌谱广，吸收率高，毒副作用少，价格低于头孢菌素，因而备受重视。喹诺酮类药物的抗菌作用可参考前述依诺沙星的 6 个 100% 及 1 个 80%，剂量大多为 0.2g，每日 3 次。其毒副作用发生率为 5% ～ 10%，因毒副作用需终止疗程者仅占 10%，未见重症不良反应的报道。总的来说，反应比较轻微，如皮疹、精神症状，对性功能及性器官有一定影响，因而儿童慎用。喹诺酮类药物与利福定类、万古霉素、去甲万古霉素有拮抗作用，与 β 内酰胺类合用则可治疗耐药金黄色葡萄球菌所致的感染。喹诺酮类药物第一代产品为吡哌酸、诺氟沙星，第二代产品为环丙诺氟沙星（环丙沙星），第三代产品为氟啶酸（依诺沙星）。

胃静脉曲张硬化的治疗 // 1994.2.23

肝硬化患者的食管静脉曲张、胃底静脉曲张已为常人所知，然胃静脉的普遍曲张则为人所忽视。此乃门静脉高压的表现，此时患者胃脘不舒、腹胀、恶心，常伴有不同程度的上消化道出血、黑便。有人用胃静脉硬化术治疗此病，余谓此乃绝对治标之法。中医云"见肝之病，知肝传脾也"，此可谓肝木克土，亦即肝之横逆犯胃也。肝木克土之证已由下列三症得到证实：①胆汁反流导致胃炎；②肝硬化致使胃静脉曲张；③肝炎患者的厌食症状。逍遥散为治疗此病的较佳方剂。

溶血性贫血   // 1994.2.23

溶血性贫血的实质是红细胞缺陷。红细胞缺陷可见于四个方面，即红细胞酶缺陷、红细胞膜缺陷、血红蛋白缺陷、自身免疫缺陷。

1. 红细胞酶缺陷

葡萄糖 -6- 磷酸脱氢酶缺乏症（G-6-PD）是最常见的遗传性红细胞酶缺陷病。广西数家医院共报道 387 例 G-6-PD 患者，提示此病系该地区小儿急性溶血性贫血和新生儿高胆红素血症的主要病因。此病的诱因以感染尤其是病毒感染为主，另外食用蚕豆亦是诱发本病的主要原因。广西医学院附属医院改进了 G-6-PD 荧光斑点试验，能够定量反映 G-6-PD 缺乏程度，在一定程度上可取代酶活性测定。广东医学院制备了抗 G-6-PD 血清，并发现了一个变异型——湛江型。

2. 红细胞膜缺陷

此型溶血主要见于阵发性睡眠性血红蛋白尿和遗传性球形红细胞增多症。

3. 血红蛋白病

此型最常见于地中海贫血。

4. 自身免疫缺陷

此型常见于艾滋病。

急性白血病的化疗联合方案   // 1994.2.23

1. 急性非淋巴细胞白血病（ANLL），用柔红霉素、阿糖胞苷（DA 方案），完全缓解率可达 61.7%。柔红霉素，每日 40mg，1～3 日，静脉滴注；阿糖胞苷，每日 100mg，肌内注射或静脉滴注，分两次最好，1～7 日。

2.急性淋巴细胞白血病（ALL），用长春新碱、泼尼松、柔红霉素、环磷酰胺（VPDC 方案）。长春新碱 2mg，每周 1 次；柔红霉素，每日 40mg，每周 1～3 次；环磷酰胺 600mg，每周 1 次；泼尼松，每日 40～60mg，分 3 次。

急性感染性多发性神经根炎　　　　　// 1994.2.24

重感冒后出现四肢麻木、全身乏力、腰酸腿软、皮肤局部感觉异常、头晕诸症，部分患者可出现偏瘫，可诊断为急性感染性多发性神经根炎，中药治疗以桂枝芍药知母汤加味。

薄基底膜肾病　　　　　　　　　　　// 1994.2.25

本病在国内首次报道 8 例，临床主要特点为持续性镜下血尿，间发性肉眼血尿，可伴发轻度蛋白尿，少数患者有血尿家族史，提示该病可能与遗传有关。本病患者肾功能正常，说明本病预后良好。电镜下肾病理变化轻微，肾小球基底膜变薄为本病的最重要特点。

血液净化在治疗重症肝炎中的应用　　// 1994.2.25

此为新疗法。在患者上肢或下肢做动静脉瘘，并将血浆置换器或血滤器用肝素洗好待用。上述置换器或血滤器与动静脉瘘接通，当患者血浆滤出时，补充等量或大量的新鲜血浆、白蛋白或其他代用品。

血象基本知识　　　　　　　　　　　// 1994.3.3

1. 周围血象中出现有核红细胞的含义

①溶血引起的过度增生，使有核红细胞过早释放；②骨髓病（白血病、再生障碍性贫血、恶性组织细胞病）性贫血，即骨髓中有异常细胞浸润时，有核细胞即从骨髓中游离至周围血。

2. 自身免疫性溶血性贫血

主要表现为发热，骨痛，贫血，网织红细胞升高，抗人球蛋白试验（含 IgG、C_3）阳性，游离血红蛋白升高，结合珠蛋白降低。骨髓象：红系极度增生，粒红比例倒置。本病有原发与继发两种，继发者可继发于细菌感染、结缔组织病及肿瘤，但继发于肿瘤者并不多见。通常原发性者多（64%～70%），继发者少。IgG+C_3 型者多抗人球蛋白试验阳性，阴性者仅占 6%。前者属温抗体，后者属冷抗体。

弥漫性泛细支气管炎　　　　　　　// 1994.3.11

弥漫性泛细支气管炎（DPB），是以细支气管发炎为主之疾病。20 世纪 50 年代以来，日本学者对此病的研究最多。根据病理、临床、发病的家族特点，最近本病已被确定为呼吸系疾病中的常见（独立）病。我国对本病的诊断尚未重视，各地尚无大量病例报道，主要原因是缺乏认识。本病是指两肺弥漫性以呼吸道细支气管及其周围组织为主之慢性炎症，其特点为严重呼吸功能障碍，病变呈小叶中心性分布，局部以泡沫聚集为主，尚伴淋巴细胞及浆细胞浸润，有个别情况产生肉芽组织，引起细支气管阻塞或狭窄。本病以中青年为多见，无明显性别及年龄差异。具有慢性副鼻窦炎患者占84.8%，有家族副鼻窦炎患者占20%。临床以慢性劳力性呼吸困难及咳嗽、咳痰为主要临床表现。X线显示两肺结节状阴影，含气量增多（肺气肿样）。由于慢性气道阻塞及反复感染，每致呼吸功能障碍，预后甚为不良。

复方马钱子散治疗腰椎间盘突出症　　　　　*// 1994.3.27*

麻黄10g，牛膝10g，苍术6g，马钱子1个（油炸），土鳖虫10g，制乳香、没药各6g，全蝎6g，僵蚕6g。

口诀：麻牛苍马土香虫，专治椎脱效为神。

尿路结石方　　　　　　　　　　　　　　　*// 1994.3.28*

鸡内金10g，菟丝子10g，生甘草6g，石韦20g，白芍15g，琥珀3g，大黄6g，海金沙15g，桃仁10g，金钱草20g，王不留行10g，乌药10g，鹿角霜10g。

救冠心方　　　　　　　　　　　　　　　　*// 1994.3.28*

汉三七3g，丹参20g，红花3g，五加皮30g，泽泻10g，川芎6g。水煎服，每日1剂，治疗冠心病心绞痛。

口诀：三丹花开五泽川。

葶苈大枣泻肺汤治疗风心病心衰　　// 1994.3.28

葶苈子 10g，大枣 4 枚，水煎服。

亚败病的验方　　// 1994.3.28

白芍 15g，甘草 6g，乌头 6g，黄芪 30g，防风 12g，麻黄 10g，红花 3g，青蒿 60g。口诀：黄风麻花白生乌，青蒿一样和秦艽。此方与余之经验甚合。余经验方口诀：桂枝附子加防风，青秦石膏黄亦红。

骨髓炎的中医治疗　　// 1994.3.29

1. 炎症期

白砒 12g，巴豆霜 29g，雄黄 84g，枯矾 48g，白及粉 16g，普鲁卡因粉 3g。研末和匀，过筛，加水揉团，搓成直径 0.25cm 条状，插入熟脓部使之引流。内服五味消毒饮。

2. 瘘管期

用上述药线插入瘘管，使引流扩大，拔除瘘管组织，取出死骨，内服托里排脓汤（党参、白术、黄芪、当归、茯苓、天花粉、金银花、皂角刺、白芷、生地黄、川芎、甘草。口诀：四保苓芷花二皂）。

3. 慢性期

内服阳和汤、托里透脓散、麻黄桂枝汤。

牛皮癣的中药治疗   *// 1994.4.19*

中医研究院朱仁康先生治牛皮癣有两方：

1. 风热血燥证

山豆根 15g，重楼 15g，白鲜皮 15g，土茯苓 30g，忍冬藤 15g，生甘草 6g，板蓝根 15g，威灵仙 15g。

口诀：山车白土冬生蓝，克银 1 号威灵仙。

2. 气虚血燥证

山豆根 15g，重楼 15g，白鲜皮 10g，玄参 10g，大青叶 15g，连翘 15g，丹参 10g，生地黄 12g，麻仁 15g。

口诀：山车白元大连参，克银 2 号地麻仁。

甲亢的治疗方药   *// 1994.4.19*

前治甲亢的方药有龟山合剂（龟山香草鳖，白首芪地丹）、夏牡合剂（夏母胡参二子神，茯神远志酸枣仁）。近读《中医杂志》又有三术合剂：三棱 10g，莪术 10g，青皮 6g，夏枯草 10g，生地黄 12g，玄参 10g，麦冬 10g，当归 10g，川芎 6g，赤芍 10g，山药 10g，山茱萸 6g，丹皮 6g，泽泻 10g，牡蛎 15g，浙贝母 10g。口诀：三术青草增液汤，四六瓦楞消瘰丸。另有治疗甲亢一方：夏枯草、浙贝母、牡蛎、白芍、党参、麦冬、五味子、香附、白芥子、苏子、黄芪、生地黄、丹参。口诀：夏母白生三子，芪地丹。

类风湿关节炎效方　　　　　　　　　　// 1994.4.19

　　前治此病每以桑枝汤、桂枝芍药知母汤取胜；寒则麻黄、附子、乌头；热则石膏、生薏苡仁；预防感冒加玉屏风；关节变形可加萆薢、鸡血藤、鹿衔草；痛剧加蜈蚣 1 条。另有一方谓黄（黄芪）黄（麻黄）芍药甘草汤，乌头虎杖加薏防（己）。此外，独活寄生汤、蠲痹汤等均为治痹的要方。《中医杂志》（1981 年 5 期）载方：五加皮、生薏苡仁、牛膝、补骨脂、薄荷、羌活、海风藤、青风藤、秦艽、何首乌、寻骨风。口诀：五米牛骨薄羌海，青秦何处寻骨风。

早搏　　　　　　　　　　　　　　　// 1994.4.19

　　前曾用早搏补生生，枳壳桔梗加金铃，半蒌香草陈枝赤，金茶三两整心律。近读《中医杂志》鹿衔草、苦参亦可整心律。另有一方可谓大枣三珀车（大枣、酸枣仁、丹参、北沙参、党参、琥珀、车前子）。三者，三参也。

过敏性紫癜的治疗　　　　　　　　　// 1994.4.20

　　此病的治疗余向用三味消土汤、犀角地黄汤、三黄石膏汤、四草丹（仙鹤草、紫草、茜草、益母草）。近读《中医杂志》见一方：侧柏叶、野菊花、地肤子、紫草，此方可名侧柏野地四草汤（含四草丹）。另有一方：大青叶、蝉蜕、白茅根、大枣（大青白蝉治紫癜）。

脂溢性皮炎

　　此病多见于颜面，先为粟米大小的结节，时有破溃，反复发作，后则鼻翼两侧毛孔变粗，皮色变红，临床上与酒渣鼻无异。顾伯华医师治疗此病使用一方，疗效甚佳，其方：生地黄 12g，玄参 10g，麦冬 10g，大黄 9g，黄连 3g，黄芩 9g，侧柏叶 12g，桑白皮 12g，白花蛇舌草 30g，山栀 12g，生石膏 12g。口诀：石山桑柏蛇舌草，增液汤加三黄汤。

冠心病用药点滴

　　前述治疗冠心病的专方瓜蒌薤白半夏、冠心 II 号、山丹花开五泽川、党参桂圆汤（桂枝、川楝子、山楂、龙眼肉、龙骨、牡蛎、麦冬、五味子、党参、黄芪）。近年来余之经验：上方中加入水蛭、海藻、昆布、五加皮、汉三七（五水布海汉三七），疗效似会更佳。

神经纤维瘤的验方

　　三棱 10g，莪术 10g，海藻 10g，昆布 10g，浙贝母 10g，夏枯草 20g，黄药子 15g，橘核 15g，白花蛇舌草 15g，蒲公英 15g，败酱草 15g，紫花地丁 15g，何首乌 15g，水蛭 6g（分冲）。

　　此方的组成乃集软坚散结药之大成，加清热解毒药。海藻、昆布有强大的软坚作用，较之消瘰丸中的牡蛎、玄参则强多矣。

甘露消毒丹的妙用　　　　　　　　// 1994.4.23

甘露消毒丹方：黄芩、连翘、薄荷、山栀、滑石、木通、茵陈、藿香、石菖蒲、浙贝母、肉豆蔻，此方为温病方，可用于慢性肝炎、慢性胆囊炎、慢性泌尿系感染、慢性咽喉肿痛。口诀：二二三四。四者，连翘、薄荷、黄芩、山栀也，四药为凉膈散中的四药，皆清热解毒之剂。三者，茵陈、藿香、石菖蒲也，皆利湿避秽之品。二者，滑石、木通；肉豆蔻、浙贝母也。前者利尿通淋，后者清热健胃。此方对多种炎症均有治疗作用，乃清热解毒、芳香避秽、利水通淋、行气健胃之合剂也，适用于一切慢性炎症。

江笔花先生的二妙方　　　　　　　// 1994.4.23

江笔花，晚清著名医家，其所著《笔花医镜》为中医入门之佳作。

感冒方：香附 10g，苏叶 10g，陈皮 6g，甘草 6g，荆芥 10g，防风 12g，蔓荆子 10g，川芎 6g，生姜 6g。

口诀：川姜蔓蔓荆防风，香苏饮治感冒灵。

尿血方：阿胶 6g（烊化），血余炭 10g，生地黄 12g，当归 10g，麦冬 10g，山栀 10g，丹皮 6g，丹参 10g。

口诀：阿发煎麦山丹丹。

慢性胆囊炎的治疗 // *1994.4.23*

慢性胆囊炎的治疗可用小柴胡汤、柴胡疏肝散、大柴胡汤、胆道排石汤、金铃子散，加乳香、没药、金钱草、半枝莲、虎杖、威灵仙。除此之外，乌梅、姜黄为治疗此病的上品。

降白一得 // *1994.4.23*

10年前，余治疗患者钱某，其患慢性淋巴细胞白血病，白细胞 40×10^9/L。

处方：金钱草、郁金、重楼、丹参、黄芪、何首乌、山药、山楂、板蓝根、秦艽、神曲、泽泻、党参、蝉蜕、桑椹、生薏苡仁、桃仁、红花、茵陈、柴胡、当归、白芍、生地黄、黄精。

口诀：金车丹芪走乌山，山板秦曲泻人蝉，桑米桃红归芍草，茵陈柴胡效更全。

此方加三棱、莪术、马鞭草、龙胆、芦荟、寒水石。患者服13剂，白细胞下降至 7×10^9/L。

益母草与马鞭草 // *1994.4.24*

益母草为唇形科植物一年生或两年生全草，有活血通经、利水消肿的作用。近年来，有报道此药可治疗冠心病、溶血性贫血、肾炎、中心性视网膜炎、急性静脉炎。查上述疾病均与变态反应有关，因为马鞭草的药理作用与益母草大致相同，因此马鞭草亦具有上述作用。

溶血性贫血一谈　　　　　　　　　　// 1994.6.15

此病通常包括：先天性贫血（遗传性球形红细胞增多症）、阵发性睡眠性血红蛋白尿（PNH）、葡萄糖 –6– 磷酸脱氢酶缺乏症（G–6–PD）。近年来，有统计表明，在全部新生儿黄疸中 G–6–PD 缺乏者约占 40%。本病西医治疗常用强的松、丙酸睾酮、甲睾酮、康力龙、维生素 E 等。中医曾有人用血府逐瘀汤加艾叶、益母草、茵陈、槐花汤治疗。

坐骨神经痛治验　　　　　　　　　　// 1994.7.17

余曾治疗刘某，坐骨神经痛，疼痛剧烈，伴腰痛，卧床已月余，曾在省人民医院用西药治疗未效，遂邀余往诊。

处方：赤白芍、甘草、青风藤、海风藤、鸡血藤、木瓜、生薏苡仁、牛膝、威灵仙、当归、黄芪、红花、麻黄、细辛、乌头。

口诀：芍药甘草三藤瓜，薏牛灵归参芪花，麻黄细辛乌头代，通络止痛顶呱呱。

此方服 19 剂，显效，步履若常人。

慢性病毒性心肌炎治验　　　　　　　// 1994.8.2

1991 年 8 月，余治疗白银市魏某，其患心肌炎，心律不齐。其方：党参、白术、黄芪、当归、茯苓、远志、炒酸枣仁、麦冬、五味子、赤芍、川芎、红花、降香、丹参、瓜蒌、薤白、青皮、生龙骨、生牡蛎、补骨脂、生地黄、泽泻、木通。10 剂显效。

口诀：归脾冠生脉，青龙破地水。

抗肿瘤化疗药物的分类 // 1994.8.29

抗肿瘤化疗药物通常分为以下六类：

①烷化剂：氮芥、环磷酰胺、白消安、噻替哌、甲酰溶肉瘤毒素。后两种药物，前者用于卵巢癌，后者用于睾丸癌。

②抗代谢药：氟尿嘧啶、别嘌醇、甲氨蝶呤、阿糖胞苷。

③抗生素类：丝裂霉素、放线菌素 D、博来霉素、阿霉素、平阳霉素。

④植物碱：长春新碱、长春碱、喜树碱、秋水仙碱、丙卡巴肼。

⑤重金属类：顺铂、卡铂。

⑥中草药：白花蛇舌草、半枝莲、虎杖、重楼、生薏苡仁、蜈蚣、蟾酥、猪苓、地榆、仙鹤草、鸦胆子。

脚气的治方 // 1994.8.25

余根据经验与想象试拟下方看灵与不灵？

乌梅 7 枚，补骨脂 10g，地骨皮 10g，芒硝 20g，白蒺藜 20g，硼砂 2g，黄柏 15g，冰片 0.5g，明矾 2g，蛇床子 15g，苦参 10g。水煎外洗。

上方总的说来可治疗脚气，但更适用于脚气之所致湿疹者。乌梅的脱敏，补骨脂、地骨皮、白蒺藜的止痒均适合于湿疹的治疗需要。脚气为足趾间慢性痒症的总称，80% 指足癣而言。鉴于此，治疗此病的方中宜加入大量杀虫止痒药。黄柏、苦参、明矾、蛇床子均具此种作用。上方水煎外洗，趁热洗则更佳。

后话：10 余年来用此方，每能取效。（2007 年 6 月补记）

治疗胃出血（食管静脉出血）的中药　　// 1994.9.2

止血 1 号：海螵蛸 30g，白及 20g，三七 15g，地榆 20g，大黄 20g，生地黄 20g。共研为末，分 10 包，每次 1 包，温水冲服。

止血 2 号（秘红丹）：生大黄 10g，肉桂 3g，生赭石 20g。大出血时可用。

食管静脉破裂大出血治疗　　// 1994.9.10

肝硬化失代偿期，此为抢救的一大关。

1. 禁水、禁食 24 小时。

2. 维生素 K_3 8mg，每日 3 次。

3. 胃复安 10mg，每日 3 次。

4. 静脉输液：① 5% 葡萄糖氯化钠注射液 250mL，加垂体注射液 10U，每日 2 次。② 5% 葡萄糖氯化钠注射液 250mL，加安络血 20mg、6- 氨基己酸 6g，每日 1 次。③ 5% 葡萄糖氯化钠注射液 250mL，加止血芳酸 0.6g、止血敏 2g，每日 1 次。④ 10% 葡萄糖氯化钠注射液 500mL，加 2% 普鲁卡因 20mL、维生素 C 2g、维生素 B_6 20mg、胰岛素 8U，每日 1 次。⑤生理盐水 500mL，加氨苄西林 8g、KCl 1g，每日 1 次。⑥ 10% 乳酸钠林格注射液 500mL，加生脉注射液 60mL，每日 1 次。

5. 口服止血 1 号（海螵蛸 30g，白及 20g，三七 15g。共研为末，分 10 包），每次 1 包，每日 4 次。

普鲁卡因静脉滴注在上消化道大出血时的应用

// 1994.9.21

此药毒性小，在肝脏中解毒，在肾脏中排泄。曾有人云，肝病患者慎用，但食管静脉大出血的患者适当用此药静脉滴注，有下列三个方面的作用：①通过血脑屏障，达到镇静作用；②肠系膜轻麻醉，可大大减少肠蠕动；③胃黏膜的感受刺激域降低，对出血有抑制作用。

其使用浓度为 0.04% ～ 0.08%，即每 500mL5% 葡萄糖氯化钠注射液中加入 2% 普鲁卡因 2mL×10 支（2% 普鲁卡因 2mL 中含 0.04g，放入 100mL 中则为 0.04%，放入 5 支于 500mL 亦为 0.04%，放入 10 支则为 0.08%）。通过临床验证，这一浓度比较安全，无任何副作用。

慢性粒细胞性白血病的急变

// 1994.11.9

慢性粒细胞白血病的急变通常有下列几个特点：①高热、出血、贫血加重、衰竭加重；②胸骨压痛明显；③周围血象原始粒细胞超过 5%（由无到有即应引起注意）。

治疗：原则上应按急性非淋巴细胞白血病的化疗方案进行，首选方案为 DA 方案，即阿糖胞苷 50mg，2 次 / 日，1 ～ 5 日；柔红霉素 30mg 加入 5% 葡萄糖溶液中静脉滴注 1 ～ 3 日。然因后者临床反应较大，因而单用阿糖胞苷亦可。另可选择 6- 巯基嘌呤 50mg，每日 3 次，口服，疗程可达 3 个月。

近有三尖杉碱剂量与长春新碱同，但可连用 5 日，与 5- 氟尿嘧啶、噻替哌的用法略同。慢性粒细胞白血病的常用药物有白消安、羟基脲。前者口服 2mg，每日 3 次，可用数周；后者口服 0.25～0.5g，每日 3 次，但一些资料则谓每周 2 次。

精神与中枢神经系统疾病用药　　　　// *1994.12.24*

奋乃静：亦称羟哌氯丙嗪，作用与氯丙嗪相似，而抗精神病作用强度大于后者，且镇吐作用远较后者强大。总之，此药有两个作用：①对幻觉、狂想、妄想作用较好；②对恶心、呕吐作用亦好。氟奋乃静的作用较奋乃静强，剂量为口服 2～4mg，每日 3 次；肌内注射 5～10mg，每日 1 次，严重精神病患者可每日 40mg。

安定：本品作用与利眠宁相似，但较强，肌肉松弛作用较利眠宁强 5 倍，抗惊厥作用较利眠宁强 10 倍，因而对顽固性癫痫有明显的疗效。本品口服每次 2.5～5mg；静注 10～20mg，加入 5% 乳酸钠林格注射液中，24 中小时内勿超过 100mg；肌内注射每次 10mg，2～4 小时可重复 1 次。本品长期大量应用可能成瘾。其另一特点为吸收快、作用快。安定可用于肝昏迷患者前期抽搐，10～20mg 加入 5% 乳酸钠林格注射液 500mL 中静脉滴注即可。

安坦：本品为人工合成的抗胆碱药，其中枢抗胆碱作用较强，周围抗胆碱作用较弱。本品的作用为抗帕金森病，通常每次口服 2～4mg，每日 3 次，必要时可增加剂量。

左旋多巴：为抗帕金森病与肝昏迷的专药，通常口服每次 0.1～0.25g，每日 3～4 次；昏迷的患者可用生理盐水 100mL 兑匀鼻饲。

类风湿关节炎的治疗小结   // 1994.12.24

余前曾用桂枝芍药知母汤、桑枝汤，偏寒加麻黄附子细辛汤；偏热加生石膏、生薏苡仁；关节变大加鸡血藤、萆薢、鹿衔草；痛剧加蜈蚣 2 条。

除上述方药外，尚有：黄芪 20g，麻黄 10g，白芍 10g，甘草 6g，乌头 30g（先煎 60 分钟），虎杖 10g，生薏苡仁 30g，防己 12g。口诀：黄黄芍药甘草汤，乌头虎杖加薏防。

尚有一方：五加皮 15g，生薏苡仁 30g，牛膝 15g，补骨脂 10g，薄荷 6g，羌活 10g，海风藤 15g，青风藤 15g，秦艽 20g，何首乌 20g，寻骨风 15g，马钱子 1 个（油炸）。口诀：五米牛骨薄羌海，青秦何处寻骨风。

综上所述，治疗此病重用乌头、生薏苡仁二味；另外马钱子必须油炸。

肾炎合并氮质血症的治疗   // 1994.12.25

15 年前，余曾治疗吴某之慢性肾炎氮质血症，先用济生肾气汤，后加三棱、莪术、大黄、白茅根、白蒺藜、黄芪、黄精、苏梗、蝉蜕、益母草、滑石、木通、甘草、白花蛇舌草。服 5 剂大见效。为便于记，作歌曰：三莪大通石，黄黄白白白。

治疗神经根炎的风引汤   // 1994.12.25

风引汤方：寒水石 15g，赤石脂 15g，白石脂 15g，紫石英

15g，生石膏 15g，生龙骨、牡蛎各 15g，滑石 15g，大黄 7g，桂枝 10g，干姜 20g，生地黄 20g，当归 15g，牛膝 15g，木瓜 15g，秦艽 15g，威灵仙 15g。此方用质重下沉之"七石"为主，可曰七石汤。缘七石，药力下达，引药之沉耳。七石中赤石脂、白石脂、生龙骨、生牡蛎、寒水石、生石膏可称为三对，加紫石英乃三对半耳。桂枝、大黄、干姜三药降逆平冲亦致药力下达耳，秦艽、威灵仙祛风胜湿，生地黄、当归理阴安内，牛膝、木瓜专司下肢之风湿耳，上为三个对药。此方可以"七石三三对"记忆。前三者，三个降逆药，即桂、黄、姜也；后三者，三对药也。

治疗慢性白血病的青马蟾草丹　　// 1995.1.9

青黛 60g，马钱子 20g，蟾酥 4g，草豆蔻 40g（肉豆蔻 40g）。共研为末，过筛，装入胶囊，每胶囊 0.25g，每次 1 粒，每日 3 次。上述胶囊中每粒含蟾酥 8mg、马钱子 40mg。

此胶囊为治疗慢性白血病的专剂。方中的主药为青黛和蟾酥；加草豆蔻的目的为纠正两药伤胃之弊端；马钱子为治疗再障的良药，加之于此可望调节骨髓的造血功能。此药对慢性咽喉肿痛有效，对骨髓炎、慢性溃疡、窦道久不收口者有效。荟萃堂已将其制为成药，名曰青蔻胶囊，估计临床定会发挥疗效。

大柴胡汤的新概念　　// 1995.1.10

此汤为《伤寒论》著名方剂，乃仲景为少阳、阳明经病而专设。其组成为小柴胡汤去党参，加大黄、枳实、白芍。此方的组成寓小柴胡汤、小承气汤、桂枝汤三方之义。《伤寒论》的"郁郁微烦者""腹满满痛""大便难"为此汤的主证。近年来日本人谓此汤应去掉大黄。其认为大黄的消炎、抗菌作用可用现代的抗生素代替，因而在不用抗生素的情况下用大黄，在用抗生素的情况下则无须用大黄焉。（《国外医学·中医中药分册》1993 年 2 期）

门静脉高压的外科治疗 // 1995.1.13

此病手术疗法有下列几种：①脾切除、大网膜腹膜后固定；②脾切除、脾肾静脉分流；③脾切除、贲门周围血管离断；④脾切除、离断、幽门成形；⑤脾切除、离断、胃腔内血管结扎。

腰椎间盘突出症的主要临床表现 1995.1.14

①椎旁压痛；②椎旁压痛同侧下肢窜痛、麻木；③直腿抬高试验 70° 以下受限及始动时痛；④拇趾背伸肌力大减；⑤小腿外侧出现客观麻木区或感觉减退。

肝硬化胶囊的制备 // 1995.1.23

明矾 200mg，火硝 200mg，呋塞米、氨苯蝶啶微量（两药用量极少）。共研为末，装入胶囊，每粒装药 0.5g，每次 1 胶囊，每日 1 ～ 3 次。

本品具保肝利胆、利尿消肿的作用，尤其适合于肝硬化腹水的患者，对胆汁性肝硬化伴腹水者尤为适合。硝石矾石散为《金匮要略》治疗阴黄的专剂。阴黄者，慢性淤胆也。方中两药均具保肝利胆、利水消肿的作用，明矾为硫酸铝钾，火硝为硝酸钾，二者均有补钾的作用，适用于肝腹水患者，亦可补偿呋塞米丢钾的弊端。二者均可健胃消食，为治疗肝木克土的理想药选。呋塞米与氨苯蝶啶相配，一排钾，一保钾，同去钠、去水，相得益彰。

原发性低血压 // *1995.2.13*

在 84 例患者中，头晕、乏力、健忘、失眠、多梦者 81 例；心前区不适或有绞痛发作者 75 例；心悸、纳差、腹胀者 66 例；怕冷 56 例；耳鸣、足底痛 30 例；自汗 19 例。血压低于 90/60mmHg（12/8kPa）者称为低血压，此时即可产生上述症状。此组症状是中医的心脾两虚证，即头晕、乏力、健忘、失眠、多梦、心悸、心前区不适感、纳差、腹胀、怕冷、耳鸣、足底痛等。临床常见上述症状者不应忽视低血压的诊断。西医可用谷维素、生胃酮、麻黄碱，均有一时之效。中医归脾汤、生脉散、真武汤均为治疗此病的较佳选方。

静脉滴注普鲁卡因缓解急性肾绞痛 // *1995.2.17*

普鲁卡因作为麻醉剂在临床上应用已久。由于它能使神经细胞膜稳定，降低其通透性，故而当神经冲动到达时，钠离子和钾离子不能进出细胞，因此细胞产生去极化和动作电位的功能受到严重限制，于是痉挛则被解除。另外，本品静注后，能通过血脑屏障，阻断病灶对中枢的刺激，从而使痉挛的血管舒张，肾血流增加而降压、利尿。故本品可治疗肾性水肿、脑卒中、哮喘、过敏性紫癜、急性胆囊炎、肾绞痛等。总之，本品的主要作用是解除痉挛，其用量及用法为每分钟 3.2 ～ 4.2mg，此浓度即在 500mL

氯化钠注射液中加入 5 支（2mL）2% 普鲁卡因，常速 100 分钟滴完。

酚妥拉明与垂体后叶素联合治疗食管静脉破裂出血

// 1995.2.17

垂体后叶素为一种强效血管收缩剂，对脾动脉和肠系膜动脉有显著的收缩作用，可减少门脉系统的出血，在治疗食管静脉破裂出血的药物中至今无他药可以代替。在肝组织中存在大量的 α 受体，而酚妥拉明是重要的 α 受体阻滞剂，对抗肾上腺素的作用较强，能使外周血管、肝窦内毛细血管扩张，减少外周血管的阻力。尤其可以使门静脉血管扩张，从而降低门静脉压。酚妥拉明 20mg，加入 10% 葡萄糖注射液 500mL。垂体后叶素 20U 加入 10% 葡萄糖注射液 500mL。双通道滴注，垂体后叶素的滴速为每分钟 0.3 ～ 0.6U；酚妥拉明的滴速为每分钟 50 ～ 80μg。

日本汉方界对小柴胡汤的研究

// 1995.2.20

1985 年，日本汉方成药生产占前五名者依次为：小柴胡丸、八味丸、补中益气丸、小青龙丸、逍遥丸。1988 年，汉方成药生产前 10 名依次为：小柴胡丸、八味丸、补中益气丸、逍遥丸、小青龙丸、大柴胡丸、当归芍药丸、桂枝茯苓丸、柴胡桂枝丸、柴胡加龙骨牡蛎丸。由此可知，小柴胡汤总是首屈一指。

小柴胡汤在日本主要用于治疗各型肝炎。雨谷荣证明，小柴胡汤具有明显的保肝作用，对各型肝炎均有效，具体可降酶、防纤。荻原幸夫证明，小柴胡汤能增加抗体，使用强的松使动物抗体降低，然后用小柴胡汤使之增加，因而为小柴胡汤促进 HBsAb 的生成提供了依据。松田重三证明，小柴胡汤可促使垂体 – 肾上腺皮质轴产生激素效应，但无激素副作用。

闻博子对肝硬化患者 130 例用小柴胡汤治疗，传统西药对照 130 例。前者服用小柴胡汤生药粉，每日 7.5g，分 3 次服。治疗 3 年，治疗组发生肝癌者 26.1%，对照组 35.0%。因而得出，小柴胡汤有预防肝癌的作用。另外，荻原幸夫报道小柴胡汤尚能抑制肝癌的增殖、转移。

福冈氏及小田肃夫氏指出小柴胡汤尚能诱发体内干扰素的产生，促进白蛋白、糖原的合成，从而降低脂质过氧化物，抗脂肪肝。除上述治肝作用之外，小柴胡汤尚可治疗类风湿、糖尿病、习惯性流产、胆道疾患、湿疹、皮炎、口干燥症及夜尿、打鼾等。

此外，尚有人用小柴胡汤加减治疗艾滋病、癫痫等。实验证明，小柴胡汤能防止大鼠脑内癫痫灶的形成。

广谱抗真菌药——伊曲康唑胶囊　　// 1995.2.23

此药为广谱抗真菌口服药，短期服用较为安全，为酮康唑的二代产品，对皮肤真菌如皮肤癣菌、酵母菌、霉菌感染有效，尤其对多种皮肤癣菌感染具有明显疗效。本品不同于一般的抗真菌药，其对肝脏损害率可降至 3% 以下。其原因主要是服药后药物集中于皮肤和角质组织，血液中浓度较低。停药后其在皮肤和角质中可停留较长时间，仍有治疗作用。该药每服 1～2 粒，每粒 100mg，饭后服。

西咪替丁 // 1995.2.27

西咪替丁为 H_2 受体阻断剂，可显著抑制组胺、五肽促胃液素引起的胃酸分泌过多，尤其对饭后胃酸增加有明显的抑制作用。本药适用于胃溃疡、十二指肠球部溃疡、反流性食管炎、应激性消化道黏膜溃疡及急性胃肠出血。通常口服，每次 0.2g，每日 3 次。其中应激性溃疡及胃肠出血采用静脉推注或静脉滴注。

本品的同类药品有雷尼替丁，即呋喃硝胺，剂量略小，每次 150mg，每日 2 次。其作用较西咪替丁强 4 ～ 9 倍；静注剂量更小，每次 50mg，加入葡萄糖注射液中。

胃复安（甲氧氯普胺）的临床应用 // 1995.2.27

本品又名灭吐灵、灭吐宁，其抗呕吐作用强于氯丙嗪，可提高副交感神经的感受阈值，减少内脏神经的冲动向中枢传递，改善胃张力，增加十二指肠蠕动，促使胃内容物排向空肠、回肠。本药可用于各种原因的呕吐，口服 10mg，每日 3 次，肌内注射每次 10mg，每日不超过 0.5mg/kg。

干扰素在血液病中的应用 // 1995.2.27

干扰素（IFN）由机体生物细胞在诱生剂的作用下产生，为高活性糖蛋白。白细胞产生 α–IFN，成纤维细胞产生 β–IFN，T 淋巴细胞产生 γ–IFN

　　干扰素适用于慢性粒细胞白血病、多发性骨髓瘤、恶性淋巴瘤、恶性黑色素瘤。

　　干扰素使用剂量以（1～3）×10^{7}U/d 为佳，甚至更大，疗程以 1 个月为妥。通常认为本品剂量与疗效呈正相关。

血管紧张素转换酶抑制剂　　　　　// 1995.2.27

　　此剂如同硝酸甘油、β 受体阻滞剂、钙离子阻断剂，可使心血管病的治疗跨上新台阶。该品的第一代产品卡托普利，1980 年始见于美国市场。1986 年第二代产品依那普利上市，仅 10 年时间已成为世界上最受欢迎的药物。

　　卡托普利，属短效药物，不必经过肝脏即可起作用，且可舌下含化。而依那普利，作用缓慢而持久，每日 1 次即可，现尚无国产制剂。

　　血管紧张素转换酶抑制剂的适应证：①高血压；②心力衰竭；③冠心病；④糖尿病肾病。

原发性胃肠道恶性淋巴瘤　　　　　// 1995.3.1

　　原发性胃肠道恶性淋巴瘤的诊断必须符合下列条件：①全身浅表淋巴结不大，即或有肿大，但病理不能证实为恶性淋巴瘤；②白细胞计数及分类正常；③胸片无肿大的胸骨后淋巴结；④肝脏正常；⑤手术证实病变局限于胃肠。此种病例大多合并腹水、肠梗阻，多为青少年。

赵心波治疗神经根炎的经验方　　　　// 1995.3.5

赵老治疗神经根炎及感染性神经炎的方药：桃仁、红花、续断、川牛膝、秦艽、伸筋草、侧柏叶、木瓜、僵蚕、全蝎。

口诀：四物桃红秦川牛，二虫柏瓜伸筋草，急起防风二龙星，慢时桑枝艽乌梢。

此方的口诀可调整为：柏瓜二虫伸筋草，桃红四物秦川牛，急起防风二龙星，慢时桑枝乌梢藤。

其方组成：侧柏叶、宣木瓜、全蝎、僵蚕、伸筋草、桃仁、红花、生地黄、赤芍、川芎、当归、秦艽、续断、川牛膝、防风、金银花、地龙、胆南星、桑枝、乌梢蛇、钩藤、络石藤。

赵心波治疗脑外伤后遗症的经验　　　　// 1995.3.2

脑外伤轻者即脑震荡，重者即脑挫伤。前者仅有短暂的意识丧失（数秒），后者则有较长的意识丧失（数秒、数小时至数日）。前者的后遗症通常仅有头痛、头晕、记忆力减退等，后者的后遗症可有癫痫、癫狂、偏瘫，或见全血象减少，亦可见血压持续升高。前者用血府逐瘀汤，后者则用钩藤、石菖蒲、红花、金银花、连翘、蒲公英、紫花地丁、蝉蜕、僵蚕、全蝎、麦冬、天竺黄、石决明、玳瑁、生石膏、莲子心、熊胆粉（0.6g，分2次冲服）。

口诀：三虫五味石花藤，天冬玳石莲子心，熊胆三分两次服，脑部挫伤有奇功。

治愈急性渗出性心包炎一例　　　// 1995.3.9

　　乙亥孟春，余在荟萃堂门诊接诊一例患者，其经兰州大学第一医院确诊为渗出性心包炎，住院治疗，2 月余未见明显疗效，曾先后抽出心包积液 700mL（分 3 次），然积液很快增加，伴胸闷、气短、呼吸困难、发绀。余诊其脉大滑，用麻杏石甘汤合苓桂术甘汤、己椒苈黄丸、葶苈大枣泻肺汤，加大腹皮、桑白皮、蒲公英、败酱草、金银花、连翘，并配合西药强的松、甲烯土霉素治疗。凡 20 剂，显效，自觉症状改善，胸闷、气短均明显减轻，X 线片示心包积液已消失。

变态反应浅谈　　　// 1995.3.9

　　1. 第 I 型变态反应
　　又称速发型、反应素型。该型最常见，其谓反应素型，即变应原进入机体后，立即产生免疫球蛋白 IgE（反应素）。此物与血液中的肥大细胞、嗜碱性粒细胞相结合，由此产生了一系列复杂的生物学变化，而变化的实质是细胞释放组胺、激肽、慢反应物质、过敏性嗜酸性粒细胞等，从而导致荨麻疹、过敏性鼻炎、支气管哮喘、流涕、呕吐、腹痛、腹泻，严重者可出现休克。
　　2. 第 II 型变态反应
　　又称细胞毒型、溶细胞型。属于此型变态反应者有新生儿黄疸、溶血性贫血等。
　　3. 第 III 型变态反应
　　又称为抗原抗体复合物型，如慢性肾炎、类风湿关节炎等。

4. 第Ⅳ型变态反应

又称为迟发型变态反应，如药物的迟发反应及狂犬病则属于此型。

结缔组织病治验 // 1995.3.11

乙亥春，一50岁妇人，血象增高，淋巴细胞百分比82%，低热，关节痛，曾在兰州大学第一医院马教授处诊断为"慢性淋巴细胞白血病"（骨髓象不典型），用药无效来诊。余查该患者的血沉为120mm/h，思其骨髓象不典型，故以结缔组织病的方药试治。遂拟处方：鸡血藤、菟丝子、虎杖、生地黄、玄参、石斛、萆薢、续断、墨旱莲，加桂枝芍药知母汤、五味消毒饮、当归六黄汤、生薏苡仁、川乌、草乌、马钱子。患者服药20剂，血沉降至15mm/h，诸症悉平。

呼吸道感染的治疗 // 1995.3.11

较重的上呼吸道感染常伴有喘鸣，痰多脓性，轻度发热，此时宜重用抗生素。盖肺属金，最易被火所克也。而后用杏苏散、麻杏石甘汤、葶苈大枣泻肺汤、泻白散、桑菊饮等，均可见效矣！不用中药单纯的抗生素仅能退热、清痰，但对反应性咳嗽、胸闷、哮鸣似不见效。

回阳三建汤治疗大动脉炎 // 1995.3.13

回阳三建汤方：当归10g，白芍15g，川芎10g，苍术6g，厚朴 6g，陈皮 6g，甘草 6g，鸡血藤 20g，丹参 20g，附片 30g（先煎 40 分钟），茯苓 12g，白术 12g，枸杞子 10g，木香 3g，独活10g。方中的当归、白芍、丹参可逐渐增加至 50 ～ 60g；附片量宜大，且先煎 40 分钟以去其毒。此方原为《中医药学报》（1980年 3 期）由盖尧昌报道。余经多例临床实践证实有效，其对血栓闭塞性脉管炎、血栓性静脉炎均有效。鉴于此，特编口诀：四平鸡丹真枸香，一味独活同煎尝。

无脉症三则方药探源　　　　　　　　// 1995.3.13

一例以桂附八味合生脉散丸、附子理中丸、增液汤、桃仁、红花治愈。可谓八脉增，桃仁红花加理中。

一例以桃红四物四参冬，香附白蔻紫石英获效。四参者，党参、丹参、人参须、太子参；冬者，麦冬也。

一例以保元汤加细辛、红花、芍药、附片。可谓保真细花芍。真者，真武汤也。

上述三例的理法均未脱离壮阳、滋阴、补气和血、清热解毒之属。治疗此病亦可以回阳三建汤为主，加桃仁、红花。盖回阳三建汤中所谓三建，即气、阴、阳三建也，加桃仁、红花则增活血一项，似与上述理法合矣！

糖尿病合并周围神经病变　　　　　　// 1995.4.12

杜某，女，60 岁，患糖尿病 3 年，始见双足麻木，曾有小腿挛痛，下肢痿软，痛觉消失，深反射减弱，脉沉细。

处方：生地黄 15g，山茱萸 15g，山药 50g，当归 20g，黄芪

30g，乌梅 15g，天花粉 20g，天冬 15g，丹参 20g，威灵仙 15g，
鸡血藤 15g，海风藤 15g，络石藤 15g，钩藤 15g。水煎服，每日
1 剂。

服药 2 个月，下肢痿软逐渐好转，行走如常人，深反射恢复。

口诀：灵丹六黄梅花天，四藤治痿当保全。

此方的组成乃六味地黄汤合黄芪补血汤，伴灵、丹、梅、花、
天、四藤。

尿崩症的治疗   // 1995.4.14

1.党参 15g，麦冬 15g，五味子 10g，黄芪 50g，山药 20g，
砂仁 6g，麦芽 20g，女贞子 20g，枸杞子 20g，天花粉 20g，石斛
20g。

口诀：黄山砂麦生二对。

此方乃生脉散合黄、山、砂、麦、女贞子、枸杞子、天花粉、
石斛。后面的二对药均为生津止渴药，治尿崩症可矣。

2.生石膏 30g，知母 15g，生地黄 40g，玄参 15g，玉竹 20g，
芦根 20g，沙参 20g。

口诀：增生（沙参）白玉芦。

总述上两方，采用生脉散、白虎汤、增液汤，加用玉竹、石
斛、芦根、山药、沙参等滋阴药物。唯滋阴药物容易伤胃，故加
山药、砂仁以养胃温胃，则斯方更趋完善。

高辉远治白塞综合征方   // 1995.4.14

天冬 15g，生地黄 15g，太子参 10g，黄柏 10g，砂仁 6g，生

甘草 6g，石斛 10g，玄参 10g，莲子心 5g。此方集增液汤、生脉散、黄柏、砂仁、石斛、莲子心于一炉，故其主要作用是滋阴降火。

口诀：黄砂生石莲子心，玄参十克天地人。天地人者，天冬、生地黄、太子参也。

砂仁、草豆蔻、白豆蔻、草果的异同　　// 1995.4.19

此四药均为姜科植物的成熟果实，生长于越南、泰国、印尼、缅甸等地，我国广东、广西、福建等地亦产。四药的性味同为辛温，同入脾、胃二经，白豆蔻兼入肺经，砂仁兼入肾经，草果兼入少阳。同入脾胃则温中散寒，可降逆止呕，亦可升清止泻。此中白豆蔻、草豆蔻止呕之功强，白豆蔻、砂仁止泻之力专。腹中冷痛则宜使用砂仁行气止痛。白豆蔻入肺则启膈，砂仁入肾则安胎，草果入少阳则截疟。四药的用量均为 3 ～ 6g。

肉苁蓉与锁阳　　// 1995.4.20

肉苁蓉为列当科草本植物苁蓉的肉质茎，产于沙质土壤和半沙质土壤，我国内蒙古、甘肃、陕北的沙漠边界地带盛产。此物性味甘、咸、温，乃壮阳治痿之大剂，然尚能通便润肠，较之附片、乌头之壮阳固肠者，实大相径庭也。另有锁阳一味，与肉苁蓉同产于沙漠的边缘地带，同具壮阳起性之功，又具润肠通便之能，但其科属为锁阳科。

呋塞米小议 // 1995.4.22

呋塞米又名呋喃苯胺酸，曾有呋塞米灵、利尿灵之称，静脉滴注 2 ～ 5 分钟即可见效，药效可持续 2 小时；口服 30 ～ 60 分钟即可见效，药效可持续 6 ～ 8 小时。其作用机理是抑制肾小球血管袢升支的重吸收，作用强大，利尿甚猛，且其利尿作用不受血清白蛋白的影响。本品除用于水肿患者外，尚可通过其强大的利尿作用使上尿道的结石排出，又可用于急性肺水肿与脑水肿，尚可预防急性肾功能衰竭，还可促进毒性药物的排泄。本品的剂量变化范围较大，通常由 20mg 起每日静注 2 次、口服 3 次为宜，可逐渐增加剂量，停用时宜逐渐停服。其副作用常见者有胃肠道反应、水电解质紊乱、皮疹、耳鸣等；长期使用可出现尿酸增高、血糖增高，甚至演变为痛风及糖尿病；尚可导致低血钾，因此晚期肝硬化合并肝肾综合征者用此药时宜慎。

肝脏炎性假瘤 // 1995.5.3

《中国药学杂志》（1992 年 3 期）载，同济大学杨连粤等发现 7 例术前诊断为原发性肝癌的病例，经手术活检确诊为肝脏炎性假瘤。由此可见，肝脏炎性假瘤可见于机体任何器官，肺、肾等均可见，故诊断肝肿瘤时宜参考。

青蔻胶囊的制备 // 1995.5.11

此胶囊的制备前已述及。近半年来，余临床应用此剂时有半数患者出现严重的恶心呕吐，乃至不能用药。鉴于此，余将此胶囊改为下方：

青黛、蟾酥、肉豆蔻、马钱子，共研为末，过筛，装入胶囊，每粒装药 0.5g，每胶囊中再加 10mg 胃复安。上述每粒胶囊中含青黛 240mg，蟾酥 8mg，肉豆蔻 60mg，马钱子 80mg，胃复安 10mg，总计 498mg。每日 2 次，每次 1 粒，饭后服。此方为白血病专设。

急性白血病的化疗方案　　　　　　　　// 1995.6.18

选取急性淋巴细胞白血病（ALL）45 例、急性非淋巴细胞白血病（ANLL）53 例，前者采用 VDCP 方案，即长春新碱、柔红霉素、环磷酰胺、泼尼松；后者采用 DA 方案，即柔红霉素、阿糖胞苷，其中 6 例急性早幼粒细胞白血病采用全反式维 A 酸治疗。前者完全缓解（CR）88.9%；后者 CR61.7%，全反式维 A 酸方案 CR100%。

沉香的再认识　　　　　　　　　　　　// 1995.6.21

沉香为瑞香科常绿大乔木的树干，刀劈为柴即本品。因木质间有树脂凝结，因而沉重，于水中下沉，兼之有异香，故名沉香。我国海南所产，尚属上品；印度、伊朗、泰国、越南产者次之。本品辛、苦、温，有降气、温中、暖肾的作用。沉香的适应证为胸腹胀痛、喘息气逆、呕吐呃逆，如：①沉香 3g，紫苏 10g，白豆蔻 10g，柿蒂 4 枚。专治胃冷久呃（吴球方）。②沉香 3g，附子 6g，生姜 6g。专治虚寒气喘证（《朱氏集验方》）。③沉香 6g，莱菔子 10g，木香 3g，枳壳 10g。治腹胀气喘之实证（《证治准绳》)。④沉香 3g，乌药 10g，槟榔 10g，木香 3g。治腹胀、心痛、冷气攻冲（《卫生家宝》）。

注：紫苏乃行气、宽中、降逆止呕之正品，与沉香合则增加降逆行气之功。故沉香、紫苏、白豆蔻、柿蒂为治呃的又一良方也。谓"又"者，则较之旋覆代赭汤而言也。

再障胶囊的制备　　　　　　　　　　// 1995.6.21

白豆蔻 200g，马钱子 45g，红信石 5g。上药共研为末，装入 0.5g 胶囊，每服 1 粒，早晚白开水冲服。白豆蔻温中止呕；马钱子祛风止血、消肿止痛，兼具生血的作用；红信石的生血作用为近代各家之枕秘。上药相配，因白豆蔻的保驾，马钱子、红信石两药之伤胃动气大减，吸收之则生血矣。

哮喘胶囊的制备　　　　　　　　　　// 1995.6.21

白砒 5g，淡豆豉 200g，甘草 100g，沉香 100g，仙鹤草 100g。上药共研为末，装入 0.5g 胶囊，每日早晚各 1 粒。白砒、淡豆豉组合乃著名的寒喘丸。鉴于白砒的毒性，乃加甘草、仙鹤草、淡豆豉扶正、解毒、止哮，并减白砒的毒性于一隅也。沉香善于降气，有补肾之功，治肾不纳气之主药也。

张锡纯的几个好方　　　　　　　　　// 1995.6.22

1. 参赭镇气汤

党参 10g，生赭石 20g，山药 10g，山茱萸 10g，苏子 10g，

杭白芍 20g，生龙骨、牡蛎各 20g，芡实 20g。此方治哮喘气逆不得卧。

口诀：参赭山山苏杭龙牡。

2. 定心汤

山茱萸 10g，龙眼肉 10g，生龙骨、牡蛎各 20g，酸枣仁 15g，柏子仁 15g，制乳香、没药各 3g，炙甘草 6g。本方治心悸、气短。加二陈、赭石则称安魂汤。

口诀：四对一草。

3. 振痿汤

党参 10g，白术 10g，黄芪 30g，当归 10g，制乳香、没药各 3g，山茱萸 10g，龙眼肉 10g，牛膝 20g，威灵仙 10g，知母 10g，生姜 10g，生龙骨、牡蛎各 15g。该方治四肢痿软无力，甚则瘫痪。

哮喘丸的制备　　　　　　　　// 1995.7.12

蛤蚧 200g，淡豆豉 200g，沉香 95g，白砒 5g。上药共研为末，装入 0.25g 胶囊，每日 3 次，每次 1 粒。每粒含白砒 2.5mg，而规定白砒口服剂量为 100 ～ 150mg。

几种剧毒药的口服剂量　　　　// 1995.7.12

蟾酥 30 ～ 60mg（1 ～ 2 厘），白砒 100 ～ 150mg（3 ～ 5 厘），红砒 100 ～ 200mg（3 ～ 6 厘），轻粉 150 ～ 200mg（5 ～ 6 厘），雄黄 200 ～ 300mg（6 厘～ 1 分），硫黄 3 ～ 6g，铅丹 1 ～ 1.5g，樟脑 1 ～ 1.5g。

升精丸治疗男性不育 // *1995.7.12*

升精丸方：鹿角胶、淫羊藿、仙茅、巴戟天、桑寄生、怀牛膝、菟丝子、枸杞子、石斛、五味子、金樱子、三棱、莪术、覆盆子。共研为末，炼蜜为丸，每丸 5g，每日 2 次，每次 1 丸。

口诀：鹿菟牛羊寄巴仙，五盆金石枸地玄，三棱莪术有妙用，男性不育保可痊。

方中三棱、莪术寓水蛭、蜈蚣活血化瘀之意，然较水、蜈血肉有情之品来说稍显逊色。盖水、蜈两药乃吾治阳痿、早泄之主药也。

泌尿系结石两效方 // *1995.7.13*

一曰五车赤金薏桃牛：制乳香、制没药、三棱、莪术、海藻、昆布、枳实、厚朴、蒲公英、败酱草、赤芍、金钱草、生薏苡仁、桃仁、牛膝。

二曰鸡菟生白虎，大海桃金石乌鹿：鸡内金、菟丝子、生甘草、白茅、虎杖、大黄、海金沙、桃仁、金钱草、枳实、乌药、滑石、鹿角胶、王不留行。

两方为余治肾、输尿管结石的专方，临床屡试屡验。

肾病综合征的治验 // *1995.7.14*

农科院周某，患肾病综合征，尿蛋白（++++），某医院以大量激素、环磷酰胺治疗 1 个月，尿蛋白未见减少。来我院住院时尚服激素 12 片（60mg），环磷酰胺 50mg，每日 3 次。鉴于此，余嘱原西药继续使用，并加中药：炙枇杷叶、山药、黄芪、菟丝子、芡实、金樱子、百合、党参、白术、茯苓、甘草、半夏、陈皮、木香、草豆蔻、桂枝、白芍、丹皮、桃仁、金银花、连翘、蒲公英、败酱草、益母草、当归、川芎、红花、丹参、板蓝根、苏梗、蝉蜕。服药 1 个月，未见明显疗效。责其继续服药，并停用环磷酰胺，激素每周减少 1 片。激素减至 5 片时，该患者尿蛋白骤然变为（＋）。责其继续服用上药，后尿蛋白全消，激素亦随之停矣！

此例说明：①中药杷山、桂枝茯苓丸、益肾汤三方合方治疗肾病综合征确有显效。②激素饱和时，用中药显效时间明显拖后，常在服药 1 个月之后，故应嘱咐患者务必耐心。医生亦应拿定主意坚令长服慢治则可见功于后。③激素、环磷酰胺类的疗效可能有部分患者于停药后逐渐发生。

再说支气管哮喘　　　　　　　　　　*// 1995.7.14*

《中国当代名医验方大全》载 12 个治疗支气管哮喘方，大体可归纳为下列四类：①干姜、细辛、五味子、半夏类。②麻杏石甘类。③紫菀、款冬花、白果、浙贝母、橘红、蛤蚧、地龙、冬虫夏草、蝉蜕、南星、百部类。④北沙参、麦冬类。

上四类方中，前两类为经方惯用方，第三类为时方加减，第四类为久病阴虚的主方。余辄用之荆防物地凉膈散、麻黄桂枝胡子滑、蛤蚧生茯二母桑、蚧石紫贝清甘女、大味远走两当川、枳壳桔梗青母还（枳壳桔梗加姜枣）、生脉散二陈汤、二母黄杏当生姜、山梗桑竹大枣香，均在临床上有明显疗效。

老年性肺气肿三方   // 1995.7.14

1. 紫石英 30g，肉桂 3g，沉香 3g，人参 10g，麦冬 10g，五味子 5g，紫菀 10g，款冬花 10g，苏子 15g，杏仁 10g。此方为苏州市中医院奚凤霖先生方，特色：紫石英 30g，肉桂 3g，沉香 3g。

2. 紫石英、肉桂、沉香、冬虫夏草、麦味地黄汤。此为董建华方，特色：紫石英 15g，肉桂 3g，沉香 3g。

3. 人参 10g，麦冬 10g，五味子 4.5g，桂枝 6g，半夏 9g，生姜 2 片，苏子 6g，杏仁 6g，厚朴 4.5g，核桃仁 12g，冬虫夏草 9g。此方为山东中医学院李克绍方，特色：生姜、苏子、杏仁。

慢性肾炎又一治验   // 1995.7.17

乙亥春，余治患者张某，患慢性肾小球肾炎，尿蛋白（＋），尿隐血（＋）。服药 3 日，尿蛋白、隐血即消失，但停药又复发。后用：阿胶、血余炭、生地黄、当归、麦冬、山栀、丹皮、丹参、龙胆、柴胡、黄芩、滑石、木通、甘草、茯苓、泽泻、车前子。此方服 100 余剂后停药，3 月来未再复发。此案说明肾炎的治疗宜用中药长服，2 个月后见效，亦不谓迟矣！查余治疗肾小球肾炎辄用下方，每能取效：①急性肾炎：越婢汤合五味消毒饮、五苓散、龙胆泻肝汤。②慢性肾炎：济生肾气丸、补中益气汤、五苓散、六君子汤、五皮饮、杷山黄菀、桂枝茯苓丸、益肾汤、阿发煎麦、龙胆泻肝汤、二仙丹、二至丸、实金蝉鱼益合苏、首当其冲（白蒺藜、白茅根）三子石。总之，急性以越婢、龙胆、五味为首选；慢性以杞山、济生、龙胆、阿发为首选。前者适用于以屎蛋白为主者，后者适用于尿隐血为主者。

萆薢的应用 　　　　　　　　　　　　　// 1995.7.18

萆薢为薯蓣科多年生蔓状草本植物的根茎，生长于汀溪阴湿之地，味苦平，入胃、肾两经，功效舒筋活络、祛湿分清，配茯苓、甘草、石菖蒲、乌药等组成萆薢分清饮。本药主白浊频数，凝为油膏。

鹅掌风的妙方 　　　　　　　　　　　// 1995.7.20

鹅掌有妙传，黄藿扬大矾，此妙方之口诀也。藿香、黄精、生大黄、白矾各 12g，加酒精 500mL，浸泡 7 天，清液备用。鹅掌风即手癣也。另有一方：密陀僧 1g，核桃肉 15 个，冰片 0.3g，共捣为末，每晚搽抹此药 1 次。

胸部久痛不愈 　　　　　　　　　　　// 1995.7.21

陈皮 12g，枳实 10g，生姜 15g，姜半夏 12g，茯苓 12g，甘草 6g。此方可加瓜蒌、薤白、桂枝。二陈汤、枳实、生姜，治胸痹之思路可取。

血栓闭塞性脉管炎的治方 　　　　　// 1995.7.21

附片 6g，白芍 6g，白术 6g，干姜 10g，桂枝 10g，党参 6g，

黄芪 6g，甘草 6g，茯苓 10g。此方乃真武汤、附子汤、桂枝汤加黄芪也，治血栓闭塞性脉管炎思路与八脉增、桃红四物加理中同。

慢性骨髓炎一效方 // 1995.7.21

余治疗慢性骨髓炎向以阳和汤、托里透脓散、麻黄桂枝汤等取效。此方用麻黄、苍术、防风、防己、羌活、茯苓、葛根、桂枝、细辛、甘草诸药。口诀：麻黄桂枝葛苓苍，细辛甘草合羌防。

吴鞠通香附旋覆花汤 // 1995.7.21

香附 10g，旋覆花 10g，苏子 10g，陈皮 6g，半夏 6g，茯苓 10g，杏仁 10g，生薏苡仁 20g。口诀：苏杏仁香覆。吴氏云："伏暑、湿温、积留支饮，悬于胁下，而成胁痛之证甚多。"家父治痰饮停留胸膈，形成胸闷、胸痛者大多采用分清心饮，此方的组成：苏叶、苏梗、羌活、半夏、陈皮、茯苓、大腹皮、青皮、桑白皮、桂枝、白芍、生姜、大枣、木通。两方可为胸膈伏、支饮之姊妹方。心悸、烦乱者，香附旋覆花汤；胸痛、胸闷者，分清心饮。

汪逢春治疗胸痛的经验 // 1995.7.21

1. 复方香灵散（香附 6g，五灵脂 6g，黑、白丑各 3g），水煎服，治疗气滞血瘀之胸胁脘腹胀满疼痛，此方可谓"丑香灵"也。

2. 复方甲珠汤（苏梗 10g，甲珠 10g，茜草 10g），于己百医生谓此方有显著疗效，主治气滞血瘀之胸胁疼痛也。

于己百治疗胃下垂　　　　　　　　// 1995.7.21

党参、苍术、黄芪、甘草、柴胡、枳实、木香、煅瓦楞子、明矾、乌梅、川椒、桔梗，水煎服。此方乃补中益气汤加煅瓦楞子、明矾、乌梅等收涩之品，更加药中的舟楫桔梗，载药上行；加川椒温中散寒，意在治本。

慢性肾炎一得　　　　　　　　　　// 1995.7.23

兰州一工人，患慢性肾炎 6 年，余在前述治肾炎方中加入石韦 20g，葶苈子 20g，白芷 6g，茵陈 20g，大黄 6g，皂荚 10g，金钱草 30g，山楂 10g，败酱草 20g，防风 12g（口诀：石葶白茵大皂金，山楂败酱加防风）。服药 7 剂，尿蛋白由（++++）变为（+），患者兴奋不已，原定去外地治疗的打算全消!

多巴胺与多巴酚丁胺　　　　　　　// 1995.7.23

多巴酚丁胺为多巴胺的衍生物，二者均有正性肌力作用，因而均能增加心输出量。多巴胺主要功用在于扩张内脏血管，减少外周循环阻力，从而达到升压作用。其制剂均为注射剂，每支 10mg，通常以 20mg 加入 250mL 乳酸钠林格注射液中，以每分钟 20 滴开始逐渐增加滴数，升压作用不明显者可增加至 100 滴。多巴酚丁胺与多巴胺的不同在于其不通过内源性正肾素而使血压升高。

舌裂的治疗 // 1995.7.24

黄芪 20g，肉桂 3g，青黛 10g，鸡血藤 10g，当归 10g，丹参 10g，制乳香、没药各 3g。水煎服。本病不属于独立的病，可见于阴虚及消化不良的患者。

治疗慢性肾炎又一方 // 1995.7.25

白茅根 30g，石韦 10g，生地黄 12g，山茱萸 6g，山药 10g，丹皮 10g，茯苓 12g，泽泻 10g，车前子 10g，牛膝 15g，肉桂 3g，补骨脂 10g，巴戟天 10g，仙鹤草 15g，党参 10g，黄芪 30g，防己 10g，茵陈 20g，生薏苡仁 30g，滑石 10g，墨旱莲 15g。此方用于慢性肾炎之肾虚阳虚水泛者，与余之经验正好配套。所谓肺、脾、肾三脏之虚乃肾水之成，真绝妙之论。

口诀：白石济生破巴仙，参芪四水加旱莲。

肾炎中药治疗小结 // 1995.7.25

急性肾炎：有热，越婢；有血，阿发；膀胱刺激征，龙胆；有蛋白尿，苏梗、蝉蜕、益母草；白细胞升高，五味消毒饮。

慢性肾炎：脾虚，六君、杷山；肾虚，白石、济生；血瘀，桂枝茯苓、益肾；病久，石苇；高血压，杞菊；调节尿成分与急性肾炎同，白茅根、益母草的用量恒大，超过 30g，苏梗、茵陈各 20g；五苓散、五皮饮利水，适用于所有水肿患者。

1995 年前治疗慢性肾炎的经验　　*// 1995.7.26*

余多年用车牛桂附，悟及此为治疗斯证的核心，大黄为又一核心，与桂附相配，相得益彰。此方可加入清热解毒药金银花、连翘、蒲公英、败酱草、板蓝根；亦可加入海藻、昆布、三棱、莪术、贝母、玄参、牡蛎等软坚之品；尚可加入白茅根、五苓散、五皮饮等利水之品；也可加入蝉蜕、苏梗、益母草、白蒺藜、桃仁、红花等活血祛风之品；尚可加入仙鹤草、大蓟、小蓟、阿胶等止血之品。余以为慢性肾炎的病根在肾阳虚，温阳利水乃治本之法。但影响斯病的因素甚多，诸如感冒、感染、变态反应（风）、出血、高血压等，在本病的全过程中几乎是时时参与，故治疗此病则难矣！顾及此则忘乎彼，临床审证则经验丰富之高手亦难免于失误矣！

高血压的有效方　　*// 1995.7.31*

桑寄生 12g，苦丁茶 12g，钩藤 12g，干荷叶 12g。水煎服。此家父生前常用方。父云：此方治疗动脉硬化如神，尤长于头晕耳鸣的患者。方中桑寄生，有人用此一味药治疗心绞痛有效。

江笔花感冒方再议　　*// 1995.8.1*

荆芥 10g，防风 12g，川芎 10g，生姜 6g，香附 6g，苏叶 6g，陈皮 6g，蔓荆子 10g，甘草 6g。

口诀：川姜蔓蔓荆防风，香苏饮在此方中。

此方为江笔花先生治疗感冒的专方。余谓此方之治疗感冒者风寒兼胃也。胃者，中气之所在也，卫气之化源也，胃气伤则卫源不足，邪气乃入矣。川、姜、蔓、荆、防散寒解表，香苏饮疏解胃气，是则斯病乃治矣！

再议锁阳   // 1995.8.5

此药为锁阳科植物锁阳的肉质茎，有固精、健胃功效。著名方药金锁固精丸：沙苑子、芡实、莲须、锁阳、龙骨、牡蛎、莲子，糊为丸，盐水汤冲服。此方的特色为阴阳调和也。芡实、莲子（须）出于水，阴也；锁阳、沙苑子产于干旱沙漠地带，阳也；龙骨者，升腾九天而阳也，牡蛎者漫游五洋而阴也。阴阳调和，斯病治矣！

治哮喘、慢性肺气肿的两方   // 1995.8.5

1. 哮喘丸（蛤蚧200g，淡豆豉200g，沉香95g，白砒5g。共研为末，过筛，装入0.25g胶囊，每日3次，每次1粒），主治慢性支气管炎、肺气肿、哮喘。

2. 生地黄120g，山萸萸60g，山药100g，丹皮100g，茯苓120g，泽泻100g，肉桂30g，麦冬100g，五味子30g，紫菀100g，款冬花100g，紫石英300g，沉香30g，人参100g，苏子100g，杏仁100g，半夏60g，陈皮60g，生姜10g，枳实100g，桔梗120g。

两方为余之经验方，用于慢性阻塞性肺疾病恒效。如有发热，则必须配合使用抗生素。

颈淋巴结结核的治疗 // 1995.8.6

10 年前余用一方（土鳖虫、蜂房、全蝎、蜈蚣、穿山甲）治疗颈淋巴结结核有效，后又见《浙江中医杂志》载克蛇龟、守宫二虫焙干，共研末装入胶囊，治疗颈淋巴结结核。可见结核的治疗，虫类药物堪称有效。余于 15 年前治疗省电影发行公司张某，20 年前治疗甘泉公社孟家山的农民孟某，均采用五虫丸治愈，皆虫类药物耳。另外，虫药对慢性咽炎亦有确效。治疗血栓性静脉炎的虫药合剂（壁水连姜大地香，连翘蟾皮蜜捣尝），亦属虫类药物。

补心合剂再议 // 1995.8.6

党参 10g，熟地黄 12g，当归 10g，川楝子 15g，龙眼肉 10g，石菖蒲 10g，生龙骨、牡蛎各 15g，炒酸枣仁 20g，山楂 10g，麦芽 10g。此名补心合剂，首见于《浙江中医杂志》（1987 年 11 期），方以无血分药为特点。盖心主血脉，无血分药而补心者实一大发明也。时下凡治心绞痛的方药，如冠心 Ⅱ 号、复方丹参滴丸等均为集活血化瘀药之大成。此方用川楝子 15g 为主药；党参、熟地黄、当归，气、血、阴三补以为辅；石菖蒲、酸枣仁、生龙骨、生牡蛎安神镇惊；山楂、生麦芽健胃消食，乃治疗之新径也。

养心丸的制备 // 1995.8.7

川楝子 20g，赤芍 10g，川芎 10g，生地黄 12g，当归 10g，

红花 6g，降香 10g，丹参 20g，党参 10g，麦冬 10g，五味子 6g，生龙骨、牡蛎各 15g，炒酸枣仁 15g，山楂 15g，水蛭 20g。上药共研末，炼蜜为丸，每丸 9g，每日早晚饭后各冲服 1 丸。余临床已用 10 年，适用于稳定型冠心病。

口诀：金龙山水酸，冠Ⅱ生脉散。

芒硝 // 1995.8.7

芒硝为含水硫酸钠。元明粉功同芒硝，力较缓，为芒硝加热提炼者。芒硝的泻火、软坚、消积作用在承气汤、大陷胸汤等方中均可证明。唯水调芒硝外敷治大热丹毒、小儿鹅口疮的作用未被发掘。余前曾以此药加水坐浴，治疗痔疮化脓、栓塞，有立竿见影的效。另外，本品寒凉质重，世人误以此药混同火硝，实大错也。外敷有断乳的功。查火硝者，硝酸钠也，与明矾相配为硝石矾石散，祛黄利水，可治肝硬化腹水。《金匮要略》所用之硝石为何物？火硝乎？芒硝乎？余曾为此查遍诸书，最后得出结论，硝石者火硝也。

治宫颈癌的外用方 // 1995.8.7

枯矾 18g，山慈菇 18g，白砒 9g，麝香 0.9g。共研细极末，加适量糯米粉，制成"T"型栓剂，每枚长 1 ～ 1.5cm，直径 0.2cm，晾干备用，用时置于宫颈口内，晚放早取，每日 1 换，2 周为 1 疗程。

番泻叶

番泻叶为豆科植物的狭叶番泻或尖叶番泻树的小叶，原产于国外，故名番泻叶，又名洋泻药，别名辛那叶，形如夹竹桃叶，带茸毛，9 月采摘。本品性味甘、苦、大寒，用 3g 则便稀，用 6g 则雷鸣下利。用此药治上消化道炎症、流行性出血热、急性胰腺炎，疗效甚好，不亚于大黄。本品亦可治疗脾胃虚弱之消化不良者（便秘、腹胀、胸闷）。番泻叶 3g，陈皮 3g，黄连 15g，丁香 1.8g。沸水浸泡 2 小时，取上清液，每日服 3 次。

自用养心丸

乙亥夏，余因操劳过度，心前区出现不适，气短，夜不能寐，急查心电图，高频心电图示心肌缺血，甘油三酯 4.6mmol/mL，超过常人 1 倍，确诊"冠心病心绞痛"。余急拟一处方遣人送荟萃堂，责范俊玲经理急制之。

处方：党参 10g，生地黄 12g，当归 10g，川楝子 20g，山楂 10g，龙眼肉 10g，炒酸枣仁 15g，生龙骨、牡蛎各 15g，石菖蒲 6g，麦芽 6g，赤芍 10g，川芎 10g，红花 6g，降香 10g，丹参 20g，水蛭 9g，茯神 12g，远志 6g，麦冬 10g，五味子 3g，杏仁 10g，炙甘草 6g。研细过筛，炼蜜为丸，每丸 9g，每日 2 次，每次 1 丸。

此方合冠心 II 号、生脉、归脾、养心四方于一炉，加水蛭活血化瘀，加杏仁寓茯苓杏仁甘草汤之意。斯方从理法方药来讲，甚为合理，估计将有好的疗效。然究竟疗效如何？尚待在实践中留意总结。

后话：余服此丸 3 年，余之冠心病痊愈，心脏 ECT 检查示心脏正常，一如常人。

施今墨治喘方　　　　　　　　　　　// 1995.8.10

苏子 10g，莱菔子 10g，葶苈子 10g，半夏曲 6g，陈皮、橘红各 6g，茯苓、茯神各 12g，麻黄 10g，细辛 3g，五味子 3g，白前6g，前胡 10g，紫菀 10g，枇杷叶 10g，大枣 4 枚，甘草 6g。该方的组方中三子养亲汤中葶苈兑白芥，二陈汤中橘红易陈皮，茯神易茯苓；小青龙汤中去桂枝、白芍，大枣易干姜，白前、前胡、紫菀、枇杷叶。余临床试用 2 例，皆效。

花蕊石的止血作用　　　　　　　　　// 1995.8.11

花蕊石为蛇纹岩大理石的岩块。此品止血宜煅用，煅则收敛止血，生则凉血安神，其用量 15 ～ 30g，与一般石药无异。此药在《十药神书》中以男酒、女醋冲服，以童便食后冲饮，亦可治五内崩损之大出血。《太平惠民和剂局方》载：硫黄 120g，花蕊石 30g，研末外敷，治一切金刃、狗咬诸伤。本品常与三七、生赭石相配，治胃及上消化道出血。余谓此药 30g 加入三黄泻心汤，治上消化道大出血有效。

没食子收敛治痢　　　　　　　　　　// 1995.8.11

没食子为蜂科昆虫寄生虫瘿，生长于没食子树幼枝上。本品含鞣酸、没食子酸、树脂，功效止血止泻、敛肺涩精。此药治赤白痢久治不愈者如神；外用收敛祛湿，适合湿疹。余尝以此药加入芍药汤中治疗各种结肠炎有效。

肝硬化食管 – 胃底静脉曲张破裂出血的治疗

// 1995.8.13

此虽属上消化道出血，但与胃出血恒有不同。唐容川云："泻心即是泻火，泻火即是止血。"其谓大黄黄连泻心汤乃治疗胃出血之大剂。大黄一味有"推墙倒壁""釜底抽薪"之力，为治疗吐血的上品。殊不知大黄用治食管 – 胃底静脉曲张破裂出血量大，则有增加出血量之弊，唯剂量适中则治出血有效。肝硬化之出血一者为食管静脉出血，一者为胃底静脉出血。大黄用量，汤剂宜为6g。若无大黄，肠道腑气不通，势必导致肠道腐物的吸收，增加肝性脑病的风险。针对上述机理，余拟定了肝硬化止血散。

处方：煅花蕊石 30g，肉桂 3g，生赭石 30g，汉三七 3g，大黄粉 20g。共研为末，过筛，分为 20 包，每服 1 包，每日 2 包。上方的药物总量为 86g，每包 4.3g，其中含大黄 1g，三七 0.15g，生赭石 1.5g，肉桂 0.15g。

上方的主要作用为降逆平冲，胃静则出血自止。汉三七有局部止血功用。煅花蕊石亦有局部止血之功。

心包积液的治验

// 1995.8.14

武山县中医院司机巩某之女，患急性心包炎，在兰大一院内科住院治疗，曾多次穿刺抽水，抗结核，病情未见消退。余予肝硬化胶囊合苓桂术甘汤、己椒苈黄丸、泻白散、葶苈大枣泻肺汤、麻杏石甘汤、五苓散治疗。凡5剂，心包积液吸收，病情好转。此例治验与上述"心包炎一例"的治疗方法相同，唯前者方中曾加入五味消毒饮，后者方中无，却同时应用肝硬化胶囊。此胶囊的制备已在本书他节中详述，可参阅之。

方鸣谦用补中益气汤　　　　　// 1995.8.16

1. 用量

斯方之量乃中等剂量，较常人略小，较东垣之原量略大。黄芪恒用12g，柴胡4.5g，党参9g。

2. 久咳

老年性肺气虚损，加麦冬12g，五味子6g，罂粟壳9g。第三军医大学戴裕光主任用上方实践多年，屡试有效。

3. 气虚臂痛

加半夏、茯苓，治伏饮臂痛，即指迷茯苓丸证。

4. 虚火妄动

加山栀，治疗口苦虚烦、口舌生疮等，亦可加黄柏。

5. 胸痛

加半夏、木香，降逆行气，治胸痛、胸闷。

中气下陷的治疗　　　　　　　// 1995.8.16

中气下陷亦名大气下陷，张锡纯老先生定升陷汤治疗此证有卓效。此汤组成：黄芪20g，升麻6g，柴胡10g，知母10g，桔梗20g。水煎服，每日1剂。此方由补中益气汤化裁而来，芪、柴、升为斯方之核心；桔梗为药中之舟楫，引药上行，须知滋阴养液之意，务在粮草先行也。大气下陷为何证？锡纯云："胸闷气短，头晕跌仆，有气断之感矣！"余观之，此低血压也。血压低时各脏器均有缺血之虞，冠状动脉缺血，则见胸痛；肺动脉缺血恒见气短也。余之经验乃归脾汤合生脉散也。余据此创造的"归脾冠生脉，青龙破地水"则属更进一步也。

嗜酸性粒细胞增多症的验方 // *1995.8.16*

海蛤粉 24g，海浮石 9g，鱼胆（鱼鳔）1g（分冲），蝉蜕 5g。将鱼胆焙干，研粉冲服，余三药水煎，分两次服用。三药为水中物，意在脱敏；蝉蜕乃传统除风药，意亦脱敏也。查嗜酸性粒细胞增多症大多为过敏所致，此病的治疗西医疗法较少，中医和血祛风之法每能奏效。余前曾治疗 504 厂工人于某，采用此方显效。此病以周围血中嗜酸性粒细胞增多为特征，常见呼吸系统症状，如咳嗽、胸闷、气急、哮喘，大属中医风寒哮喘范畴。前方中之鱼胆因长期缺药，福州郑孙谋先生曾云以蛇胆、陈皮代之，如此药亦缺乏可考虑用胆南星代之。此方之作用务在清热化痰、宣肺止嗽，兼肺中实火可予麻杏石甘汤；脾胃虚寒可予四君子汤；大便燥结可予礞石滚痰丸、三黄泻心汤。

新药强必林 // *1995.8.21*

本品为口服半合成青霉素，学名羟氨苄青霉干糖浆，口服时在消化道内不被消化酶破坏，因而吸收好，在血液中可达较理想的浓度。其抗菌谱与氨苄西林相似，作用较之略强，对各型链球菌、肺炎球菌、金黄色葡萄球菌、破伤风杆菌、流感嗜血杆菌、大肠杆菌、痢疾杆菌、梭形芽孢杆菌均有较好疗效。本药通常有瓶装与袋装两种：①瓶装 1.5g，加水 60mL，充分摇匀，成人口服 10 ～ 20mL，每日 3 次，儿童酌减。②袋装每包 0.25g，成人口服 0.25 ～ 0.5g，每日 3 次。

失语及声音嘶哑的治疗　　　　　　　// 1995.8.21

乙亥秋，一患者在化疗后出现失语、声音嘶哑。此乃抗癌药物的副作用也，喉返神经受累也。余思之，处以柴胡 10g，枳实 10g，白芍 10g，甘草 6g，大黄 6g，蝉蜕 6g，僵蚕 6g，姜黄 6g，木蝴蝶 6g，诃子 3g，白花蛇舌草 20g，半枝莲 20g。凡 3 剂，患者失语、声音嘶哑骤然全消，住院大夫多人云此神方也。

茵陈蒿汤的主证　　　　　　　　　　// 1995.8.21

"阳明病，发热汗出者，此为热越，不能发黄也。但头汗出，身无汗，齐颈而还，小便不利，渴引水浆者，此为瘀热在里，身必发黄，茵陈蒿汤主之"（《伤寒论》236 条）。此文后记曰："茵陈蒿六两，栀子十四枚，大黄二两。上三味，以水一斗二升，先煮茵陈，减六升，内二味，煮取三升，去滓，分三服。"汉代的"两"约合现代的 3 钱，即 9g。为便于计算，可约等为 10g，故前述剂量应为茵陈 60g，栀子 14 枚，大黄 20g。古人脾胃较今人强，余之经验，此方之剂量当为茵陈 30g，大黄 10g，栀子 10g 为最佳。"伤寒七八日，身黄如橘子色，小便不利，腹微满者，茵陈蒿汤主之"（《伤寒论》260 条）。"伤寒身黄发热，栀子柏皮汤主之"

（《伤寒论》261 条）。栀子柏皮汤方：栀子 10g，黄柏 10g，甘草 5g。"伤寒瘀热在里，身必黄，麻黄连翘赤小豆汤主之"（《伤寒论》262 条）。麻黄连翘赤小豆汤方：麻黄 10g，连翘 10g，赤小豆 10g，甘草 6g，杏仁 10g，椿根白皮 10g，生姜 6g，大枣 4 枚。

应邀赴青海医学院附院会诊——肝硬化腹水

// 1995.8.25

冶某，1993 年行胃癌手术，1 年前查腹腔淋巴结肿大，脾厚 4.5cm，曾行化疗。3 个月来腹水增加迅速，曾 7 次腹腔穿刺放水，计 5000mL。余诊之，患者高度消瘦，乏力，卧床不起，巩膜及全身未见黄染；胃镜检查示残胃，未见癌症复发；腹部高度膨隆，腹水征（+++），下肢浮肿。余曰："此患者近日未做腹部影像学检查，肝转移无法确认，脾大，腹水淡黄色，未见血性腹水。腹水的成因有二，即肝硬化和肿块压迫门静脉。鉴于此，利水、支持疗法，用之得法可望成活一年以上。利水，勿再穿刺放液，予呋塞米、肝硬化胶囊则可。支持，可予白蛋白、血浆、支链氨基酸。"与会的院长及专家教授闻之均甚钦佩。按此法治之，两周后患者精神增加，体力恢复，腹水亦全消矣。

低钾血症

// 1995.8.28

病因：①摄入不足：禁食、偏食、补液时未充分补钾。②排钾过多：吐、泻、利尿、应用皮质酮制剂、腹腔透析、抽取胸腹水、胃肠引流。③分布异常：细胞外液稀释、胰岛素的应用。④缺钾与缺镁同时存在。

缺钾时的五大症状：①厌食、乏力、腹胀、精神萎靡、肢体软瘫。②血压下降、心音低钝、脉搏细微。③肠鸣音下降、麻痹性肠梗阻。④肢体感觉消失、麻木，腱反射消失。⑤心律不齐、心衰，心电图示 T 波平坦、倒置、QT 间期延长、S-T 段下降、PR 间期延长。

高血钾症   // 1995.8.28

病因：①输入库存血、补钾过量。②肾功能衰竭、肾上腺功能低下。③化疗、溶血（缺氧、酸中毒、休克、创伤、中毒反应）。④失水、血液浓缩。

临床表现：嗜睡、肢体麻木、感觉异常、深反射消失。心电图示 T 波高尖、P 波消失、QRS 波群增宽。

鼻咽癌的化疗   // 1995.8.28

鼻咽癌有未分化与高分化之分。所谓未分化癌，即尚未看清属鳞癌或腺癌，最多可见胞状核或管状核。高分化癌则眉目清楚，可见腺癌或鳞癌。环磷酰胺（CTX）、长春新碱（VCR）为鼻咽癌的基本用药，腺癌加 5- 氟尿嘧啶、甲氨蝶呤（MTX），鳞癌加顺铂（DDP）、阿霉素（ADM）、平阳霉素（PYM）、博来霉素（BLM）。

硝石矾石散的研究   // 1995.9.12

此方为《金匮要略·黄疸病脉证并治》治女痨疸的专方，其谓:"膀胱急,少腹满,身尽黄,额上黑,足下热,因作黑疸。其腹胀如水状,大便必黑,时溏,此女劳之病,非水也。腹满者难治。用硝矾散主之。"张锡纯谓此方为"治黄疸之总方"。硝石为何物?芒硝?火硝?朴硝?历代医家莫衷一是,李时珍在《本草纲目》中一锤定音,以火硝为是,后依之。矾石为何物?明矾?枯矾?皂矾?胆矾?《金匮要略》原方每在矾石后加"烧"字,大多数医家均附和其说,用煅明矾,即枯矾也。余查明矾乃十二水硫酸铝钾也,煅者去掉结晶水后为硫酸铝钾;火硝者硝酸钾、硝酸钠的混合体,其退黄机理尚待进一步研究。张锡纯谓矾石为皂矾,并谓皂矾者含硫酸亚铁,与火硝相配,退黄利水之功甚佳。余配之肝硬化胶囊Ⅰ号为明矾,Ⅱ号为枯矾,Ⅲ号为皂矾,正在试验中。据初步观察,Ⅰ号的利水较好,Ⅱ号的退黄较好,Ⅲ号尚未试验。锡纯氏的经验若何?尚待进一步研究。余查遍《医宗金鉴》《古今读书集成》《景岳全书》《医学纲目》诸书,对硝石矾石散的记载均欠详,或系抄袭《金匮要略》,可见历代医家对此方有真知灼见者为数寥寥,如张锡纯者少矣。余之肝硬化胶囊Ⅰ、Ⅱ、Ⅲ号的配制,当在实践中进一步总结。

低血压再论　　　　　　　　　　　// 1995.9.14

常人患低血压者实不少也,古人因无血压之名,故皆以六脉沉细为据,故曰"心脾两虚""中气下陷""亡阳亡阴"……盖此病的主症为头晕、头痛、心悸、健忘、失眠多梦、颜面萎黄、食欲不振、体乏无力、自汗等,严用和则用归脾汤,李东垣则用补中益气汤,张锡纯则用升陷汤;若至亡阳大汗、手足厥逆者,则用仲景之四逆汤也。余之经验以归脾汤合生脉散疗效最好,个别患者睡眠好则以补中益气汤代归脾汤。张锡纯认为，大气下陷则气短、心悸、跌仆，云其升陷汤可获全效。此方的组成：升麻、黄芪、柴胡、知母、桔梗。余经常在归脾汤中辄加知母、桔梗、升麻、柴胡数味，每能事半功倍。低血压的患者因血压低、冠状动脉血液运行不畅，故可出现心前区痛、心悸等类似冠心病的症状，故余在前方中加冠心Ⅱ号、枳实、补骨脂、地骨皮、泽泻、木通、青皮、陈皮、龙骨、牡蛎，名曰复方归脾汤。口诀：归脾冠生脉，青龙破地水。

日本汉方家治疗支气管哮喘的方药　　// 1995.9.15

　　近年来对支气管哮喘的研究表明，此病系多种因素作用于不同细胞，这些细胞在遇到刺激时释放出各种炎性介质，该介质作用于呼吸道内靶细胞，导致呼吸道平滑肌痉挛，血管通透性增高，黏膜增厚、水肿。历来哮喘病的治疗，只注重交感神经介质的调整，所谓麻黄素、正肾素、异丙肾上腺素、喘嗽平、喘心宁均属此类，总不离 α、β 受体兴奋剂和胆碱酯酶抑制剂。上述药物的疗效仅系暂时疗效，长期使用反而导致呼吸道过敏性增加，哮喘症状加重，肺心病的发病率上升，死亡率增加。日本学者应用汉方大柴胡汤加味、神秘汤、柴胡桂枝干姜汤加茯苓、附子制剂等治疗此病疗效显著，同时大大克服了上述不足。

　　①大柴胡汤加味：麻井吉夫应用大柴胡汤合桂枝茯苓丸、半夏厚朴汤，以及麻杏石甘汤合干姜、细辛、五味子、半夏，对本病 9 例进行治疗，结果 5 例显效，4 例有效，1 例小效。其认为，此方应用的关键在于祛痰药的应用。

　　②神秘汤：麻黄、苏叶、橘皮、柴胡、厚朴、甘草。此方出

自《勿误药室方函》一书，其云："久咳，奔喘，坐卧不得，喉中咿呀声，气绝。"中田敬吾谓此方治麻杏甘草与柴胡苏杏合证，即烦、喘、咳、胸闷、神经质。

口诀：麻黄汤加苏厚柴，方名神秘日本来。

③柴胡桂枝干姜汤加茯苓：秋叶哲生介绍柴胡桂枝干姜汤加茯苓，寓《伤寒论》"伤寒，汗出而渴者，五苓散；不渴者，茯苓甘草汤主之"之意。

④附子剂：伊藤分析了附子剂在支气管哮喘治疗中的作用，认为附子可治疗难治性哮喘，在茯苓四逆汤、八味丸、赤丸中加入附子往往能奏效。

苓桂枣甘汤治疗支气管哮喘合并过敏性结肠炎

// 1995.9.16

哮喘伴腹痛、大便异常、里急后重、汗出、咳嗽，发作时咽中有物，其气上冲，腹中冷，里急，脐中动气，用苓桂枣甘汤治疗可缓解。哮喘者，副交感神经兴奋导致，胃肠蠕动增强，大便异常、里急后重必发。《伤寒论》65 条："发汗后，其人脐下悸者，欲作奔豚，茯苓桂枝甘草大枣汤主之。"《伤寒论》64 条："发汗过多，其人叉手自冒心，心下悸，欲得按者，桂枝甘草汤主之。"上述经文所谈均可看作为胆碱酯酶活动亢奋的表现，桂枝方的作用多在抑制其亢奋，故可治哮喘，亦可治腹痛矣。所谓降逆平冲则如是也，桂枝汤降逆的芳名由此而得也。

明矾与枯矾 // 1995.9.17

明矾乃十二水硫酸铝钾也，经煅烧去水存性，由纯白变为灰白，重量耗去一半，则为枯矾。枯矾仍为硫酸铝钾，与明矾的药性基本相同，唯收敛作用较强，且对胃肠无酸涩的不良刺激。硝石矾石散中用此药效极佳，余之古圣Ⅱ号亦用此矣。

青黛、明矾、泽兰 // 1995.9.18

青黛30g，明矾15g，泽兰15g。三者共研末，每日3次，每次1.2g，治疗非结合胆红素升高。此为溶血性黄疸，因此种黄疸颗粒较大，不能透过肾小球基底膜，故尿胆红素阴性。青黛为爵床科植物马蓝或蓼科植物蓼蓝的叶或茎经加工制得的干燥粉末、团块或颗粒，旧时作染料用。此物入肝经，有清热解毒、凉血消斑的作用。清热解毒可视为西医学的抗菌作用。凉血化斑何意？可猜想此物有止血、改善毛细血管通透性、调节凝血功制诸功能。青黛中提取的靛玉红，可治疗急性白血病，对骨髓造血功能有明显疗效，因此其对溶血性贫血的作用似可理解。明矾（尤其是经煅烧后的枯矾）退黄治肝，已为余之肝硬化胶囊所证实。此种退黄作用非利水可替代也，对肝细胞的再生恒有作用。由此推之，明矾可否用于血液病的治疗，应在实践中进一步观察，或者筛选出治疗的显效剂。泽兰为唇形科植物毛叶瓜儿苗的茎叶，入肝、胆二经，功效活血化瘀、利水、消肿，长于妇科经水不行、闭经、癥聚积块等。另外，福建民间以此药治疗痈疽疔疮，说明此药有很好的抗菌作用。余意此药为草本，体积偏大，加入则应减少了前两药的用量。况此药于黄疸并无作用，充其量乃属消炎利水，故置之。

干漆的研究　　　　　　　　　　　　　　// 1995.9.18

干漆为漆树科植物漆树的树脂经加工后的干燥品，色棕黑，燃之则生黑烟，有漆臭味，主产于湖北、四川、云南、广东等地，国外日本、缅甸亦有分布。本品有小毒，入肝经，功效祛瘀、破癥、杀虫。《药性本草》云：“此药杀三虫，去死肌。”张元素云：“削年深坚结之积滞，破日久凝结之瘀血。”斯言尽干漆之用矣，无瘀者切忌，胃痛者切忌。

复方七味白术散治验　　　　　　　　　// 1995.9.18

乙亥中秋，病房一颌下腺癌患者，双肺、骨转移，行化疗后，一般状况好转，后见失语，百药未效。余出一方：柴胡、枳实、白芍、甘草、大黄、蝉蜕、姜黄、僵蚕、金银花、连翘、木蝴蝶、诃子、胖大海、郁金、明矾，1 剂显效，2 剂声音如常。后又见腹泻、高热不退，余以七味白术散合生石膏、车前子，1 剂热减；方中再加马齿苋、苦参、青蒿等药，3 剂热退、腹泻停。

肝硬化的腹泻、腹痛、胃痛问题　　　　// 1995.9.18

此病因门静脉高压，肠系膜血管不同程度的曲张，胃肠黏膜水肿，使患者吸收、消化功能极度衰竭，自觉症状则为腹满、纳呆、厌食。此时饮食应特别注意，宜低脂、低蛋白、少纤维的流质或半流质饮食，如菜汤、水果汁等可补充维生素。鉴于上述原因，此病的饮食疗法则应为主要疗法之一，稍有不慎则可出现腹泻、胃痛、恶心诸症。余前曾为此专门设置6号方，即平胃散加六君汤，五苓五水兰茜香。此方之设，在很大程度上已重视了斯病胃肠道紊乱。方中五苓散改为茯苓、枳实、泽泻、车前子、干姜、附片，其余五水（大腹皮、葫芦皮、汉防己、生薏苡仁、木通）在大量腹水时可用。泽兰，化瘀利水；茜草，活血止血；藿香，祛湿止呕，对本病用之则宜。

最后修订的肝病6号方：苍术、厚朴、陈皮、甘草、党参、白术、茯苓、半夏、枳实、泽泻、车前子、干姜、附片、泽兰、茜草、藿香、神曲。此方的特点是完全面向胃肠，利水和胃健脾，寓胃肠修复之意，在肝硬化的治疗中实属必要。

治肝八方

// 1995.9.19

肝病1号方：党参、白术、黄芪、当归、柴胡、升麻、白芍、虎杖、乌梅、蝉蜕、枸杞子、五味子、女贞子、麦冬、瓜蒌、葛根、橘叶、郁金、焦三仙、鸡内金。（乙肝小三阳，无症状）

肝病2号方：柴胡、黄芩、半夏、生姜、大枣、党参、炙甘草、丹参、木香、草豆蔻、虎杖、茵陈、板蓝根、威灵仙、晚蚕砂、瓜蒌、香附、黄芪、秦艽、川楝子、当归、泽泻、橘叶、郁金。（慢性乙肝活动期，症见口苦、咽干、急躁、肝区不舒、肝功能受损轻）

肝病3号方：柴胡、枳实、白芍、甘草、川芎、香附、黄芪、当归、丹参、秦艽、板蓝根、党参、延胡索、川楝子、乳香、没药、泽泻、丝瓜络。（乙肝肝痛重、肝功能受损轻）

肝病 4 号方：牛膝、丹参、麦冬、甘草、生地黄、熟地黄、白芍、苍术、龙葵、虎杖、野菊花、黄芪、当归、秦艽、板蓝根、党参、橘叶、郁金。（乙肝肝功能受损重）

肝病 5 号方：柴胡、黄芩、半夏、党参、甘草、白术、茯苓、砂仁、黄芪、当归、丹参、山药、陈皮、木香、赤芍、何首乌、山栀、秦艽、板蓝根、虎杖、重楼、泽泻、山楂、延胡索、川楝子、乳香、没药、茵陈、生姜、大枣、香附、牡蛎、红花、龙胆、白花蛇舌草、半枝莲、生大黄、黄连。（慢性乙型肝炎活动期，症见纳差、腹胀、黄疸、两胁不舒、时有寒热）

肝病 6 号方：苍术、厚朴、陈皮、甘草、党参、白术、茯苓、半夏、枳实、泽泻、车前子、干姜、附片、泽兰、茜草、藿香。（肝硬化腹泻、腹胀）

肝病 7 号方：柴胡、丹皮、山栀、当归、白芍、白术、茯苓、丹参、黄芪、黄精、郁金、生地黄、鳖甲、茵陈、半枝莲、车前子、白茅根、砂仁、枳壳、葫芦皮、大腹皮、汉防己、莱菔子。（肝硬化腹水、发热、黄疸）

肝病 8 号方：柴胡、黄芩、半夏、党参、甘草、生姜、大枣、茯苓、猪苓、白术、桂枝、泽泻、石斛、何首乌、鳖甲、牡蛎、红花、北沙参、麦冬、玉竹、枸杞子、川楝子、生地黄、当归。（肝硬化腹水、发热、舌红、无苔、少津）

宽胸胶囊　　　　　　　　　　　　　　*// 1995.9.20*

水蛭 200mg，汉三七 200mg，枯矾 80mg，硝苯地平 5mg。上药共研为末，装入 0.5g 胶囊，每服 1 粒，每日 2 ～ 3 次。方中水蛭、三七活血化瘀，为治疗冠心病、心绞痛的最佳药物选择；

枯矾降脂、健胃，可促进消化。

乳腺增生的中医治疗 //1995.9.20

《中国当代名医验方大全》载乳腺增生方与余拟定的专方柴山合剂略同，唯不同者，其增加了蜂房、皂角刺、王不留行、牡蛎、川芎（口诀：蜂刺川不蛎）。乳腺增生方当为柴山合剂与蜂刺川不蛎的合方。

三七的研究 //1995.9.20

三七又名参三七、汉三七、金不换、田三七，为五加科多年生草本植物三七的干燥根，主产于云南、广东、广西、四川等地，通常认为有止血活血、破瘀散结的功效，殊不知此药具有强大的补血作用。福建中医学院赵芬教授曾用三七治疗一例严重贫血。患者服用三七 1g，每日 2 次，仅 1 个月，血红蛋白由 70g/L 增至112g/L。由此可见，三七真攻补兼备之良药。基于其活血作用，此药尚为治疗冠心病、动脉硬化（脑血栓形成）的主药。试验研究证实，此药降脂效能极佳。中国中医研究院陈鼎祺教授用此药2g，每日 2 次口服，治疗心绞痛 85 例，有效率达 82%，降脂率达78%。河南省平顶山市卫生学校陶文生老师用此药治疗黄疸型肝炎 100 例，证明其有利胆、退黄、降酶作用，同时对慢性活动性乙型肝炎亦有明显作用。其自拟三丹汤有明显的乙肝表面抗原转阴作用，治疗 42 例，通常在服药 2 个月后转阴。浙江中医研究院陆拯医生无意中发现三七有明显的利水作用，用治肝源性、心源性、肾源性水肿，多例见效。综上所述，三七具有活血祛瘀、养气补血、止血止痛、消炎解毒、利胆退黄、利水消肿、保肝降酶、增加白蛋白等多方面作用。

再议水蛭　　　　　　　　　　　　　　　// 1996.9.25

水蛭为化瘀神品，生用则功专力宏，凡瘀血之证均可用之，如血管瘤、妇科肿瘤、冠心病、高血压、肺气肿、肺心病，凡见发紫、瘀滞之症者均可以水蛭治之。湖南株洲冶炼厂职工医院方新生用水蛭治疗慢性肾功能不全，收到满意疗效。

益肾汤方：黄芪 50g，枸杞子 30g，桑椹 15g，山药 10g，大黄 10g，附片 10g，益母草 30g，丹参 30g，金银花 15g，白花蛇舌草 15g，车前子 30g，水蛭 30g（冲服）。水煎服，每日 1 剂，分 3 次服。

此方虽名为益肾汤，但未见山西太原益肾汤的活血化瘀药。

重症肝炎并肝性昏迷　　　　　　　　　// 1995.9.25

俞伯阳医生曾治疗一例张姓重症肝昏迷患者，其方：水牛角 30g，羚羊角 30g，鲜地黄 15g，丹皮 15g，大青叶 30g，生大黄 15g，丹参 15g，芒硝 12g，生山楂 12g，茵陈 50g，生石膏 30g，连翘 15g，黄芩 12g，茜草 15g。水煎，鼻饲。此为犀角地黄汤、茵陈蒿汤、调味承气汤、三黄泻心汤、清营汤、白虎汤的合方。犀角地黄汤中的赤芍以丹参、茜草代之，三黄泻心汤中的黄连以生石膏代之，大青叶、连翘则加强清热解毒之功。斯方之组成无十分特殊，有无疗效尚待验证。余之经验：承气三黄为主，茵陈蒿可用，犀角地黄汤有否疗效尚未可知，五味消毒饮为必用之药也。

皮肤瘙痒症的验方　　　　　　　　// 1995.9.25

北京中医医院儿科滕宣光谓此方系先师京都著名儿科专家周慕新先生所传，治小儿湿疹、荨麻疹、皮肤瘙痒有神效，其方：防风 12g，地肤子 20g，白鲜皮 20g，炒山栀 10g，连翘 15g，荷叶 10g。口诀：荷连山，白地风，各种痒症有奇功。

乳腺癌治验一例　　　　　　　　// 1995.9.25

重庆市中医院肿瘤科周家明大夫方：柴胡 10g，当归 10g，白芍 15g，白术 10g，茯苓 12g，香附 6g，郁金 6g，生地黄 12g，丹参 20g，白花蛇舌草 15g，半枝莲 15g，夏枯草 10g，重楼 10g。服药 1 年，未见复发。

王荫卿解肝煎治验　　　　　　　　// 1995.9.25

半夏 6g，陈皮 6g，茯苓 12g，苏梗 10g，厚朴 10g，白芍 15g，生姜 6g，砂仁 3g。凡胸闷腹胀、呕恶嗳气、不思饮食、腹冷便溏者，均可以此方治之。

间质性肺疾病之我见　　　　　　　　// 1995.9.25

乙亥年，余曾治疗肺间质病多例，此病的特点为呼吸困难、喘息、胸闷气憋，较之通常肺及支气管病变为重。西医以强的松为首选，配抗生素应用。余曾用桂枝芍药知母汤、当归六黄汤、麻杏石甘汤、葶苈大枣泻肺汤、泻白散之合方治疗此病颇效。紫石英、沉香、肉桂为可加之药。四川省绵阳市中医院李孔定治肺倡用活血化瘀，凡胸闷、神疲、痰少、咳嗽者在方药中常加桃仁、赤芍、莪术；虚证者加丹参、鸡血藤；胸胀者加香附、郁金、降香；血瘀痰凝者加红花、泽兰。李老认为，桃仁活血、止咳二者兼顾，诚斯证之良药也。

腰椎结核寒性脓肿的治验　　　　// 1995.10.26

乙亥年夏，余在荟萃堂接诊一患者，患腰椎结核，背部有一 8cm×12cm×10cm 大小的寒性脓肿。患者消瘦，贫血，恶病质，一般状况极差，因无钱进一步检查，求治于余。余即以雄黄五虫丸（雄黄 70g，僵蚕 30g，蜈蚣 20 条，全蝎 10g，冬虫夏草 50g，守宫 50g）。共研为末，装入胶囊。雄黄宜纳入萝卜内蒸熟，取雄黄阴干，入上药共入胶囊，每次 4 粒，每日 3 次，饭后服投治。此药服完一料，寒性脓疡溃破，窦道收口。令再服一料，时患者颜面红润，精力充沛，与常人无异。此方为家父所传，20 年前余以此方治疗天水孟家山一农民结核空洞获愈，5 年前曾治疗武山县康明生之女结核空洞获愈。此药可谓疗效卓著之好药矣。此药治疗结核溃疡、坏死如神，能否用于骨髓炎的慢性窦道，还需在临床实践中去探索。

左侧脑梗死导致的偏瘫失语　　　　// 1995.10.26

以往所谓脑血栓形成，自 CT 检查问世以来，改称为"脑梗死"。此乃脑动脉硬化之发展也，临床以缓发、偏瘫、血压辄以舒张压超过 90mmHg 为特征。此病变发生于脑右侧半球者，仅导致左侧偏瘫，而无失语；发生于脑左侧半球者，导致失语，而轻度偏瘫。乙亥秋末，赵某介绍一患者左脑梗死，失语半月，百医弗效。余接诊时其右侧肢体轻度偏瘫，右面部口眼㖞斜，完全性失语，脉弦，舌红苔黄，血压 160/90mmHg。余投以生地黄、山药、山茱萸、麦冬、五味子、肉桂、附片、石斛、肉苁蓉、石菖蒲、远志、巴戟天、赤芍、川芎、红花、降香、丹参、大黄、蝉蜕、僵蚕、姜黄、柴胡、枳实、水蛭（分冲）。服药 10 剂，患者偏瘫症状基本恢复，已能发音，但尚不能言语也。脑血栓形成大约 70% 发生于颈内动脉虹吸部及大脑中动脉，以后的顺序按发病多少为大脑前动脉、基底动脉、椎动脉、大脑后动脉。左脑半球的梗死引起失语，最常见者为运动性失语或混合性失语；右脑半球的梗死则见目偏视；基底动脉血栓，则见眩晕、耳鸣、复视、吞咽困难、共济失调；基底动脉主干血栓，则可致四肢偏瘫、延髓麻痹、昏迷、死亡。

肺部感染误诊肺癌三例 　　　　　　　　　　*// 1995.10.26*

　　董某，余之老友也。乙亥年春，外感，咳嗽，胸闷，痰中带血，当地 X 线片检查确诊肺癌，遂来兰州求余。余视 X 线片，见阴影的浓度、结构不甚典型，谓其先以大剂量抗生素治疗观察，另予麻杏石甘汤合泻白散、葶苈大枣泻肺汤、五味消毒饮加鱼腥草治疗。服药 1 个月，患者精神明显好转，食欲大增，体重增加，再拍 X 线片，复常矣。

　　景泰川灌区王某右肺 X 线片见一阴影，临去美国前，来求余诊。余观片后谓此乃感染，非癌瘤也，先以中药苏杏散合麻杏石甘汤、五味消毒饮、泻白散治疗，再予头孢拉定、甲硝唑。凡 10 日，诸症皆退，王乃愉快赴美。1 个月后返国再住院治疗月余，X 线胸片示影灶全消。此病自发病至治愈，从未出现发热、咳嗽诸症。

余之老同学黄悦先的丈夫李如雄，X 线片、CT 检查均示右肺肺癌，在陆军总院治疗 2 月余，亦诊断为肺癌。求余诊时，体重减少，颜面黯黑。患者素有糖尿病，时有感冒咳嗽。余认为患者有肺部屡发的感染，X 线胸片示不典型的阴影，假瘤不可排除，遂以大剂量抗生素治疗。1 个月后，肺中病灶有明显改变，再做 CT 诊断，报告怀疑结核。余谓该患者无结核中毒症状，病灶趋于下，无钙化点，故结核暂不考虑，治疗仍应以抗生素为主，配合中药。服药 2 月余，患者痊愈出院。

桂枝芍药知母汤再谈　　　　　　// 1995.10.27

此方出自《金匮要略》，其谓："诸肢节疼痛，身体魁羸，脚肿如脱，头眩短气，温温欲呕，桂枝芍药知母汤主之。"《金匮要略》意在祛风胜湿、散寒止痛。余多年用此方治疗类风湿关节炎，其中附子改为川乌、草乌各 15 ～ 20g（先煎 60 分钟），外加马钱子 1 个（油炸），恒见明显疗效。余思之，类风湿关节炎乃结缔组织病也，原因虽未全明，但变态反应实与之相关，当属自身免疫反应之类，细分之宜归于亚型变态反应，即抗原抗体复合物反应。于是，余用此方加味治疗干燥综合征、多发性硬化、红斑狼疮、胶原病、成人 Still 病、肾病综合征等，结果大部能获效。方中知母至为重要，无此则患者烧灼不止，大剂量的乌头无知母则阳盛而阴伤；无桂枝则阳气不能通达四末；无白芍则阳气不能通达于内脏。因此在桂枝芍药知母汤中，方名中的三药实为附子（乌头）的重臣耳，重臣列于方名，令主药深藏于内，乃寓护卫主上之意。麻黄发汗解表，寓开腠理而见阳光之意；白术健脾益气，以防药之太过，损伤脾胃；干姜温中；甘草和中；防风祛风胜湿。此方调和风湿的实质乃改善机体免疫系统，于是在治疗诸种变态反应疾病方面希望大焉。

多发性神经根炎的中药治疗　　　　// 1995.11.10

乙亥年秋，余曾连续接诊此类患者三人，案一肩胛下垂（左），左臀瘫软无力；案二项背无力，腰部不支；案三双腿无力，步履维艰。初时余识之为重症肌无力，后经反复检查、阅读文献乃断为多发性神经根炎。治疗此病有以下三方：

①加味风引汤：七石三对药（生石膏、寒水石、紫石英、白石英、生龙骨、生牡蛎、赤石脂、滑石、桂枝、大黄、干姜、牛膝、木瓜、秦艽、威灵仙、生地黄、当归）。

②赵氏方：桃红四物秦川牛，二虫柏瓜伸筋草，急起防风二龙星，慢时桑枝乌梢藤（当归、赤芍、川芎、生地黄、桃仁、红花、秦艽、续断、川牛膝、全蝎、蜈蚣、侧柏叶、木瓜、伸筋草、地龙、龙骨、南星、桑枝、鸡血藤）。

③振痿汤：党参、白术、黄芪、知母、生姜、制乳香、制没药、山茱萸、龙眼肉、生龙骨、生牡蛎、牛膝、威灵仙。

钱秉文治血栓性外痔的外洗方　　　　// 1995.11.12

芒硝30g，硼砂20g，明矾10g。煎水外洗，每日2次，早晚各 1 次。余用此方治疗水利厅钟某的痔疮，确有奇效。

重症肌无力与神经根炎　　　// 1995.11.16

两病在临床上经常混淆，因其均可产生双侧或单侧肢体的轻瘫、功能障碍，故需鉴别之。重症肌无力系以神经肌肉接头处病变为主之自身免疫性疾病，其特点是发病的横纹肌长期疲乏无力，不能随意运动，个别病例可见进行性肌肉萎废。患者可见肌肉萎缩、功能丧失。本病尚可产生肾上腺危象，届时患者瞳孔散大、分泌物（眼泪、唾液、气管分泌物）缺如；亦可产生胆碱能危象，如瞳孔缩小、分泌物多、肠蠕动亢进、腹痛、腹泻、大汗。

神经根炎多因流感病毒感染导致。本病首先有四肢肌肉及罹患部位肌肉的疼痛，继则肌肉萎缩，运动失调，功能障碍。此病临床较为多见，重症肌无力则临床较少见。前述之风引汤、赵氏方、振痿汤严格来说均系治疗此症者。对重症肌无力则倡用补中益气汤、八仙长寿丸、八珍汤的加味。在加减方面，国内杂志有倡用菟丝子、枸杞子、晚蚕砂、鹿角胶、杜仲、肉桂、附片、补骨脂者；亦有倡用僵蚕、全蝎、蜈蚣等虫类药者。张锡纯的升陷汤治疗此病亦有效。余谓此病的治疗不离补中、补肾两端，加减药物可谓三类：①养气类：菟丝子、枸杞子、女贞子、何首乌；②补阳类：肉桂、附片、杜仲、续断、锁阳、肉苁蓉、鹿角胶、龟甲胶；③虫类：僵蚕、全蝎、蜈蚣、水蛭。

多发性肝囊肿三例　　　// 1995.11.16

乙亥年，余在门诊见到两例多发性肝囊肿。一例肝大满腹，肝下缘直达盆腔，然患者尚能行动如常人，脾不大。经 CT、B 超检查确诊为多发性肝囊肿。余以疏肝利胆、利水消肿方药配古圣Ⅱ号方，治疗月余，肝大、腹满均见好转。另一例患者黄疸、肝大、腹水，先用古圣Ⅱ号方利水退黄，水利后患者高兴之至，然黄疸终未消退。余予肝癌方治疗，两个月后黄疸消退。同月，余在荟萃堂见一患者曾经两次手术，一次因胆道梗阻开刀，一次因腹部探查开刀，花去万余元，未见效果，黄疸腹水及全身浮肿如前。余先以古圣Ⅰ号方利水，后则以肝癌方治疗，大愈。此例最后确诊为多发性肝囊肿。

预激综合征 // 1995.11.16

此征主要表现为心电图异常，大多见于功能性心脏疾患，少数则见于心血管疾病。其心电图特征为 PR 间期 <0.12 秒，QRS 增宽 >0.12 秒，QRS 起始部粗钝有 δ 波（预激波），T 波后个别患者可见 U 波。

坏死性淋巴结炎 // 1995.11.19

此病来势颇猛，余近年来曾经见到 4 例：一例系本院职工陈某；一例系陇西药商之妻刘某；一例系武山农民鲍某之女（9岁）；一例系定西农民之子王某。查此 4 例，3 例女性，1 例男性，4 例均年龄较小。上述统计符合文献记载。查此病因来势猛，通常人们考虑癌症诊断，此 4 例均有如斯考虑，后经病理检查而确诊。第三例合并恶性淋巴瘤，第一例合并结缔组织病，第四例则高热不退曾怀疑成人斯蒂尔病。综合分析，此病的免疫系统高度紊乱，当与自身免疫反应有关，余治疗此病总以先锋Ⅵ、甲硝唑大剂与之，再给强的松（急性高热给地塞米松），配合中药。中药则以桂枝芍药知母汤合五味消毒饮、当归六黄汤。

自身免疫性疾患　　　　　　　　　　　　// 1995.11.20

机体的免疫系统有识别"是我""非我"的功能，正常免疫反应仅对"非我"细胞发起免疫反应，产生抗体以清除。然而有一部分免疫系统异常的机体则对自身组织发起错误免疫反应，此类疾病共同特点为血沉快、关节痛、高热、皮疹。大约所有结缔组织病均属于此类疾患。重症肌无力、各类慢、坏死性淋巴结炎、成人斯蒂尔病、过敏性紫癜、结节病亦属此类。但凡此病西医总以激素为首选，然有副作用、有反跳（约100%）。余多年摸索用药，认为此类疾患总以桂枝芍药知母汤为首选，当归六黄汤、白虎汤、五味消毒饮亦可酌情用之。

慢性胰腺炎的重大突破　　　　　　　　// 1995.11.21

乙亥秋，刘某患慢性胰腺炎，余以柴胡疏肝散加味治之，大病已去，唯左肋下至颈部有一神经牵涉性疼痛，顽固不消，服药无效。余思之，神经性疼痛，宜加蜈蚣1条，全蝎6g，白芷3g，细辛3g，木通6g，与加味柴胡疏肝汤合之，服7剂大见功效矣。慢性胰腺炎的神经何以疼痛？查此例患者曾有反复发作的急性胰腺炎病史，胰腺局部坏死的可能大焉！既有坏死，则与腰背的神经有一定程度粘连，于是出现自左肋及腰至颈部的疼痛。

舒喘灵的临床应用   // 1995.11.22

舒喘灵又名沙丁胺醇、咳必灵、喘乐宁。此药可口服，亦可气雾吸入，前者一刻钟见效，后者 5 分钟见效。本品为肾上腺素类药，作用较异丙肾上腺素强 10 倍，然兴奋心脏仅为其十分之一。本药用法每片 2mg，每次 2～4mg，每日 3 次。

促肝细胞生长素   // 1995.11.22

此品能促进肝细胞的生长，适用于重症肝炎的治疗，通常以 100mg 加入 10% 葡萄糖 500mL，静脉滴注。此药每支 20mg，每日 1 次，可连续应用 10～20 日。

克罗恩病   // 1995.11.22

本病原因未明，为好发于青壮年的特异性炎性肠病，过去所谓的局限性回肠炎即属于此，后发现此病可见于结肠，病程长，伴腹泻、腹痛、便血、发热、关节疼痛，严重者可见肠出血、肠穿孔、肠梗阻、肿块等。此病的治疗以水杨酸制剂为首选，肾上腺皮质激素亦有较好的疗效。在诊断方面，常见血沉增快、贫血、血象增高或粒细胞减少、血小板增高、低蛋白血症、尿蛋白阳性、肝功能损坏。本病的重要并发症系关节痛、发热、肝肾病变，属自身免疫性疾患。此类病变皮肤表现重者系红斑狼疮，关节表现重者系类风湿关节炎，皮肤变硬者系硬皮病，肌肉表现重者系皮肌炎，腺体分泌改变者系干燥综合征，动脉周围炎症者系结节性多动脉炎，胃肠改变者系克罗恩病，高热表现者系成人斯蒂尔病也。

肠易激综合征（IBS） // 1995.11.27

此病最为常见，过去谓之过敏性肠炎、痉挛性结肠炎、过敏性结肠炎等，近所谓胃肠综合征亦属于此类。本病其实并无炎性病变，且功能紊乱也不限于结肠。IBS 发病以青壮年为主，男性略多于女性，腹泻与便秘交替，疼痛多见，左下腹部可触及条索状物并轻度压痛，同时伴全身自主神经功能紊乱症状，X 线检查可见胃肠蠕动加速。对此病的治疗总以中药为主，辨证论治恒有效。

结缔组织病合并血栓性静脉炎 // 1995.11.29

乙亥冬，皋兰县农妇求诊于余，其血沉 180mm/h，肝功能轻度损伤，尿蛋白（＋），曾有关节疼痛史及发热史，左下肢肿胀疼痛，静脉曲张明显。余断以结缔组织病合并血栓性静脉炎，方用桂枝芍药知母汤合当川留灵汤，加川乌、草乌各 20g（先煎 60 分钟），马钱子 1 个（油炸）。凡 10 剂，病大减，左下肢水肿全消，疼痛消除。再服 10 剂，血沉已降至 20mm/h。

高钾血症 // 1995.11.29

组织损伤及大面积坏死时，或组织经受高热时，或组织细胞饥饿时，细胞内钾离子转移至细胞外液，可见血清钾增高。肾功能衰竭的少尿期、盐皮质激素缺乏均可导致排钾障碍，从而形成高血钾。高血钾的临床表现为心脏突然发生肌麻痹和突如其来的心律失常、心搏骤停，心电图可见 PR 间期延长、QRS 波群增宽、T 波高尖、心动过速。高钾血症的治疗用 10% 葡萄糖酸钙静脉滴注，5% 碳酸氢钠 250mL 静脉滴注，呋塞米静脉滴注，甘露醇静脉滴注。

痛风的临床诊断与治疗   // 1995.12.3

临床诊断：高尿酸血症伴痛风性关节炎（足趾关节为主），晚期局部红肿、变形，常累及肾脏，皮肤下见小痛风石；尿酸增高，男性 >430μmol/L，女性 >350μmol/L。

治疗：急性期，秋水仙碱口服，每 2 小时 1 次，每次 0.5mg，全程用药总量不超过 6mg，通常在 48 小时内缓解，以后可每次 0.5mg，每日 1 次，维持；别嘌醇 100mg，每日 3 次（发热、皮疹、腹痛、白细胞减少等副作用个别人可见，停药后恢复）；丙磺舒 0.25g，每日 3 次，可逐渐增加，最大剂量每日 2g，个别人亦可见发热、皮疹、胃肠道症状等。上述三药能减少尿酸的合成或增加尿酸的排泄，但均有一定副作用（热、疹、呕、白细胞减少）。中药治疗：①复方当归拈痛汤：当归、赤芍、白术、忍冬藤、羌活、独活、防己、防风、木瓜、猪苓、松节、葛根、茵陈、甘草（口诀：六对松节草）。②消痛饮：当归、赤芍、牛膝、钩藤、忍冬藤、防己、防风、木瓜、桑枝、猪苓、泽泻。③车前子、红花、生半夏、王不留行、大黄、海桐皮、葱根、艾叶，煎汤外洗。④黄柏、独活、桑椹、赤小豆、晚蚕砂、木瓜、梧桐、土茯苓、丹参。

亚急性甲状腺炎　　　　　　　　　　　// 1995.12.4

此病的病因未明，一般认为与病毒有关。甲状腺可因粒细胞、淋巴细胞、浆细胞的浸润而肿大，伴疼痛、低热。此病女性多于男性，20 ～ 40 岁发病最多，可伴甲亢或甲减，血沉快，T_3、T_4 增高，血清蛋白结合碘增高，甲状腺吸碘率明显低于正常，西医治疗以强的松、消炎痛等药为首选。纵观国内治疗亚甲炎的药方大体未出清热解毒、消瘤散结、扶正固本诸端。清热解毒多用金银花、连翘、蒲公英、败酱草、板蓝根、夏枯草、桔梗、白花蛇舌草之类；消瘤散结多用浙贝母、牡蛎、玄参、牛膝、瓜蒌、皂角刺、路路通之类；扶正固本多用黄芪、当归、赤芍、知母、白芍之类。

慢性粒细胞白血病患者的嗜碱增高　　// 1995.12.5

慢性粒细胞白血病患者的嗜碱性粒细胞增高系白细胞增高的前兆。余在兰州方中加入龙胆、三棱、莪术、青黛、贯众、马鞭草之类治之，仅服 7 剂曾使一例嗜碱性粒细胞 17% 的患者下降至 2%。

血脂与冠心病的关系　　　　　　　　// 1995.12.7

常规血脂三项为 TC（总胆固醇）、TG（甘油三酯）、HDL（高密度脂蛋白），其正常值分别为 TC2.8 ～ 6.0mmol/L；TG0.45 ～ 1.36mmol/L；HDL0.14 ～ 0.18mmol/L。TC 与冠心病、

冠状动脉的病变呈正相关，已为众所周知，但 TG 与冠状动脉的病变究竟若何尚有争论。《中华内科杂志》（1995 年 5 期）湖南医科大学报道 78 例冠状动脉造影结果示冠状动脉病变与 TG 呈正相关，与 HDL 呈负相关。

卡氏评分 // 1995.12.14

此为癌瘤患者体力状况的评分标准。一切正常，无任何不适者，100 分；有轻微病症，但能参加工作，正常活动者，90 分；勉强进行工作，有明显症状者，80 分；生活自理者，70 分；大部分生活自理者，60 分；生活不能自理者，50 分；失去生活能力者，40 分；严重失去生活能力者，30 分；病重者，20 分；病危者，10 分；死亡，0 分。

低钾血症 // 1995.12.20

低钾血症，乃利尿、抽腹水、用激素的必然后果也。肝硬化晚期的患者亦可见低血钾。此病临床表现可见三组症状：①恶心、呕吐、乏力、腹胀、纳差、肠鸣音低，甚者神智淡漠、四肢瘫软；②较严重的低钾血症则可见脉搏细微、血压下降、呼吸困难、腱反射消失、麻痹性肠梗阻、全身麻木及严重感觉障碍；③心律失常、心力衰竭、意识障碍。

治疗：因钾离子进入细胞内较难，故治疗低钾血症需坚持最少 4 ～ 5 天，通常需延续 2 周。

结节性多动脉炎与大中动脉炎 // *1995.12.22*

多发性大中动脉炎与结节性多动脉炎通常系两种截然不同的疾患，前者属心血管系统的疾患，后者属结缔组织疾患。然以余观之，此两病的区别甚微，均应列入结缔组织病。中医有大量方药可治疗此病。

蛛网膜炎治验 // *1996.1.1*

乙亥冬，余应邀赴白银为蔡子民总经理会诊，时彼头痛 3 个月，伴颈项强硬、低热，头痛以咳嗽、喷嚏时加重。前医以神经性头痛、颈椎综合征治之无效。余断之以"蛛网膜炎"，以甘露醇、地塞米松静脉滴注，菌必治静脉滴注，中药石决明、白蒺藜、生地黄、枸杞子、桑叶、菊花、丹皮、山栀、天麻、钩藤、半夏、陈皮、川芎、白芷、细辛、黄芩、苍耳子、当归、麦冬、甘草、羌活、防风，服 10 剂显效。

藿香正气散与九味羌活丸 // *1996.1.3*

两方均为传统方，一治外感风寒，内伤湿滞；一治风寒表实加里热。乙亥冬，一妇人心下痞硬、纳呆月余，服藿香正气丸 1 粒，诸症悉除，谓此药如神；一妇人感冒头痛、恶寒发热，服九味羌活丸 1 粒，云大病去半矣。余对上述两方早熟蕴胸中，然临床却少用之，按上述两案，此两药诚然宜当辄用之药也。

亚急性甲状腺炎与慢性淋巴细胞性甲状腺炎

// 1996.1.8

两病均属于自身免疫性疾患，前者由上呼吸道感染发病者多，伴咽峡肿痛及甲状腺的肿大疼痛；后者则常在不知不觉中发病，最常见的病症为甲状腺肿大。故前者称亚急性，后者则称慢性。二者共同特点：①甲状腺球蛋白抗体阳性；②血清蛋白结合碘增高而甲状腺吸碘率下降；③血浆蛋白比例失调，γ 球蛋白增加；④血沉增快；⑤ T_3、T_4 随病情变化可高可低。两病均为慢性进程，期间可见甲亢症状，亦可见甲减症状。余之经验，伴外感时甲亢者多，不伴外感时甲减者多。亚甲炎者甲亢多，慢性淋巴细胞性甲状腺炎者甲减多。后者又名桥本病，为日本人桥本太郎 1956 年发现。西药治法以肾上腺皮质激素为首选，甲减时配甲状腺素片 10mg，口服每日 1～3 次。有人认为，桥本病治疗仅早期可用激素，此言差矣！桥本病的晚期约 50% 的患者伴甲减症状。所谓甲减的症状，大体分为五类：①乏力，怕冷，嗜睡，脉缓，脱毛，黏液性水肿；②腹胀纳呆，肠蠕动减慢，便秘，个别病者出现麻痹性肠梗阻；③皮肤呈蜡黄色、少光泽、干燥脱屑，非凹陷性水肿，舌大，发音不清，眼裂变窄，唇、翼均变肥厚；④反应迟钝，理解力减退，视、听、触、嗅均迟钝，个别患者可见幻觉、痴呆、精神失常、脑电图异常；⑤中度贫血，心音低钝，心电图示 PR 间期延长、QRS 波增宽。

食管癌的中药用药　　　　　　　// 1996.1.12

上海中医药大学曾永忠教授方：旋覆花 9g，半夏 9g，竹茹 9g，木香 9g，公丁香 9g，沉香曲 9g，川楝子 9g，厚朴 9g，当归 9g，急性子 15g，蜣螂 15g，煅牡蛎 30g，夏枯草 15g，海藻 15g，海带 15g。

口诀：旋覆代赭二金香，竹厚急当煅草蜣。

天津中医学院王文翰教授方：半夏 12g，陈皮 12g，枳壳 12g，木香 12g，三棱 12g，莪术 12g，丹参 10g，砂仁 10g，黄连 12g，吴茱萸 5g，厚朴 12g，重楼 30g，甘草 6g。

口诀：半枳三对小丹参，厚朴重楼草左金。

兰州医学院曾俊山教授方：黄芪、当归、白芍、制乳香、制没药、补骨脂、远志、夏枯草、苏梗、半夏、厚朴、六味丸。

口诀：托里远破草，半夏厚朴汤。

除上述三方外，启膈散（茯苓、郁金、丹参、丹皮、贝母、砂仁、杵头糠、荷叶蒂）亦为治疗此病的效方。

头痛的治疗　　　　　　　　　　// 1996.1.22

头痛的治疗内用川芎茶调散、清上蠲痛汤、血府逐瘀汤等方。今见《中国当代名医验方大全》共七方，皆为治疗神经性头痛的验方。其可归为以下几个方面：

①头痛专用药：川芎、白芷、细辛、天麻、藁本、蔓荆子、菊花、钩藤。

②祛风胜湿药：羌活、独活、防风、川乌、草乌、附子。

③养阴补血药：当归、生地黄、枸杞子、麦冬。

④虫类药：蜈蚣、全蝎、僵蚕、地龙。

⑤清热泻火药：龙胆、黄芩、生石膏。

⑥健脾药：白术、茯苓、半夏、吴茱萸、葛根。

⑦六味地黄汤、血府逐瘀汤、归脾汤、补中益气汤均可应用。

类风湿关节炎的治疗　　　　　// 1996.1.22

余治此病的常用方：

①桂枝芍药知母汤：桂枝、白芍、知母、干姜、甘草、防风、麻黄、白术、附片。

②桑枝汤：桑枝、羌活、独活、防己、威灵仙。

③麻黄甘草汤：麻黄、杏仁、甘草。

④独活寄生汤：八珍汤、防风、桂枝、细辛、牛膝。

⑤九味羌活汤：羌活、防风、细辛、苍术、白芷、川芎、黄芩、生地黄。

⑥大秦艽汤：知母、羌活、独活、荆芥、防风、细辛、桂枝、苍术、黄柏、生地黄、当归、川芎、厚朴、柴胡、黄芩。

⑦金牛汤：金毛狗脊、牛膝、白芷、羌活、独活、生薏苡仁、桂枝、鸡血藤。

⑧五米合剂：五加皮、生薏仁、牛膝、骨碎补、寻骨风。

⑨鸡鸣散：苏梗、槟榔、木瓜、陈皮、甘草、肉桂、附片、半夏、吴茱萸。

⑩五积散：当归、白芍、川芎、苍术、厚朴、陈皮、半夏、茯苓、麻黄、白芷、桔梗、干姜、肉桂、枳壳。

总之，此病用药时川乌、草乌各 10～20g（先煎 60 分钟），马钱子 1 个（油炸）为常用之品，虫类药全蝎、蜈蚣、僵蚕、地龙等可选 1 ～ 2 种用之。

头痛再议

// 1996.1.29

一头痛患者，剧痛，百药无效，余以清上蠲痛汤小效；后加天麻、白术、钩藤、全蝎、蜈蚣、泽泻，痛消。是则上述六药可与清上蠲痛汤配合应用，则相得益彰；伴项背强急者，恒与桂枝加葛根汤，加川乌、草乌各 15g（先煎 60 分钟），其效乃大。

梅尼埃病又一方

// 1996.1.29

余由治头痛诸方中得出一经验方：桑叶 10g，菊花 15g，丹皮 6g，山栀 10g，生地黄 10g，枸杞子 10g，石决明 15g，白蒺藜 20g，白术 10g，泽泻 30g，天麻 10g，钩藤 30g。此方可名"六对克眩汤"，临床用之有效。

脐痛的效方

// 1996.1.29

附片 6g，白芍 10g，白术 10g，茯苓 12g，干姜 6g，小茴香 10g，葫芦巴 15g。此方为四川省名中医江尔逊的药方，组方为真武汤合葫芦巴、小茴香。此方含四逆、通脉四逆、真武、附子汤诸方，以方测证，其证当为阳虚寒凝之证也，今以真武散寒温阳、逐水去中滞乃方理相宜也。葫芦巴、小茴香者江尔逊主任之经验药对，云得之于其师也。葫芦巴、小茴香均调料也，散寒去积，实为调节自主神经系统的妙药。

硝石矾石散治疗猪囊虫病　　　　　　// 1996.2.1

《中医杂志》1994 年 7 期报告用此药治疗囊虫病有效，虽效慢，但稳。此剂余配成古圣 1 号、2 号,10 余年来用治肝硬化腹水，疗效甚著。囊虫病者，多犯肝、肺二脏，两个经验相联系，硝石矾石的药效机理如何？当待探索之。

牙病浅论　　　　　　　　　　　　　// 1996.2.12

通常说"牙痛不算病，痛死没人问"。门诊患者中牙病患者概括起来主要有 4 个方面：龋齿、牙髓炎、牙周炎、冠周炎。可以说上述 4 种病的发病率占口腔发病率的 80%。龋齿为虫牙之所谓；牙周炎为牙根、牙尖的周围组织炎症；冠周炎则为冠周软组织炎，上述三病的病因大体一致，均为口腔卫生不良、牙垢、牙石、菌苔、异物、假牙等所致。幼儿长期偏嗜糖类也是形成龋齿的原因。冠周炎常见于大臼齿的智齿难生。三种牙病的结局为牙髓炎、牙周脓肿。牙周脓肿、牙髓炎之痛呈持续性疼痛，阵发性加重，通常以打洞减压、引流为最佳治疗方法。牙周脓肿宜切开排脓。牙周炎之痛通常以消炎为主要原则，如化脓成熟，可切开排脓。中药对牙痛有效，但非显效，较之于西药则略逊也。

壮阳小方　　　　　　　　　　　　　// 1996.2.14

仙茅、淫羊藿、山药、芡实、金樱子、菟丝子、枸杞子、女贞子、甘草，此方神效。一男持方来云：前腰酸乏力、嗜睡，服此方 1 剂则精神大振。此方口诀：仙茅灵脾二三草。

阳强不倒治验 　　　　　　　　　　　　 *// 1996.2.29*

乙亥岁末，兰州市朱某患此病，百医弗效。总院与 301 医院电话会诊后用抽血术、麻醉术等局部措施，未见疗效。余则认为诸多局部治疗皆为刺激也，阳强绝非局部某血管的堵塞，乃自主神经功能紊乱所致。余以小柴胡汤合龙骨、牡蛎、桂枝茯苓丸、当川合剂，加水蛭，联合己烯雌酚，服 10 剂大见功效；后见汗出，余于前方加当归六黄汤，凡 5 剂则汗止矣。

阴痒治验 　　　　　　　　　　　　　　 *// 1996.3.6*

此病虽系小疾，然痛苦则大！最常见者滴虫、湿疹、霉菌三病。滴虫之诊断白带多，青灰色，有泡沫，少腹重坠；湿疹者局部有病变，搔之流水；霉菌者乳酪白带。

①滴虫洗剂：蛇床子、苦参、黄柏、明矾。

②湿疹洗剂：苦参、土茯苓、地肤子、槟榔、忍冬藤、甘草。

③霉菌洗剂：茵陈、苦参、明矾、蛇床子。

上述三种洗剂均宜水煎 10 分钟，取汁 2000mL，坐浴。

乙型肝炎病毒（HBV）基因变异说 　　 *// 1996.3.13*

HBV 是高度变异的，没有任何两株病毒的核酸序列是完全相同的。正因为如此，每一个乙肝患者的发病及预后均不相同。认识此一机理，确系认识乙肝发病的大飞跃。何以乙肝病毒宿主之免疫有如此巨大差异？目前有关乙肝病毒的变异远未阐明，发现的 HBeAg 为之消失的前 C 区点突变，以及新近发现的 HBxAg，均有一定意义，但尚未阐明其真正的机理。

皮肌炎的再认识 // 1996.3.20

皮肌炎（DM），又称皮肤异色性皮肌炎，是一种主要累及四肢近端横纹肌，伴多样皮肤损害的慢性疾患。本病属自身免疫性疾患，其病变分两类，即肌病变、皮病变。本病可发病于任何年龄，女性约为男性 2 倍，皮病变以多种红斑及结节最常见；肌病变则累及四肢近端横纹肌，先觉乏力，继则疼痛，见自觉痛、按压痛、运动痛，最后可见肌无力。全身任何部位的肌肉，如眼肌、颈肌均可受累，从而出现眼睑下垂、复视、颈项偏倾等。病变晚期可累及心、肝、肺、肾、消化系统，导致心衰、间质性肺炎、视网膜渗出等。实验室检查：蛋白电泳中 α_2 及 γ 球蛋白增高，约半数患者抗核抗体（ANA）及 RF 均为阳性，转氨酶升高。抗核抗体（ANA）是一切自身免疫性疾患的最有效指标，尤其对 SLE 的诊断价值（95%）尤为突出。但此指标在其他的慢性炎症及任何 B 淋巴细胞缺陷时均见增高，因而冲淡了该指标的意义。查皮肌炎的治疗，除激素、免疫抑制剂外，别无他法，免疫抑制剂以甲氨蝶呤为最常用。

痛风的治疗 // 1996.3.25

痛风是由尿酸盐的沉积而出现全身的关节痛、红、肿、大，急性期首选秋水仙碱和非甾体抗炎药。二者有同样疗效，但后者因副作用较少而常用。痛风急性期宜慎用排尿酸药如丙磺舒、磺吡酮、苯溴马龙、别嘌醇等。激素在疼痛严重时可用。中药除前用之"苍术黄柏独寄豆，晚瓜臭汉土丹虎"外，尚有一方：羌防知冬，桃兰茹血（羌活、防风、知母、忍冬藤、桃仁、泽兰、竹茹、血竭）。

阴痒的内服方　　　　　　　　　　　　　　　// 1996.5.15

土茯苓 30g，地肤子 12g，忍冬藤 15g，车前子 15g，苦参15g，槟榔 10g，甘草 15g，当归 10g，白芍 10g，苍术 10g，黄柏 10g，水煎服，每日 1 剂。局部用蛇床子 10g，枯矾 15g，苦参20g，黄柏 15g，水煎外洗。口诀：土地冬车苦，甘草四二槟。

加味毓麟珠　　　　　　　　　　　　　　　　// 1996.5.15

党参、白术、茯苓、当归各 30g，熟地黄 60g，白芍 40g，川芎 20g，菟丝子 60g，杜仲 30g，川椒 15g，鹿角胶 20g，胎盘 1具。共为末，炼蜜为丸，每丸 6g，早晚各 1 丸。此方治肾虚型不孕症，症见经少色暗、乏力腿软。此方乃四物、四君合为八珍，加杜、菟、椒、胶、盘。

治疗脑鸣的效方　　　　　　　　　　　　　　// 1996.5.25

桂枝 10g，茯苓 12g，丹皮 6g，桃仁 10g，白芍 15g，合欢皮20g，半夏 6g，陈皮 6g，甘草 6g，枳实 10g，首乌藤 20g，竹茹10g，胆南星 10g，夏枯草 15g，生龙骨、牡蛎各 15g，蝉蜕 10g，生地黄 12g，丹参 20g，女贞子 10g，墨旱莲 10g。此方为桂枝茯苓丸合导痰汤，再加夏牡二二黄蝉参组成。前者为治疗脑鸣的专剂；后者为治疗失眠的专方；加蝉蜕者，此物为治失眠与耳鸣之重剂也。

治疗四肢顽麻的经验　　　　　　　　// 1996.5.29

丙子夏，余治一妇人四肢顽麻 2 年，百医无效。余问之，彼谓心烦、失眠、胸闷、血压偏低。方用当归、川芎、赤芍、生地黄、茯苓、陈皮、远志、血竭、泽兰、蛇床子、菟丝子、黑大豆、桑枝、豨莶草、威灵仙。凡 7 剂，显效焉。口诀：四物俯陈远，顽麻血兰床。

韦格纳肉芽肿病　　　　　　　　　　// 1996.5.29

韦格纳肉芽肿病属结缔组织病，以咽喉及上呼吸道坏死性炎症最为常见，伴坏死性肉芽肿性小血管炎、坏死性肾小球肾炎。本病以血沉快、发热、皮疹、关节疼痛为临床特点，预后不佳，治疗则以激素及免疫抑制剂。

高血压动脉硬化何以经常合并胆囊炎　　// 1996.5.29

高血压时肠蠕动减弱，从而出现便秘、腹胀、腹痛，严重时出现麻痹性肠梗阻，此时胆囊收缩减弱，胆管口张力增高，久之可致胆囊炎合并胆石症。另外，高血压患者之类脂质沉积、血黏度的升高易造成胆石的生成，而胆石的刺激、梗阻可促进炎症发生。

小儿高热不退　　　　　　　　　　　　// 1996.6.6

　　丙子孟夏，外甥张全之子外感发热 10 日，每日静注抗生素无效。余问知夜热早凉，骨蒸无汗，予青蒿鳖甲汤合麻黄汤。2 剂热退，病愈。

地图舌治验　　　　　　　　　　　　　// 1996.6.7

　　丙子孟夏，甘肃省卫生厅刘副厅长之女，患地图舌，百医弗效。余以香砂六君子汤合黄芪、肉桂、青黛、鸡内金，伴以胸腺肽 8mg，转移因子 3mL，肌内注射，每周 1 次。服药 2 周，大愈。

慢性重型肝炎的维持方　　　　　　　　// 1996.6.10

　　丙子孟夏，武山县乡镇干部包某，经余之诊治在亚急性重型肝炎的死神前逃生。后其黄疸略有加重，肝区疼痛，腹胀，乏力，厌食，伴轻度恶心呕吐。余谓此病又有复发迹象，劝其赴兰州住院治疗，因彼经济困难，乃拟一中药处方，责其服 10 剂，暂观察之。未料患者服后大愈，诸症皆减，现将该方抄录于后：柴胡 10g，枳实 10g，白芍 15g，甘草 6g，大黄 6g，黄连 3g，黄芩10g，茵陈 20g，栀子 12g，三棱 10g，莪术 10g，姜黄 6g，青皮6g，延胡索 10g，川楝子 20g，制乳香、没药各 3g，丹参 30g，黄芪 30g，当归 10g，秦艽 10g，板蓝根 15g。水煎服，每日 1 剂。

治疗子宫颈癌的单方 // 1996.6.10

丙子夏，兰钢工人阎某来函，云其亲戚患宫颈癌，限于经济条件，未做必要的西医治疗，经人推荐，用胡麻子食用，每日100g，计3个月后宫颈癌出人意料的痊愈。此例的治疗使阎某很感兴趣，但凡遇此病患者，均授予此法，曾试数例患者，辄愈之。于是此人来函谓此法不可埋没，欲借专家之名，公之于世，以为人民服务也。余于次日约见阎某，彼详谈了上述情节，遂记之。

几个新药 // 1996.7.3

1. 溴己新

本品为黏痰溶解剂，对呼吸道有明显的畅通作用。成人可用30mg，每日3次，口服。

2. 舒普深

此药为与 β 内酰胺酶抑制剂配伍的先锋必（头孢哌酮）。现已查明，广大的致病菌体内已普遍产生一种 β–内酰胺酶。此种活性酶的产生，使细菌对抗生素产生了耐药性。为解决这种细菌耐药性，现已研制出一种 β–内酰胺酶抑制剂。目前人们制成的 β–内酰胺酶抑制剂是舒巴坦。这种制剂与头孢哌酮结合的产物就是"舒普深"。该药的常规用量是 2～4g，加入生理盐水250mL，静脉滴注。

3. 几种新型抗生素的商品名

头孢噻肟——凯福隆；头孢曲松——罗氏芬；头孢他啶——复达欣；亚胺培南/西司他丁——泰能。上述抗生素的用量均为每日 2 ～ 4g；凯福隆与复达欣的用量偏大，每日 4 ～ 6g。

4.头孢克洛胶囊

本品为第二代头孢菌素，成人 0.25g，每日 3 次，口服，每日最大剂量不超过 4g。

肝硬化腹水患者的合并症 *// 1996.7.10*

肝硬化腹水患者除肝硬化本身及门静脉高压所致的临床表现外，尚可引起胆囊炎、胰腺炎、胃溃疡、胸膜炎（右侧胸腔）、腹泻、腹痛、胃肠功能紊乱等。

两个经验方 *// 1996.7.10*

1.复方桑菊饮（桑叶 10g，菊花 10g，金银花 20g，连翘 20g，桔梗 30g，芦根 15g，杏仁 10g，麻黄 10g，桂枝 10g，甘草 6g，生石膏 30g，生姜 10g，大枣 6 枚），水煎 2 次，取汁 400mL，每服 20 ～ 100mL，依小儿年龄增减，日服 3 次。适用于小儿上呼吸道感染，高热不退。

2.桂枝 10g，知母 20g，白芍 10g，川乌、草乌各 15g（先煎1 小时），马钱子 1 个（油炸），生姜 6g，大枣 4 枚，甘草 6g，桑枝 30g，羌活 10g，独活 10g。水煎服，每日 1 剂。适用于关节痛、神经痛、头痛。

消风除湿丹 *// 1996.7.10*

川乌、草乌各 15g（先煎 50 分钟），马钱子 1 个（油炸）。上药同煎 30 分钟取汁，加知母粉 20g，延胡索粉 20g，白芍 20g，文火取汁，收膏，烤干成粉，装入 0.25g 胶囊，名曰"消风除湿丹"，每服 1 ～ 2 粒，日服 3 次，饭后温开水送下。

几个值得推广的小经验 // 1996.7.16

1. 细辛 30 ～ 60g，先煎 50 分钟，治疗类风湿关节炎。

2. 乌梅肉治疗全身各种息肉；在其酒浸液中加入少许二甲基亚砜，治疗白癜风；在其中若加入补骨脂则疗效更好。

3. 苦参除了通常的消湿热、杀三虫、治死肌作用外，尚有强心、升白，以及治心律失常、失眠、疼痛等作用。

4. 柴胡有南、北、竹叶柴胡之分，为伞形科植物，味苦性平，适用于一切亚急性炎性中毒症。另外，应特别提出该药的治热作用，仅单味药便有明显的退热作用。

多发性骨髓瘤 // 1996.7.24

此为骨髓中浆细胞增生高度活跃所致，临床表现除血液病通常所具有的贫血、出血、感染三大特征外，尚有溶骨、骨疼痛、肾功能衰竭、怕冷四大症状。电解质方面，往往因溶骨致血钙增高。骨髓象检查可以确诊。本病化疗的疗效欠佳，且可出现高尿酸血症。多发性骨髓瘤因浆细胞增高、血液黏度增高，治疗可用青霉胺、血浆置换等。

高尿酸血症　　　　　　　　　　　　　　// 1996.7.25

此为恶性肿瘤的最常见症状，源于癌细胞增生、播散、崩解，尤其是急慢性白血病、多发性骨髓瘤、大剂量化疗患者，细胞裂解产生大量尿酸。临床表现：①痛风性肾脏损害、多尿、尿蛋白阳性、脓尿、血尿；②痛风性关节炎；③痛风性结石，血尿酸 >400μmol/L。

治疗：秋水仙碱 0.5mg（首次 1mg），每小时 1 次，直至缓解。消炎痛 25mg，每日 3 次，口服；吡罗昔康 20mg，每日 3 次，口服。

系统性红斑狼疮的又一要点　　　　　　// 1996.7.26

系统性红斑狼疮（SLE）的特点：①高热；②皮损；③关节损害；④肾脏损害；⑤血管损害；⑥浆膜病变。上述病变中血管的纤维蛋白样坏死为此病的重要特征，上肢则见雷诺现象，下肢则见血栓性小动脉炎及结节性多动脉炎。忆敦煌市的老教师齐某血沉达 100mm/h，下肢疼痛肿胀，多普勒超声示下肢动脉多处栓塞，当时诊断为血栓性静脉炎，现在看来应纠正为结缔组织病。此患者后来在上海住院，未确切诊断而死亡。

青霉胺　　　　　　　　　　　　　　　// 1996.7.29

每片 0.125g，每服 0.125 ～ 0.345g，每日 3 次，口服。此药原为治疗肝豆状核变性的特效药，也可用于汞、砷、铅等重金属的慢性中毒，较之二巯基丙醇其较更好。近年来发现，此品对免疫的作用，主要是对过分的免疫反应的抑制，如使抗原抗体复合物降解等，因而广泛适用于结缔组织病及一切自身免疫性疾患，如红斑狼疮、干燥综合征、皮肌炎、类风湿关节炎、慢性肾炎等。

余之"消风除湿丹"与此药相配可望获得较好疗效。当今自身免疫性疾患越来越多，西药无效。余前曾治疗此类疾病 10 余例，皆以消风除湿丹见效，再辅以青霉胺、激素等综合治疗，加之以胸腺肽、转移因子肌内注射，必要时配合高乌甲素 5mg，每日 3 次，口服，或 4mg 静脉滴注，均能左右逢源，立竿取效。

食管癌的治疗 // 1996.8.12

此病的治疗余曾用启膈散、四七汤、半夏厚朴汤，又有曾俊山老先生惯用的托里消毒丹、补骨脂、鸡血藤之属。近读《癌症中医治验》一书，见山东省肿瘤医院史兰陵大夫惯用神农丸、将军散治疗斯症，据载每能取效。

①神农丸：马钱子粉 10g，甘草 2g，糯米 3g。共为丸，黄豆大小，每粒重约 0.25g，每晚服 6 ～ 12 粒，温开水吞服。

②将军散：硇砂 6g，朱砂 6g，硼砂 6g，砂仁 15g，青黛 6g，水蛭 6g，黑白丑各 9g，人参 15g，蜈蚣 10g，蛤蚧粉 30g，柿饼 15g，紫豆蔻 15g，白糖 60g，大黄 15g，芒硝 15g，甘草 6g。共研为末，每日 3 次，每次 3g。

此方的口诀：四砂青水黑白人，蜈蛤蔻糖调柿饼。

慢性胰腺炎再说　　　　　　　　　// 1996.8.22

慢性胰腺炎恒以左上腹痛为特点，然在某种特殊情况下疼痛的部位可在右上或中上腹部。丙子年夏，余右上腹突然刀割样痛。余迷惑不解，辗转思之，胰头的病变安能排乎？乃以先锋Ⅵ、甲硝唑静脉滴注，中药胆胰合剂治疗，3 日病大愈。同一时期，病房一患者右上腹痛，经多项检查提示为炎症，胆囊不显影，胰淀粉酶（血、尿）偏高，诊断为慢性胰腺炎，用抗生素加中药（复方柴胡汤加味）治疗，很快见效。

心律不齐的治疗　　　　　　　　　// 1996.8.28

余治疗此病辄取炙甘草汤（参桂阿冬地，麻仁姜枣草）、转律汤（大枣三珀车）、过早搏动汤（黄芪、当归、党参、麦冬、五味子、丹参、枳壳、桔梗、金铃子）、半蒌香草整心律汤（半夏、瓜蒌、陈皮、桂枝、赤芍、茶树根），临床上重用生地黄、麦冬、丹参、茶树根、苦参、常山、延胡索等。近读《中医杂志》，在苦参一药的讨论中，数十家撰稿者异口同声，均谓苦参有明显的整律作用。如安徽中医学院冯一鹏的苦地汤（苦参 40g，生地黄 50g）；中国医科大学王淑君辨证加苦参、桂枝、淫羊藿，非但治疗心律不齐有效，尚可治疗心肌炎、心包炎等较重的心脏疾患。此外还有无锡市煤矿医院夏建德的五参汤（北沙参、南沙参、党参、丹参、苦参、桂枝、龙骨、牡蛎、柏子仁、酸枣仁）；上海市嘉定区马陆医院赵茂清的苦参复脉汤（苦参、丹参、玄参、桂枝、麦冬）；连云港市红十字博爱医院陈乃青的丹参汤（苦参、丹参）。

余自拟一方名"心律整"：苦参 30g，生地黄 20g，党参 10g，丹参 30g，桂枝 10g，麦冬 10g，生龙骨、牡蛎各 20g，五味子 3g，砂仁 10g。

此方为三参二地二仁生也。三，三个参（丹、苦、党）；二地，生地黄、熟地黄；二仁，炒酸枣仁、柏子仁；生，生脉散、生龙骨、生牡蛎。

口诀：三参二地二仁生，桂枝砂仁茶树根。

苦参除治心律不齐外，尚可治疗皮炎、湿疹、丹毒、皮肤淀粉样变、白癜风等；同时在咳嗽、喘息、不寐、乙肝、水肿、肛周病、淋病等方面亦有明显疗效。有人谓"苦参治疗哮喘、失眠有奇效"。

胃动力药的临床体会   // 1996.8.28

胃动力药的作用系促进胃肠蠕动，中日友好医院的仝小林主任将最常用的胃动力中药分别称为小三联和小五联。小三联：枳实、二丑、大黄；小五联：小三联加枳壳、槟榔。大体食管用枳实；胃用枳实加槟榔、木香；小肠用二丑、槟榔；大肠用大黄。通常小三联用于胃肠，小五联用于大肠。

水蛭治疗慢性肾炎及肾功能不全   // 1996.8.31

湖南省株洲冶炼厂职工医院方新生报告：黄芪 30g，丹参 30g，山茱萸 10g，桑椹 10g，大黄 10g，附片 6g，益母草 30g，车前子 30g，金银花 15g，白花蛇舌草 15g，枸杞子 30g，水蛭 30g（冲服）。水蛭研粉、过筛，分 3 次冲服。上方可命名为"肾衰合剂"。本方由黄芪、丹参，益母草、车前子，金银花、白花蛇舌草，大黄、附子 10g 四个对药组成，再加桑椹、山茱萸、枸杞子三个小果和水蛭组成。口诀：四对三枸椹，水蛭最可信。《本草从新》记载：水蛭治水肿，败毒。河北省随州市中医院齐智勇报告，在辨证的基础上加用水蛭，治疗慢性肾炎及肾功能不全疗效确切。

慢性肾炎的中医治疗　　　　　　　　　　// 1996.9.5

此病的治疗余常用济生肾气汤、龙胆泻肝汤、杷山黄菀汤、山西益肾汤等酌加石韦、白茅根、生大黄、金银花、蒲公英、败酱草、防风、葶苈子。近年来，余辄以桂枝茯苓丸合益肾汤治疗，每能获效。窃忆此病的治疗活血化瘀乃首当其冲，于此方中加入水蛭则可见大功矣！再者，消风除湿丹在治疗慢性肾炎方面上常有突破，可望在此病的治疗上出现新的进展。

治冠心病胸痛一得　　　　　　　　　　　// 1996.9.5

冠心病的胸痛辄用瓜蒌薤白半夏汤，于此方中加入活血化瘀药则有明显疗效，最常用者冠心 II 号也。余最近在上述方药中加水蛭则更有独到的疗效；另有"五水布海汉三七，山丹花开五泽川"的加减。今观《中医杂志》1993 年 6 期，夏锦堂先生在辨证方中加入细辛一味增强疗效，余纳之于上方中。夏老用细辛常在6 ～ 9g。余之经验，细辛可多用，最大量可达 20 ～ 30g，但需先煎 40 ～ 60 分钟。

细辛的临床应用与毒性反应　　　　// 1996.9.5

现代药理学研究显示，细辛有解热、抑菌、消炎、平喘、镇咳、兴奋心肌、镇静、抗惊厥、镇痛及局麻作用。总之不外四个方面：①消炎解热；②镇咳平喘；③增加心率；④镇痛通脉。此药的毒性如何看待？实验研究表明，此品含华细辛挥发油，使实验动物先呈兴奋状态，后呈抑制状态，继则见呼吸麻痹而死亡。细辛的有效成分是甲基丁香酚，有毒成分是黄樟醚。后者挥发性强，长时间煎煮则毒性大减，但不影响有效成分甲基丁香酚的功用，故有人提出细辛入汤宜先煎 30 ～ 60 分钟为妥。我国的细辛目前有 31 个品种、4 个变种和 1 个变形，其中北细辛含有效成分甲基丁香酚最多，约占 40%；南细辛质量较差，有效成分最少。

消风除湿丹的临床治验　　　　// 1996.9.7

丙子夏，病房一肾病综合征患者经激素治疗无效，用中药益肾汤、桂枝茯苓丸、五味消毒饮、麻杏石薏甘汤，血沉由 90mm/h 降至 10mm/h，然尿蛋白仍（+++）。出院前约 2 周，用消风除湿丹 2 片，口服，每日 3 次，病情明显好转，尿蛋白骤降至（+），遂令其携药回家治疗。门诊一肾病综合征患者在省人民医院治疗无效，激素用至 12 片（60mg），尿蛋白仍（+++）以上，浮肿亦未消退，服消风除湿丹仅 2 周而尿蛋白全消。患者李某，确诊为皮肌炎，血沉 110mm/h，关节痛，皮肤僵硬麻木，肌肉疼痛以颜面及颈胸部最为明显，先服桂枝芍药知母汤、当归六黄汤、麻杏薏甘汤合川乌、草乌，后改消风除湿丹，凡 2 周血沉降至正常。

冠心宁冲剂　　　　　　　　　　　// 1996.9.30

余曾患慢性胰腺炎，以柴胡疏肝散加味，胰病大愈。乙亥年始患冠心病，先以西药丹参注射液加低分子右旋糖酐静脉滴注未效。ECT 检查示冠状动脉大面积供血不全，遂去北京 301 医院求治，彼谓必施介入治疗方可转危。余下定决心以中药治疗，遂拟一方：瓜蒌 10g，薤白 10g，半夏 6g，赤芍 10g，川芎 10g，红花 6g，降香 10g，丹参 20g，党参 10g，麦冬 10g，五味子 6g，汉三七 15g，水蛭 20g。前 11 味药共研为末，过筛，入三七、水蛭制成冲剂，每服 1 包（约 12g），日服 3 次，早、中、晚饭后温开水冲服。要点：三七量大，水蛭量大。此药与宽胸丸长短相配合，服药半年，胸痛、气短全消，心电图检查示供血不全不复存在。

《红炉点雪》两方　　　　　　　　　// 1996.10.3

1. 当归龙荟丸（当归 15g，龙胆 15g，芦荟 15g，大黄 15g，黄连 6g，黄芩 10g，山栀 10g，木香 3g，麝香 0.5g）。余思此方治疗左胁痛有良效，可否治疗慢性胰腺炎？因左胁之痛大部为慢性胰腺炎所致，在治疗时余辄以复方柴胡疏肝散取效，但有少数患者尚不能完全见效，加用甲硝唑，配合抗生素静脉滴注，可见显效。现又选当归龙荟丸，可在临床试验之。

2. 小茴香 30g，枳壳 15g，水煎服。书中云其治右胁痛其效如神，自思此方可用于肝病胁痛患者。

颈项结核的治疗 // *1996.10.3*

1. 外治方

①胆南星研末，陈醋调敷；②艾炷置于上，日灸三壮；③吴茱萸、大蒜共捣外涂；④海浮石烧研，入轻粉，香油调涂；⑤百合、炒麻仁，共研外敷。

2. 内服方

海带、海藻、昆布、海螵蛸各 10g，紫背天葵 15g，夏枯草 15g，连翘 15g，贝母 10g，桔梗 10g，天花粉 10g。水煎服，每日 1 剂。

止吐药简谈 // *1996.10.6*

20 世纪 60 年代，止吐以爱茂尔为首选药，严重者用氯丙嗪。70 年代，始用胃复安 10mg，口服，每日 3 次，此药用于静脉滴注亦可，剂量与口服量同。80 年代，用吗丁啉 10～20mg，口服，每日 3 次，较之胃复安作用强大 10～20 倍。90 年代，出现止吐新药盐酸昂丹司琼，口服 4～8mg，日服 3 次，此药为进口药，价格昂贵。总之，止吐药的作用均为加强胃的排空，调节胃上口（贲门）和下口（幽门）的舒张与收缩。

阿司匹林的新认识 // *1996.10.15*

1. 当机体组织产生炎症或受到损伤时，受害局部则释放前列腺素，前列腺素可引起局部血管扩张、炎性渗出、粒细胞浸润，所有这些病理反应又可增加前列腺素的释放。另外，前列腺素的增加还可以产生两个很重要的病理现象：①发热；②痛觉过敏。而阿司匹林发挥解热镇痛作用的根本原因在于抑制前列腺素的产生，因此能针对上述病理反应，消除因此而产生的病理现象。

2. 阿司匹林尚能抑制血小板的聚集作用，因而能治疗血小板减少性紫癜。

3. 阿司匹林有明显的预防心肌梗死作用，因而在冠心病的治疗上开辟了新途径。

4. 阿司匹林尚可治疗糖尿病视网膜病变，此种作用亦是抑制血小板聚集的效果；尚适用于视网膜动脉血栓导致的黑蒙。总之，对所有的血栓性疾病阿司匹林均有明显疗效，其原因在于抑制血小板的聚集。综上所述，阿司匹林的作用可归纳为二：①抑制前列腺素的产生；②抑制血小板的聚集。前者形成了阿司匹林的清热镇痛作用；后者则形成了阿司匹林的抗血栓、抗梗塞作用。

左旋咪唑的新用途   // 1996.10.15

本药原为治疗阿米巴病及肝包虫病的驱虫药，近年来发现其具有明显的免疫促进作用。这种作用只有在间断用药时才可发挥，持续用药时则有明显的抑制作用。因而左旋咪唑的应用宜 50mg，每日 3 次，口服，每周 2 天为宜，绝不能每周连用，每周连用则误事矣！此药的抗肿瘤作用对乳腺癌尤为突出，还可用于结缔组织病如类风湿病、系统性红斑狼疮。其抗病毒作用则用于病毒性疾病，如疱疹、口腔溃疡等。总之，此药以其增强免疫的作用，可用于治疗一系列自身免疫性疾患，并能达到降低血沉的目的。除此之外，左旋咪唑尚可治疗顽固性小儿皮肤及上呼吸道感染。

胆碱能受体阻断剂治疗类风湿关节炎　　// 1996.10.15

宁波市第三医院鉴于此药有改善微循环的作用，试用于类风湿关节炎及强直性关节炎。该院采用莨菪浸膏片，每片 8mg，每日 3 次，每次 5 片，饭后服，每日每次递增 1 片，增至每次 10 片为止。总之，为了使机体适应药量，不引起毒副作用，此药须逐步增加剂量，在正式服药治疗期间，则以每次 10 ～ 20 片为宜，疗程 14 日；后减为每次 10 片，持续 14 日为第二疗程，然后再加至 30 片（每次），每日 3 次，共 14 日为第三疗程。该药对顽固性失眠、牛皮癣、下肢不明原因水肿、慢性胆囊炎等也有明显的疗效。

多巴胺的强心利尿作用　　　　　　　// 1996.10.16

多巴胺除了抗休克外，尚能对心力衰竭、风心病、肺心病、肾病等所致的水肿，产生明显的利尿作用。成人常用 40mg 加入 5% ～ 10% 葡萄糖注射液 200mL 中，先慢后快静脉滴注。此外多巴胺 20mg 加呋塞米 20mg 注入腹腔，利尿作用非常明显。

几个小经验　　　　　　　　　　　　// 1996.10.16

1. 氮芥治疗白癜风：盐酸氮芥 50mg 加入 95% 酒精 100mL（有效期 1 周），外敷。

2. 普萘洛尔口服治疗青光眼（92% 患者眼压下降）：20mg，每日 3 次，口服。

3.0.1% 利福平溶液点眼治疗沙眼：利福平对沙眼衣原体有明显的抑制作用。

4. 花蕊石止血散治疗咳血：花蕊石又名花乳石，将其制成极细粉末，每服 8g，每日 3 次，可治疗咳血。

骨质增生丸   *// 1996.10.17*

熟地黄 3g，肉苁蓉 2g，鹿衔草 2g，骨碎补 2g，淫羊藿 2g，鸡血藤 2g，莱菔子 1g。上药加工后，炼蜜为丸，每丸 3 ～ 5g，每服 1 丸，日服 2 ～ 3 次。冯俊山教授方（三畜脂补大理莱），与此方暗同。此方如作汤剂，以上比例之 3 倍可矣。上方中加入茜草，治疗骨质增生疗效更佳。

小经验   *// 1996.10.18*

附子汤治疗多形红斑加高良姜疗效更好；桂枝芍药知母汤治疗风湿及类风湿关节炎；消风除湿丹治疗四肢拘急，难以屈伸；附子理中汤治疗腹胀便溏；四逆汤治疗下利清谷、四肢冰凉、脉微欲绝。综上所述，附子为乌头类中药，具有明显的免疫调节作用。这种免疫调节作用是通过中医中药的"壮阳"作用而达到的，而壮阳的实质是调节下丘脑 – 垂体 – 肾上腺皮质轴。鉴于此，附子制剂可能具有抑制免疫反应的作用。"壮阳"作用还可加强交感神经系统的紧张性。附子制剂可能具有类肾上腺素的作用和抑胆碱酯酶的作用。有人用乌头治疗腰痛生效，又有人用附子治疗哮喘生效，还有人用附子增加心律，均说明这一作用。

肝硬化的少见合并症 *// 1996.10.20*

肝硬化合并腹水、肝性脑病、上消化道出血、肝癌者多见。最近有人报告一例肝硬化腹水患者，反复出现肝性脑病后，再次复发却出现腰以下的截瘫。根据国外文献报告，1960 年 Zeive 报告一例肝硬化腹水患者在实施门脉分流术后出现此情况，并将其命名为"分流术后脑脊髓病"。此后世界各地屡有报告，至 1974 年底共报告 36 例。

中药治癫痫的讨论 *// 1996.10.21*

先时余治疗此病多采用张氏定痫汤：青礞石 7g，海浮石 7g，胆南星 2g，法半夏 2g，沉香 2g，二丑各 2g，神曲 4g。加麦面与上药总量等份，做饼 10 ～ 20 个，日食 1 ～ 2 个。后又发现桃红四物加三虫、黄合藤天生大蝉、白金老茶一二三等方皆能治疗此病。近观各地杂志，见刘氏的止痫散（寒水石、紫石英、赤石脂、白石脂、生石膏、生龙骨、生牡蛎、生赭石、桂枝、钩藤、干姜、滑石、甘草。口诀：七石六枝钩）、唐氏的冰硼定痫散（冰片 0.1g，硼砂 1.0g，明矾 0.3g，生赭石 0.3g，青礞石 0.3g。1 次量，每日 2 次）、黑白二丑丸（黑白二丑各 1.5g，加蜂蜜制成 6g 丸药，日服 2 丸）均可治疗癫痫。石菖蒲可治疗癫痫大发作；白胡椒治疗癫痫（有人从白胡椒中提取胡椒碱制成抗痫灵）。

综上所述，白胡椒的抗癫痫作用为近人之作，二丑、僵蚕等余早已用于临床，至于青礞石、明矾、冰片、硼砂、生赭石组成的抗癫散，其中石菖蒲的抗痫作用可用于临床。据此，余创一方拟用之：当归、白芍、川芎、生地黄、桃仁、红花、僵蚕、全蝎、蜈蚣、二丑、石菖蒲、白胡椒，定名"止痫合剂"。

涤栓散治疗偏瘫 　　　　　　　　　*// 1996.10.22*

《山东医药》（1976 年 1 期）姜生喜报告：地龙 30g，蜈蚣 1 条，白芷 9g。共研为末，过筛，每服 6g，日服 3 次。治疗脑血管意外所导致的偏瘫，有效率高达 95%。

肝豆状核变性 　　　　　　　　　　*// 1996.10.22*

本病临床特点有肝硬化腹水、脑部症状（意识不清）、巩膜黄染、眼角膜边缘见蓝色或棕色环、全身肌张力增加、腱反射活跃、手足震颤、有家族性、年龄轻。西药用青霉胺、二巯丙醇；中药以清热解毒为主，利尿通腑为辅，用大黄、黄连、黄芩、半枝莲、重楼、萆薢、芍药，水煎服，可产生一定疗效。

系统性红斑狼疮 　　　　　　　　　*// 1996.10.25*

本病血沉快（98.5%），伴发热（90%），关节病（70%），颜面红斑（60%），心脏病变（20%），肾炎（85%），肝功能改变（40%），心包、胸、腹腔积液（20%），肝大（75%），白细胞、血小板、红细胞减少（40%），发现 LE 细胞（30%～50%），抗核抗体阳性（95%），神经精神症状（20%），血清球蛋白增加（75%）。总之，此病的临床特征，按发生概率有以下 7 个常见症：血沉快、发热、肾病、关节病、抗核抗体阳性、球蛋白增加、肝大。

肝癌的 CT 所见　　　　　　　　　// 1996.10.31

　　CT 检查无须空腹，但肠腔积气是其大忌，因此检查前不宜服食粗糙带渣的食物，以免产气过多。CT 检查前应测定肝、肾功能检查或做碘过敏试验，因增强 CT 是在静脉注射含碘造影剂后进行的。增强 CT 可提高肝癌诊断的准确率，对鉴别海绵状血管瘤具有一定意义。不增强者谓之平扫，临床上海绵状血管瘤与肝癌在平扫时极难鉴别。甲亢及心、肝、肾衰竭的患者，不能做加强 CT，切记。肝癌的 CT 直接征象：局限且边界比较清楚的密度减低区，多个或单个，有时边缘模糊或较模糊；有时肿瘤组织坏死，则呈不均匀低密度影，在增强 CT 时病灶中出现高密度间隔，宽窄不一，方向不定，有人称之为间隔征。大体而言，可见到肝外形异常，肝门移位。所谓肝门，位于左右叶及方叶、尾叶之间，任何一叶的较大肝癌均可致肝门移位。另外，门静脉癌栓是肝癌常见的表现，此时血管增厚、增粗，增强 CT 可示管腔内充盈缺损；同时伴肝硬化表现，可出现肝轮廓不规律，肝大、腹水、叶间隙增宽、尾状叶增生。

肝癌的鉴别诊断　　　　　　　　　// 1996.11.6

　　1. 甲胎蛋白阳性（AFP 放免法）大于 400μg/L，且持续 4 周，并排除妊娠、活动性肝病、生殖腺胚胎源性病变。

　　2. 甲胎蛋白的上升与 GPT 的上升不呈比例。

　　3. 在肝内肿瘤中最值得鉴别的是肝内海绵状血管瘤。其最先应从病史、体征、酶学等方面去鉴别，增强 CT 是鉴别海绵状血管瘤的最主要方式；如果还不能确定，则应做同位素核素检查，若有放射性核素在占位性病变部位丛集则诊断意义颇大。

肝癌的临床分期及小肝癌的定义　　　　// 1996.11.6

1. 分期

Ⅰ期：仅在声像及 CT 中发现，而无肝癌的临床表现及体征。

Ⅱ期：介于Ⅰ期与Ⅲ期之间者。

Ⅲ期：有明显的黄疸、腹水、恶病质或肝外转移者。

以上为国内 1997 年制订的分期标准。

2. 小肝癌的定义

国内规定为直径小于 5cm 者；如有两个肿瘤，则直径之和小于 5cm 者；上海长海医院则以直径小于 3cm 者为小肝癌。

肝癌的病理分型　　　　　　　　　　　// 1996.11.6

肝癌可分为肝细胞癌、肝内胆管细胞癌、混合型肝癌三种。

1. 肝细胞癌分为巨块型（单块、融合、分块）、结节型、弥漫型。巨块型的瘤体大小多在 10cm 以上；结节型的癌块大小在 5 ～ 10cm；弥漫型呈小结节状，与肝硬化无异。

2. 肝内胆管细胞癌，占原发性肝癌的 5% ～ 30%。此型肝癌也分为巨块、结节、弥漫三型。此型肝癌质硬不伴肝硬化，但有明显的胆汁淤积。

3. 混合型肝癌，即二者兼有。

肝豆状核变性的中医治疗 // 1996.11.16

肝豆状核变性（HLD）系铜代谢障碍疾病，发病年龄多在30～40岁，临床以语言结构混乱、流涎、四肢抖动及笨拙为主，肌僵直、扭转痉挛次之，尚伴肝损伤、肝硬化等症状，角膜的边缘出现蓝绿色的彩环，谓之曰 K-F 环。血清铜定量和铜蓝蛋白定量是诊断的标准。安徽中医学院提供的治疗本病的中药方剂：大黄 6g，黄连 10g，黄芩 10g，鱼腥草 20g，半枝莲 20g，泽泻 20g。加水 300mL 煎服，每日 1 剂。

两点小经验 // 1996.11.18

1. 慢性肾功能衰竭时甘露醇可预防病情的进展，一旦无效可停止使用，改用呋塞米。呋塞米的剂量宜大，先由 100mg 开始，可增至 200mg，静脉滴注，每日 2 次。如利尿效果仍不明显，则可继续增加剂量，个别患者可增至每天 1000mg。

2. 系统性红斑狼疮在损伤肾、肝、心、血管、神经、浆膜腔的同时，对血液凝固机制及血小板的凝血功能（血小板的质量）亦有明显的影响。此时止血药品并非安慰剂，6- 氨基己酸 6g，止血芳酸 0.6g（抗纤溶），止血敏 4g，对增强血小板的质量有较大的作用，因而临床应大量应用。现今流行使用的立止血是由巴西蝮蛇毒液中分离出来的凝血酶，可静注、肌内注射，局部应用每支配溶媒一支，通常无不良反应，或仅有轻微的过敏反应。目前，立止血尚无孕妇的专门临床使用研究。

嗜铬细胞瘤　　　　　　　　　　　　*// 1996.11.18*

此病见于肾上腺者占 90%，可位于腹腔、盆腔的任何部位，亦可位于胸、脑等处，其特点是儿茶酚胺分泌过多（由肿瘤细胞分泌）。24 小时尿中的儿茶酚胺超过 500μg，则可诊断。儿茶酚胺系肾上腺素介质，作用与肾上腺素完全相同，通常在瘤体受到压迫或挤压时产生，于是可导致血压的持续上升。由于儿茶酚胺的浓度忽高忽低，因此血压的变化也忽高忽低，严重者出现高血压危象、休克，有时则血压如常人。本病的治疗以手术为主，一部分症状轻微患者可采用保守疗法。临床以 α 受体阻断剂酚妥拉明 20mg，静脉滴注，每日 3 次，为慢性期的主要治疗方法。中药则可采用活血化瘀、温阳利水、平肝息风等法。

慢性肾功能衰竭的治疗　　　　　　　*// 1996.11.19*

1. 通常宜休息，以低蛋白的流食、半流食为主，每日的动物蛋白摄入宜低于 50g，忌植物蛋白。

2. 丙酸睾酮 50mg，每日 2 ～ 3 次，也可用苯丙酸诺龙、强力龙等。

3. 转移因子、胸腺肽，前者每周 3mg，肌内注射；后者每日 10mg，肌内注射。

4. 呋塞米可大量应用，每次 100 ～ 300mg，每日可用 2 次，加入 10% 葡萄糖注射液 250mL 中。

5. 降压药原则上采用利血平、卡托普利口服。

6. 氨基酸 250mg，静脉滴注，每日 1 次。

7. 大黄附子汤灌肠，或者可加用牡蛎粉。

8.5% 碳酸氢钠 250mL，静脉滴注，每日 1 次。

慢性肾功能衰竭的诊断：BUN<7.1mmol/L，Cr<132.5μmol/L 为代偿期；7.1mmol/L<BUN<8.9mmol/L，132.5μmol/L<Cr<221μmol/L 为氮质血症期；8.9mmol/L<BUN<21.3mmol/L，221μmol/L<Cr<442μmol/L 为尿毒症期；BUN>21.3mmol/L，Cr>442μmol/L 为尿毒症晚期。

嗜铬细胞瘤的再认识　　　　　　// 1996.11.20

①儿茶酚胺的增加可引起血压增高；②儿茶酚胺减少则血压降低，甚至导致休克；③外围阻力的增加导致心脏病，甚至心衰；④儿茶酚胺的增加致胃肠道血管收缩，引起恶心、呕吐、腹胀、便秘，并可出现肠出血、穿孔；⑤儿茶酚胺的增加可产热，故引起发热、头痛；⑥儿茶酚胺的增加可抑制胰岛素的分泌，出现尿糖升高；⑦儿茶酚胺可促进甲状腺素分泌；⑧儿茶酚胺可促进肾上腺皮质激素分泌；⑨最有效的治疗方法为手术，手术中有一定危险，应引起注意。

扶正冲剂　　　　　　　　　　　// 1996.11.22

苦参 30g，黄芪 30g，人参须 10g，生龙骨、牡蛎各 30g，连煎 3 次收膏，加草豆蔻 30g，细粉过筛，做冲剂，为 2 日量。上方定名为 "扶正冲剂"，具有升压、升白、镇静、抗炎、抗癌、增强机体免疫力、调节自主神经功能等作用，临床适用于心悸、健忘、失眠、多梦、低血压、贫血、顽固性失眠、习惯性感冒及一切身体衰弱、免疫力低下的疾病，亦可作为癌症化疗期的扶正药。

汪履秋治疗类风湿关节炎的经验　　　　// 1996.11.25

基本方：麻黄 10g，桂枝 10g，白芍 10g，苍术 10g，红花 10g，防风 10g，防己 10g，威灵仙 20g，雷公藤 15g，虎杖 30g，蜂房 15g，寻骨风 15g，川乌、草乌各 10g（先煎 60 分钟），胆南星 10g，甘草 6g。此方与过去之风寒湿三痹方无异也。

口诀：麻黄桂枝藤花苍，白虎灵风防二强。川乌、草乌、胆南星可称之为二强；防者，防风、防己、蜂房。

系统性红斑狼疮一例　　　　　　　　　// 1996.11.27

患者张某，男，20 岁，入院诊断为系统性红斑狼疮（SLE），先系急黄肝，病重时血胆红素大于 120mmol/L，尚有肝坏死倾向，经抢救治疗后病情好转。旋即又见三系细胞减少，WBC 0.9×10^9/L，RBC 0.98×10^{12}/L，PLT 1.2×10^9/L。经治疗在上述症状逐渐好转之际曾出现肉眼血尿，后尿血好转，血沉由 121mm/h 降至 7mm/h。继则又出现全身广泛性出血及鼻咽部大出血，经前鼻孔油纱布止血未见成效，后鼻孔油纱布压迫止血，并用 6- 氨基己酸 6g，止血芳酸 0.6g，止血敏 8g，静脉滴注后出血停止。一波未平，一波又起，于此后又发现咽喉部广泛坏死，鼻中隔穿孔，上腭溃烂。经 10 余日抢救，此患者转危为安。治疗此病的根本药物为余创制的消风除湿丹，每次 2 粒，每日 3 次；古圣 I 号 1 粒，每日 3 次；桂枝芍药知母汤合麻杏薏甘汤、当归六黄汤，加川乌、草乌各 15g（先煎 1 小时）；生物制剂转移因子、胸腺肽，前者 3mg，每周 1 次，后者 10mg，每日 1 次；强的松，每日 50mg，顿服。消风除湿丹者取川乌、草乌之煎汁也，合桂枝、白芍、知母之属，此乃治疗结缔组织病的根本药也，亦可治疗肾炎、关节诸疾。先时多例此类疾患经此药治愈。此例患者之所以能突破层层难关达到最后缓解，皆上述药物的综合作用，然在诸种药物中，消风除湿丹当占主帅地位。输血则能延缓时间，令中药发挥作用。最后此患者出现咽喉部位的坏死，与余所见的韦格纳肉芽肿完全相同。查韦格纳肉芽肿，多见于青壮年，与恶性淋巴瘤伴发，似恶性肿瘤但非恶性肿瘤，死亡率高，难治，属结缔组织病。

β – 七叶皂苷钠的临床应用　　　　　// 1996.12.10

　　本品系从七叶树科植物欧马粟的果实中提取得到的。本药有抗炎、抗变态反应、调节微循环、减少创伤等作用。前两种作用与激素相类，后两种作用则与 654-2 相类。本品最大的特点是能透过血脑屏障，因此其主要临床作用是消除脑水肿、降低颅内压、改善脑功能。用法：每支 5mg，每次 30mg，加入 10% 葡萄糖注射液 250 ～ 500mL 中静脉滴注，最多可用至每日 2 次；紧急情况下，本品 20mg 加 10% 葡萄糖注射液 40 ～ 50mL 中静脉推注。

下 部

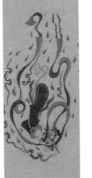

1997 ——— 年
2007

高血压病治疗小结 // 1997.1.5

余治疗高血压积 30 年之经验，先时曾用杞菊地黄丸、建瓴汤、镇肝熄风汤、钩藤莱菔降压灵、红牛夏海汤等，约 80% 的高血压患者用上述方药辨证治疗皆可见效。后又使用石冬风菊二陈参、降压还需用钩藤、六味一黄钩、四物二黄钩、黄连解毒汤等，疗效前进了一步。后来余又使用吴甲桑通苏槟桂，枳实代陈二陈随。在上述方药中加入冠心 II 号对一部分心前区疼痛的患者经常有效。

颅内肿瘤 // 1997.1.6

颅内肿瘤亦谓脑瘤，继发者多为全身恶性肿瘤转移而来，男性以肺癌、女性则以乳腺癌最为多见。原发性颅内肿瘤胶质瘤约占一半，此瘤为恶性，其余如脑膜瘤、垂体瘤、脑室瘤、咽管瘤、血管瘤等均为良性。胶质瘤是脑瘤之最常见者，男多于女，发病于儿童及中青年者较多。其中星形细胞瘤占 40%，少突神经胶质瘤、室管膜瘤各占 10%。上述胶质瘤恶性程度低，发展均较缓慢。髓母细胞瘤和胶质母细胞瘤共占 30%，恶性程度高，生长快。髓母细胞瘤和胶质母细胞瘤均对放疗敏感，通常以照射 5000 ~ 7000cGy 为宜，但因放疗对脑组织多有损伤，照射当时反见病情加重，在放疗 20 余次后方可见效。因此患者住院后应首先考虑手术疗法，术前可行化疗，以洛莫司汀为首选；甲氨蝶呤可椎管推注，每周 1 ~ 2 次。

心跳骤停的抢救 // 1997.1.13

1. 心前区叩击。医生用拳叩击患者胸骨下部 3 ～ 4 次。

2. 胸外按压。硬板、仰卧、双手掌有节奏地按压，尚需借助身体压力。

3. 人工呼吸。最好是口对口呼吸，有条件的可气管插管给氧，人工呼吸与胸外按压同步进行。

4. 尽快建立静脉通道。5% 葡萄糖注射液 500mL 静脉滴注，同时加入强心急救药。

5. 心电监护。

6. 非同步直流电击除颤。

呼吸衰竭的抢救 // 1997.1.13

呼吸衰竭时 $PaO_2 < 60mmHg（8kPa）$；$PaCO_2 > 50mmHg（6.67kPa）$。常见的呼吸衰竭总是以肺部感染为诱因，通常采用联合抗生素治疗为宜（如先锋加青霉素或氨基糖苷类；青霉素加庆大，如有杆菌感染可给予丁胺卡那或去氧丁胺卡那，绿脓杆菌可选用头孢拉定），并给氧（持续低流量吸氧）。

药物：尼可刹米，每支 0.25 ～ 0.375g，每日 8 ～ 10 支，静脉滴注；洛贝林 30 ～ 50mg，静脉滴注；阿米三嗪 50mg，每日 2 次，降低 CO_2 分压；氨茶碱 0.1g，每日 0.25g，口服或静脉滴注；肾上腺皮质激素、舒喘灵均可适当使用。

呼吸衰竭可出现下列五种酸碱失衡：①呼吸性酸中毒：由于二氧化碳堆积，通常改善通气即可，失代偿时则予碱性药物。②

呼吸性酸中毒合并代谢性酸中毒。③呼吸性酸中毒合并代谢性碱中毒：因水肿合并心衰等原因，使用大量利尿药，出现低钾、低氯，则成碱中毒。④呼吸性碱中毒：通气过度，二氧化碳大量排出所致。⑤低钾、低氯，引起碱中毒。

干扰素的临床应用 // 1997.1.29

人细胞干扰素（IFN），70 年代试用于临床，迄今已广泛使用。通常来源于白细胞者为 α–干扰素；来源于成纤维细胞者为 β–干扰素；来源于淋巴细胞者为 γ–干扰素。本品具有直接杀伤细胞的作用及免疫应答调节作用，对慢性粒细胞白血病、恶性淋巴瘤、多发性骨髓瘤、泌尿生殖系统的癌瘤均有明显疗效。本品供肌内注射，不能静注（因半衰期仅 20 分钟），用量勿超过 10 万 U/kg，超过则易出现副作用。发热、骨髓抑制、心肌损害、脱发、皮疹为其常见副作用。

白细胞介素 –2 // 1997.1.29

白细胞介素 –2 于 1976 年发现，系一种淋巴因子。其作用主要是：①调节 T 淋巴细胞的生长和转化；②活化 NK 细胞（自然杀伤细胞）；③诱导产生 T 淋巴细胞；④刺激 B 细胞。白细胞介素 –2 对结肠癌、肾癌、恶性黑色素瘤有一定疗效；对手术后转移的胃癌、舌癌、喉癌、鼻咽癌均有明显疗效。

参芪汤治疗硬皮病　　　　　　　　// 1997.1.29

党参 30g，黄芪 60g，甘草 6g，肉桂 6g，蕲蛇 30g，牡蛎 60g，桂枝 15g，附子 6g，当归 30g，丹参 10g，穿山甲 10g，地龙 12g，红花 10g，鸡血藤 30g，白芷 10g，乳香 3g，没药 3g，淫羊藿 10g，巴戟天 10g，白术 10g，苍术 10g，威灵仙 10g。水煎服，每日 1 剂。

口诀：保元桂附丹，蕲牡山地仙，红鸡白灵舞，二术巴戟天。

几种保健药膳　　　　　　　　　　// 1997.1.29

1.齿苋山药粥：用于慢性肠炎。以马齿苋 60g 煎水，山药去皮切块，加入大米煮粥。

2.人参山药膏：用于慢性呼吸道疾患、心血管疾患、消化道疾患、内分泌疾患。取人参 500g，煎汁浓缩，加山药粉 2000g，煮膏。

3.人参五味子膏：用于神经衰弱、肝炎。人参 100g 煎汁，加五味子粉，煮膏。

4.乌梅马齿苋汤：用于慢性胆囊炎、扁平疣、白癜风。乌梅与马齿苋等量共煎。

刺猬皮的功效　　　　　　　　　　// 1997.1.30

脊椎动物刺猬的干燥皮，多炒焦为末。本品活血化瘀、止痛散结、固涩止血，最常应用于痔疮出血；亦可用于尿频数、淋漓不断。

震颤的临床鉴别　　　　　　　　　// 1997.2.9

　　最常见的震颤为帕金森病，通常在中年以后发病，静止时明显，以双手为著，其次是颜面及下肢。总之，有震颤、强直、少动三大特点，其发病原因系脑组织缺少多巴胺，治疗则以左旋多巴、安坦为首选。除上述原发性帕金森病外，尚有因脑炎、酒精中毒、锰中毒等后遗出现类似症状，称作帕金森综合征。其次常见的震颤为动脉硬化引起的震颤，此种震颤为大震颤，诸如摇头、抽搐等。再次为家族型震颤，此型震颤静止时轻，主动运动时重，预后较好，通常用中药大定风珠、三甲复脉汤等可治，安坦亦可治。甲亢时亦可产生震颤，此为细小的震颤，多见于双手，西药甲巯咪唑、丙硫氧嘧啶可治，中药大定风珠、消风散亦可治。

尚启东的经验介绍　　　　　　　　// 1997.2.21

　　尚老系安徽省医院已故名中医，治疗不寐及胆石症有独特经验。尚老治疗不寐症用半羌香米草独灵；治疗胆石症用大铃桂附活逍秦。前方组成：法半夏、羌活、独活、香薷、生薏苡仁、木贼、威灵仙；后方组成：大黄、川楝子、肉桂、附子、羌活、逍遥散、秦艽。

特发性震颤的治疗　　　　　　　　// 1997.2.21

　　先时余治疗此证有三甲刺秦鳖白首，远志钩藤炒枣仁；四物钩虫细；天灵四物芫芪全；姜稀桂木红。综合上方成为下方，定名曰除颤消风散：当归 10g，白芍 15g，钩藤 20g，生龙骨 20g，生牡蛎 20g，生龟甲 20g，白蒺藜 30g，秦艽 10g，石菖蒲 10g，远志 10g，郁金 6g，豨莶草 10g，木瓜 20g，肉桂 3g，红花 3g，明矾 3g，全蝎 6g，黄芪 30g。水煎服，每日 1 剂。

外用止血剂   // 1997.2.24

丙子夏，病房一甲状腺癌患者，局部大量出血不止，用下方外敷后，出血停止。海螵蛸 30g，煅花蕊石 20g，血余炭 10g，刺猬皮炭 10g。上药共研为末，过筛，外敷。

昂丹司琼   // 1997.2.26

最新的止呕药，商品名枢复宁，有 4mg、8mg 的片剂，有 8mg 的针剂，价格昂贵，但效力极佳，适用于各种顽固性呕吐，尤其适用于化疗后顽固性呕吐。

猝死的认识   // 1997.2.26

北京中日友好医院 3 年家庭调查回访：冠心病的猝死的发生概率约占 29.0%，脑血管病猝死的发生概率约占 7.9%。由此可见，冠心病猝死率较脑血管病高出 4 倍多。冠心病中高血压、肥胖、吸烟，为引起猝死的三大危险因素。冠心病中有无心肌梗死，猝死均属常见，心律失常是引起梗死最常见的原因。反复心梗可采用抗凝法治疗，如采用肝素、尿激酶、糜蛋白酶等。猝死的抢救宜注射三联急救针，经常采用副肾素、正肾素、异丙肾上腺素混合，心内注射；亦可用正肾素、副肾素、利多卡因混合，心内注射。

嗜铬细胞瘤的诊断与治疗　　　　　　　　　*// 1997.3.6*

肾上腺髓质的嗜铬细胞瘤系产生儿茶酚胺的基本部位。儿茶酚胺包括去甲肾上腺素、肾上腺素之类。总之，该类物质均能使血管收缩、血压升高。鉴于此，该类物质可使患者产生如下症状：阵发性高血压、阵发性休克（低血压）、心衰、心律不齐、呕吐、腹泻、便秘、肠坏死、出血、穿孔、高热、血糖升高、酮症酸中毒等。本病的治疗主要用肾上腺素受体能阻滞剂，此类药物有对抗儿茶酚胺作用，分为 α 受体阻滞剂和 β 受体阻滞剂。前者常用酚妥拉明 1mg，加入 100mL0.9% 氯化钠溶液中静脉滴注；后者常用普萘洛尔 20mg，每日 3 次，口服。

乳腺癌　　　　　　　　　　　　　　　　　　*// 1997.3.13*

晚婚、晚育、未婚、未育、经来早、经闭晚、产后未哺乳的妇女，最易患此病。乳腺癌的分类有导管内癌、乳腺小叶原位癌、乳头状癌、髓样癌、大汗腺癌、纤维腺癌等，应与腺瘤、增生、纤维腺瘤相鉴别。通常的纤维腺瘤多增生合并腺瘤。乳腺癌的临床表现有疼痛、肿块、表面不光滑、有压痛、增长迅速、乳头凹陷、流血流水、乳头上出现湿疹、腋窝部疼痛，手术治疗为首选，放疗次之，化疗再次之。其化疗方案为 MFC，即甲氨蝶呤 +5- 氟尿嘧啶 + 环磷酰胺，最为常用。

慢性胃炎概说　　　　　　　　　// 1997.3.20

　　老的分类方法：浅表性胃炎、萎缩性胃炎、肥大性胃炎。近年来认为，此三种病理变化，在同一机体经常同时存在，因此目前统称曰萎缩性胃炎，盖萎缩的病理表现最多见也。萎缩性胃炎有人按壁细胞抗体阳性与否分成两型，即 A、B 型。A 型的壁细胞抗体呈阳性，病变集中在胃体，因其覆盖面积大，胃酸分泌减少，消化、吸收均现障碍，尤其影响维生素 B_{12} 的吸收，从而导致贫血。该型胃壁的细胞浸润以淋巴细胞为主，加之胃腔体积大，致敏物质相对稀释，故局部疼痛不甚明显，而以脘腹胀满为主，故属中医的虚证范畴，主方则以香砂六君子汤、良附丸、大小建中汤、理中汤为宜。B 型的壁细胞抗体为阴性，病变集中在胃窦部，因其覆盖面积较小，胃酸的减少相对不明显，消化吸收功能相对较好。患者的全身状况较佳，贫血不重，但局部的疼痛较为显著。此型胃壁的细胞浸润多以中性粒细胞为主，属中医的实证、热证，方用半夏泻心汤、三黄泻心汤、黄连解毒汤、清胃散等。另有一种慢性胃炎经中医药上述治疗后疼痛未减，此型患者多数合并溃疡，在方剂中必须加制酸剂。中药的制酸剂以龙骨、牡蛎、海螵蛸为主，另有左金丸（黄连 6g，吴茱萸 3g）亦为制酸之剂。顽固的疼痛不止合并腰痛者应考虑穿透性溃疡，此种溃疡大多位于十二指肠球部，溃疡较深，深入肌层，接近浆膜，甚至穿过浆膜形成粘连。中医谓此种疼痛为久病入络，治疗非常药能效，因而有失笑散、金铃子散、手拈散、三术乌吴蒲黄肉、枳实代当效灵丹等皆为治疗斯证之上品也。另有一组症状：口苦，咽干，急躁易怒，胸胁疼痛，右侧为重。此为自主神经功能紊乱，轻者治之则愈；重者必有胆汁反流，应以三黄、枳实、木香合而治之。

慢性肾炎的治疗   // 1997.3.24

　　丙子年，余治疗慢性肾炎皆以桂枝茯苓丸合益肾汤取效。但在治疗中有数例患者未见明显好转，余改用石韦、葶苈子、白芷、茵陈、大黄、皂角刺、金钱草、赤芍、败酱草、防风、枇杷叶、山药、黄芪、菟丝子、芡实、金樱子、百部（百合）、党参、白术、茯苓、甘草。此方服 10 剂后，3 例患者均有不同程度的好转，1 例尿蛋白由（+++）降至（+），1 例尿蛋白由（++）降至（-），1 例尿蛋白由（+）降至（-）。

　　由此可见，上述方药在治疗慢性肾炎方面与桂枝茯苓丸、益肾汤正好成为"扶正"与"祛邪"之对。因而对慢性肾炎而言，宜攻邪与扶正交替，一味攻邪，到最后其效势为强弩之末，必须在攻邪一段后改用扶正之剂，扶正一段后再改用攻邪的剂。观桂枝茯苓与益肾之合方，乃活血化瘀与清热解毒之合剂也。石葶白茵方与杷山合方，尽管方中有一部分利水消炎之剂，但杷山方中的四君子、黄芪、山药、菟丝子、百合之辈皆为药中之补品也。由"攻""补"看即上述之说，另由"血""气"看，前述之桂枝茯苓及益肾，乃功在血分；石葶白茵及杷山则功在气分也，如是治疗慢性肾炎亦须气血双治矣！另有寄生肾气、"鹿菟牛羊寄巴仙，参芪四水加旱莲"、真武、实脾等方均为补肾之剂。因此由脾肾两方面来看，本病的治疗应以脾肾双补为原则。古人有健脾莫若补肾，又有补肾莫若健脾之说，故补肾与健脾亦为治疗肾炎的关键。

再障之我见   // 1997.3.24

再障的治疗先有当川鸡丹红之基础方，再则归脾、三子何莲大骨桑、三豆参生柴骨羊、六味地黄汤、资生汤等均可予之。治疗再障需健脾与补肾交替，前有健脾提高末梢血、补肾提高骨髓血之论。补肾六味，健脾归脾，二者相得益彰。余治天水患者乔某，先予上述诸方加马钱子，病渐愈，后因胃肠变故服用归脾半年，血象骤降呈复发态，余急与补肾药投之，病情始见好转。由此看来，补肾较之于补脾实功大焉，余前述补肾之功在骨髓，肾者本也；补脾之功在末梢，末梢者标也。因此治疗再障应以补肾为基本治法，辅以健脾则可，本末倒置则病危矣！活血化瘀为治疗此病的基础，在此基础上或健脾，或补肾，权变可矣！

用方口诀：当川鸡丹四神红，黑山龙马三子云。

恶急性甲状腺炎一例   // 1997.3.29

一病者（列车员），患恶急性甲状腺炎，西药无效，余以小柴胡汤合五味消毒饮、消瘰丸、二仙汤治疗，疗效显著。

肝癌的治验   // 1997.4.1

丁丑春，病房有三位原发性肝癌患者，服用余之肝癌方，均有明显疗效，先是癌肿缩小，继则疼痛消失。余在此方中曾加入新五味（夏枯草、虎杖、重楼、白花蛇舌草、半枝莲）、生薏苡仁、鸡内金。前述之黄芪、山栀、威灵仙、仙鹤草、白花蛇舌草、车前草、赤芍、生薏苡仁、青皮、陈皮、佛手、鳖甲，可作为"肝癌 2 号"方。口诀：黄山灵芝草，赤仙薏陈佛。

前述之肝癌方则可定名为"肝癌 1 号"方：柴胡、枳实、白芍、龟甲、鳖甲、牡蛎、玳瑁、三棱、莪术、海藻、昆布、青皮、陈皮、延胡索、川楝子、炙乳香、炙没药、黄芪、丹参、穿山甲、皂角刺、白花蛇舌草、半枝莲。口诀：四四八对。

乙肝治疗又一得 // 1997.4.7

前治乙肝已有成法可循，近年来又体会到：黄芪、丹参、白芍、当归、何首乌、黄精、葛根、墨旱莲为治肝扶正之大品；山豆根、山栀、白英、虎杖、重楼、黄连、生石膏为治肝驱邪之大剂；秦艽、板蓝根为调节肝脏自主神经系统之专药；肝痛为肝病治疗之大宗，以延胡索、川楝子、制乳香、制没药、三棱、莪术、肉桂、姜黄、青皮为主药。

白花蛇与乌梢蛇 // 1997.4.10

白花蛇为蝮科动物五步蛇或眼镜蛇的干燥虫体，为有毒蛇；乌梢蛇为游蛇科动物乌梢蛇的干燥全体，为无毒蛇。前者的药用剂量为 3～4g；后者的药用剂量为 6～12g。二者均有祛风止痒之功，然前者主治中风、骨节之痛；后者亦虽有此作用，但作用较弱。白花蛇治疗骨质增生之疼痛，常有较好的作用。

骨质灵的配备   // 1997.4.10

丙子冬，余之妹夫李程云患腰椎骨质增生，出现右侧的坐骨神经痛，多医无效。余以白花蛇 30g，威灵仙 60g，透骨草 60g，防风 60g，当归 60g，土鳖虫 60g，血竭 30g。共研为末，分 30 包，每日 2 次，每次 1 包，黄酒冲服。服药一料，诸症全消。余曾记家父治疗坐骨神经痛遗方：白花蛇 10g，狗脊 10g，桂枝 10g，马钱子 1.5g，琥珀 3g。上方含有白花蛇，鉴于此，余决定配一冲剂，将白花蛇药量加大，名曰骨质灵：威灵仙 60g，透骨草 60g，防风 60g，当归 60g，桂枝 60g，狗脊 60g。煎汁收膏。白花蛇 30g，土鳖虫 30g，血竭 30g，马钱子 6g，琥珀 10g。共研为末，分为 30 包，每日 2 次，每次 1 包。此方主治骨质增生、风湿性关节炎、类风湿关节炎、坐骨神经痛。

自身免疫病常用中药   // 1997.4.10

麻黄、柴胡、生姜、蝉蜕、大黄、商陆、牡丹皮、黄芩、苦参、茯苓、猪苓、白花蛇舌草、山豆根、青蒿、秦艽、防己、威灵仙、雷公藤、五加皮、豨莶草、独活、肉桂、细辛、附子、乌头、四物汤、丹参、三七、乳香、没药、三棱、莪术、水蛭、虻虫、川芎、桃仁、红花、牛膝、黄芪、甘草、淫羊藿、枸杞子。

虻虫的认识   // 1997.4.12

虻虫为虻科昆虫复带虻的干燥全体，夏季栖息于牛马牧场中，以叮吸牛马之血为生。虻虫晒干，去翅足，炒熟用，有小毒（与水蛭同）。本品的作用为破瘀逐血、消癥散结，主治血滞经闭、产后瘀血阻滞、蓄血发狂、腹满而痛；与丹皮合用，治跌仆损伤。

䗪虫的认识　　　　　　　　　　　　　　　*// 1997.4.12*

䗪虫为鳖蠊科昆虫地鳖雌性成虫的干燥全体。雄者有翅，谨识之，勿用也。本品咸寒，有小毒，功效破瘀逐血、消癥散结，治疗跌仆外伤。《金匮要略》大黄䗪虫丸主治"内有干血，肌肤甲错，两目黯黑"；《袖珍方大全》载：䗪虫与自然铜为末，治跌仆损伤；《证治准绳》载：䗪虫与食盐研磨，煎汤治木舌；《本草纲目》载：䗪虫治重舌、木舌、小儿夜啼。水蛭、虻虫、䗪虫三药均为昆虫类，均具破瘀逐血、消癥散结的功效，皆治妇人经闭不通、跌仆损伤。用现代药理学观点看，三药均能改善血液流变、减少血黏度、抑制血小板聚集，因而用于治疗动脉硬化、冠心病，疗效明显。鉴于《金匮要略》大黄䗪虫丸以此三药合之，治肝病之肝脾肿大有效，可推而广之，用于各种肝脾肿大的患者。此三药亦可用治肾功能衰竭及慢性肾炎。

肝癌的治疗　　　　　　　　　　　　　　　*// 1997.4.15*

小肝癌手术切之，术前后配合放化疗，5 年生存率可达 50%。但早期的肝癌患者殊难发现，医生接诊时患者均届中、晚期矣！肝癌的生存期约半年，弥漫、结节、巨块、混合四型的生存期相仿。余曾定肝癌方广泛用于临床，其方组成：柴胡、枳实、白芍、甘草、龟甲、鳖甲、牡蛎、玳瑁、青皮、陈皮、丹参、黄芪、延胡索、川楝子、乳香、没药、白花蛇舌草、半枝莲、香附、郁金、三棱、莪术、海藻、昆布、当归、赤芍、生薏苡仁、鸡内金、虎杖、重楼。口诀：四四八对。此方临床使用通常见效。另有一方：黄芪、山栀、威灵仙、仙鹤草、白花蛇舌草、车前草、赤芍、生薏苡仁、青皮、陈皮、佛手、鳖甲，为治癌效方。方中的生薏苡仁、鸡内金为治癌的重要药物。

落枕导致的头痛　　　　　　　　　　　// 1997.4.15

此为兰医曾俊山教授的经验。落枕可引起顽固性后枕及颈部疼痛，有时疼痛异常严重，经久不愈，咳嗽、吸气时疼痛加剧。此种疼痛经常伴有落枕反复发作史，晨起时较重，尤其是高枕或枕头不舒服时较为显著。曾老发现此种头痛患者在肩胛骨的背面可见 5 个压痛点，分别在肩胛骨的柄上、边部、尾部外缘。先试压肩胛背的压痛点，有 3 个压痛点即可确诊。指压按摩压痛点，每次 10 分钟，每日晨起睡前各 1 次，疗效极佳。既往此种头痛为常人所误诊，余亦误诊矣！曾老此方法可谓填补了医学的一大空白耳。

腰椎间盘突出症的治疗　　　　　　　　// 1997.4.15

腰椎间盘突出症乃腰椎间盘的髓核突出，多因不正确的行动姿势、单一的活动方法、重力突然袭击造成。本病腰部剧痛，伴一侧坐骨神经痛，直腿抬高试验阳性，治疗以手法复位为宜。手法复位采取坐椅背身，助手以双手轻柔脱位上方脊柱两侧，术者以双手按压脱出部位的脊突，总之以其椎间隙松动脱出的髓核自动还纳为目的。其后用药液涂患处，以拇指压 10 分钟，每日 1 ～ 2 次，1 周后 90% 患者可愈。药液制备方法：当归、川芎、赤芍、生地黄、桃仁、红花、丹参、乳香、没药、桑枝、柳枝、槐枝，共研为末，每 15g 在 60mL 香油中煎 40 分钟，取上清液即得"药液"。

甲状腺癌的中医治疗 *// 1997.4.18*

1. 玄参 10g，浙贝母 10g，牡蛎 15g，海藻 15g，昆布 15g，重楼 15g，蒲公英 15g，连翘 15g，天葵子 15g，升麻 10g，香茶叶 20g，野荞麦 20g。(温州市卫生学校许国华方)

2. 紫草根、夏枯草、半枝莲、黄药子、党参、白术、黄芪、黄精、金银花、连翘、山药。(福州市医院潘明继方)

由上述两方看，玄参、浙贝母、牡蛎、海藻、昆布、重楼、蒲公英、连翘、天葵子、紫草根、夏枯草为治疗甲状腺癌的基本方。其方由紫草根、五味消毒饮、消瘰丸、保元汤四部分组成。保元汤有托里之效。

亚急性甲状腺炎的中医治疗 *// 1997.4.18*

此病西医采用激素治疗，由于用药时间较长，往往伴有副作用，有时激素治疗反而影响甲状腺功能的恢复。手术治疗因手术后甲状腺功能低下，可形成黏液性水肿；如留下较多的甲状腺组织，此病又可复发。因而激素与手术均非理想的治疗方法。

《中医杂志》(1988 年 8 期) 记载治疗亚急性甲状腺炎一方：夏枯草 10g，地龙 12g，玄参 15g，知母 15g，生龙骨、牡蛎各

30g，黄芪 15g，连翘 15g，僵蚕 15g，炙甘草 6g。水煎服，每日1剂。3 周后，患者诸症均消。

　　口诀：夏地元知姜芪连，龙骨牡蛎甘草参。

　　同期《中医杂志》另载一方：金银花、蒲公英、板蓝根、贯众、牡蛎各 15g，象贝母、桔梗、瓜蒌、牛膝、路路通、生甘草各 10g，生大黄 3g。

　　口诀：众瓜二母牛根路，公英蓝根银花收。

　　两方合而为歌：夏地元知姜芪连，龙骨牡蛎甘草参，众瓜二母牛根路，公英银花蓝根收。

甲状腺癌　　　　　　　　　　　// 1997.4.22

　　甲状腺癌发病的男女比例为 1∶3，而以中年妇女最常见。本病分为乳头状腺癌、滤泡状腺癌和髓样腺癌，其中乳头状腺癌占60%，预后较好，发展慢，仅通过淋巴转移至周边；滤泡状腺癌未分化，可通过血液转移至肺，发展快，预后差；髓样癌相对较好。乳头状腺癌和髓样癌可手术治疗。鉴于甲状腺细胞高度增生，故宜用甲状腺素以抑制促甲状腺激素的增长，通常口服甲状腺素100U，每日 3 次；T_3（三碘甲状腺原氨酸）20U，每日 3 次。化疗以阿霉素、顺铂等为最常选用。

鸡内金再说　　　　　　　　　　// 1997.4.22

　　名医刘春圃先生善用鸡内金治疗女子干血，谓该品素有消积作用，治食积亦可治血积，故治女子月经不至者神效，再配以土鳖虫、水蛭之类则效更彰也。余近年来之经验：鸡内金与生薏苡仁相配为治疗癌肿的神药，此两药无怪味，可常食之，亦可常饮之。治癌可以此两药相配，用于手术、放疗、化疗后，以善其后。

程门雪治疗不寐 // *1997.4.29*

先生治不寐最常用加味温胆汤（半夏、陈皮、茯苓、甘草、枳实、竹茹、远志、酸枣仁、石菖蒲、车前草、佛手、砂壳、黄连、肉桂、小麦、粳米、珍珠母、合欢皮）。另有一例经久不愈的不寐患者，先生用茯神、远志、炒砂仁、黄芩、钩藤、莲子心、阿胶、白芍、珍珠母、小麦、首乌藤，3 剂治愈。余前曾记录一方：夏枯草、女贞子、墨旱莲、白芍、甘草、茯神、黄芩、半夏、丹参、远志、酸枣仁。此方中亦有茯神、远志、酸枣仁、黄芩、半夏、龙骨、牡蛎、珍珠母等，知其乃非用不可之药。

女贞子和墨旱莲 // *1997.5.5*

此两药的作用相似，均有补肝肾、养阴明目、凉血止血的作用。余之经验，此两药有明显的祛黑斑作用，亦有一定的升压效果，合之则能使颜面容光焕发。此两药亦称二至丸，所谓二至者寓气血二至、阴阳二至之意也。然两药以滋阴为首要功能，依阴阳互根之意，故而还阳也。女贞子为木犀科常绿大灌木或小乔木女贞的干燥果实，略似肾形；女贞隆冬不衰，枝叶仍繁茂，故名冬青树也；墨旱莲则为菊科植物的干燥地上部分，生长于高原雪山，隆冬于雪下生芽，雪融则枝叶繁茂，是所谓阴阳两补也。

言庚浮治疗冠心病　　　　　　　// 1997.5.22

瓜蒌 10g，薤白 10g，半夏 6g，丹参 10g，檀香 6g，砂仁 6g，生龙骨、牡蛎各 20g，汉三七 3g，制乳香、没药各 3g。此方治疗冠心病少用活血化瘀药，同样可取得疗效。省教委孙主任，曾患结核性胸膜炎，近年来心痛向左胸放射，省内呼吸科名家每以结核论治。余细观之，脉弦沉有力，曾有血脂升高、尿酸盐增高的现象，故谓此痛乃冠心病引发之痛，以上方大愈。此方者，江南名医言庚浮之遗方也。

慢性胰腺炎再论　　　　　　　// 1997.5.26

此病的发病率远远高于资料统计，绝大部分患者均系误诊矣。凡左上腹痛者，几乎均属此病，胆胰合证方投之有效。约 20% 的胰腺炎痛在剑突下或右胁下，此更易误诊矣。尚有一部分患者有颈部（多在左颈部）牵涉痛，此种患者多曾有急性发作史，胰腺组织与局部神经有粘连也，下腹部牵痛亦如是观之也。

海蛤粉　　　　　　　// 1997.5.26

此物乃海中贝类的总称也。春秋之际，自海中泥沙中捞取可得，生用、煅用皆可，通常以压粉法为最佳选择，故名海蛤粉也。海蛤粉功效：①清热化痰：因痰而胸中闷痛之症宜也，如王节斋化痰丸：海蛤粉、天冬、黄芩、橘红、瓜蒌、浙贝母、连翘、桔梗、青黛、香附；朱丹溪海蛤丸：海蛤粉、瓜蒌仁各等份，共和为丸。②软坚散结：与牡蛎、瓦楞子同用以治疗瘰疬、肿块之症。③降气平喘:《神农本草经》谓其"主咳逆上气，喘息烦满，胸痛，寒热"。

一例诊断疑难病　　　　　　　　// 1997.5.28

患者，女，X线片示右耻骨联合有 5cm×6cm 大小的溶骨区，初步诊断为"转移癌"。患者高热、疼痛、功能障碍，血沉163mm/h。余以为此例患者的溶骨现象可能系自身免疫障碍所致，宜诊断为自身免疫病。于是在查遍全身各系统，未见原发癌灶后，则断然以大量激素治疗；同时以环磷酰胺 500mg，连用 3 日，次周以环磷酰胺 100mg 静脉滴注，每周 5 次。3 周后患者痛消，步履如常矣。

赵心波治疗大脑发育不全　　　　// 1997.5.27

龙胆 10g，山栀子 10g，生地黄 12g，通草 6g，甘草 6g，桃仁 10g，红花 3g，石菖蒲 6g，莲子心 15g，灵磁石 20g，神曲10g，当归 10g，麦冬 10g，石决明 15g，茯神 10g，远志 6g，生赭石 15g，僵蚕 6g，益智 10g，天花粉 10g，玳瑁 10g，全蝎 10g。

上方特点：①生地黄、当归、桃仁、红花，乃桃红四物汤也，四物之入脑，在治疗癫痫诸方中有佐证。②石菖蒲、远志、茯神、莲子心、石决明、生赭石、玳瑁，乃孔圣枕中丹也，安神定志者，入脑也。③益智、天花粉，生津滋阴，补肾固精，健脾固涩，先后天同补。④全蝎、僵蚕，消风解疬，为治痫的传统药也。口诀：四物孔圣冬天益、龙山二虫生四石。

治乳腺增生症的三种药　　　　　　// 1997.6.10

乳块消片（橘叶、党参、王不留行、皂角刺），每服 4 ～ 6 片，用于乳腺胀痛、增生肿块。

乳康片（黄芪、党参、制乳香、制没药、浙贝母、鸡内金等），每服 2 ～ 3 片，每日 2 次，主治乳腺增生症、胸闷、胸痛、失眠。

天冬素片，每服 0.25g，每日 2 ～ 3 次，主治乳腺小叶增生。

甲状腺肿块　　　　　　　　　　　// 1997.6.15

通常甲状腺肿块有甲状腺囊肿、甲状腺腺瘤、甲状腺纤维瘤（慢性炎症形成者多）、甲状腺炎性肿块、甲状腺癌。检查以放射性核素检查为宜。本病分热、温、凉、冷四个类型，温热为良性，凉、冷则恶性的可能性较大。女：男之比为 2：1。本病治疗以手术为主，放疗为辅，化疗仅在无法手术或放疗满量的情况下方可施行。

糖尿病的治疗新识　　　　　　　　// 1997.6.20

糖尿病患者的血黏度普遍高于常人，血脂三项高于常人者亦多见，因此血液流变以浓、黏、稠、慢为其特点。鉴于此，用活血化瘀药为正治；补阳还五汤、黄芪桂枝五物汤、血府逐瘀汤三方为常用方；生地黄、赤芍、丹参为常用药；白术、泽泻、茯苓、生薏苡仁为常用治湿药。结合余常用之桂附八味丸、人参白虎汤、生脉散则可组成治疗糖尿病的系统用药。有人以桂枝茯苓丸治疗糖尿病；有人以桃核承气汤治疗糖尿病；施今墨先生则以生地黄、丹参、葛根、山药、苍术、玄参、黄芪治之，方中丹参、生地黄、葛根，具活血作用。

高脂血症及脂蛋白血症   // 1997.7.8

高脂血症指血中胆固醇（TC）、甘油三酯（TG）、低密度脂蛋白（LDL）的增高，高密度脂蛋白（HDL）降低。TC 的正常值为 2.8 ～ 6mmol/L，TG 的正常值为 0.45 ～ 1.36mmol/L，LDL 即 β 脂蛋白，HDL 即 α 脂蛋白，前者与冠心病的发病呈正相关，后者与冠心病的发病呈负相关。单纯的高脂血症是不能存在的，无论是 TC 或是 TG 均与一定量的蛋白相结合才能游移于血清之中，因此高脂血症亦即脂蛋白血症。根据 WHO 的规定，脂蛋白血症分为 Ⅰ、Ⅱ、Ⅲ、Ⅳ、Ⅴ 五个类型：单纯胆固醇升高者通常属于 Ⅱ 型；单纯 TG 升高者通常属于Ⅳ型；Ⅰ 型、Ⅲ 型、Ⅴ 型在我国较少见，只占全部高脂血症的 10%，其中包括大量的家族性高脂血症。家族性高脂血症的特点为在颜面、皮下出现黄色疣。Ⅳ 型约占 60%，Ⅱ 型约占 40%，Ⅱ 型中又分为Ⅱa、Ⅱb 两种，各占约 20%。高脂血症的治疗：豆类膳食对胆固醇的下降有明显作用，但对 TG 无明显的作用。绿豆粉有明显的降脂作用；维生素 C 有明显的降脂作用，对胆固醇及甘油三酯均有明显的降低作用，且能缓解心绞痛和心肌梗死。降脂平系安妥明的复方制剂，内含安妥明 75mg，康力龙 0.5mg，烟酸 30mg，肝素 10mg，维生素 B_6 5mg，对Ⅱ、Ⅳ型均有效。中药丹参、山楂、茵陈、泽泻、决明子、参三七、虎杖、何首乌、海藻、茶树根等均有一定降脂作用。

CA50 测定的临床意义 // 1997.7.9

CA50 是缺乏器官特异性的广谱肿瘤标志物，与 CA199 有一定的交叉抗原性，临床可用于胰腺癌的辅助诊断。CA50 测定结肠癌的阳性率 70%，肝癌 62%，胰腺癌则高达 79%。1988 年陈智周统计 258 例癌症患者，其中胰腺癌阳性率最高达 94.4%，其次为肝癌、卵巢癌、前列腺癌等。另外 CA50 对恶性胸水诊断的阳性率达 90%，对良性胸水几乎为 0。

白及的临床应用 // 1997.7.16

白及为兰科多年生草本植物白及的块茎，长江流域各省均有产，陕南及甘肃武都等地亦产之。白及为传统的止血收敛药，兼有化瘀消肿的作用，为胃、肺止血圣品，对结核、支气管扩张症、肺癌之咳血亦可应手取效，对上消化道的出血亦具明显的作用。白及粉加陈醋、白酒，制成糊状外敷，治疗表皮血管瘤有效。本品反乌头。

骨转移的探讨 // 1997.7.18

骨转移为癌症患者的常见症，最常出现此症者依次为乳腺癌、前列腺癌、肺癌、生殖系癌、胃癌、肝癌。乳腺癌 2/3 患者会出现骨转移，前列腺癌则为 1/2，肺癌为 1/3，三种癌症发生骨转移占全部骨转移的 85%。由此可见，骨转移大部分来源于上述三个部位癌瘤患者。骨转移可引起患者局部疼痛，转移部位在脊柱者，可损伤脊髓而导致截瘫，然而对生命的威胁则系较小，有一部分患者可以存活若干年。只要合理化疗，则生命可延续 5～10 年不等。

结肠癌的诊断　　　　　　　　　　　　　// 1997.7.28

丁丑夏，天水患者苏某，左下腹部曾有剧痛，数次住院均未明确诊断，故来兰州诊治。肾脏造影检查无阳性发现，大便常规亦未见明显异常。查肿瘤标志物：CEA 20μg/L，AFP（＋），CA50 60kU/L。鉴于患者已返回天水，电话随访让其查结肠镜、胰腺。结果发现在结肠部位有约 0.5cm×0.5cm 大小三个肿物，活检确诊结肠癌。

血液浓、黏、凝、聚的指标　　　　　　// 1997.8.5

通常认为，此四指标为冠心病动脉硬化的病理基础，反应在微观指标方面。①浓：全血黏度（单位 mPa·s）分高切、中切、低切。一般以高切、低切为常用指标，高切的正常值为 5 左右，低切的正常值为 10 左右。②黏：血浆黏度（单位 mPa·s）正常值为 1.5 左右。③凝：纤维蛋白原定量，正常值为 2～4g/L。④聚：红细胞聚集指数，正常值为 10 左右。上述四项指标与诸多因素相关。首先与血脂关系最密切，即胆固醇、甘油三酯、低密度脂蛋白，尤其与前二者关系最大。国外有人研究指出，纤维蛋白定量关系到冠心病、心肌梗死，认为该项指标具有重大的临床意义。

糖尿病的若干进展 *// 1997.8.8*

1. 非酮症高渗性昏迷，酮体阴性，血糖较高。

2. 有研究认为本病病程超过 15 年，均有不同程度的小血管病变，即动脉硬化。糖尿病动脉硬化的发生率较常人高出 4 ～ 6 倍。其心、脑、肾、视网膜、足部血管的硬化促成坏死。

3. C 肽免疫反应能直接观察胰岛的分泌功能与内源性胰岛素的分泌情况。

4. 治疗糖尿病的药物可分为磺脲类、双胍类，前者的代表药有优降糖，后者的代表药有降糖灵、降糖舒、降糖片。糖尿病酮症酸中毒可以大量的胰岛素治疗，近有小剂量之说，尚未形成统一意见。

尿路通治疗非淋菌性尿道炎 *// 1997.8.14*

尿路通的组成：黄精 30g，山药 30g，金钱草 30g，益母草 30g，车前草 30g，墨旱莲 30g，灯心草 10g，甘草 6。水煎收膏，做成冲剂口服，日服 2 包，分 2 次服用。非淋菌性尿道炎大多由支原体或衣原体感染所致，属性病范畴。美满霉素治疗此病有效率达 91.41%；四环素、环丙沙星、交沙霉素、诺氟沙星等有效率为 70% ～ 80%；利福平临床有效率达 90.75%。尿路通为广州军区总医院廖元兴大夫的科研成果，其组成的记忆口诀：黄山金车莲母草（灯）；亦可称之曰：黄山六草丹。

首乌黄精汤治疗精子减少不育症　　// 1997.8.15

何首乌、黄精、黄芪、淫羊藿、枸杞子、菟丝子、紫河车
[三畜黄何（河）汤]，上药各 12g，水煎服，治疗精子减少症总
有效率 95.3%。（南京地区福州总医院）

甲亢合剂　　// 1997.8.16

羚角、生白芍、生地黄、香附、天冬、黄精、石决明、玄参、
柴胡、女贞子。此方的口诀：天地元黄，柴女明香，羚羊白芍，
专治甲亢。

健脾益气汤合活血化瘀汤　　// 1997.8.16

苍术 15g，山药 15g，玄参 20g，生地黄 20g，黄芪 30g，柴
胡 15g，桃仁 10g，红花 10g，当归 10g，赤芍 10g，川芎 10g。此
方为施今墨先生治疗糖尿病方的翻版。施老有苍山玄黄地丹葛，
此方去丹参，代之以桃红四物汤，治 2 型糖尿病可奏效。方出自
深圳红十字会医院内分泌科阎德文，论文发表于《中国中西医结
合杂志》（1995 年 2 期）。

玫瑰糠疹的治疗　　// 1997.8.16

玫瑰糠疹为淡红色或玫瑰色鳞屑性斑疹，圆形或椭圆形，长
轴与皮肤纹理方向一致；其分布以躯干为主，波及四肢、颈部，

发痒。中药处方：荆芥 10g，防风 10g，生地黄 10g，赤芍 10g，白鲜皮 10g，地肤子 10g，金银花 12g，苦参 12g，白蒺藜 12g，浮萍 15g，板蓝根 20g，紫草 15g。水煎服。此病为皮肤科常见多发病。上方的特色用药为浮萍、紫草、板蓝根，其余与荨麻疹诸方无异耳。

带状疱疹的新疗法 // 1997.8.16

生石灰粉 100g，加 50% 酒精 120mL，搅拌待酒精与生石灰反应气泡消失后，用棉签蘸取涂抹局部，反复涂抹则可见局部有一保护膜。平均 4～7 天，疱疹结痂，痊愈。

两个小方药 // 1997.8.16

1. 单味地黄丸（生地黄 60g，黄酒 500mL，水煎浓缩，加红糖，分 2 次服），治疗功能性子宫出血，1 剂治愈者 80%，2～3剂治愈者 20%。

2. 消瘀化石合剂（三棱、莪术、冬葵子、皂角刺、白茅根、金钱草、茜草），治疗肾结石。口诀：三术冬皂白金草，治疗肾石疗效好。

后颅凹脑蜘蛛膜炎 // 1997.8.22

《黑龙江医药》（1977 年 5 期）王珏报告 20 例后颅凹中线部脑蜘蛛膜炎，均为感冒、全身感染或局部感染所致，其中 7 例有感冒体征；2 例有中耳炎或龋齿；1 例肺部感染；5 例原因不明。本病临床特点：颅内压高（100%）、小脑共济失调（70%）、颅神经椎体束症状（50%）、脑脊液常规细胞数量轻度升高。本病治疗以脑系感染性疾患内科保守治疗为法，有效率80%，治愈率50%。

软组织肉瘤 // 1997.9.2

软组织肉瘤为软组织原发性恶性肿瘤，对化疗不敏感为其特点，通常有横纹肌肉瘤、平滑肌肉瘤、纤维肉瘤、脂肪肉瘤等，可转移。手术治疗为其主要方法，可配合术前放疗或姑息放疗。中药治疗方剂：紫草、金银花、透骨草、伸筋草、党参、白术、黄芪、牛膝。口诀：紫银透草参术芪，再加一两川牛膝。

氟尿嘧啶 // 1997.9.8

本品在体内转变为氟尿嘧啶脱氧核苷酸，抑制核苷酸合成酶，阻断脱氧核糖核酸的形成，从而影响核糖核酸的生物合成，于是对肿瘤细胞的生长产生了明显的抑制作用。此药主要作用于 S 期。口服吸收不完全，静脉注射吸收完全。口服50mg，每日3次；静注500mg，加入氯化钠注射液，1～5日，瘤内注射、腹腔用药、局部用药均可。本品副作用：骨髓抑制，首先引起白细胞下降，用药1～2周后达到最低，停药后2～3周恢复，严重者可见血小板减少及全血细胞减少；消化道症状可见恶心、呕吐、腹泻、口腔炎；局部可见静脉炎、脱发、皮炎、甲床变黑，甚至出现小脑皮质变性。

紫草的再认识 // 1997.9.19

软组织肿瘤用紫草，甲状腺癌亦用紫草，均与参、术、芪合用，前者加透骨草、伸筋草、金银花，后者加黄精、山药、夏枯草、黄药子、半枝莲、白花蛇舌草。可见两方大同小异耳，然主药乃紫草也，参、术、芪者扶正托里也。紫草为多年生草本紫草的根，色紫故谓紫草，传统内效清热凉血、解毒透疹;《名医别录》"通水道";《本草纲目》"利大小肠";《神农本草经》"补中益气，利久露"。综上所述，此药可为治疗癌症之试用药耳，古人用 1～3 钱，今人则可用至 30g 也。

包虫病 // 1997.10.10

包虫病又名棘球蚴病，牧区及皮毛从业者多见，牛、羊、狗皆可为中间宿主而致病，潜伏期可长达 20 年以上，肝、肺、脑为常发脏器官。包中囊液皮内试验阳性率 70%～95%;ELASA 检测灵敏度较高。蒋次鹏方：党参、白术、黄芪、穿山甲、蜂房、土鳖虫、蛇蜕、蝉蜕、使君子、雷丸、槟榔、补骨脂。此方与消散淋巴结的土房全蜈甲，仅错两药，即以蝉蜕、蛇蜕代替全蝎、蜈蚣，可用口诀：土房蛇蝉甲。

藏红花说 // 1997.10.20

藏红花为多年生无茎草本植物，原产于欧洲，国人则谓之曰藏红花，当然西藏亦有少量种植，质量尚可，较西欧产品无异，故此名则流行公认也。红花则为我国北方各省盛产，菊科植物，花红，有明显活血化瘀作用，古人用者皆属此也。

肺部霉菌病 // 1997.10.24

通常致病的霉菌有白色念珠菌、隐球菌、黄曲菌、毛霉菌等。白色念珠菌属浅层菌，其余均属深层菌。浅层的霉菌感染多侵犯皮肤黏膜，局部形成苔藓样变或白膜；深层的霉菌感染可侵犯肺、肾、肝、软组织。其中侵犯肺者最多，可形成感染样病变，个别患者出现结节，形成结节病，形似转移癌。当前的抑制霉菌药有大蒜素、制霉菌素、两性霉素、酮康唑、大扶康。

化疗药物及联合方案 // 1997.11.12

所谓化疗药物是指专门治疗癌症的化学制剂，总的来说分为烷化物、生物碱、金属化合物、抗生素四大类。

1. 烷化物有氮芥、环磷酰胺、甲酰溶肉瘤素、塞替哌、洛莫司汀、白消安、丙卡巴肼、氮烯咪胺。氮芥的衍生物为本类化疗药的基本结构，除此之外尚有卡氮芥、罗氮芥之类。

2. 重金属化合物有顺铂、卡铂。

3. 抗生素有柔红霉素、阿霉素、阿拉霉素、放线菌素 D、米托蒽醌、丝裂霉素、博来霉素、平阳霉素、培洛霉素、喜树碱。

4. 生物碱有长春新碱、依托泊苷、秋水仙碱、三尖杉碱。

5. 另外，尚有一类专门干扰核酸形成的药物，如氟尿嘧啶、呋喃氟尿嘧啶、优福定、巯嘌呤、硫鸟嘌呤、羟基脲、阿糖胞苷、环胞苷。

上述五类化疗药物的基本功能：①烷化物：直接参加 DNA 的合成，参加烷化反应，破坏 DNA 的形成。②重金属化合物：对已生成的 DNA 能直接产生破坏作用。③抗生素：DNA 嵌入剂，直接嵌入到 DNA 中，使其失去活力。④生物碱：影响蛋白质的合成，包括核蛋白的合成及氨基酸的应用。

前述化疗药物虽有各自的基本功用，但对癌细胞的周期则分属于不同的节段。M 期（分裂期）：长春新碱、长春碱、依托泊苷、秋水仙碱。总之，生物碱统属此类，对细胞的分裂直接发挥抑制作用。因为此型主要影响白蛋白的合成，包括核蛋白及氨基酸的合成。S 期（DNA 合成期）：巯嘌呤、氟尿嘧啶、硫鸟嘌呤、呋喃氟尿嘧啶、甲氨蝶呤、阿糖胞苷、环胞苷、羟基脲，主要抑制核酸的合成。掌握化疗的大法则必须知晓大多数烷化物、抗生素、重金属盐类均为非特异性化疗药。

根据上述药物之属性，通常在配合化疗方案中用一个非特异性药物如环磷酰胺，再用一个 M 期药如长春新碱，腺癌加氟尿嘧啶、丝裂霉素；鳞癌加阿霉素、顺铂、卡铂；未分化肺癌加依托泊苷；头颈癌加平阳霉素；黑色素癌加氮烯咪胺。

几种常用的化疗配合剂　　　　　　　// *1997.11.14*

1. 辅酶 Q10，有保肝、心作用，尤其在阿霉素、甲氨蝶呤或用 5-FU、MMC 时意义最大，10mg，口服，每日 1 次；或 10mg，口服，每日 3 次。

2. 甲酰四氢叶酸钙，简称甲叶钙。甲氨蝶呤为叶酸拮抗剂，通过阻断叶酸转化为四氢叶酸达到抗癌作用，因此在使用甲氨蝶呤时，体内生理性四氢叶酸水平下降，因此在进行化疗时，宜补充四氢叶酸钙，以减少机体的反应。该药口服，每日 5mg；肌内注射，每日 3 ～ 6mg。

3. 别嘌呤醇，100mg，口服，每日 3 次，可逐渐增量，预防化疗时的高尿酸血症。

4. 西咪替丁，200mg，口服，或静脉滴注，可阻断 H_2 受体，使胃酸的分泌减少，从而达到止痛作用。化疗时胃酸分泌增加，故此药可作为化疗的辅助药。

胃复安与吗丁啉 // 1997.11.17

两药可抑制多巴胺受体（延脑催吐区的受体），故能止呕，减少胃液、胃酸的分泌；同时尚能加快胃的排空，减少胆汁反流。副作用为失眠、嗜睡、帕金森综合征。吗丁啉的作用机理与胃复安完全相同，其作用较胃复安大 23 ～ 27 倍，作用虽大，临床疗效未见如此，剂量与胃复安同，但无注射剂，有混悬液和栓剂。

特发性肺含铁血黄素沉积症 // 1997.11.24

患儿，男，9 岁，贫血，哮喘，两肺 X 线见血黄素沉积，北京某医院诊断为"特发性肺含铁血黄素沉积症"，予激素长期大量治疗，出现药物性库欣综合征。丁丑夏，求余治疗，余以宣通理肺合血府逐瘀汤治疗。服药 30 剂，喘息明显好转，贫血纠正；再服，血红蛋白直线上升至 180g/L。余思之，此乃佳兆也，说明红细胞的破坏已停止矣。血黄素由何而来？系由被破坏的红细胞释放而来。于是令其慢慢撤减激素，加强服用中药，所用的中药乃麻杏石甘汤、小青龙汤、大青龙汤、杏苏散、血府逐瘀汤也。前四方治标，后一方治本。治标者，解痉也，止咳也，祛痰也，消炎也；治本者，活血也，祛瘀也。血府逐瘀汤之祛瘀血乃绝对可靠也，此王清任之大功也。

治肝一得 // 1997.11.24

20 年来，余治疗各种肝病 60 余万人次，真可谓经验丰富也。先有小柴胡汤、柴胡疏肝散、逍遥散、肝病 8 方、强肝汤、金车丹芪汤、茵郁丹枯蓝根汤等的应用，后又有乙肝平、乙肝宁、乙肝敏、乙肝扫的治疗。近年来，余反复琢磨实践，发现治疗此病的关键在于扶正固本。丹参、黄芪、黄精、何首乌、墨旱莲、葛根、当归、白芍、仙鹤草为治肝之根本方也，药量宜大，均为20～30g。前述之乙肝扫尽用上述之药，疗效较好。近年来，大三阳转小三阳者，或小三阳转阴者较前增加。此药可单独为方，谓曰"乙肝康"（黄芪、仙鹤草、何首乌、黄精、山栀、葛根、丹参、墨旱莲、当归、白芍）。口诀：黄河黄山葛参旱，当归白芍紧相连。葛参旱者古代西汉大将哥舒翰的谐音也。

补中益气汤与补阴益气煎 // 1997.12.10

补中益气汤为东垣名方，斯方大补中气，增强人体免疫力，调节自主神经系统，从而达到去疲劳、升血压、止虚汗、增食欲的作用。从微观辨证来说：①加强非特异性免疫；②促进造血功能；③调节交感神经与副交感神经的作用；④增强骨骼肌的活力。鉴于此，斯方可用于血液病、胃肠病、结缔组织病等，亦可用于习惯性感冒及大病后的虚人诸症。张景岳先生将斯方中的白术易为山药，黄芪易为生地黄，更名为补阴益气煎，此乃妙招之棋也。就调节自主神经系统言，东垣方适用于副交感神经兴奋，景岳方则适用于交感神经兴奋。以加强免疫言，前者加强非特异性免疫，后者加强特异性免疫。尤其在热病后期的调节作用中前者主气虚、阳虚，后者主阴虚、血虚。此则分进合击，相得益彰。

四磨饮子再认识　　　　　　　　　　　// 1997.12.10

　　乌药、沉香、槟榔、人参各等份，此方为严用和方，主治因七情所致的气逆胸闷，喘息频作。中医谓气结在胸则喘息胸闷，故乌药破胸中积结之气，沉香降气，槟榔散气，人参一味乃扶正固气，勿令伤之太过也。斯证究系何证？考乌、沉、槟三味的共同特点为解除胃痉挛，消除肠胀气；沉香则有解除膈肌紧张，减轻气短的作用。严氏所谓气逆胸闷，喘息频作，有肠胃的痉挛引起的胃胀、胸闷及喘息发作。总之，四磨饮的作用在胃肠也，非在胸肺也。查朱丹溪的越鞠丸为香附、川芎、山栀、苍术、神曲五味组成，亦治胃之良药也。川芎一味，善治头痛，善调经；山栀一味，善泻火，善除烦，二者均能调节血管的紧张性。调节血管的紧张性则寓调节自主神经的功能在内，故越鞠者治胸脘烦闷，与四磨饮可谓大同小异之姊妹方也。

乌药顺气散　　　　　　　　　　　　　// 1997.12.10

　　乌药顺气散方（麻黄 10g，僵蚕 6g，陈皮 6g，乌药 6g，川芎 6g，白芷 6g，干姜 6g，桔梗 20g，甘草 6g，生姜 3 片，大枣 1 枚）出自《太平惠民和剂局方》，主治四肢骨节疼痛，遍身顽麻，轻瘫在床，语言謇涩，两胁攻撑，心腹胀满，吐泻肠鸣。上述适应证符合西医学的风湿病、胃部疾患、多发性神经炎。农村妇女每多此证，盖长期营养不良，则诸症由生也。

其方口诀：乌药顺气麻陈姜，川芎白芷干姜藏，桔梗甘草共研磨，姜枣煎汤服则康。

泌尿系结石　　　　　　　　　　　　// 1997.12.11

《中国当代名医经验方大全》治疗此病共收六方，其中含金钱草者三方，量在 30 ～ 75g；含鸡内金者四方，量在 6 ～ 15g；含海金沙者两方，量在 20g 左右；含车前子者三方，量在 10g 左右；含滑石者三方，量在 10g 左右；大黄、枳实、桃仁、三棱、莪术、硼砂、琥珀、萆薢、牛膝、大蓟、晚蚕砂等药均出现一次。综上所述，鸡内金、金钱草、车前子、滑石、海金沙为泌尿系结石常用药。乌药、冬葵子为余治疗此病的常用经验药。余有两方卓效，口诀：五车赤金薏桃牛，鸡兔同笼生白虎，大海桃金实乌鹿。五者，五对药也，即三棱、莪术，海藻、昆布，制乳香、制没药，穿山甲、皂角刺，枳实、厚朴。

参考《中国中西医结合杂志》（1989 年 11 期）李氏三金木车五山大承气汤；《山东医药》（1985 年 5 期）四金三石白牛三麦木通方等治疗肾结石方。其中四金指金钱草、鸡内金、海金沙、郁金；三石指石韦、滑石、海浮石；另有三棱、穿山甲、王不留行、木通、瞿麦、白茅根、冬葵子、车前子；清热用白花蛇舌草、半枝莲；导热下行用大黄、牛膝；如仍不济，可用大承气汤。

热痹方

方一：桂枝、赤芍、白芍、知母、干姜、甘草、防风、麻黄、白术、附片、生石膏、生薏苡仁、忍冬藤、桑枝、丹参。

口诀：桂枝芍药知母汤，麻杏薏甘桑丹尝。

方二：防己、牛膝、地龙、苏木、通草、苍术、蒲公英、金银花、连翘。

口诀：苍公苏通己牛龙，银花连翘在其中。

硬皮病的治疗心得

丁丑冬，临洮一患者，女，40 岁，持一方来诊，谓 1 年前患硬皮病，百医无效，服此方 100 余剂显效。余视之，乃余 1 年前为其所拟方也。该方由桂枝芍药知母汤合仙茅、淫羊藿、麻杏薏甘汤、紫草、乌梢蛇、蜈蚣而成：桂枝 10g，白芍 15g，知母 10g，干姜 6g，防风 12g，麻黄 10g，白术 10g，附片 6g，杏仁 10g，生薏苡仁 20g，仙茅 6g，淫羊藿 10g，党参 10g，丹参 10g，郁金 6g，桃仁 10g，红花 3g，鸡血藤 20g，紫草 60g，乌梢蛇 6g，蜈蚣 1 条。以此推之，此方可广泛用于红斑狼疮等自身免疫性疾病也。

四逆散与香砂六君子汤

四逆散具有明显的提高胃黏膜血流量，减少胃黏膜损害，并有轻度抑制胃酸的作用。减少胃黏膜的损害即保护胃黏膜，这种保护作用是由于增加了胃黏膜的血流量，但对胃酸的抑制作用小于 H_2 受体拮抗剂。

香砂六君子汤具有一定的胃黏膜保护作用，但其主要作用是促进胃排空，并能增进摄取食物时的生理性节律性胃弛缓。

综上所述，四逆散的保胃和香砂六君子汤的促排作用正好形成治疗胃炎及十二指肠球部溃疡的互补作用，二者相辅相成、相得益彰。余治疗肝硬化、肝癌辄以四逆散为主方，临床多见显效，究其缘由，系在疏肝的同时保护胃黏膜也，如能与香砂六君子汤合方则效更彰。

几个日本医生的常用效方　　　　　// 1997.12.15

1. 柴朴汤（柴胡 10g，黄芩 10g，半夏 6g，党参 10g，甘草 6g，生姜 6g，大枣 4 枚，厚朴 6g，苏梗 10g，陈皮 6g，茯苓 12g），治疗胸部不定愁诉。此方为小柴胡合半夏厚朴汤。

2. 黄连解毒汤（黄连 6g，黄芩 10g，黄柏 6g，山栀 10g），治疗狂躁状态、失眠。除此之外，尚可治疗高血压、糖尿病等。

3. 抑肝散（柴胡、当归、苍术、川芎、茯苓、钩藤）去钩藤。张景岳之抑肝散，为治疗神经衰弱的主药，日本人去钩藤不知何意。我认为去掉钩藤后抑肝散则缺少了镇静作用。

4. 麻黄附子细辛汤有抗炎作用。

日本人的健胃消食中药　　　　　// 1997.12.15

按照使用多少排序依次为：肉桂、生姜、丁香、川椒、甘草、大茴香、小茴香、黄连、龙胆。①黄连、龙胆属苦味健胃药，苦则增加胃液、唾液及其他消化液的分泌，而达到健胃作用，但用量宜偏小，小则健胃，大则伤胃。黄连、龙胆皆以 3g 为宜，如有实火内炽则需较大剂也。然黄连、龙胆如用大剂则可伤脾胃，脾虚者泄泻，胃弱者呕吐。②肉桂、丁香、大小茴香属芳香健胃药，香则促其分泌矣。③生姜、川椒属辛辣健胃药，辛辣则促其分泌矣。④熊胆等则能促进胆汁排泄，亦具有健胃的作用。余思之，茵陈利胆，硝石、矾石利胆，金钱草、郁金、鸡内金亦能利胆，还能健胃，故凡利胆者，皆健胃耳。

金钱草浅说 // 1997.12.15

目前市售金钱草共三个品种：①报春花科植物路过黄（多年生草本）的根茎；②旋覆科植物马蹄金的全草，又叫小金钱草；③唇形科植物活血丹的全草，又名连钱草。三者为不同科属的三种植物药草，但其作用均为利尿通淋、清热退黄。前述凡利胆药均具健胃作用，金钱草多则清热退黄，少则健胃促食，故但凡苦以健胃者，皆宜小剂量用药也。

张赞臣治扁桃体癌的经验方 // 1997.12.16

方一：桔梗 3g，甘草 2.5g，赤芍、白芍各 6g，山豆根 9g，射干 9g，玄参 9g，藏青果 4.5g，山慈菇 3g，知母 9g，天花粉 9g，牛膝根、僵蚕各 9g，川黄连 2.5g。

方二：生白芍 9g，甘草 6g，玉竹 9g，天花粉 9g，石斛 9g，玄参 9g，连翘 9g，何首乌 12g，瓜蒌 12g，川黄连 1.5g，淡竹叶 9g，炒酸枣仁 9g。

两方的组成特点：芍药甘草汤、桔梗汤为治疗此病的基础方，玉竹、石斛、天花粉则为必用之药，玄参、山慈菇、何首乌、山豆根、射干则为清热泻火所必须，川黄连少许为其特点。

黄连解毒汤的临床应用　　　　　// 1997.12.17

黄连解毒汤为王焘《外台秘要》方，由黄连、黄芩、黄柏、山栀四药组成。原方乃为治疗疮、疽、痈等火毒内炽证所设，近年来有人用以治疗高血压、胃溃疡、慢性胃炎、消化道出血、狂躁症、失眠、精神分裂症。日本人西泽方男发现黄连解毒汤能杀灭幽门螺杆菌，保护胃溃疡患者的胃黏膜；松生恒夫发现斯方能止消化道下部出血，包括直肠炎和溃疡性结肠炎的出血。另外，斯方尚能调节自主神经系统的功能，抑制交感神经的亢奋。虽有上述作用，但因该药苦寒伤胃，因而历代医家常加干姜、半夏。斯方合用，则为半夏泻心汤，专门用治胃溃疡出血、慢性胃炎等。余则以此方合香砂六君子汤、大丹参饮、龙骨、牡蛎、海螵蛸、白芍等药，用为治疗胃病的专药，疗效则更上一层楼。

几个清热解毒药　　　　　// 1997.12.19

①山慈菇：兰科植物杜鹃兰的干燥假鳞茎，清热解毒，消肿散结。

②漏芦：菊科植物漏芦的根茎，清热解毒，消痈，通乳。

③白鲜皮：芸香科植物白鲜的根皮，清热解毒，祛风除湿。

④土茯苓：百合科植物叶菝葜的干燥根茎，清热解毒，除湿利节。

⑤白蔹：葡萄科植物白蔹的干燥块根，清热解毒，消痈散结。

泻心汤的体会 // 1997.12.20

大黄黄连泻心汤用于"心下痞，按之濡，其脉关上浮者"。大黄、黄连、黄芩、附子，谓附子泻心汤，用于"心下痞而复恶寒，汗出者"。半夏泻心汤用于"心下……满而不痛者"。生姜泻心汤用于"伤寒汗出，解之后，胃中不和，心下痞硬，干噫食臭，胁下有水气，腹中雷鸣下利者"。甘草泻心汤，用于"腹中雷鸣，心下痞硬而满，干呕，心烦不眠者"。

四逆散新识 // 1997.12.20

《伤寒论》318 条："少阴病，四逆，其人或咳，或悸，或小便不利，或腹中痛，或泄利下重者，四逆散主之。"柴胡、枳实、白芍、甘草等量，共研为末，每服方寸匕，日三服。咳者，加五味子、干姜；悸者，加桂枝；小便不利者，加茯苓；腹中痛者，加附子；泄利下重者，加干姜、薤白。"少阴之为病，脉微细，但欲寐也"，说明方证之前提如是；四逆者，"手足逆冷"是也。四肢逆冷的患者，或咳，或悸，或小便不利，或腹中痛，或泄利下重，皆可以本方主之。寓意呼吸、循环、泌尿、消化等全身各系统的疾病均可出现四肢逆冷，此时可以此方治之。以西医学的观点来看，各系统的病变，凡出现休克者皆可以此方治疗。余之经验，四逆散加味可治胰腺炎、胆结石、胆囊炎；四逆散加杏苏散治疗咳嗽为主之支气管炎；四逆散合苓桂术甘汤治疗心脏疾患；四逆散合龙胆泻肝汤治疗泌尿系疾患；四逆散合附子理中汤治慢性胃炎、慢性腹泻。

综上所述，根据经文含义，四逆散乃治疗末梢循环衰竭之总方矣。根据近年来国内外文献报告，四逆散具促进胃黏膜防御因子的作用，因而能保护胃黏膜的安全、稳定。四逆散尚有抑制胃酸的作用，但该作用不及 H_2 受体拮抗剂。除此之外，四逆散还有抗溃疡作用。由此可见，四逆散的作用以胃脘部为重点。余另有经验，此方加细辛、木通治疗肢端青紫症，临床疗效甚好，说明四逆散治疗四肢厥逆的临床意义。

老年性排尿异常   // 1997.12.22

老年性排尿异常的原因有二，即前列腺肥大、尿失禁。

1. 前列腺肥大

60 岁以上男性中约 30% 可出现前列腺肥大。迄今为止，直肠指诊仍为诊断前列腺肥大的最常用法，通过指诊可确定前列腺大小，表面有无结节，借以和前列腺癌相鉴别。前列腺肥大诊断：①一期：夜间尿频，会阴部不舒；②二期：出现残尿，量 30 ～ 50mL；③三期：残尿增多，膀胱扩张，尿潴留，肾后性尿毒症。上述一、二两期，原则上无须手术治疗，三期应手术治疗。日本人石桥晃对前列腺肥大的治疗主张采用桂附八味丸合济生肾气丸、苓姜术干汤；伴固定的疼痛说明血瘀，可用大黄牡丹汤或桃核承气汤；体力较弱则予桂枝茯苓丸或当归四逆汤加吴茱萸、生姜。

2. 尿失禁

60 岁以上的女性 30% 有尿失禁。①腹压性尿失禁：多产妇因尿道括约肌松弛，可采用补中益气汤、莲子清心饮、五苓散。

②急迫性尿失禁：膀胱反射性收缩，可因神经性、中枢性、精神性因素等引起，其特点为强烈的尿意与尿频，可予龙胆泻肝汤、芍药甘草汤。③反射性尿失禁：尿液自动流出，系膀胱中余尿所致，可用八味丸或济生肾气丸。

老年性阴道炎的汉方研究　　　　　*// 1997.12.22*

《国外医学（中医药分册）》（1997 年 3 期）刊载，钱丽旗、蔡亭等的研究认为，本病乃老年卵巢功能衰退，体内雌激素缺乏，局部免疫力降低，细菌繁殖所致。老年性阴道炎又称萎缩性阴道炎，在绝经期妇女中发病率约为 98.5%。本病临床常见外阴、阴道萎缩，皱襞消失，血管变脆，渗出增多，局部出血，阴道灼痛、瘙痒，黄带，血性分泌物，性交疼痛，伴腰痛、尿频、尿急、尿痛，严重者伴全身感染症状。本病西医治疗首选雌激素，但长期应用有致癌的危险，尚有一系列副作用。中医采用八味丸，有效率达 90% 以上。用药前阴道脱落细胞检查成熟指数左移，用药后则成熟指数明显右移。通常认为，八味丸可减轻腰痛，济生肾气丸可治疗排尿障碍，温经汤可治疗更年期症状。太田博孝运用济生肾气丸、温经汤治疗老年性阴道炎、带下的有效率分别为 93%、83%；治疗阴道充血的有效率分别为 88.2%、75%；阴道成熟指数右移分别达 46.2%、33.2%。

关于地黄成分的研究　　　　　　　*// 1997.12.23*

生地黄水苏糖含量高，甘露三糖含量低；熟地黄则恰恰相反，甘露三糖含量高，水苏糖含量低。生地黄、干地黄、熟地黄中梓醇的含量依次减少。熟地黄促进血流作用较强，生地黄则无此作用，说明地黄的炮制很关键。

上腹部不适愁诉 // 1997.12.30

前述之香砂六君子汤可治此证。近读《汉方诊疗医典》，日本人用小柴胡汤、四逆散、柴胡桂枝汤、大柴胡汤诸方治疗此证，疗效76%，其中所有病例，均符合非溃疡性消化不良的诊断。

葛根汤治疗动脉硬化闭塞症一例 // 1997.12.31

葛根10g，桂枝10g，白芍10g，甘草6g，生姜4g，大枣4枚。此汤能治疗动脉硬化闭塞症。日本人报告一例该病用此方有明显疗效；又有人报告此方可治疗三叉神经痛。《伤寒论》云"太阳病，项背强几几者"可用此方，可见此方的功用或在镇静及改善末梢血管的紧张性。

脑出血或脑梗死一得 // 1997.12.31

左脑的出血，通常引起右半身的偏瘫，同时合并失语。此前余曾治疗多例，均采用地黄饮子或补阳还五汤加冠Ⅱ、三七、水蛭辈。近观《国外医学（中医中药分册）》（1997年4期）中野颐子（日）采用半夏厚朴汤，治疗此病取得明显疗效。半夏厚朴汤乃《金匮要略》名方，文曰："妇人咽中如有炙脔，半夏厚朴汤主之。"后人又加"吐之不出，咽之不下"语，以升华方义也。斯证后人称之曰"梅核气"，病机乃肝气郁结，上逆冲咽，治则宜舒、宜降，厚朴、苏梗、半夏最适方义也。余之经验，若能配以破气散结之枳实，则效更大焉。如是则地黄饮子合半夏厚朴汤加枳实，再加水蛭、三七辈，可谓治斯证的良方矣。

芦荟的应用 　　　　　　　　　　　　　　　　// 1998.1.1

芦荟为百合科植物常绿芦荟的叶片断面渗出的汁液，经煎煮浓缩而成，味苦性寒，通常入丸剂，煎剂则绝少用之。芦荟功效：①攻下：其攻下之性与大黄无异，作用则更猛矣！②杀虫：杀虫与使君子、槟榔、雷丸、川楝子相比，强多矣。③清热泻火：似同山栀、黄连、黄芩。鉴于上述三个作用，该药乃小儿疳积之圣药，然气味污秽难闻，令人作呕，故仅入丸药，不入汤剂。

启语汤治失语症 　　　　　　　　　　　　　// 1998.1.2

启语汤（白附子 15g，红花 6g，天麻 6g，石菖蒲 6g，远志 8g，丹参 10g，细辛 3g，僵蚕 8g，全蝎 3g，胆南星 6g，桔梗 8g，半夏 8g，甘草 6g），适用于听力尚存之失语症，如乙脑、中风后遗失语。查白附子、胆南星、半夏同科同属（南星科），均为祛风痰、解急痉、活血脉、治中风的佳品；桔梗、甘草为《金匮要略》名方桔梗汤，专治咽喉痰阻不利者；二虫（全蝎、僵蚕）解痉除风，与桔梗汤相配则相得益彰；石菖蒲、远志、天麻、丹参、红花活血化瘀，为治疗中风后遗症的佳品。

口诀：南星白附半夏和，远志菖蒲丹天花，桔梗汤中二虫细，中风失语话可说。

中风失语 // 1998.1.2

令恭老师系余中学时代的老师，患脑梗死右侧半身偏瘫、失语；语言不出。余以地黄饮子合冠Ⅱ、三七、水蛭治疗，凡 30 剂有小效而语音未见也。余思之宜用白附子、半夏、南星、天麻、全蝎、僵蚕，风痰之解非南星科植物的块根不可愈，遂用之，20 剂而语言出焉。

泻火丹的制备 // 1998.1.5

生石膏 100g，大黄 10g，黄连 6g，黄芩 10g，金银花 40g，连翘 40g，野菊花 40g，七叶一枝花 40g，山豆根 40g，鱼腥草 40g。生石膏煎 5 遍，余药煎 2 遍，取汁混合收膏，加入胃复安 20mg，做成冲剂 2 包，每服 0.5～1 包，日服 2 次，饭后服。本方为清热泻火佳剂，适用于一切炎症疾患，如上呼吸道感染、急进性咽峡炎、气管炎、肺炎、全身性感染及败血症等。

治疗外感病与内伤病皆可用泻火丹 // 1998.1.5

上呼吸道感染所致一切合并症，诸如鼻窦炎、咽峡炎、气管炎、肺炎等，在服用中药辨证汤剂的同时均可服用泻火丹；肝炎、肾炎、胆囊炎、阑尾炎、红斑狼疮在有可能感染的情况下，也可用泻火丹；外科的疔、疮、痈、疽，亦可用泻火丹；妇科各种炎症亦可用泻火丹。此中含义颇大，西医学谓之曰合并感染，中医则谓之曰六气皆为火化也。金元四大家之一刘河间以百病皆为火化立此说,《医学三字经》有"若河间,专主火,遵之经,断自我"之说。余以 40 余年的临床经验深悟无论外感或内伤,新病则可无火,病久则断不可无火矣!火则伤气,气伤则正虚也,此所谓"邪之所凑,其气必虚"也。泻火丹的问世乃祛邪也,扶正冲剂的问世乃扶正也,治疗慢性病必须邪正两顾则万全矣!

扶正冲剂的制备   *// 1998.1.5*

苦参 60g,黄芪 30g,人参须 15g,生龙骨、牡蛎各 30g,女贞子 20g,墨旱莲 20g,桑寄生 20g,甘草 10g。生龙骨、牡蛎水煎 4 遍,余药水煎 2 ～ 3 遍,取汁混合收膏,加草豆蔻粉 3g,分作 4 包,日服 2 次,每次 1 包。此药具有升白、升压、镇静、消炎、提高免疫力等作用,对神经衰弱尤其有效。身体瘦弱的年轻女性大多具有上述适应证。

肾上腺皮质功能减退症   *// 1998.1.20*

本病又名艾迪生病,以乏力、面黑、血压低、全身皮肤黏膜交界处色素沉着为特征。家父慎公治疗此病方:仙茅、淫羊藿、当归、川芎、桃仁、红花、萆薢、茯苓、补骨脂、焦山楂。此方可以"桃红二佛萆茯补"记忆。

降血压新说   *// 1998.1.22*

前述降压之方剂有杞菊地黄汤、建瓴汤、夏枯草合剂、苦丁茶合剂、镇肝熄风汤等,然降低舒张压并非易事! 20 年前,余治疗 504 厂王某的高血压，在上述方剂的基础上加生地黄、玄参、麦冬、生石膏，其舒张压旋即下降。此法屡试屡验，乃经验方也。生地黄、玄参、麦冬滋水，滋水则涵木，木之遇水，其阳弗长。

血管瘤的治验 // 1998.1.29

血管瘤的治疗，前曾有水蛭、延胡索、牡蛎，共研为末，每日黄酒冲服。后又有水蛭、三棱、莪术、海藻、昆布、乳香、没药、穿山甲、皂角刺、何首乌、白花蛇舌草、半枝莲的复方煎服剂。此病可生长于全身任何部位，生长于肝实质者多见海绵状血管瘤，与癌之区分甚难！通常必须以 CT 加强扫描断层方可诊断。余曾拟之肝癌方，可治肝癌亦可治斯症也。

几例会诊 // 1998.2.6

春节前后余曾应邀到外院会诊数次，现记录如下：

例一：省铁路中心医院会诊

患者，女，82 岁。1 周前因胆囊炎急性发作，术取之，7 日后腹大如水牛，刀口处有水潺潺如流。主管医师大惊曰：此腹水由何而来耶？请外科主任徐某会诊，徐曰：此肝硬化腹水乎？急请肝病专家会诊，院方乃请余往焉。余诊其脉沉细结代，听诊闻第一心音弱、多发性早搏，触其肝大、腹水量大、下肢浮肿。患者术前 B 超、CT 检查均未见肝硬化征象，脾不大，肝脏各层面密度均匀，肝硬化可排除，诊断曰心衰待查（心源性腹水）。询问治疗情况，谓每日输液 8 瓶，计 4000mL，滴速快达 80～100 滴/分。余警曰："此人为也，耄耋之人仅此输液量及速度，即可促其心衰，况乃术后之体乎？"令将液量减至每日 500mL，仅输注抗生素可矣！速度控制在 20 滴/分。次日患者病情明显好转，尿量增加，腹水减少，精神转佳。1 周后拆线，病愈出院，赴新疆三子家中疗养。

例二：省人民医院会诊

刘某，心中痛 3 个月，诊断为冠心病，用药未效，病日重。患者要求医院出面请余会诊，余往诊之，其腹部偏上有包块，3cm×4cm 大小，做胃镜，取活检，诊断为淋巴瘤。余谓此非霍也，急以 COHP 化疗方案治之。一疗程，病情大愈，痛止出院矣。此例的教训在于腹腔恶淋由胃的浆膜向胃内浸润，刺激胃产生痉挛性疼痛，患者原有冠心病，心前区曾有绞痛发作，省院心脏检查见心肌缺血表现，则以冠心病诊断了之。余令其查胃镜时，亦未预见到非霍的可能，首要意向考虑胃癌导致的胃绞痛，经活检确诊非霍，乃属罕见之转归矣！

例三：兰州大学第一医院会诊

患者为 80 岁老翁，高热、咳嗽、胸痛，X 线片示两肺炎症性改变，用抗生素后热退病轻，然频频呃逆，肌内注射胃复安、吗丁啉无效，针刺足三里亦无效，请余会诊。余以丁香柿蒂汤合旋覆代赭汤 3 剂治疗，呃逆大减；再以香砂六君子汤 2 剂，病愈出院。

例四：省干部疗养院会诊

薛某，患泌尿系结石，两腰疼痛难忍，尿血，尿道涩痛，肾盂造影示左肾未见显影、右肾结石，CT 检查示双肾结石。余拟一方：鸡内金、金钱草、海金沙、郁金、滑石、海浮石、石韦、大黄、三棱、莪术、乳香、没药、穿山甲、皂角刺、赤芍、生薏苡仁、牛膝、白花蛇舌草、半枝莲。患者服药 3 剂，尿血止，痛亦轻。后经碎石治疗病愈。

阳痿治验一例 // 1998.2.23

阳痿患者李某，婚后 3 年未育，夫妻性生活困难，其妻要求离婚，求余诊治。余查其脉，两尺沉细，斯人面色暗，乃开一方：鹿茸、菟丝子、牛膝、淫羊藿、补骨脂、巴戟天、威灵仙、五味子、覆盆子、金铃子、芡实、枸杞子、生地黄、玄参、三棱、莪术、当归、白芍、水蛭、蜈蚣。服药 20 剂显效，继服 40 剂痊愈。治疗此病尚有两方堪称效方：①二仙鹿锁菟，六味起云天；②黄山羊肉纸五茅，巴仲鹿杞归子云。另外，尚有当归、白芍、水蛭、甘草，此为振颓汤；另有蜈蚣一味药，亦具有明显的治痿效果。

乙肝表面抗原转阴的尝试 // 1998.3.9

丁丑年秋，一肺结核空洞患者，来兰求诊。余在给予其抗结核药物的同时，给予雄黄五虫丸。服药 3 个月，空洞闭合大半。患者精神转佳，体重增加，颜面红润，经查原有的乙肝"大三阳"转为阴性。余思之，雄黄五虫丸者，雄黄 70g，装入大萝卜中，蒸熟后取雄黄，加入僵蚕 60g，全蝎 60g，蜈蚣 30 条，蛤蚧 1 对，守宫 60g，研末过筛，装入 0.25g 胶囊，日服 3 次，每次 3 粒。此方乃治疗肺结核空洞之妙方，对结核杆菌的抑制有肯定疗效，对纤维化抑制亦有明显疗效。乙肝"大三阳"的转阴可能与此有关，今后可在临床中实践之。

总院会诊一例　　　　　　　　　*// 1998.3.12*

马某，男，22 岁，肝癌，腹水，曾患心包炎，5 年前曾做心包剥脱术。总院以每日 3000mL 液体快速滴入。患者腹胀如鼓，肾功能衰竭，尿素氮 21.8mmol/L，少尿，每日尿量 300mL，心律不齐。当晚科主任在家属催促下邀余会诊。余谓此例亦系因输液快、量大所致之心衰，乃建议：①减少输液量；②减慢输液速度；③西地兰 0.4mg，每日 1 次；④呋塞米 100mg，每日 2 次；⑤中药 1 剂，小承气汤。腹胀于次日缓解，心衰纠正，房颤亦消，腹部舒适，马某大喜。

肝硬化腹水时的电解质紊乱　　　*// 1998.3.13*

由于肝硬化腹水时水钠潴留，则导致细胞内钾低，再由于利水使用利尿剂则钾更加低下，因而对于肝硬化患者宜常规补钾。低钾同时可以低钙、低镁、低氯、低钠。总之，肝硬化患者在腹水阶段乃一个"低"字了得。一小部分肝硬化患者可合并肝肾综合征，此时尿素氮上升，CO_2CP 下降，肌酐、肌酸、尿素氮、尿酸均上升，血中的电解质则出现巨大改变，首先由低血钾转为高血钾。由于磷酸盐的排出受阻，出现高磷、低钙：一部分患者出现甲状旁腺功能亢进，此时血钙上升，血磷降低，CO_2CP 下降，出现代谢性酸中毒；酸能结合钠离子、钙离子，故低钠、低钙更趋明显。此时抵抗力降低，使机体处于感染状态，小便量亦少，诱发肝性脑病者多。

推陈出新的几个方剂 // 1998.3.13

1. 蒲辅周治胃病的经验方

海螵蛸 15g，白芍 15g，白及 10g，生甘草 6g，鸡内金 10g，香橼 15g，赤石脂 15g。

此乃《金匮要略》的芍药甘草汤，专治胃痉挛。方中香橼行气，赤石脂收敛，海螵蛸制酸，治胃痛易如反掌也。

口诀：乌鸡、白鸡、生鸡及赤香。

2. 遵义医学院的白玉汤

沉香 3g，木香 15g，白芍 15g，郁金 6g，茵陈 30g，金钱草 30g，芒硝 15g，大黄 10g，山栀 10g，龙胆 15g。

本方治疗急性胆管炎有卓效。

口诀：二香白玉茵，金硝大山龙。

上海中医药大学的安露 I 号 // 1998.3.15

僵蚕、全蝎、蜈蚣、土鳖虫各等份，装入 0.25g 胶囊。此方有增加食欲的功能，有效率 84.6%；增高白细胞作用，有效率 64.1%；回升血小板作用，有效率 74.1%。由此说明，该方能治疗各种贫血。

上海中医药大学的安露 II 号 // 1998.3.16

黄芪 30g，当归 15g，金银花 15g，甘草 15g。此方有明显的退热作用。说明中药清热解毒剂与扶正固本剂配合能增大退热作

用。李东垣有"甘温除热"法，此可鉴也。在泻火剂中，宜加入
扶正之品，则泻火之功益彰也。

睾丸疾患验方 // 1998.3.17

川楝子、延胡索、茯苓、泽泻、车前子、苍术、黄柏、生薏
苡仁、牛膝、橘核、荔枝核、青皮、陈皮、白花蛇舌草、半枝莲。

口诀：四妙五对车，睾丸红肿歇。

甲状腺肿块 // 1998.3.18

土鳖虫、蜂房、全蝎、蜈蚣、穿山甲，此乃土房全蜈甲也，
此方药专治甲状腺肿块，还可升高白细胞和血小板。穿山甲的升
白作用尤为明显。天水二级站乔科长之子患再障，余每用穿山甲
升白、升板，作用异常明显。又发现此药能使颈部的块物消散，
具有明显的散结作用。在上述药物中加入消瘰丸、黄药子、夏枯
草，则疗效更确。

期前收缩再忆 // 1998.3.19

余治疗此病，总以炙甘草汤为主方，前有半蒌香草陈枝赤，
金荼三两整心率，过早搏动补生参，枳壳桔梗加金铃，山理人金
元孔圣。小建中、大建中、天王补心、归脾等亦为常用之方剂。
近年来山西太原杨振东先生提出：生地黄、丹参、苦参、麦冬宜
大剂量；枳实、枳壳、延胡索为最常用药，但却未必用大剂量；
尤其延胡索一味，乃治心律不齐之上品。

熊氏散偏汤

天麻 10g，川芎 6g，白芷 6g，细辛 6g，大黄 10g，芒硝 10g，地龙 6g，蕲蛇 6g，甘草 6g。

口诀：调味承气二虫天，川芎白芷细辛添，血瘀桃红四物佐，阳亢白龙钩藤选，病久入络非难治，全蝎蜈蚣可保全。

肾上腺皮质功能减退症验方

菟丝子 10g，枸杞子 10g，青葙子 10g，川楝子 20g，黄精 20g，生地黄 12g，麦冬 10g，北沙参 15g，白芍 20g，砂仁 3g，鸡血藤 15g，鸡内金 10g，磁石 20g，麻黄 10g。

口诀：四子五滋，砂鸡麻石。

颅内肿瘤治验

丁丑年末，天水县农民王某，脑内右侧蛛网膜下腔囊肿。

余以处方：鳖甲 15g，生龙骨、牡蛎各 15g，龟甲 15g，女贞子 10g，墨旱莲 10g，生地黄 12g，旋覆花 10g，白芍 15g，牛膝 10g，骨碎补 10g，丹参 15g，红花 6g，磁石 15g，朱砂 1g（分冲），夏枯草 15g，山慈菇 15g，海藻 15g，昆布 15g，三棱 15g，莪术 15g。水煎服，每日 1 剂。（湖南中医研究所治疗颅内肿瘤方）

服药 20 剂后，患者头痛、恶心减，病情较前有一定好转。

口诀：三甲二地花，白牛骨参砂，四山石花草，疗效顶呱呱。

肝癌的临床用药 　　　　　　　　　　　// 1998.3.24

常用药一组：半枝莲、生薏苡仁、丹参、佛手、郁金、当归、大青叶、鸡内金、甘草、马齿苋。

口诀：金佛归马薏半丹。

常用药二组：虎杖、白花蛇舌草、仙鹤草、龟甲、鳖甲、三棱、莪术、海藻、昆布、茵陈、牡蛎、枳壳、蜂房、穿山甲、胆南星、生赭石、女贞子、麝香粉。

口诀：四山白虎三甲草，南房枳壳石女香。

结肠癌两方 　　　　　　　　　　　　// 1998.3.25

1.结肠癌术后复发，大便难，黏液脓血便，里急后重，纳呆，不寐。处方：当归、川芎、苍术、陈皮、防风、枳壳、黄芩、黄连、厚朴、槟榔、生黄芪、木香、生薏苡仁、甘草。

口诀：佛平二二薏芪风，槟榔一味效独灵。

2.腹满，肛门重坠，便次增多，便形变细或呈水样，混有黏液脓血，下肢酸软，身体日衰，继则痰中带血，呃逆频作。处方：白花蛇舌草、半枝莲、生薏苡仁、冬瓜子、槐花、山慈菇、白术、女贞子、墨旱莲、莪术、丹参、水蛭。

口诀：薏半冬瓜白白二，槐山参水莪术风。

四种中药 　　　　　　　　　　　　　// 1998.4.2

雄黄：为含砷物质的结晶矿石，红黄色不透明的固体。产于山之阳者为雄黄，产于山之阴者为雌黄。一般色红者为雄黄，色暗者为雌黄。雄黄较雌黄药效为佳，通常为外用药，内服时不宜常服。

蜈蚣：为蜈蚣科昆虫蜈蚣的全虫，传统功效为息风止惊、清热解毒。前者为内服功效，后者为外用功效。近人发现该药治疗传染性肝炎，疗效明显。另外，有用此药治疗阳痿、遗精、早泄者；有用此药治疗慢性骨髓炎者；亦有用此药治疗肺结核空洞者；有用此药治疗鸡眼者；有用此药治疗癌症者；有用此药治疗各种结缔组织增生者。

全蝎：为钳蝎科节足动物蝎的干燥全体，传统功效为息风镇痉、消肿解毒，与蜈蚣的作用几乎相同。

僵蚕：其作用与上两药亦大同，即息风止痉、消肿散节，然此药的散节作用较强，泻火作用较弱。

慢性淋巴细胞白血病（CLL） *// 1998.4.9*

CLL 少见，多为 50 岁以上老年人，男性多于女性。早期可见全身淋巴结肿大，白细胞增加，淋巴细胞占优势；中期则见肝脾肿大，血小板减少；晚期常见贫血、发热。骨髓象表现：幼稚淋巴细胞 >5%。治疗：苯丁酸氮芥 2mg，每日 3 次，口服，2 周为一疗程；如果苯丁酸氮芥缺如，则可以环磷酰胺，每日 150mg，10g 为一疗程：或 200mg，静脉滴注，每日 1 次，2 周为一疗程，配合激素泼尼松、中药消风除湿胶囊。总之 CLL 是一个高度分化的血癌，恶性程度不高，对联合化疗不敏感。大剂量化疗，会损害机体，还可使病情加重或造成死亡。近年来，国外有报告主张采用联合化疗方案，但尚在争论中。

白癜风方

白芍 20g，何首乌 20g，墨旱莲 20g，紫草 20g，贯众 15g，苍术 6g，丹参 20g，苦参 20g，白蒺藜 30g。

口诀：白首旱紫众苍术，丹参苦参白蒺藜。

真性红细胞增多症

本病属骨髓增生性疾病，同时影响干细胞所属的三个系统，即红、白、板均升高。骨髓象呈现全骨髓增生。此与再生障碍性贫血正好成为明显的一对，即一为增生活跃，一为增生障碍。临床所见为三系细胞增加，肝脾肿大，尤以红系增加最为明显。患者出现的症状为颜面潮红、头痛乏力、皮肤瘙痒、视力下降、四肢麻木。治疗：口服磷 –32 为首选，每服 2 居里，每日 2 次，1 周为一疗程，间隔 1 周可再用之。少数患者可用白消安或三尖杉碱。

卟啉病

此病又称肝性卟啉病，主要症状为卟啉代谢紊乱导致的腹痛。腹痛的性质强烈，但体征不著，痛无定处，时发时愈，发作时常可延续数日，半日者最多，1 ～ 2 小时者恒未有之。发作时小便呈深棕色，但尿常规检查无尿隐血。三大常规均正常，肝功时有异常，故谓肝性卟啉病。本病治疗以冬眠灵、肾上腺皮质激素为主，但仅有小效或无效。中药血府逐瘀汤、膈下逐瘀汤为治疗此病的效方。

白血病的退热方 // *1998.4.15*

白血病，尤其是急性白血病，除感染导致的发热外，常有血液病自身的发热。余在 70 年代曾治疗两例白血病发热患者：①兰西火车站职工子女李英，女，15 岁，ALL，经化疗后持续高热，多汗，抗生素无效。余以青蒿鳖甲汤合白虎汤，另加鲜藿香 10g，鲜佩兰 10g，鲜荷叶 20g，淡竹叶 10g，嫩青竹茹 10g，鲜芦根 20g，鲜白茅根 20g，厚朴花 6g。服 3 剂，热大退。查此方借岳美中先生七鲜汤入其中，是以水治火之法也。②甘肃省委路国民之子路宁，ANLL，经化疗后病情缓解，但高热出汗 10 余日，抗生素及激素均无效。余拟方：桑叶 10g，菊花 10g，金银花 20g，连翘 20g，桔梗 20g，芦根 20g，杏仁 10g，生石膏 30g，知母 10g，粳米 30g，藿香 10g，佩兰 10g，淡竹叶 10g。5 剂热退。

综上所述，藿香、佩兰、淡竹叶、桔梗、芦根、荷叶、淡竹叶、竹茹等均是此病（反应性发热）退热的较佳药选。

几个值得重视的经验方 // *1998.4.15*

1. 毓麟珠

此方种子如神，珠者言其斯方之宝贵，若丽珠在握也。当归 10g，白芍 10g，川芎 6g，生地黄 12g，党参 10g，白术 10g，茯苓 12g，甘草 6g，鹿角霜 10g（烊化），菟丝子 10g，杜仲 10g，川椒 10g。可作汤剂，每日 1 剂；亦可量大 5 倍，炼蜜为丸，每次 1～2 丸，每日早晚温水冲服。宫寒加干姜、肉桂、附子、吴茱萸；宫热加益母草、地骨皮、丹皮；腹痛加香附、补骨脂。

口诀：杜菟椒胶，二皮益母，宫胞虚寒，吴姜桂附。

2. 上呼吸道感染咳嗽方

50 年前，余之咳嗽久治无效，家父以此方治之，仅 3 剂乃除根矣。桑叶 10g，菊花 20g，半夏 6g，陈皮 6g，茯苓 12g，百部 6g，荆芥 10g，前胡 10g，白前 10g，紫菀 10g，桔梗 20g，甘草 6g，麻黄 10g，杏仁 10g，生石膏 20g，炙枇杷叶 10g，浙贝母 10g，薄荷 10g。此乃普通方也，然杷、贝、薄诚宝贵经验，三药的拼音首字母皆为"B"，可定名为"三 B 汤"也。

斑秃的效方 // *1998.4.15*

余治疗此病曾有异功合侧柏、二至、枸杞子、何首乌、白蒺藜；又有补骨脂、何首乌、四物、二至、白蒺藜、地骨皮、木瓜、甘草；尚有一方：丹皮、山栀、生地黄、玄参、麦冬、荆芥穗、红花、墨旱莲、白茅根、藕节。口诀：丹栀增液荆芥穗，红莲白藕生发快。

慢性咽炎 // *1998.5.4*

苏叶 10g，杏仁 10g，半夏 6g，陈皮 6g，茯苓 12g，甘草 6g，枳壳 10g，桔梗 20g，白前 10g，前胡 10g，蒲公英 10g，败酱草 10g，生姜 6g，乌梅 10g，罂粟壳 10g，牛蒡子 10g，炙枇杷叶 10g，浙贝母 10g，薄荷 10g，天冬 15g，麦冬 15g，百部 10g，荆芥 10g，瓜蒌 10g，紫菀 10g。

咽痒引起阵咳，犹如百日咳者，为此病的特点。本病常自觉咽中有痰，非咳不可，咳则如犬吠。细审其咽部仅少许淋巴滤泡增生，炎症较轻微也。

颌下恶性混合瘤 // 1998.5.4

湖北中医学院朱曾柏教授以夏枯草、白花蛇舌草各 100g，海藻、昆布各 30g，治疗此病颇效。我认为此方用量太大，方意尚堪采取。

肺癌方药 // 1998.5.4

李济仁、程宜福教授主编的《名老中医肿瘤验案辑按》，书中共载肺癌案 16 例。综观全部病例，常用药物有：①滋阴润肺药：北沙参、麦冬、天冬、五味子、西洋参、生地黄、冬虫夏草；②清热解毒药：白花蛇舌草、半枝莲、蛇六谷、鱼腥草、重楼、夏枯草；③软坚散结药：浙贝母、山慈菇、三棱、莪术、海藻、生薏苡仁、冬瓜子、海蛤粉、紫草；④止血药：仙鹤草、汉三七、白及。其中朱曾柏曾用一方（茯苓、党参、白术、山药、白扁豆、冬瓜子、冬虫夏草、北沙参、白及、白花蛇舌草、土贝母、汉三七、莪术、三棱、海蛤粉、白英、丹参、生薏苡仁），与余治疗肺癌之经验暗合也。

多发性骨髓瘤（MM）的再认识 // 1998.5.6

本病的病因与石棉肺或病毒感染、放射性物质有关，其临床多见于 40～60 岁男性，男女比例约为 2∶1。主要临床表现有贫血、骨痛、怕冷、溶骨，尚可合并高尿酸血症及肾功能衰竭。怕冷可发展为四肢抽搐的雷诺现象。实验室检查示血红蛋白减少、血小板亦减少、血沉明显增快、血钙增加、血浆总蛋白增加、白球比例失调、球蛋白增加、M 蛋白增加，以及 IgE、IgG、IgA 增加，本周蛋白定性试验阳性，外周血中浆细胞增加。X 线、CT、MRI 早期发现溶骨现象。

阿霉素为治疗本病的最佳选药，环磷酰胺、长春新碱为配合用药，康力龙、激素均可用。

老年性骨质疏松症　　　　　　　　　　　　// 1998.5.19

随着老之将至，机体性腺分泌相对进入低谷状态，雌、雄激素的水平降低。通常情况下，肾上腺皮质的功能有待性激素的抑制，当性激素分泌不足时则肾上腺皮质激素相对高亢，机体出现向心性肥胖和骨质脱钙。另一方面，随着衰老的到来，甲状旁腺功能下降，出现低血钙。上述病机可直接造成骨质的损害，严重者可出现骨折，最常见者为脊柱的压缩性骨折，甚至可出现截瘫样改变。其治疗可予钙剂、雌性激素、乙烯雌酚、睾丸素、维生素 D 等。

附：向心性肥胖者说明肾上腺皮质功能亢进，此时患者性情急躁，无耐性，易罹患高血压、糖尿病。反之，身体匀称的患者则无上述弊端。少女在青春期因雌性激素水平旺盛，肾上腺皮质的功能相对较低，因而无向心性肥胖，苗条淑女也。

慢性肾炎的新体会 　　　　　　　　　　　　// 1998.5.20

　　戊寅春，余治疗铁路局王某，其患慢性肾炎多年，百药无效，服白茅根、石韦、济生肾气、补骨脂、巴戟天、淫羊藿、党参、黄芪、生薏苡仁、茵陈、防己、滑石、墨旱莲方，凡10剂，尿蛋白由原来的（++++）降至（+）；再服10剂则全消矣。此方曾有口诀云：白石济生破巴仙，参芪四水加草莲。另有一方：石葶白茵大皂金，赤芍败酱加防风。还有一方：杷山黄菟二百四。上述三方堪称治肾三宝也，一方适用于肾虚患者，三方适用于脾虚患者，二方则适用于脾肾未虚的患者。慢性肾炎久病入络者则采用桂枝茯苓丸、益肾汤治疗。

胃癌的中医治疗 　　　　　　　　　　　　　// 1998.6.1

　　湖北中医学院洪子云教授治一胃腺癌，患者胃脘部持续性剧痛，阵发性加重，并有灼热感。洪老用川椒、干姜、细辛、乌梅、黄连、半夏、茯苓、丹参、生薏苡仁、佛手、厚朴、郁金、赤芍、败酱草、半枝莲治疗。服7剂后，病大减，诸症悉除。

　　此方乃乌梅丸之加减也。川椒、干姜、细辛、乌梅、黄连，皆乌梅丸的主要成分。半夏、厚朴、生薏苡仁、茯苓的作用点在胃也，可除湿降逆，令胃气得复也。丹参、赤芍、郁金活血化瘀，专治病久入络也。败酱草、半枝莲清热解毒，以抑胃中之炎症也。口诀：乌梅丸后金丹芍，半夏厚朴薏苓佛，半枝莲合败酱草，胃癌止痛甚相合。

不寐治验　　　　　　　　　　　　// 1998.6.28

戊寅夏，余治疗一老妇，多年不寐，百医无效。余诊其脉，有动脉硬化之象，血压 150/100mmHg。

余投以处方：半夏、羌活、香薷、生薏苡仁、木贼、独活、威灵仙、知母、茯苓、川芎、炒酸枣仁、柏子仁、合欢皮、首乌藤、生龙骨、生牡蛎。

服药 7 剂显效，10 年沉疴一朝去矣。患者持方谢曰：先生真神医也。查不寐余辄用归脾汤合酸枣仁汤，此为常用官方也，仅低血压之患者见效矣。后有一方：夏枯草、生牡蛎、白芍、甘草、女贞子、五味子、茯神、远志、炒酸枣仁；尚有一方：夏枯草、生牡蛎、白芍、黄芩、半夏、丹参、茯神、远志、炒酸枣仁。

鼻咽癌资料分析　　　　　　　　// 1998.7.2

鼻咽癌的发病与 EB 病毒的关系明确，其高发区 EB 病毒补体结合抗体阳性率明显高于低发区。我国的高发区在珠江三角洲地带。EB 病毒是一种疱疹病毒。该病毒的感染人群较为普遍，但发病率却极低。因此 EB 病毒的感染与鼻咽癌的关系有待进一步研究证实。鼻咽癌的早期症状有时表现为单侧眼突，此时需与颅内疾患相鉴别。鼻咽癌为头部首位多发的肿瘤，发病年龄为 30 ～ 60 岁，男多于女，男女比例为 2.5∶1，其中低分化鳞癌占 85.6%，早期即可出现颈淋巴结转移，晚期可出现骨、肝、肺的转移。本病放疗后 5 年成活率为 50% 左右。

骨转移癌

// 1998.7.5

骨转移癌中 85% 来源于乳腺癌、前列腺癌、肺癌。乳腺癌的 2/3、前列腺癌的 1/2、肺癌的 1/3 均可出现骨转移。骨转移的部位以长骨近端为主，次则以脊柱为多。临床以骨痛为主要表现；病理性骨折亦可发生，但较少见。治疗以化疗、放疗为主，手术多不采用。近年来，放射性核素治疗兴起，实为治疗骨转移癌的较佳选择。

内蒙古额济纳旗辛某案

// 1998.7.5

戊寅春，内蒙古中学教师辛某，左肺下叶见 3cm×4cm 大小的阴影，痰中带血，胸闷咳嗽，肿瘤标志物阴性，6 次痰液脱落细胞检查均为阴性，病程已近 1 年。余观其肺部 X 线片密度不深、毛刺不典型，遂断之曰"炎性假瘤"。予以抗生素治疗 1 个月，肺部阴影变淡，咳嗽减轻。X 线检查示肺部肿块待查。出院后责其 1 个月后来兰州复查，彼时因其子女考学，未能及时复查，电话询访得知其病情尚未痊愈，仍然间断咳嗽、发热或少许咯血。1 年后患者来诊，活检确诊肺癌，乃高分化腺癌也。今后遇此种病例当慎之！慎之！

肺癌的再认识

// 1998.7.10

肺癌为男性的首发癌，居于诸癌之上，男女比例为 6∶1，可见女性是少发肺癌的。吸烟、石棉、重金属盐类是肺癌的诱因。

这里应认识到石棉肺的意义，多发性骨髓瘤（MM）与石棉的关系甚为密切。肺癌的病理分型中鳞癌约占一半，腺癌与未分化癌则合为一半。一些资料显示腺多于"未"；一些资料则报告"未"多于腺。所谓"未"者，指未分化癌也。鳞与"未"多以中心型分布，腺则属周围型。鳞多见于 50 ～ 60 岁的男性，"未"则多见于青年男性，至于腺则多见于女性。本病的诊断：①病史：肺癌未经治疗，生存期多在 1 年以内。有人统计，非小细胞肺癌手术治疗的患者 1 年生存率 73.3%；单纯化疗者的 1 年生存率为 36%；如不经治疗，1 年生存率尚不足 10%；手术加化疗者的 1 年生存率为 97%。小细胞肺癌对化疗药物甚为敏感，经治疗后 1 年生存率可达 50%；如不经治疗，平均生存期尚不足半年。②胸部 X 线片：分叶、毛刺（放射冠）、高密度、周边模糊为其四大特点。因临床经验及实践不同，医生体会不甚一致，临床宜权变之，不可以放射诊断为唯一诊断依据。③ CT 诊断肺癌较 X 线片更佳，在不能确定肿块性质的情况下用 CT 最为相宜。同时肺癌诊断宜采用肿瘤标志物，如铁蛋白、癌胚抗原、糖类抗原 125 均对诊断有一定价值。

进行性肌营养不良　　　　　　　　// *1998.7.22*

本病根据临床表现和基因缺陷的不同，可分为三种常见类型：①假肥大型：多见于 10 岁前的小儿，表现为髋、肩、小腿部的肌肉无力、萎缩，但可出现假性肥大，此现象以腓肠肌最为多见。②肢带型：此型多见于少年及青年，主要是三角肌、臀大肌的萎缩瘫软，表现为行动不便，甚则卧床不起。③面肩肱型：可见于中年及少年，表现为面部肌肉萎缩瘫软，兼有肢带型的特点。

本病通常以 CK（肌酸激酶）、PK（丙酮酸激酶）为诊断此病的特异性指标。西医治疗本病尚无特效疗法，有人用胰岛素加入葡萄糖来增加肌肉营养，未见明显疗效；有人用加兰他敏治疗亦无显著疗效。中医认为此病属痿证范畴，可用张锡纯的振颓汤（黄芪、山茱萸、龙眼肉、制乳香、没药、胡桃肉、土鳖虫、鹿角胶、马钱子、当归）治疗。该方口诀：补血汤中加乳没，元山胡马鹿胶鳖。

口腔溃疡可致低热　　　　　　　　　// 1998.7.28

小女裴新华高热不退，由京返兰，乃因行前在京购物，大雨倾盆，衣服单薄，感受风湿所致。经中西医结合治疗热大退，病体康复，然体温波动于 36.5～37.2℃。细查之，其口腔出现溃疡，余顿悟，以泻黄散之汤药治疗之，2 剂，热退至常。

消化系内镜治疗学　　　　　　　　　// 1998.7.30

消化系内镜传统用于诊断，近年来用于治疗者日多。其中最常用且疗效显著者，有胃镜取异物，切除息肉；上消化道内镜止血，食管静脉曲张者可结扎与硬化剂同时采用，止血效果明显。内镜下扩张术对食管癌或贲门癌晚期有短期疗效。手术放置内支架可使食管通畅，达到延长生存期的目的。内镜下手术切除胆囊，已在国内广泛开展。除胆囊外，尚用于可切除阑尾、肾脏、子宫等。另外，尚可扩张狭窄的胆管，时下为解决胆系疑难问题的良法，但术后并发症尚难避免，其中胆囊摘除的死亡率为 1%，胆道创伤率为 2%～6%，胆道出血及急性炎症、坏死性胰腺炎者亦常见。

白血病的骨髓诊断概要　　　　　　　　*// 1998.7.30*

急性白血病：有核细胞明显增加或极度增加（此即所谓骨髓增生活跃），分类中原始细胞大于 30% 为其特点，以粒细胞为主者曰急性粒细胞白血病。急性粒细胞白血病中原始细胞大于 90% 者为 M_1；原粒细胞大于 30% 者为 M_2；M_3 为早幼粒细胞大于 30%；M_4 为原单和早幼粒大于 30%；M_5 为原单大于 30%；M_6 为红系大于 30%，原单加幼单大于 30%；M_7 为原巨大于 30%。

急性淋巴细胞白血病：原淋大于 20%。

慢性白血病：骨髓中未成熟细胞以中幼、晚幼为主，原始细胞不超过 10%。

慢性转急的指标：原始细胞超过 6% 为可疑，10%～30% 为急进期，30% 为急转期。

完全缓解：原始细胞低于 5%。

奥曲肽治疗上消化道大出血　　　　　　　*// 1998.7.30*

奥曲肽为目前治疗上消化道出血首选药，每支 0.1mg，先以 0.1mg 加入 20mL0.9% 氯化钠溶液中静脉滴注，再以 0.2mg 加入 500mL0.9% 氯化钠溶液中静脉滴注，可连用 2 周，总用药量可达 3mg。此药的出现大有取代传统经典的三腔二囊管压迫止血和垂体后叶素联合治疗上消化道出血的趋势。奥曲肽止血的功效在于降低门脉压力，减少上消化道黏膜下的血流量。

乙肝康的重新调整　　　　　　　　　// 1998.8.3

川牛膝 10g，丹参 30g，麦冬 10g，炙甘草 6g，生、熟地各 12g，白芍 15g，苍术 6g，龙葵 15g，虎杖 15g，黄芪 30g，秦艽 10g，板蓝根 15g，当归 10g，黄精 20g，党参 10g，泽泻 10g，山药 10g，神曲 20g，茵陈 15g，郁金 6g，橘叶 20g，延胡索 10g，川楝子 10g，三棱 10g，莪术 10g，青皮 6g，姜黄 6g，肉桂 3g。此方系乙肝康加入三棱、莪术、青皮、肉桂、姜黄。肝功能明显损害的患者常伴有肝区的疼痛，亦伴有肝纤维化四项指标的改变。通过上述加减，一方面加强了止痛功效，另一方面也在防止肝硬化方面发挥作用。

斑秃的治疗　　　　　　　　　　　// 1998.8.3

余前曾使用异功散加味，治疗此症获效。近读《中国中西医结合临床全书》，其载此症应以桃红四物汤为基础方治疗，加白芷、淫羊藿、升麻、柏子仁、远志、菟丝子等。盖白芷祛风，"颠顶之上，唯风药可到也"；升麻载药上行；菟丝子、淫羊藿者壮阳也，消阴翳也；结合前用之女贞子、生地黄、墨旱莲、枸杞子、何首乌、白蒺藜、侧柏叶、补骨脂则可谓治疗脱发之大成也。

黄疸再议　　　　　　　　　　　　// 1998.8.6

血中总胆红素的量不超过 1mg，其中直接胆红素不超过 0.2mg，间接胆红素不超过 0.8mg，即间接约为直接的 4 倍。所谓直接胆红素乃指结合胆红素而言，系经过肝脏处理之后与两分子聚合葡萄糖结合的胆红素，可通过肾小球滤过，此型胆红素多引起梗阻性黄疸。所谓间接胆红素乃非结合胆红素，为红细胞破裂未与葡萄糖分子结合的游离胆红素，此型胆红素多引起溶血性黄疸。肝性黄疸的特点为既有直接胆红素升高，又有间接胆红素升高，间直之比约为 4。

心脏听诊区　　　　　　　　　　　　　　　　// 1998.8.7

主动脉瓣听诊区位于胸骨右缘第 2 肋间，主动脉瓣第二听诊区位于胸骨左缘第 3 肋间，肺动脉瓣听诊区位于胸骨左缘第 2 肋间。心脏听诊区虽系简单问题，但也经常忘却，故此记之以防再次记忆模糊。

近年来流行的新药　　　　　　　　　　　　// 1998.8.20

1. 复达欣，一瓶含 0.5g，静脉滴注每日 2g，每次 2g，对各种革兰阳性和革兰阴性菌均有效，尤其适用于有抗药性者。

2. 西沙必利（普瑞博思），适用于饱胀、嗳气、反酸、恶心、上腹痛或胃灼热。5mg，每日 3 次，口服。

3. 华素片，用于口腔、牙周、牙龈、咽喉的感染，亦可用于真菌感染及扁平苔藓。本品在口腔唾液的作用下迅速释放出活性碘以杀死上述各种微生物。

4. 西比灵胶丸，治疗偏头痛，每晚 1 粒，长期服用。除治疗偏头痛外尚可治疗眩晕。

5. 伊曲康唑（斯皮仁诺），口服，每日 1 次，每次 200mg，对深层真菌、口腔念珠菌感染有明显疗效。

6. 特美力，广谱抗生素，第三代喹诺酮类抗菌药，适用于泌尿生殖系统感染，呼吸道感染胃肠道感染等。成人口服，每次250mg，每日2次。

7. 百服宁，头痛首选新药，一流镇痛药，每片50mg，每次1～2片，每日3～4次。

8. 卡托普利（开博通），新型降压药，具有保护肝、肾、脑、血管的功能，延缓动脉硬化的进程；还能改善糖代谢，克服胰岛素的抵抗现象。

9. 天达胶囊，治疗自主神经功能障碍的新药，适用于孤僻多疑、抑郁、易激动、失眠多梦、记忆力下降、精神不集中、血脂升高、骨质疏松、关节肌肉疼痛、皮肤干燥。

10. 贝那普利（洛丁新），降压护肾，为血管紧张素转换酶抑制剂的三代产品，有降压、强心、利尿、护肾的功能。每片20mg，每日1片，2周为一疗程。

11. 达美康，适用于2型糖尿病，尤其适用于肥胖或伴心血管病者。严重酮症酸中毒者、妊娠妇女、肝肾功能不全者禁用。

12. 芬尼康，新型布洛芬制剂，非甾体抗炎药。

13. 奥美拉唑（洛赛克），抑制胃酸分泌药，适用于胃及十二指肠溃疡。

杨某失眠案 // 1998.9.23

戊寅秋，杨某因长期失眠求余治疗，此前其经常服用安定，能熟睡两三个小时。曾做全面检查，除脑血流偏慢、偏少外，再无他疾患。诊其脉强大有力，症见口苦咽干、烦躁失眠、两胁不适、舌红苔薄。曾有外伤史，伤及六根肋骨，无错位，恢复较好。

处方：当归、川芎、赤芍、生地黄、桃仁、红花、柴胡、枳实、桔梗、甘草、牛膝、知母、茯神、远志、炒酸枣仁、柏子仁、黄芩、生龙骨、生牡蛎、香薷、生薏苡仁、朱砂、生石膏、黄连。

服上药 7 剂后，诸症大减，睡眠已增加至每夜 5～6 小时，食欲增加，精神好转，两肋痛仅发生过两次。前方去血府逐瘀汤，加通脉灵、酸枣仁汤、半羌合剂、定心汤、柴胡加龙骨牡蛎汤。

处方：赤芍、川芎、红花、降香、丹参、制乳香、制没药、木贼、生地黄、熟地黄、郁金、知母、茯神、远志、炒酸枣仁、柏子仁、半夏、羌活、独活、香薷、生薏苡仁、威灵仙、党参、黄芩、生龙骨、生牡蛎、肉桂、黄连、大枣。

上方服 10 剂。此方以通脉灵治脑、冠状动脉硬化。盖动脉硬化导致失眠、头痛、胸部不舒，务必通脉，斯方活血化瘀以治其本也。

失眠之本在心、脑两脏，心之血脉不畅，脑之血脉缓慢均可致失眠也。柴胡加龙骨牡蛎汤务在治标除烦、宽胸也。定心汤、酸枣仁汤、半羌合剂三层防线，重重进击，一浪一浪，意在镇静安神，务在必胜也。该方美中不足，乃药味庞杂，常服则伤胃矣！然事实证明，前服用剂对胃并无妨碍，说明患者的脾胃尚健，可承受之。方出已 1 周，未见回电，料及佳音将至矣！写至此，电话询问患者，得知服药有效，病情尚趋平稳。3 剂药后，彼来复诊矣！

卵巢癌合并腹水发热案　　　　　// 1998.10.2

老年女性患者，卵巢癌合并腹水，用化疗药后诸症好转，然最后一日出现发热，腹部明显反跳痛，高热不退，应用大剂量抗生素后，发热仍持续 3 日。余以竹叶石膏汤加增液承气汤后患者大便两次，热稍退。继以桂枝茯苓汤合青蒿鳖甲散、竹叶石膏汤，5 剂后热退身和。

再障的治疗 // 1998.10.5

余治疗再障先是有"当川三子鸡丹红、黑山龙马四神云"，之后有"三子何莲大故桑、生地山萸同煎尝"。今观黄文东医案，其用党参、白术、黄芪、炙甘草、生地黄、山茱萸、菟丝子、马钱子、当归、白芍、仙鹤草、鹿角片、巴戟天、大枣治疗本病。此方的特点在于仙鹤草、鹿角片、巴戟天三味。综上所述，以归脾汤为基础，加生地黄、山茱萸、当归、白芍，另加鹿、菟、马、仙、巴五味。口诀：鹿菟马巴仙，六四取二前，归脾为基础，再障定可痊。

两个经验 // 1998.10.20

1. 患者曲某，患脑血栓，半身不遂，多次住院治疗，未见明显疗效。后经友人介绍，服用蚓激酶 2 号，每日 3 次，显效，步履较前轻松，遂主动前来告余，谓此药真神药矣！

2. 泰能的退热作用较之前的一切抗生素均优。本品每支 500mg，加入 250mL 0.9% 氯化钠溶液中滴注，成人每日 2g，分 2 次静脉滴注。

骨转移癌的治疗   // 1998.11.5

　　辛某肺癌骨转移，疼痛异常，日注射哌替啶 4 ～ 5 支，部分成瘾，经化疗、放疗治疗无效，核素 ^{89} 锶静注后，一周见效，疼痛明显缓解，患者遂出院也！令其在半年后复查。此例高分化腺癌，因其病程长达 3 年，活检阴性，肿瘤标志物阴性，余曾诊为炎性假瘤，虽经抗炎治疗好转，最后出现骨转移，后行经皮肺穿刺活检，确诊肺高分化腺癌，说明癌之高分化者亦转移也。

再障治疗小记   // 1998.11.6

　　余治疗再障曾有"烈女血朴首阳山，三豆参生柴骨羊""三子何莲大骨桑""当川鸡丹红""当川三子鸡丹红，黑山四神龙马云""元山白金牛"等临床可用之方。理论上有健脾与补肾相得益彰之说；又有健脾重在末梢，适于小儿，用于急发；补肾重在骨髓，适于中老年人，用于慢性之说。今翻阅笔记，余曾在 80 年代用过一方：金银花、连翘、蒲公英、败酱草、紫花地丁、山栀（六虎），丹皮、丹参、益母草、茜草、木通草（丹丹草），白芍、女贞子、生地黄、泽兰、香附（白女生兰香）。此方的口诀：六虎丹丹草，白女生兰香。此方治疗再障有效，对原发性血小板减少性紫癜亦有效。

结核丸的制备   // 1998.12.1

　　结核病在中华人民共和国成立后几乎绝迹，近年来又复抬头，门诊接诊者日见增多。余在 60 年代曾用雄黄五虫丸治愈多例结核患者，最近试用多例仍然明显有效。90 年代，武山县广播局康某患肺结核空洞，服此药显效。后有榆中县农民李某患胸椎结核形成巨大寒性脓肿，破溃后流脓不止，透过窦道可见到白骨骨缝，经服用上药后依然痊愈。又有武山一农民患肺结核空洞久治不愈，用此方后结核空洞闭合。此方原为家父之经验方，余根据经验加减，改名为结核丸。

结核丸方：僵蚕 60g，全蝎 60g，蜈蚣 60g，冬虫夏草 100g，蛤蚧 1 对，守宫 60g，雄黄 70g（另煎）。上药除雄黄外，共研为末，将雄黄放入萝卜中扎紧煮熟，然后取出雄黄阴干，与上药混匀，装入 0.25g 胶囊，每服 2 粒，每日 3 次。

水中毒的认识 // 1998.12.1

机体在大量补水但排泄又不大畅通的情况下，细胞外水分增加，进而向细胞内渗透，导致细胞内液增加，因而电解质稀释，浓度降低，低钠、低钾等症状则相继出现。水中毒可用利尿去水、补钾、补钠、补钙等手段进行治疗。

急性心肌梗死（AMI）的再认识 // 1998.12.14

AMI 与心绞痛同属冠心病，后者为数秒钟短暂的心前痛，前者则为持续性剧烈的心前痛，并向左臂、左肩放射。心梗持续时间可长达数小时乃至数日，此时患者可出现血压降低、白细胞增加、中性粒细胞升高、血沉加快等症状；尚可出现心衰、肺梗死及心脏破裂等危象。AMI 治疗原则：①静卧给氧，止痛可给哌替啶、强痛定，痛止则静，则心肌耗氧量减少，此为治疗斯症的最主要方法。②抗菌：抗生素的应用为必要措施，乃因梗死的心肌迅速感染也。③扩冠：硝酸甘油 0.2 ～ 0.3mg 含化，或 1mg 加入 10% 葡萄糖注射液 40mL，静脉滴注，或 5mg 加入 500mL10% 葡萄糖注射液，静脉滴注；β 受体阻断剂普萘洛尔、Ca^{2+} 通道阻断剂硝苯地平均可应用。④休克时可用多巴胺、间羟胺、正肾素；心衰时可用地高辛、西地兰。⑤另外，鉴于心肌营养障碍，可以胰岛素、KCl 加入 500mL 高渗性葡萄糖溶液中静脉滴注，称为营养药或激化液。⑥纤溶药可用尿激酶 5 万～ 10 万 U，加入 5% 葡萄糖注射液中静脉滴入。⑦静卧，低流量持续给氧气，心电监护。⑧有条件者可插入浮动导管，以观察心内血流动力学改变。此项工作要求在严格无菌条件下进行，一般医院无法达到此条件。

慢性咽炎导致的呛咳　　　　　　// 1998.12.22

　　此咳漫长而难治，余曾以甘草、苏叶、生姜、半夏、阿胶、乌梅、罂粟壳、杏仁、苏梗、厚朴、枳实、瓜蒌、黄连、牛蒡子、枇杷叶、桂枝、白芍、大枣、桔梗、陈皮、百部、荆芥、前胡、白前、紫菀治之显效。此方乃甘苏小阿梅、止嗽散、桂枝厚朴杏子汤、半夏厚朴汤、小陷胸汤加枳实也。甘苏、止嗽乃止咳之良方也。半夏厚朴汤者，专治咽中有物，吐之不出，咽之不下也，俗称梅核气，实则慢性咽炎之主症也。小陷胸加枳实乃治证在心下，按之则痛也，为解痉之专剂，解胃肠之痉可，解气管之痉亦可矣。前者谓胃气上逆，后者谓肺气上逆也。查肺气、胃气之上逆者，皆因副交感神经兴奋也。中医的桂枝汤调和营卫，相当于阿托品；麻黄汤定喘降逆，相当于麻黄素。《伤寒论》谓："伤寒，

阳脉涩，阴脉弦，法当腹中急痛，先与小建中汤；不差者，与小
柴胡汤主之。"小青龙汤之治烦、喘、咳、渴、呕、哕、利，乃肺
胃两治也，肺属金，胃属土，土能生金，是之谓也。

减肥增荣丸   // 1998.12.28

　　减肥增荣丸方：甲状腺片30mg，大黄250mg，生地黄
200mg，氢氯噻嗪25mg，氨苯蝶啶10mg。上药混合共研，装入2
个胶囊，每日3次，每次1～2粒，温开水冲服。此方的作用是
促进代谢、减食消积、利水消肿。此方剂量偏小，0.25g的大黄不
能起到泻下作用，0.2g的生地黄亦不能引起减食作用，故此剂问
世数年，在患者中仅有小的影响，谓其有一定作用，但无显著作
用。鉴于此药的剂形必须彻底改变才可达到减肥目的，故余改拟
方：生大黄500g，生地黄500g，甲状腺片100g，共研为末，过
筛，加入氢氯噻嗪100片，螺内酯100片。上药分为100包，日
服1包，可顿服，亦可分2次服。每包药中含生大黄5g，生地黄
5g，甲状腺片1g，氢氯噻嗪25mg，螺内酯10mg。

家父治疗血尿的经验   // 1998.12.29

　　家父治血尿以白茅根、大蓟、小蓟、侧柏叶、女贞子为首选，
口诀：白叶二女美。余查近人报告用墨旱莲、女贞子、车前草、
凤尾草、半枝莲、山栀，治疗血尿。因其方小，故两方可合之曰：
白叶二女美，山凤二车半。前述之"阿发煎麦山丹丹"，与之共治
血尿则功更大嫣。

传染性软疣的治疗

前述之软疣立消汤效确，现又增一方可试用：生地黄 12g，当归 10g，女贞子 10g，墨旱莲 10g，山栀 10g，荆芥 10g，黄柏 6g，土茯苓 12g。此方口诀：这理两山荆黄土。

血管瘤的外治药

五倍子 30g，当归尾 10g，大戟 10g，血竭 6g，红花 6g，制乳香、没药各 10g，麝香 0.05g，透骨草 20g，山慈菇 20g，苏木 15g。共研为末，陈醋调敷。

口诀：五尾大血透花香，姑苏城外红花凉。

硫胺素缺乏症（脚气病）

此病初起时下肢困重、酸麻、浮肿。个别患者感觉消失或迟钝，运动亦可障碍。部分患者两下肢出现强直、震颤、肌肉萎缩、膝腱反射及跟腱反射消失或减弱，尚可见脚套样或手套样感觉异常。此病经常与进行性肌营养不良症、多发性神经炎等区分不清，大大影响临床治疗效果。其实在临床上此病最为多见，因此但凡住院的慢性消耗性患者均应口服维 B_1，以预防脚气病的发生。通常人们误以脚癣及足部湿疹为脚气病，而将真正的脚气病完全忽略，此为当前医界之通病也！上述症状以口服维生素 B_1 为主要治法。

烟酸缺乏症 // 1999.1.4

烟酸缺乏时患者除皮肤粗糙、皲裂、色素沉着外，尚可见乏力、失眠、健忘、易怒，严重者还可出现一系列精神症状，诸如寡言、妄想、幻视、幻听、肢体震颤、偏瘫、小脑共济失调等症状。胃肠道症状可见腹泻、腹痛、腹胀，严重者可见麻痹性肠梗阻。

糖尿病的再认识 // 1999.1.5

既往认为糖尿病的昏迷均为酮体升高、二氧化碳结合力下降之酸中毒所致。后有研究发现了一种糖尿病高渗性昏迷，此种糖尿病昏迷乃由于血糖升高、血浆高渗压的形成所致。通常此种血糖可在 30mmol/L 以上，此时血黏度升高，渗透压升高，血钠亦随之升高，其治疗方法以大剂量胰岛素为首选。

近年来研究发现，糖尿病尚可引起特殊的小血管病，通常认为糖尿病超过 15 年均可合并此症。这种小血管病即通常所谓的动脉硬化，可发生于冠状动脉和四肢小动脉、脑动脉、肾动脉、眼底动脉，于是糖尿病患者可合并冠心病、脑梗死、肾病、视网膜性病变、下肢坏死。

近年来又发现，糖尿病患者最易合并神经病变，包括神经根炎、多发性神经炎。

肝源性糖尿病的实质，乃肝功的损害致使肝糖原的转化受限，故而血糖显著升高，尿糖阳性，空腹血糖则与常人无异，此即所谓肝源性糖尿病也。其治法为着重保肝即可随肝功能的恢复而恢复。

阿霉素与表阿霉素 // 1999.1.7

阿霉素和表阿霉素均为抗生素类抗肿瘤药。一者抗癌谱均很广，适用于颈部肿块、软组织肿瘤、肾癌、膀胱癌、甲状腺癌、乳腺癌、恶性淋巴瘤、小细胞肺癌。总之，除卵巢癌、睾丸癌的外，所有癌症均可治疗。用法及用量：阿霉素每支 10mg，通常每 3 周 1 次，40～60mg 静脉滴注；每周 1 次，20～30mg 静脉滴注，加入 0.9% 氯化钠溶液 250mL 则可。表阿霉素每支 10mg，每 3 周 1 次者 60～100mg，每周 1 次者 30mg，静脉滴注。前者总剂量为 500mg；后者总剂量为 1000mg。二者的副作用均为骨髓抑制，心脏毒性前者较后者大。二者均为直接嵌入 DNA，从而抑制核酸合成和有丝分裂，干扰转录过程，达治癌的目的。

小论坛 // 1999.1.12

1. 早前人们普遍认为，高血压患者无须降压。后有人提出用利血平、降压灵治疗。后来则出现了 α、β 受体阻断剂、钙离子通道阻断剂、血管紧张素转换酶抑制剂等。

2. 阻塞型睡眠呼吸暂停综合征（OSAS）50%～90% 为高血压患者。每晚呼吸暂停超过 20 次者，8 年内死亡率为 37%。

3. 国外有人认为，硝苯地平（心痛定）因其作用时间较短，不能涵盖下半夜及清晨的高血压，故造成血压间歇性波动，反而容易导致心肌缺血，但此种意见亦不为医界完全公认。近年来出现了硝苯地平缓释片、氨氯地平（络活喜）。

4.近年来对高血压的认识有了突破，以为其中心环节是胰岛素抵抗。高血压时组织对胰岛素促进葡萄糖利用的敏感性下降，因而出现高胰岛素血症，长期则导致脂蛋白血症。

两个体会 // 1999.1.12

胃脘胀满的效方（旧方新用）：三棱、莪术、吴茱萸、乌药、蒲黄、枳实、半夏、茯神、丹参、乳香、没药、木香、草豆蔻、高良姜、砂仁。

胃脘痛的效方（旧方新用）：北沙参、麦冬、玉竹、石斛、丹参、木香、草豆蔻、枳实、白术、生龙骨、生牡蛎、海螵蛸。

上述两药方虽系以往常用方，最近连连获效者多达数十人，影响之大，未曾如此深刻。

肿瘤的命名 // 1999.1.13

恶性肿瘤的四种命名：①来源于上皮组织者谓之曰癌；②来源于间叶组织者谓之曰肉瘤；③来源于纤维组织者谓之曰母细胞瘤。恶性肿瘤常在前冠以"恶性"二字，如恶性淋巴瘤、恶性混合瘤、恶性畸胎瘤，习惯上又把所有的恶性肿瘤均称为癌。所谓上皮组织从胚胎来讲乃外胚层也，全部鳞癌、腺癌（含基底细胞、移行上皮）均属此类；所谓间叶组织者即中胚层也。

小儿急性肠系膜淋巴结炎 // 1999.1.18

通常 4～12 岁的小儿，如果肺部感染或肠系膜本身感染，均可导致此病。该病的主要临床症状是腹痛，个别患儿可触及肿大的腹腔淋巴结，但大多数患者触诊阴性。最近，山东省威海市医院马端兰、王雪梅用 B 超诊断此病，认为其在临床上比较多见。

肝硬化腹水的胃部症状　　　　　　　　　　　　*// 1999.1.30*

　　肝硬化伴腹水者，说明病属晚期，食管静脉曲张仅系胃肠黏膜下静脉曲张的一部分表现，与此同时整个消化道黏膜均有类似的表现，于是整个胃肠道黏膜呈现充血、水肿，甚则炎性渗出。当胃肠出现上述病理变化时，其胃肠生理功能亦发生相应的变化：①胃肠的排空功能迟缓；②胃肠吸收功能低下；③胃肠分泌功能代偿性增加；④胃与肠的协调功能紊乱。

　　在此四项功能紊乱的基础上，患者则自觉：①胃脘胀满，饭后最为明显，有时系全腹胀满。②容易出血，大便隐血阳性说明随时有发生大出血的可能；胃脘出现剧烈疼痛者说明大出血临近，应立即以颠茄、阿托品，甚至哌替啶类药物。③食欲减退，舌苔厚黄腻，说明胃肠有炎症，其黏膜上可能出现溃疡。④饭后即痛，说明溃疡在胃肠中形成；2 小时后痛者，说明溃疡在十二指肠；5 小时左右痛者，说明溃疡在小肠也。

　　结合上述机理，西医在临床上可采用胃复安、吗丁啉等促进胃排空；采用西咪替丁、雷尼替丁抑制胃酸分泌；采用颠茄片、阿托品、山莨菪碱等解除胃肠痉挛。总之，西医西药在治疗胃肠症状方面仅此已矣！中医总以香砂六君子汤为基础方，合半夏泻心汤、旋覆代赭汤、杨流仙胃药、丹参饮、大建中汤、枳术汤、生龙骨、生牡蛎、海螵蛸、芍药甘草汤等加减进退。话虽如此，临床掌握谈何容易？盖胃肠虽同属自主神经系统支配，然胃肠的活动乃有机的配合，非刻板的同时进行，胃宜酸，肠宜碱；胃宜静，肠宜动；胃泌多酶，肠泌多水；胃仅消化而少吸收，肠仅吸收而少消化。凡此种种，均说明胃肠之属性大相径庭，非一首汤头，一味药物所能尽其功矣！古人采用的方剂，如黄连汤、乌梅丸、半夏泻心汤皆寒热并用之剂，说明古圣贤用药之妙，在一定程度上较之单纯的西药疗效优矣！

药物在临床上导致的副作用　　　　　// 1999.2.3

　　药物在临床导致的副作用较多，若医生经验不足则误以为病情加重或变症丛生，于是以药加之，愈治愈危，捉襟见肘，无所适从矣！丁丑春，余之冠心病发，血黏度居高不下，ECT 检查示前壁、侧壁、前间壁普遍缺血。除用中药治疗外，余采用心脉宁口服，每日 3 次，每次 3 片。此药内含安妥明，乃降脂圣品也，然服至 3 个月则见前胸肌肉时而抽痛，双肩痛不可举。余以为病又复发，遂服扩冠西药及胆胰合剂方（余前曾患慢性胰腺炎）未效。乃查阅安妥明全部资料，方知此药的副作用是可致肌神经的紧张情绪增强或疼痛矣，遂停药，则痛骤退矣。

　　戊寅岁末，住院患者王某反复高热，连用抗生素，热反更著，后停药则热退矣！

　　余之表妹蓓莉患肝病，曾有腹水、吐血、黑便，后胃脘胀满不止，服香砂六君子汤后，胃脘部舒适如常，然于服药后 3 时许，腹中又见剧痛。此例说明中药复方治疗胃脘之胀满有效，然下达十二指肠后，则刺激黏膜原有的溃烂面，导致胃痉挛，故剧痛也。一切事物均有其两面性，药治病，亦致病也！

我国性病的现状及控制问题　　　　　// *1999.2.4*

目前我国性病较前突出，近年来发病率逐年上升，发病地区逐年扩大。1995 年患者达 360 万，发病率 0.03%，较 1990 年上升 20%。性病指梅毒、淋病、软下疳、性病淋巴肉芽肿等。目前性病范围较前扩大，尚包括非淋菌性尿道炎、尖锐湿疣、生殖器疱疹、艾滋病。1991 年卫生部颁布的《性病防治管理办法》规定：发现艾滋病、梅毒、淋病、尖锐湿疣、非淋球菌性尿道炎、软下疳、生殖器疱疹、性病淋巴肉芽肿，必须向性病防治机构汇报。性病以 20～39 岁发病最多，占性病的 83.1%；少女发病量逐年上升，高危人群（卖淫、嫖娼、吸毒、性乱者）性病检出率明显高于一般人群。支原体与衣原体，前者曾是导致沙眼的病原体，后者主要导致肺部感染，鉴于其既非细菌，又非病毒，乃一种无细胞膜的病原体，故凡遇抗细胞壁合成的药物如青霉素、头孢霉素等则无效，首选药物为红霉素、四环素、交沙霉素、螺旋霉素等。近云有阿奇霉素顿服 1mg，连服 3 日为一疗程，疗效可信。中药则以黄精六草汤疗效最确。非淋菌性尿道炎因其进展迅速，可直接引起前列腺、精囊、输精管、膀胱、输尿管、肾脏的感染，故危害颇大。余曾见一患者因非淋菌性尿道炎致双肾萎缩，慢性肾功能衰竭，最后致死。

肝炎后肝硬化的微循环表现　　　　　// *1999.2.5*

湖北省孝感市中心医院杨志勇等（《微循环学杂志》1998 年 4 期）研究证实，肝炎后肝硬化的微循环变化特点，系微循环血流速度变缓，同时出现管袢模糊、渗出、出血、红细胞聚集程度增高。这与肝硬化时肝功能损坏、球蛋白增加、白蛋白减少、凝血酶原减少有关。由于红细胞表面负电荷的丢失，表面电位下降，失去了细胞之间相互排斥作用，故而血液黏稠度增高，流速缓慢。基于上述基础，肝硬化的患者四肢困重，舌质紫暗，胃肠黏膜水肿瘀血，加之门静脉高压，胃肠黏膜的水肿愈重，因而消化愈加障碍，肿胀、呕恶、腹泻、肠鸣则连续产生，食欲不振、乏力愈重矣！中医治疗斯症恒以活血化瘀为法，丹参为首选。焦树德方则恒以牡蛎、红花相配。《金匮要略》鳖甲煎丸治疗斯证亦此理也。中国人民解放军第四军医大学何泽生教授等（《微循环学杂志》1998年4期）对慢性型门脉高压时胃微循环调节的研究指出：①胃肠微循环系统普遍扩张瘀血，此为慢性渐进过程，与门脉高压、肝功能状态、自身微循环调节的能力有明显的关系。②黏膜静脉的瘀血与扩张最为严重和最为明显，同时发生最早，在肝硬化的中期或早期即可出现，其特点是动静脉短路的开放增加。③动静脉短路的开放作为胃肠微循环调节的特征之一。

综上所述，门脉高压时胃部及肠道的微循环特点：①黏膜下静脉扩张、瘀血。②血流变慢。③血黏度升高。④动静脉短路大量开放。由此则导致胃肠黏膜的充血、水肿、渗出，从而吸收不良，出现腹胀、腹痛、腹泻、肠鸣音亢进、食欲不振。此时可出现少量渗血，则大便隐血阳性。饮食不慎，如食酸、辣、凉、肉等及不易消化的食物，均可导致胃肠道大出血。因而胃肠道的护理对肝硬化患者来说是保证生命的最重要手段。

乙癸同源饮治疗肝病与沙参麦冬汤治疗胃病

// 1999.2.5

胃脘疼痛（慢性胃炎、胃及十二指肠球部溃疡）前余总以香砂六君子汤合半夏泻心汤加枳实、白芍、生龙骨、生牡蛎而见功。近年来，余以叶氏养胃汤加减治疗则效似更捷。查叶氏养胃汤乃北沙参、麦冬、玉竹、石斛、桑叶、扁豆也，加丹参、木香、草豆蔻、白芍、枳实、白术、生龙骨、生牡蛎、海螵蛸则为一临床疗效甚佳的方剂。

乙癸同源饮为浙江嘉兴名中医周兰若的秘方，系在《柳州医话》一贯煎的基础上加何首乌、鳖甲、牡蛎、红花而成。一贯煎的前半部分正好是北沙参、麦冬、玉竹、石斛，说明一贯煎方中的胃药者北沙参、麦冬、玉竹、石斛也。

家父每以此方治胃，谓斯方与香砂六君子汤乃调节阴虚与阳虚的一对效方，为治疗胃病的关键。现治胃之方尚有丹参饮、三术吴乌蒲黄肉、枳实代当效灵丹、物地黄良香、失笑散、204 胃药、乌马金干火硝硝、白鹤飞飞过草壳、膈下逐瘀汤等。上述方剂均为活血化瘀药，说明前人在活血化瘀方面下了很大功夫，同时亦说明此病届入晚期时，顽固性疼痛实属化瘀之证。504 胃药中有延胡索，乌马合剂中有干漆，是此理也。

胃脘痛的治疗

// 1999.2.8

胃脘痛由溃疡病及慢性胃炎形成者占90%，临床表现多以脘腹胀满、疼痛为主，饭后即胀而欲吐者为胃的排空不良，饭后

0.5～1小时痛者病多在胃。中医治疗胃脘胀满疼痛有下列几种方药：①北沙参、麦冬、玉竹、石斛、天花粉、桑叶、白扁豆、丹参、木香、草豆蔻、枳实、厚朴、大黄、乳香、没药。②党参、白术、干姜、附子、半夏、木香、枳实、甘草、丹参、草豆蔻。③瓜蒌、薤白、半夏、丹参、檀香、砂仁、木香、白芍、当归、川楝子。④半夏、黄连、黄芩、干姜、党参、丹参、木香、草豆蔻。⑤当归、白芍、川芎、黄精、高良姜、乳香、没药。

上述5个方剂中：①方适用于舌红少苔，胃脘痛而灼热者；②方适用于舌胖大苔白腻，胃脘胀满者；③方适用于胸脘胀满不舒者；④方适用于苔黄腻，胃脘烧灼疼痛者；⑤方适用于胃脘疼痛日久而舌有瘀斑者。

用药加减：出血，加三七、白芍、海螵蛸；恶心，加旋覆花、生赭石、半夏、生姜；呃逆，加丁香、柿蒂、苏叶、白豆蔻；胀著，加半夏、陈皮；痛著，加明矾、延胡索、川楝子、乳香、没药、香附；排空不佳，加枳实、白术；肠鸣，加川椒、干姜；两肋疼痛，加柴胡、枳实、香附、郁金；大便干结，加大黄；餐后4小时痛者，病重在肠，加小茴香、胡芦巴、延胡索、川楝子；夜间睡后痛醒者，痉挛也，加肉桂、川椒、干姜、荜茇、高良姜之类，总以兴奋交感神经系统缓解其痉挛也。中医的调味剂多属热性，均具散寒祛邪之功，此可谓行气止痛也。

行气药与温中散寒药　　　　　　// 1999.2.8

1.行气药与胃肠药多能促进肠蠕动，增加肠排空，故具除满、消胀、止痛的作用，如枳实、青皮、乌药、川楝子、大腹皮之属。行气药的用量不宜过大，大则破气。近人用枳实、川楝子量偏大，前者用于升压，后者用于扩冠，当别论也。

2. 温中散寒药能兴奋胃肠交感神经系统，故有明显的解痉作用，如川椒、干姜、肉桂、吴茱萸、荜茇、高良姜、小茴香、胡椒粉、乌头、附子等，此类药大多属于家常日用的香料也。

血尿的治验　　　　　　　　　　　　　　// 1999.2.11

戊寅岁末，省人民医院检验科李某，女，血尿多年，百医无效，求余诊治。余诊断为局灶性肾炎，用阿胶、血余炭、生地黄、当归、麦冬、山栀、丹皮、丹参、女贞子、墨旱莲、白茅根、凤尾草、车前子、半枝莲。服 7 剂，尿血阴性，浮肿消失。于是甘肃省人民医院检验科的患者共 5 人，相约来余门诊求治，其中 3 例为局灶性肾炎。总之，前方可加用济生肾气丸、桂枝茯苓丸、杷山黄菀、石荸白茵、龙胆泻肝汤、小柴胡汤、补中益气汤、桃红四物汤、益肾汤、三黄泻心汤等，自可左右逢源。

全身炎症反应综合征　　　　　　　　　　// 1999.2.12

全身炎症反应综合征（SIRS）是衰弱机体受到外源损伤打击或感染原侵袭时，机体产生内源性免疫炎性因子，并立即形成"瀑布效应"，从而引发全身多脏器功能损害及代谢紊乱，此又名多器官功能障碍综合征（MODS）。上述疾患多为病情危重时并发，通常的发病模式是严重细菌感染、创伤。在此重危疾患的基础上出现瀑布效应，继则全身衰竭（休克、呼吸衰竭）。

肝硬化腹水患者胃脘痛再识　　　　　// 1999.2.23

　　前已述及因门静脉高压，胃肠系膜充血，黏膜水肿，"见肝之病，当先传脾"之症发矣！此时出现三种病机：①胃肠动力学的变化，出现胃排空、肠蠕动紊乱；②胃酸分泌增加，此属代偿性；③肠系膜血管的脆性增加，易致出血。上述三种机理往往同时存在，互相促进。胃脘痛呈发作性者总与胃酸刺激溃疡面有关，故用西咪替丁与雷尼替丁疗效显著；若痛剧者则加颠茄类药。余之胃安康系多种机理之总合也。

慢性咽喉炎急性发作致咳嗽　　　　　// 1999.2.26

　　戊寅岁末，牟某上呼吸道感染咳嗽，因工作忙未能彻底治疗，阵咳胸闷，咽峡肿痛，求余诊治。时见咽峡红肿、悬雍垂偏向右侧、声音嘶哑、舌质红、少苔、脉弦大无力。余谓此属西医的慢性咽峡炎，因感冒急发，合并急性气管炎之属，然以中医角度观之，咳喘无痰，咽痒喉痛，凉则咳起，遇风亦作，阵咳时如犬吠状，当属热甚伤营，燥火刑金。

　　处方：生地黄12g，玄参10g，麦冬10g，浙贝母10g，桔梗10g，白芍15g，甘草6g，薄荷6g，苏叶10g，半夏6g，生姜6g，阿胶10g（烊化），乌梅6g，罂粟壳6g，杏仁10g，百部6g，荆芥10g，前胡10g，橘核20g，紫菀10g，金银花20g，连翘15g，蒲公英15g，败酱草15g，麻黄10g，生石膏30g。水煎服。

　　上方服用5剂，病大愈。查此为养阴清肺、甘苏小合剂、止嗽、五味子、麻杏等之合方，基本方义乃"滋阴"也。滋阴之法，则可降火，查舌红无苔、咽红甚、干咳无痰者，乃阴虚咳嗽，此证非滋阴降火不能中其的，养阴清肺为首选方也。甘苏合剂中的阿胶乃滋阴补血佳品，与养阴清肺汤合用，正相宜矣！此方之中加炙杷叶则更好，盖杷叶止喉中之痒，补清燥救肺之缺也。

家父治久咳不止有一方：苏叶 10g，杏仁 10g，半夏 6g，陈皮 6g，茯苓 12g，麻黄 10g，生石膏 10g，浙贝母 10g，薄荷 10g，枇杷叶 10g，桑叶 10g，菊花 10g，金银花 15g，连翘 15g，桔梗 15g，芦根 10g，甘草 6g。斯方治久咳之在气分者如神。

非淋菌性尿道炎　　　　　　　　　　// 1999.3.4

此属性病，由衣原体、支原体引起，系性接触传播。近年来因澡具、游泳等传播者亦不在少数，故亦有不属性接触传播者。此病的临床表现远远超出普通尿道感染，除具备尿频、尿急、尿痛外，通常由肛周至前阴有明显不适及痛、痒，范围大至整个会阴部及两股、少腹、腰部。一部分患者可逆行上溯至两肾及输尿管；极少数患者可出现肾功能衰竭。治疗此病西药以喹诺酮制剂为首选，氧氟沙星、环丙沙星、诺氟沙星等均有一定疗效。近年来推荐阿奇霉素 0.25g，分 3 次，3 日服完，有一定疗效。中药治疗此病以黄精六草丹为首选。所谓六草即灯心草、墨旱莲、车前草、金钱草、紫草、龙胆，加黄精 20g 则名曰黄精六草丹也。余之经验乃用济生肾气汤，此方治老年性尿道炎如神，用以治疗此病常与前述之六草丹同组一方，则取效捷矣。

动脉硬化之头痛 // 1999.3.9

　　动脉硬化之头痛多见于脑梗死、高血压、高血糖。患者辄见颈项及头顶疼痛，部位时有变化。余曾用清上蠲痛汤治之未效，再投血府逐瘀汤亦未效，思之后以二汤合方则显效。由此观之，斯证虽属中医血证，然此本也；颠顶之上，唯风能到，此标也，标本兼治则效矣！

再生障碍性贫血又一得 // 1999.3.17

　　天水乔某，15年前患再障，求治于余。曾先后住院3次，余均以健胃补肾法治疗，逐渐获效。患者血红蛋白曾达140g/L，病大愈而参加工作，后因出现遗精，去补肾药，只用健脾药如归脾汤之类，服3个月，血红蛋白骤降，一般情况转差，血红蛋白56g/L。余遂复用补肾之剂：生地黄12g，山茱萸10g，山药10g，丹皮10g，当归10g，川芎10g，仙鹤草10g，何首乌15g，土大黄15g，鸡血藤15g，丹参15g，红花6g，黑大豆20g，山栀10g，龙眼肉10g，马钱子1个（油炸），菟丝子15g，枸杞子15g，女贞子15g，五味子10g，肉苁蓉10g，地骨皮10g，鹿茸2g，穿山甲6g，沙苑子10g，补骨脂10g。水煎服，每日1剂。

　　此方服60剂，患者病情明显好转，血红蛋白达128g/L，且持续保持无下降趋势。查此方乃六味地黄汤合当川四神鸡丹红、黑山龙马四子云，再加补骨脂、地骨皮、穿山甲、鹿茸（地破山茸）。

抗生素耐药性再说 　　　　　　　　　　 // 1999.3.17

当前流行的抗生素大体有 β 内酰胺类、大环内酯类、氨基糖苷类、青霉素类、喹诺酮类。致病微生物通过：①自身细胞膜的加固来抵抗抗生素的介入，这一作用主要是通过外膜蛋白的组成和数量来改变其通透性，使抗生素不能穿透外膜而到达靶位，因而产生耐药。②改变靶位蛋白与抗生素的亲和力。③产生 β 内酰胺灭活。此种作用主要存在于头孢菌素类抗生素和青霉素类中。近年来，该类抗生素的发展较快，临床应用较为普遍，但很快即出现了耐药性。20 世纪 70 年代的先锋 I（头孢噻吩钠）；80 年代的先锋Ⅳ（头孢氨苄）、先锋 V（头孢唑啉钠）、先锋Ⅵ（头孢拉定）；90 年代的先锋必（头孢哌酮钠）、菌必治（头孢曲松钠）均很快对大量致病菌出现了耐药性，于是人们专门研制了一批针对抑制 β 内酰胺灭活酶的新制剂——舒普深、美他醇、达克舒林、复达欣、头孢克肟。注意 β 内酰胺存在于头孢、青霉素等抗生素中，此类抗生素之所以能制菌，全靠 β 内酰胺的作用。"道高一尺，魔高一丈"，致病菌在与抗生素的长期较量中，自身出现了一种酶，能使 β 内酰胺灭活失去作用，于是抗生素则失去作用，细菌则具备了耐药性。此种酶叫作 β 内酰胺灭活酶，可简称为 β 内酰胺酶，当前的制药工业则力图使原有的头孢、青霉素等对 β 内酰胺酶具有强大的抵抗力。

自然杀伤细胞 　　　　　　　　　　　　 // 1999.3.17

机体免疫系统中存在一种自然杀伤细胞，当机体内出现感染、肿瘤、异物时，自然杀伤细胞则奋起杀伤，以消除邻近的异常抗原。此种细胞具有非凡的选择性，它们对健康细胞与非健康细胞区别能达到了计算机所不能达到的程度。最近英国学者马科斯提出"遗漏自我"学说，认为自然杀伤细胞的表面受体是识别人体抗原的标志，有一些抗原可关闭自身以逃避杀伤细胞的发现，而其他抗原则被自然杀伤细胞杀灭，关闭逃避的抗原则形成感染或癌肿而得以保留。骨髓移植或器官移植的排异现象可否通过"遗漏自我"学说的研究取得理想结局，尚是科学界拭目以待的课题。

肠易激综合征　　　　　　　　　　　　　// 1999.3.19

　　肠易激综合征（IBS）的临床主要表现为腹痛、腹胀、排便异常、黏液便，多呈阵发性，与饮食、情绪等有较明显的关系，但肠镜及便培养、镜检均缺乏形态学和生化指标。日本人曾谓此为胃肠综合征。1978年，Manning等报道了109例IBS门诊患者，并随访观察17～26个月，着重观察IBS与器质性同类疾病的区别，最后得出结论：本病是以腹痛伴排便异常为特点的肠功能性疾病，下列四类症状可资与其他器质性病变相鉴别：①腹痛伴稀便；②腹痛伴便次增加；③排便后腹痛缓解；④腹胀。还有几个症状，如黏液便、便急、便不尽等，可参考之。后来在罗马（1988年）国际会议上提出了诊断IBS的罗马标准。除上述内容外，病程>3个月、干硬便亦算一特点（即时干时稀也）。上述临床表现属中医之脾胃湿热证，连理汤乃正治之法也。

溃疡病发病与治疗再议　　　　　　　　　　*// 1999.3.19*

《中华内科杂志》（1999 年 2 期）载王盛根文及朱人敏文，此二文对消化性溃疡进行了研究，认为：①幽门螺杆菌（Hp）；②胃酸；③排空障碍是导致消化性溃疡形成的三个因素。王氏等分别采用抗生素、法莫替丁、促排空药治疗溃疡病，结果显示法莫替丁组对症状的缓解、溃疡的愈复均优于其他二者；抗生素对症状的缓解、溃疡的愈复亦佳，然不及制酸药；促排空药则仅小效矣！由此可见，溃疡的形成与胃酸关系最为密切，Hp 次之，排空则占第三位。然三者之间有相辅相成的关系，当排空缓慢时则胃酸分泌增加，同时 Hp 亦相应增加。反之，Hp 增加时则排空亦缓慢，胃酸亦相应增加也。

糖尿病肾病与血液黏度　　　　　　　　　　*// 1999.4.1*

《血液流变学杂志》（8 卷 1 期 34 ～ 36P）糖尿病（DM）有 1 型（IDDM）、2 型（NIDDM）之分，前者为胰岛素依赖型，后者为非胰岛素依赖型。有人临床选取 169 例 2 型糖尿病患者，重点研究了合并糖尿病肾病（DN）及糖尿病视网膜病变（DR）者，发现前者发病率为 50% 左右，其中 60 岁以上患者超过 50%，60 以下患者低于 50%。DN 的诊断要点为 24 小时尿蛋白总排出率，如小于 20μg/min 则为不合并肾病；大于 20μg/min 则为 DN（糖尿病肾病），小于 200μg/min 则为微量蛋白尿，大于 200μg/min 则为大量蛋白尿。经过血液流变学的检查，结果证明糖尿病患者的血黏度明显高于常人；合并 DN 者又明显高于不合并 DN 者；合并

DR 者大多数合并 DN；性别方面女性较男性在 DN、DR 诸方面发病率均略高。

慢性肾功能衰竭继发甲状旁腺亢进　　// 1999.4.1

慢性肾功能衰竭时随着 BUN 和 GFR 的升高与降低，患者可出现多尿、高血钾、高血钙、低血磷。高血钙的出现并非完全出自慢性肾功能衰竭（CRF），更重要的原因在于 CRF 继发甲状旁腺功能亢进。而血钙的升高一方面影响心肌的应激功能，严重时可促进心衰及心脏停搏。另一方面，尚可促进甲状旁腺细胞凋亡，此种凋亡反过来则可抑制甲状旁腺的亢进。慢性肾衰时常引起低血钙与高血磷，此为 CRF 的通常表现；合并高血钙则说明已经继发了甲状旁腺功能亢进。

抗幽门螺杆菌感染治疗功能性消化不良

// 1999.4.1

幽门螺杆菌与消化性溃疡、慢性胃炎、胃癌的关系已众所周知；与功能性消化不良的关系尚待进一步研究证实。《中华内科杂志》（1999 年 2 期）载文，有人用抗菌药物阿莫西林、甲硝唑、利特灵等抑制 Hp，结果示功能性消化不良（FD）有了明显的改善。此一发现对中医长期以来"苦能健胃"的论点给予有力印证。黄连入胃经，《伤寒论》谓"胸中有热，胃中有邪气，腹中痛，欲呕吐者，黄连汤主之"；半夏泻心汤治疗心下痞硬；李东垣清胃散中的黄连，皆反映了中医学对 Hp 的抑制在客观上早有应用。舌苔的变化与 Hp 之间关系如何？黄苔、白苔、腻苔代表着热、寒、

湿三个不同的属性，其在胃肠和全身的物质基础如何？拟在今后
进一步研究。

类癌综合征　　　　　　　　　　　　　　// 1999.4.2

　　类癌为一组发病缓慢的低度恶性肿瘤，生长于消化系统者多
见，支气管、肺部亦有之。一部分类癌无任何症状，一部分类癌
则可导致类癌综合征，常见之类癌主要见于阑尾部位，次则小肠、
胃、支气管。类癌综合征的主要症状：①皮肤潮红，继则出现红、
青紫、苍白现象，此即谓三色现象。②消化道症状：腹胀、腹
泻、肠鸣，严重者可见脱水、电解质紊乱诸症。③皮肤潮红时可
伴发哮喘及呼吸困难等症。④肝转者肝大。⑤骨转移者骨痛。诊
断：①尿中 5-HIAA 测定：23 ～ 90μg/24h（正常值），本病患者
明显增高，可达 4.5mg/24h。②血清 5-HT：0.1 ～ 0.3μg（正常值），
类癌患者可增高至 0.3 ～ 3μg/mL。③皮肤潮红激发试验：1μg 肾
上腺素，静脉滴注 60 ～ 90 秒，见面潮红者，甚至发生低血压或
心动过速者，为阳性。

肝硬化患者的颜面晦暗治验　　　　　　　// 1999.4.5

　　肝硬化晚期，由于肝功能的破坏，人体全身组织细胞不能获
得所需的营养物质，尤以下丘脑－垂体－肾上腺皮质系统最为显
著。因肾上腺皮质功能不足，患者颜面始见黧黑。前有家父治艾
迪生病（原发性慢性肾上腺皮质功能减退症）获效之仙茅、淫羊
藿、巴戟天、知母、黄柏、当归，若有浮肿者加越婢汤。已卯二
月，甘肃师大美术系教授党某，患肝硬化腹水，颜面黧黑，余在

治肝方中加用上药，凡 4 个月，面黑好转，党教授谓此方之疗效好，家人及同事均传中药神效。

肝痛的论治 // 1999.4.7

肝病患者之肝痛为临床常见的症状，亦为必须解决的棘手问题之一，西医无特殊疗效；中医则疗效显著，实为肝病患者求医于中医的主要原因之一也。余谓此症状的产生多因肝脏肿大，肝包膜神经末梢受压；亦因肝内胆管梗阻、感染；尚有因肝细胞变性、坏死、纤维组织再生向肝包膜扩展引起。上述三种原因所形成的肝痛，均伴口苦咽干、急躁易怒，中医辨属肝气郁结，肝气郁结的同时，郁则化火，气郁之时必有血瘀。气滞血瘀，肝郁化火为导致肝痛的主要病机，于是行气活血、清热泻火为治疗肝痛的两大法则。

1.行气活血——柴胡疏肝散合剂：柴胡、枳壳、白芍、川芎、香附、丹参、木香、草豆蔻、延胡索、川楝子、制乳香、制没药、青皮、肉桂、姜黄、三棱、莪术。

2.清热泻火——胆胰合证方：柴胡、枳实、白芍、甘草、川芎、香附、大黄、黄连、黄芩、木香、延胡索、川楝子、制乳香、制没药、川椒、干姜、蒲公英、败酱草。

上述两方为主方，另有青三桂姜、青车熟金瓜络等均可随时加减。

高血压与肾动脉硬化 // 1999.4.9

我国成人中有 20% 为高血压患者，据此在我国高血压发病人数约为 9000 万人。经初步调查，在高血压患者中接受治疗者仅占全部患者的 12%，而能有效控制血压者仅占 3%。高血压合并症既往认为有脑血管意外、冠心病、肾动脉硬化、高血压心脏病等。近年来，由于药物治疗的进步，脑血管意外相应减少，肾动脉硬化明显升高，冠心病则保持原有的发病水平。肾动脉硬化的临床表现最早出现者为尿蛋白阳性，尿八项中蛋白（+～++++）不等，先系（±～+），在此水平上相对稳定一段时间后遇到诱因则呈急性加重。通常以尿蛋白 >150mg/d 为诊断肾动脉硬化的最简单标准。另外，尚需检查尿微量白蛋白和尿 β_2 微量球蛋白。

电解质紊乱的补给公式　　　　　// *1999.4.12*

1. 补钾公式

氯化钾（g）=［5- 血钾（mmol/L）］× 体重（kg）×0.0149

以上述公式计算 3mmol/L 的血钾，50kg 体重的患者，其补钾量为 1.5g，即 10%KCl 溶液 15mL。

2. 补碱公式

$5\%NaHCO_3$（mL）=（$50-CO_2CP$）×0.5× 体重（kg）

50kg 成人提高 2 个单位 CO_2CP 需 $5\%NaHCO_3$ 溶液 50mL；即提高 1 个单位 CO_2CP 需 $5\%NaHCO_3$ 溶液 25mL。250mL$5\%NaHCO_3$ 溶液能提高 10 个单位 CO_2CP。

关于高血压、冠心病的新认识　　　　// *1999.4.13*

既往认为高血压的临界血压为收缩压 140mmHg，舒张压 90mmHg。《中华内科杂志》（1999 年 3 期）谓收缩压 139mmHg、舒张压 82.6mmHg，超过则应引起注意，肥胖是高血压出现意外的基础，饮食、情绪是高血压发展的先决条件。原有对高血压的认识皆在血脂、血液黏度、持续性舒张压高等方面。目前则认为除血脂、血糖、血液黏度、舒张压外，收缩压的升高亦甚重要。收缩压于临床应该说无论性别、年龄宜以 139mmHg 为界，当然还有一个重要的因素，就是靶器官心、脑、肾、视网膜、周围血管等的合并症等。

前列腺素的研究概况　　　　　　　　// 1999.4.23

当机体表皮受损时局部分泌前列腺素，因而产生红、热、肿、痛四种病理改变，应用阿司匹林则可以抑制前列腺素的分泌，故可缓解局部症状。20 世纪 30 年代，尤勒在人的精液里发现了一种具有降压和兴奋子宫的物质，当时认为此物质由前列腺产生，故命名为前列腺素（PG）。60 年代，各地生物化学研究表明，PG 并非前列腺所专门产生，而是广泛存在于机体各脏器和组织的具有大量生物效应的活性物质，并先后合成了 PGE、PGD 等。70 年代中期，人们发现血小板和血管壁可分别合成两种作用相反的前列腺素物质，即血栓素 A_2（TXA_2）、前列环素（PGI_2）。从此 PG 的研究在各国兴起，被誉为 20 世纪国际医坛大事。PG 主要在局部释放，在局部发挥作用，这是 PG 不同于其他内分泌激素的特色之一。PG 是细胞功能的局部调节者，这种调节是通过神经介质及神经反射等完成的。不同组织产生的 PG 虽然结构相近但作用各不相同，每个脏器及组织产生的 PG 均有其特异的作用，而各种 PG 之间往往形成促进或拮抗。因此，对 PG 的作用应单独认识，不能一概而论。

1. 妇产科

PGE 是妊娠子宫的强烈刺激剂，因而可用于流产、引产、催产、避孕，尤其是避孕，目前给人们以热切的期望。

2. 心血管科

由于血栓素 A_2（TXA_2）和前列环素（PGI_2）具有完全相反之作用，从而维持着血管的完整性和通畅性。现已发现高血压患者血清中的 PGI_2 降低。动物实验已证明 PGI_2 有强大的扩血管作用。临床已证实了 PGI_2 的降压作用。同时 PGI_2 的扩冠作用亦为临床证实，可解除心绞痛，同时亦可保护心梗患者的心肌。脑梗死被认为是由于 TXA_2 的增加与 PGI_2 的减少。TXA_2 的半衰期极短，仅 30 秒钟即可转化为 TXB_2，故通常发现 TXB_2 的浓度愈高则 PGI_2 的浓度愈低，此时则易产生脑梗死，故用 PGI_2 则可用于脑梗死的治疗。

3. 呼吸科

在支气管及肺中广泛存在着 PGE、PGE_2 和 $PGF_{2\alpha}$，体外 PGE 具有强烈的扩血管作用，而 PGF 则完全相反。哮喘患者的 PGF 浓度往往高于常人。PGE 的作用较异丙肾上腺素的作用要高出 5～100 倍，持续时间亦较其为长。PGE 治疗成人呼吸窘迫综合征（ARDS）亦有明显的疗效。

4. 消化科

PG 在胃中可使 Hp 活性减弱，使胃酸分泌减少，肠蠕动弱者强，强者弱，总之，其对消化道调节系向愈性调节。

血液病治疗的重大启示　　　　　// *1999.4.30*

己卯三月，再障患者乔某突发黄疸型肝炎，HB_sAg 阳性，急以小柴胡汤合三黄、茵陈蒿、丹、芪、当、芍、秦、柏、五消等治疗，黄疸迅速消退，肝功正常，病情向愈，与此同时三系细胞上升至正常。查该患者的三系细胞 10 余年始终未曾达到如此理想之境地。该患者自 6 岁患再障，余一直为其治疗，先用补肾方、补肾健脾方、健脾方。总的体会是健脾弗如补肾，10 余年来虽然有效，但未曾达如此之效（Hb 138g/L，RBC $4.6×10^{12}$/L，WBC $4.5×10^9$/L，PLT $60×10^9$/L）。今年余治疗一例肝病兼胃溃疡出血的患者，用疏肝法血红蛋白上升极快，竟高达 168g/L。回忆 20 年前治疗一例白血病患者用疏肝补肝之金车丹芪汤获效，由此可初步得出：舒肝补肝法治疗再障乃良法也。30 余年来人们在治疗再障方面，健脾、补肾争论未休，余提出舒肝法真可谓异军突起矣，今后临床应多验证之。

门静脉高压症胃黏膜微循环障碍 // 1999.5.12

《微循环学杂志》（1999 年 1 期）门静脉高压症时胃黏膜有明显的充血、水肿，静脉迂曲、扩张，黏膜呈局灶性增厚，毛细血管弥漫性扩张、细胞渗出，但炎性改变较少。此与通常的溃疡、胃炎有明显的不同。与此同时，胃黏膜的分泌功能增加，胃酸呈上升趋势，因此患者通常出现腹痛、腹胀、厌食、呕吐、稀便。

几个西药介绍 // 1999.5.12

1. 西咪替丁与雷尼替丁均为 H_2 受体阻断剂，制酸作用极强。通常除胃、十二指肠溃疡外，慢性胃炎、胃肠道出血等均伴胃肠酸性分泌物增高，故上述两药可用。前者口服 0.2g，每日 3 次；

后者口服 0.15g，每日 3 次。

2. 山莨宕碱（654–2），与阿托品效同，但毒副作用为阿托品的 1/20。本品用于治疗感染性休克大剂量效佳，可 20mg 入壶，10 分钟重复。通常剂量为 20mg，加入 0.9% 氯化钠溶液 250mL，可治疗胃肠慢性出血之血压偏低，亦可治疗心律减慢、支气管哮喘、胆胰病疼痛、胃绞痛等。

3. 潘生丁 25mg，扩冠，治疗心绞痛。近年来有报告，以此治慢性肾衰者，可扩张肾小动脉，增加血流量。

风湿热现状 　　　　　　　　　　　　　　　// 1999.5.13

本病为 A 组乙型溶血性链球菌感染引起的自身免疫性疾病，可导致发热、关节炎、心肌炎。20 世纪 60 年代以来，世界范围内此病明显减少，国外曾有人认为此病有完全消灭的迹象。但自 80 年代美国盐湖城暴发此病以来，相继在世界各地又有此病流行的报道。我国在 90 年代以来亦发现此病的发病率明显上升。目前此病的诊断，尚延续 60 年代的 Jones 诊断标准，即依靠血沉、C 反应蛋白（CRP）等。最近产生的血清蛋白电泳可见白蛋白降低、黏蛋白增加，较之于血沉、CRP 则更趋敏感。

中医治疗真菌性阴道炎 　　　　　　　　　// 1999.5.26

1. 坐浴加熏洗

既往余每以苦参、蛇床子、明矾、黄柏四味药物坐浴，治疗阴痒、带下等症。近观《中国医刊》（1999 年 2 期）中日友好医院张宗芳同志的综合报道，治疗真菌性阴道炎尚需加土茯苓、白藓皮、地肤子、百部、紫草、茵陈之类。

2. 散剂、粉剂

亦为外用。除上药外，还可加雄黄、冰片、儿茶、五倍子、血竭、轻粉。

3. 内服方

龙胆、白花蛇舌草、苦参、白鲜皮、地肤子、黄柏、黄芩、黄连、野菊花、龙胆泻肝汤。

肝病的诊断 // 1999.6.1

1. 肝炎

急性肝炎时肝区水肿，肝内回声降低，而门静脉管壁回声相对增强；慢性肝炎则回声增强（轻度）或恢复正常。总之，弥漫性增强回声点或回声条为慢性肝炎的特点。B 超对肝炎的诊断为非特异性，应与临床相结合，才能做出正确的诊断。

2. 脂肪肝

由于脂肪的沉积，肝内普遍回声增强，肝脏深部常见回声减弱的暗区，肝内血管回声减弱或不清，此为脂肪肝的特点。

3. 肝硬化

①肝表面不平，内部为强光点、强光斑，以肝前部为主，后部则为衰减暗区；②门静脉管壁增粗，内径扩大，后期可见肝静脉开放；③脾脏肿大，厚度超过 4.0cm；④腹水。肝硬化患者常见肝尾叶增大，右叶萎缩。

4. 门静脉高压

①门静脉内径 >1.4cm 时有门静脉高压的可能；②脾肿大；③腹水；④侧支循环建立，如脐静脉重新开放、胃底 – 食管静脉

曲张。

5.门静脉梗阻

门静脉可见一强回声团或等回声团，尚可定位。门静脉失去正常形态，周围呈海绵状交通支，此因侧支循环扩张的静脉所致。

6.巴德 – 吉亚利综合征

此系肝静脉或下腔静脉梗阻引起的改变，以肝脏血液回流障碍为主要表现的综合征。典型的临床表现为腹痛、腹水和肝肿大三联征。

应激性溃疡 *// 1999.6.2*

患者在极度衰竭、恶病质、癌瘤晚期、高热状态等情况下最易出现应激性溃疡，此时可见消化道大出血，迅即遍及全消化道，导致死亡。省肿瘤医院中西医综合科最近出现的几例大出血患者中，肝癌 2 例、卵巢癌 1 例、肝硬化 2 例、亚急性重型肝炎 1 例，差不多均合并上述应激性溃疡。此类溃疡为全身性反应的一部分，并非局部某血管的破裂，言其寻找出血部位，则差矣！言其用三腔二囊管者亦差矣！言其外科手术止血者亦差矣！西医通过治疗原发病，全身支持治疗，应用止血药，大量输血可矣。中医则以血热妄行、气虚不能统血之理论用下方：大黄、黄连、黄芩、生赭石、肉桂、花蕊石、汉三七。上药可研末而服，亦可煎而分服。另有西药西咪替丁（静脉滴注）亦为常用药，盖此药可中和、减少胃酸也。

血栓性血小板减少性紫癜 – 溶血性尿毒综合征（TTP–HUS）

// 1999.6.2

恶性肿瘤患者晚期，除前述之衰竭、恶病质、DIC、应激性溃疡外，尚有此征。TTP–HUS 的临床表现：①血小板高度减少；②溶血性贫血（间接胆红素增加）严重，补血不能使血红蛋白升高，涂片见破碎的红细胞；③尿素氮升高，尿中 PRO（ + ～ ++++），尚见管型、红细胞；④高热感染，全身出血斑。此征与 DIC 诊断不易区分，应查凝血酶原时间、出凝血时间、3P 试验，与之鉴别。

心身疾病的概念

// 1999.6.3

所谓心身疾病亦称心理生理疾病。人体脏器的器质性变化与机体的心理因素有着紧密的联系。病变的发生、发展、转归及预后与个体的心理变化关系甚大。心理则与个体的生活环境、社会因素、地位变迁、情绪变化等诸多因素相关。目前公认的心身疾病有高血压、心血管病、脑血管病、糖尿病、消化性溃疡、支气管哮喘、类风湿关节炎、神经性皮炎等。目前医生对待患者只重视疾病的本身，而忽略心理、社会因素，这是西医学致命的缺陷。中医在 2000 年前即提出"正气存内，邪不可干""邪之所凑，其气必虚"的概念。《素问·至真要大论》还提出了人身十二脏腑与时节、七情、六欲的关系。总之，人与自然、社会相统一，即所谓"天人合一"理论。

痿证的治疗

中医谓此证为"痿而不用也""大筋软短，小筋弛长，软短为拘，弛长为痿"。此病与西医学的多发性神经炎、神经根炎、进行性肌营养不良症、重症肌无力、小儿麻痹、上行性脊髓炎、癔症等类似。余治疗此病的常用方如下：

①黄芪、当归、制乳香、制没药、龙眼肉、山萸肉、胡桃肉、马钱子、鹿角胶、地龙、土鳖虫。（张锡纯补脑振痿汤）

②桃仁、红花、当归、川芎、赤芍、生地黄、秦艽、川楝子、牛膝、僵蚕、全蝎、侧柏叶、木瓜、伸筋草。（赵心波经验方）

③生石膏、寒水石、紫石英、白石脂、生龙骨、生牡蛎、滑石、桂枝、干姜、大黄、甘草、赤石脂。（风引汤《金匮要略》）

④桂枝、牛膝、附子、香附、胆南星、乌头、马钱子、郁金、甘草、当归、川芎、赤芍、半夏、陈皮、莪术、厚朴。（家父经验方）

⑤生龙骨、生牡蛎、炒酸枣仁、生薏苡仁、木瓜、萆薢、白芍、甘草、肉苁蓉、龙眼肉、当归、菟丝子、杜仲。（家父经验方）

⑥威灵仙、丹皮、生地黄、山茱萸、山药、丹参、茯苓、泽泻、乌梅、天花粉、天冬、青风藤、海风藤、络石藤、鸡血藤、巴戟天、黄芪。

⑦黄芪、桂枝、白芍、甘草、生姜、大枣、细辛、木通、麻黄、附子。

造血干细胞移植的临床应用　　　　// 1999.7.17

造血干细胞的应用始于 20 世纪 60 年代后期，80 年代始有较大发展。我国血液病专家在这方面曾做出过重大贡献。造血干细胞的移植分为自体移植及同种异基因移植。根据干细胞的来源不同分为骨髓干细胞移植和外周血干细胞移植。国内陆道培院士最早开展了异基因骨髓移植治疗白血病的工作，目前已累计 400 例，并每年以 100 例的速度向前发展。90 年代以来，国内一些单位尚开展了异基因外周血干细胞移植工作，同样取得了明显疗效。自体造血干细胞的移植国内自 80 年代开始，已完成了 3500 例，并每年以 300 例的速度增长。自体造血干细胞的移植，虽然缺乏抗白血病的作用，但因无须他人作供体，客观上可使白血病患者病死率降低，因而亦不失其在临床推广的意义。最近在美、英、法、日等国相继建立了脐血库，利用脐血库的供血为 500 余例患者进行异体基因移植，取得了可喜的成绩。国内近期亦有成功的报告。自体干细胞移植的主要困惑是复发率高。近年来资料报告，移植前的体内外净化对减少复发有一定作用。

几个经验方的论述　　　　　　　　// 1999.8.7

1.己卯六月，余在荟萃堂专家门诊部治一过敏性紫癜性肾炎患者，尿蛋白（+++），尿隐血（+++）。余以下方治之，凡 7 剂，尿蛋白减至（+），尿隐血（−）。此方的组成：柴胡 10g，防风 12g，当归 10g，乌梅 4 枚，川芎 6g，赤芍 10g，生地黄 12g，桃仁 10g，红花 6g，侧柏叶 10g，野菊花 10g，地肤子 10g，甘草

6g，仙鹤草 15g，紫草 10g，茜草 10g，车前草 10g，丹参 10g。

按：上方中桃红四物丹，专门治紫癜；胡风归梅、侧柏野地生四草均为治疗紫癜的专方，用此方治疗过敏性紫癜性肾炎产生了明显疗效，其中的道理引人深思。

2. 己卯四月，余治疗一类风湿关节炎患者，用方：五加皮 10g，生薏苡仁 30g，牛膝 10g，补骨脂 10g，骨碎补 10g，薄荷 4g，羌活 15g，独活 15g，海风藤 15g，秦艽 10g，青风藤 10g，何首乌 10g，寻骨风 12g，白芍 15g，甘草 6g，桂枝 10g，川乌、草乌各 15g（先煎 1 小时），马钱子 1 个（油炸）。服上方后患者谓："7 剂药解除了 10 年顽疾，真神方也。"鉴于此，余认为此方与桂枝芍药知母汤可谓治疗风湿性、类风湿关节炎的姊妹方，亦可用于其他自身免疫性疾患。

3. 己卯五月，余治血小板减少性紫癜二例。一例为陕西病儿李某，另一例为兰州病者刘某，前者血小板为 20×10^9/L，经治疗后上升至 52×10^9/L；后者的血小板持续不升，在（$1 \sim 3$）$\times 10^9$/L 间徘徊，曾在兰医一院住院治疗，未见明显疗效，经余治疗上升至 12×10^9/L。

用方：仙鹤草 20g，大枣 4 枚，生薏苡仁 15g，赤小豆 15g，黄柏 6g，山栀子 10g，甘草 6g，牡蛎 15g，益母草 15g，丹皮 6g，丹参 10g，连翘 15g。合裴氏升血颗粒服用。

慢性肺部疾患的呼吸衰竭　　　　　　　　// 1999.8.9

慢性肺部疾患发生急性呼吸衰竭，通常由于阻塞性气道通气障碍，此种情况通常有两种病理变化：

1. 蓝色肿胀

肺的损害在很大程度上局限于气道，患者在很大程度上以缺氧及高二氧化碳为特点，此时肺组织因缺氧后呈现蓝色肿胀，治疗以高浓度给氧和镇静剂为最佳。

2. 红色肿胀

肺的损害主要系肺气肿，气管阻塞较少，以呼吸困难为主，呼吸阻塞不著，PCO_2 大于 6.4mmHg，因肺部表现以瘀血为主，故呈粉红色肿胀。呼吸衰竭的治疗：①给氧；②抗生素；③支气管扩张剂：沙丁胺醇、氨茶碱等；④呼吸中枢兴奋剂：尼可刹米 1～2.5g 间断给药，可静脉滴注；吗乙苯比酮是可用之药，用法同尼可刹米。

呼吸衰竭的并发症 // 1999.8.10

呼吸衰竭时，肺的换气功能与通气功能障碍，伴 pH 值下降，可引起下列五方面的病理变化：

①全身毛细血管痉挛、DIC、心衰、肾衰。

②高碳酸血症、呼吸性酸中毒、肺性脑病。

③代谢障碍：酸性代谢产物堆积、代谢性酸中毒、昏迷。

④电解质紊乱：细胞外 K^+ 增多，细胞内 Na^+ 增多。前者导致心律失常、房颤；后者导致细胞水肿、脑水肿。

⑤胃酸增多，应激性溃疡，消化道出血。

综上所述，呼吸衰竭为疾病临危的表现，通常抢救不力，则上述五方面接踵而至，对生命的威胁堪称大焉。

休克的诊断及治疗

// 1999.8.12

1. 诊断

①脉搏 >100 次 / 分；②四肢冰冷，颜面苍白潮湿；③胸骨指压阳性（再充血时间 >2 秒）；④皮肤出现花纹；⑤尿量减少；⑥收缩压 <80mmHg，脉压 <20mmHg；⑦血压较原来平均血压低于 30%。凡具备①②③④项中的 2 项，或⑤⑥⑦三项中的 1 项，则可确诊。

2. 治疗

积极抢救，力争在 24 小时内脱离休克状态，否则呼吸衰竭、肾衰竭、代谢障碍、电解质紊乱、重症感染会接踵而至，病情则向不可逆转的状态进行。近来的监测手段有：①中心静脉压、肺毛细血管楔压的测定：前者系通过周围静脉内插管，送至接近右心房的腔静脉内测得；后者则是采用气囊漂浮心导管测得。②动脉压监测：测动脉穿刺插管直接测出脉腔内压，同时利用插管取血，进行血气分析、生化指标检查。③放置尿管记录出入量，留取标本检测。

慢性肾炎治疗一得

// 1999.8.30

己卯夏，余治疗兰州科学院王某，患慢性肾炎 2 年，尿蛋白持续（++ ～ +++），曾有尿血、管型、高血压、浮肿，服济生肾气、桂枝茯苓、益肾、苏梗、蝉蜕、益母草，凡 60 剂，尿蛋白曾转为阴性，但因感冒复发，尿蛋白增至（+++），再服上方未见明显进步。余思之，其补肾日久，有损脾胃，中气不足则致肾气无复，此时正如李东恒所谓"补肾莫若健脾"。余以杷山黄菀汤合苏梗、蝉蜕、益母草，7剂，尿蛋白消至（++），再服用尿蛋白消至（+）。余于上方加石苇白茵大皂金、公英败酱草加防风，7剂则蛋白全消矣！此例的治验说明慢性肾炎的治疗在补肾疗法持续一段时间后，若疗效徘徊，则宜改服补脾方，如杷山合剂加石韦、葶苈子、白芷、茵陈、大黄、皂角刺。

门冬氨酸钾镁的临床应用 // 1999.10.11

本品剂型有针剂、片剂两种。针剂：10mL安瓿，内含门冬氨酸镁0.4g，门冬氨酸钾0.452g，通常以20～50mL加入250～500mL5%葡萄糖溶液中静脉滴注，每日1次，10～15天为一疗程。急性心梗的患者可用10mL稀释于5%葡萄糖溶液中20mL静脉推注，每日可达2次。片剂：内含门冬氨酸镁0.14g，门冬氨酸钾0.158g，每次2片，每日3次，口服。本品的主要治疗对象为心律失常，对各种心律失常均有效，最有效者为心肌炎、洋地黄中毒、预激综合征、低血钾等导致的心律不齐，疗效确切，此外对冠心病、高血压、心脏病导致的心律不齐，疗效亦较好。本品尚可治疗难治性心衰。

镁与消化系统疾病 // 1999.10.12

坏死性肠炎、肝硬化、溃疡性结肠炎等均可导致低血镁，而低血镁反过来可引起消化道功能的改变。低血钾、低血钙、低血镁的情况可在诸种消化道疾病中出现，以肝硬化、腹泻、呕吐、胆囊及胰腺疾患为大量缺镁的疾病。总之，凡消化道疾患皆见缺镁的症状，如乏力、纳差、精神不振。治疗此症可用门冬氨酸钾镁静脉滴注；亦可用硫酸镁，急则静脉滴注，慢则口服，然口服硫酸镁口感差，味极苦，难以下咽。近年来，国外生产出了口味较好的镁制剂，可广泛应用。

胰腺炎与胆道蛔虫病 // *1999.10.15*

己卯秋，患者王某，女，20 岁，1 个月前曾患急性胰腺炎，在本科服中药胆胰合剂，并予消炎、止痛等治疗，病情好转。1 日前又复疼痛，但系阵发性疼痛，向上钻顶感明显，余断之为胆道蛔虫病，于胆胰合剂方中加乌梅 6 枚，槟榔 10g，桂枝 10g，细辛 3g，水煎服；又以芒硝 10g 分次冲服。患者痛大减，大便于次日畅通，痊愈出院。盖胆道蛔虫病乃中医之厥阴证也，《伤寒论》326 条曰："厥阴之为病消渴，气上撞心，心中疼热，饥而不欲食，食则吐蛔，下之利不止。"《伤寒论》338 条曰："蛔厥者，其人当吐蛔。令病者静，而复时烦者，此为脏寒。蛔上入其膈，故烦，须臾复止，得食而呕，又烦者，蛔闻食臭出，其人常自吐蛔。蛔厥者，乌梅丸主之。"此例用药遵此旨，故愈也。

儿童腹型偏头痛 // *1999.11.24*

儿童腹型偏头痛的主要症状是反复发作的腹痛、恶心、呕吐，一般情况良好，有 65% 的患者有偏头痛的家族史。此病纯属副交感神经兴奋所致，西医以普萘洛尔、赛庚啶治之；中医以吴茱萸汤治之。

下肢浮肿的治疗 *// 1999.11.26*

　　患者下肢肿胀 2 月余，曾在省人民医院诊断为下肢静脉炎，经 CT、ECT、B 超检查未见静脉栓塞及炎症，求余诊疗。余以下肢静脉炎的诊断给予当川留灵合剂、四水合剂无效。查该患者血压偏低，又复以补中益气汤治疗，亦无效。此后患者出现少腹胀满、下肢浮肿，经用西沙必利片亦未见疗效。后经 B 超检查见子宫多个肌瘤，腹腔少量积液，西医诊断为结核性腹膜炎，但查结核菌素试验（－）。余始诊其为盆腔瘀血综合征，影响下肢静脉回流而致水肿，乃拟：桂枝、白芍、丹皮、桃仁、乌药、川楝子、郁金、茯苓、延胡索、大腹皮、姜黄、木香、檀香、沉香、大黄、陈皮、当归、肉苁蓉、汉三七、水蛭、穿山甲、王不留行，水煎服；同时服泻火冲剂与古圣Ⅱ号，始效。

慢性肾炎治验 *// 1999.11.27*

　　己卯初冬，余在荟萃堂治一慢性肾炎患者，其曾在兰医二院住院治疗 2 月余，尿隐血（＋＋＋＋），尿蛋白（＋＋），未见显效。余诊之，血压 130/95mmHg，水肿，尚有典型的心前区疼痛感。余给予宽胸、冠心宁、古圣Ⅱ号、消风除湿方，另拟一处方：瓜蒌6g，薤白 10g，半夏 6g，赤芍 15g，党参 10g，麦冬 10g，五味子 10g，川芎 10g，红花 6g，降香 10g，丹参 20g，汉三七 3g（分冲），水蛭 10g（分冲），血余炭 10g，阿胶 10g（烊化）。上方服7 剂，病者觉全身舒畅，水肿消散，尿隐血（＋）。此病的治疗令人深思，瓜蒌薤白半夏合冠心Ⅱ号、汉三七、水蛭、党参、麦冬、五味子，同时口服消风除湿、古圣Ⅱ号、冠心宁，有如此明显的疗效，令人振奋。前因胆胰合剂方治疗再障及血小板减少性紫癜获得良效。后者治心而愈肾，前者治肝而生血，正说明心肾相交、肝血同源的内涵矣。

抗风湿病药 // 1999.12.1

尼氟酸，非甾体抗炎镇痛药，并具有消肿作用，毒性小，副作用不大，不引起水钠潴留，可用于老年患者。本药除用于各种关节疼痛外，尚可用于鼻窦炎、扁桃体炎、滑膜炎等；对支气管炎及肺部炎症亦有较好的疗效。胃病患者及血象低者禁服。

消炎止痛药随感 // 1999.12.1

甾体是一类天然化合物，广泛存在于人体组织及细胞中，尤其是激素及代谢产物中的某一成分均与甾体相关。鉴于甾体类药物如肾上腺皮质激素虽有强大的解热镇痛作用，但却有诸如向心性肥胖、严重依赖性等副作用，故有"非甾体"抗炎药的称谓。但非甾体抗炎药的重大缺陷是对胃肠道的伤害，时下正在研究，试图解决这一问题。

他汀类制剂的临床应用 // 1999.12.3

他汀类为时下问世的新型调脂药。《中国医药论坛报》（670 期）报道，长期服用阿托伐他汀与经皮腔内冠状动脉成形术（PTCA）进行对照得出：口服药物组的心血管病发生率仅为 13%，成形术组为 21%。说明服药组较手术组在减少心血管病发生率方面，具有明显的优势。余 3 年前患冠心病，血黏度明显高于常人，甘油三酯 3.1mmol/L，经服用辛伐他汀片，每日 1 次，每次 10mg；同时服用维生素 C，每次 100mg，每日 3 次。半年后诸症消失，胸闷、心悸均明显缓解，查血脂正常，血黏度亦恢复正常。

慢性胰腺炎与脂肪肝　　　　　　　　　　　// 1999.12.5

慢性胰腺炎发病较多，凡左上腹痛，食油腻、肉、蛋类则加重，向腰及左胸、脐周放射者，多属此病。此病的发生多与胆囊炎、胆结石有关。临床因血、尿淀粉酶的上升而确诊，但因大多数发病后 48 小时内血淀粉酶降至正常，72 小时内尿淀粉酶亦降，至 1 周后则降至正常。故此病的诊断几无可靠的指标，因而常误诊矣。余年轻时曾罹患本病，家父拟方诊治，见效后坚持服药，经治疗 1 年而大愈。

余后在家父药方的基础上制成胆胰合剂：柴胡 10g，枳实 10g，白芍 10g，川芎 6g，香附 6g，甘草 6g，大黄 6g，黄连 6g，黄芩 10g，丹参 10g，木香 10g，草豆蔻 6g，延胡索 10g，川楝子 20g，制乳香、没药各 6g，川椒 6g，干姜 6g，蒲公英 15g，败酱草 15g。

此方治疗慢性胰腺炎可使 80% 患者痊愈。目前教科书中未发现慢性胰腺炎并发脂肪肝的记载，然余在长期临床观察中发现此病合并脂肪肝者几乎占 80%。盖脂肪肝乃多余的脂肪在肝细胞间隙中堆积，久之则压迫肝组织使之失去功能，继则代偿性肝纤维化，最后形成肝硬化。脂肪肝、脂肪泻均系脂肪代谢障碍所致。脂肪不能消化、吸收则形成脂肪泻；不能充分利用则形成脂肪肝。

前者因胰酶减少，后者因胰岛素增加。慢性炎症可波及胰岛，未使胰岛的功能丧失前则形成对胰岛的刺激，反应性的胰岛分泌过多则形成肝糖原堆积，脂肪过剩，低血糖出现。

再谈喹诺酮类抗菌药　　　　　　　　// 1999.12.8

自从 20 世纪 80 年代中期，本类药物吡哌酸问世以来，就以其抗菌谱广、疗效好、副作用少、价格低廉而风行于世。第一代吡哌酸；第二代诺氟沙星；第三代环丙沙星；第四代氟罗沙星、洛美沙星。四代产品一代较一代作用大、疗效好。氟罗沙星的半衰期长达 15 小时，每 24 小时静注 1 次则可，在治疗上具有重大意义。本品的缺陷系 18 岁以下的儿童及少年、孕妇及哺乳期妇女慎用；个别患者可引起转氨酶升高，部分患者可引起胃肠道反应及全身不同类型的皮疹。何以儿童、孕妇、乳妇慎用？盖波及婴幼儿的生长发育也。

盆腔静脉淤血综合征　　　　　　　　// 1999.12.12

患者下肢时有青紫，以下垂时最为显著，在甘肃省人民医院行各项检查，其中 B 超示：未见下肢静脉血栓，心、肺及消化道钡餐未见明显异常。余前曾以当川合剂、四水合剂、四妙散治疗，未见显效。后在兰医二院行 B 超检查见子宫小肌瘤及盆腔少量积液。患者下腹胀，服用西沙比利等消化道药物未见效。余顿悟，此乃盆腔炎症也，可否诊断为盆腔静脉淤血综合征？乃予桂枝茯苓丸合五苓合剂、小茴香散复方：桂枝、茯苓、丹皮、桃仁、白芍、乌药、川楝子、郁金、肉苁蓉、延胡索、大腹皮、姜黄、木香、檀香、沉香、大黄、陈皮、当归、丹参、草豆蔻、三棱、莪术、干姜、附片、蒲黄、五灵脂、小茴香。水煎服，每日1剂。服用10剂，患者下肢肿胀明显好转，下肢青紫亦不复存在矣！

涤栓散治脑血管意外之偏瘫   // 1999.12.15

《山东医药》（1976年1期）载姜德友用地龙30g，蜈蚣1条，白芷9g，治脑血管意外后遗之偏瘫。其方地龙30g为主药，此药祛风痰、解急痉、活血脉、治中风，为治疗痰迷心窍、口眼喎斜之上品；蜈蚣祛风镇惊、化血祛瘀，助地龙以为辅药；白芷祛风镇痛，盖颠顶之上唯风能到也，白芷引药上行而达病所。

慢性胰腺炎的再认识   // 1999.12.22

慢性胰腺炎前述多矣！凡此病导致脂肪肝者多见，引起左胸痛误诊为冠心病者多见，引起背痛偏左者亦多见，引起胃脘部痛者亦多见。己卯年末，余治疗省委李某，其背痛稍偏左数年，伴心悸、气短、胸闷。余以慢性心肌供血不足服用瓜蒌薤白半夏汤合冠心Ⅱ号，未见明显疗效。猛思之，此慢性胰腺炎也，遂予李某胆胰合剂方治疗，10剂痊愈。

治疗白血病又一方   // 1999.12.24

郁金6g，重楼10g，丹参30g，黄芪30g，何首乌20g，山豆根20g，山楂10g，三棱10g，板蓝根5g，秦艽10g，神曲10g，泽泻10g，党参10g，蝉蜕10g，桑椹10g，生薏苡仁20g，桃

仁 10g，黄精 10g，白花蛇舌草 10g，茵陈 10g，山栀 10g，莪术
10g。水煎服，每日 1 剂。

上方原为治疗肝病专设，可命名为复方强肝汤。1979 年，余
用此方治疗省建工局钱某的慢性粒细胞白血病，使其脾脏缩小，
血象恢复，白细胞由 $200 \times 10^9/L$ 降至 $10 \times 10^9/$ 以下。钱某退休回
老家江苏常州，临行前携厚礼专程来谢曰："先生医术高明，所拟
斯方，真神方也。"20 余年来，余以斯方加减进退，治疗慢性粒
细胞白血病之血象高者，恒效。近有急性淋巴细胞白血病患者江
某，曾用化疗与中药结合治疗 3 年，随着存活日期的延长，西药
的临床效果日趋不显；改服上方后，原粒细胞由 60% 降至 12%，
患者谓此中药有效，要求停服一切西药。由此说明，上方不仅对
慢性粒细胞白血病有效，对急性淋巴细胞白血病也有效焉。盖肝
者生血养血，家父治疗白血病总以健脾补肾为大法。复方强肝汤
舒肝活肝，治疗另辟蹊径。15 年前余有"扶正固本"一文发表于
《中国中西医结合杂志》，曾论及扶正固本的现代含义包括调节免
疫系统、自主神经系统、代谢系统、内分泌系统也。复方强肝汤
的意义乃在于调节免疫系统、自主神经系统、代谢系统、内分泌
系统也。

肾功能衰竭的治验 　　　　　　　　　// 1999.12.24

西北师大美术系教授党某患肝硬化腹水，经余治疗后病情
好转，但肾功逐渐变差，BUN25mmol/L，Cr 580μmol/L，PCO_2
21mmol/L。余以呋塞米、丙酸睾酮、抗生素常规治疗的同时加用
消风除湿胶囊、古圣 II 号，另予中药：生地黄 12g，山茱萸 6g，
山药 10g，丹皮 6g，茯苓 12g，泽泻 10g，桂枝 10g，附片 6g，

车前子 10g，牛膝 10g，桃仁 10g，赤芍 10g，金银花 15g，连翘 15g，蒲公英 15g，败酱草 15g，当归 10g，川芎 10g，红花 6g，益母草 10g，丹参 20g，苏梗 20g，蝉蜕 10g，草果 10g，大黄 10g，牡蛎粉 20g。水煎服，每日 1 剂。上方服 1 个月，查 BUN、Cr 均接近正常值，一般状况明显好转，尤其是气色与常人无异。肝硬化腹水导致肾功能衰竭者西医谓之肝肾综合征，此即临危之症矣。BUN25mmol/L 以上乃透析的指标也，人谓"透析路上无回路"，患者多在一两年内死亡，大多数患者死于感冒继发之全身感染。

温病学说的沿革 // 1999.12.24

温病源于伤寒。《伤寒论》有"发热而渴，不恶寒者，为温病"。《难经》曰："伤寒有五，有中风，有伤寒，有湿温，有热病，有温病。"《素问·生气通天论》载"冬伤于寒，春必病温"。王叔和在《伤寒论序列》中将温度分为两种。他认为，一种温病是冬时感寒藏于肌肤，至春为温病，至夏为暑病，另一种温病是病中更感异气，较为温病。温病的分类有风温、春温、湿温、瘟毒、瘟疫之说。瘟毒伴遍身疮疡；瘟疫则具传染性。王安道曰："夫惟世以温病热病混称伤寒……以用温热之药，若此者，因名乱实，而戕人之生，名其可不正乎。"汪石山创新感温病说，其曰："有不因冬月伤寒而病温者，此特春之气，可名曰春温，如冬之伤寒，秋之伤湿，夏之中暑相同，此新感之温病也。"后来叶天士创卫气营血辨证，吴鞠通创三焦辨证，在诊断上注重舌象的观察，在方药上提出了桑菊饮、银翘散、大定风珠、清营汤、犀角地黄汤、化斑汤等辛温解表、清热解毒、增液补阴之剂，重用金银花、连翘、蒲公英、败酱草、玄参、麦冬之属。

读书偶记

"夫胀者，皆在于脏腑之外，排脏腑而郭胸胁，胀皮肤，故命曰胀。"（《灵枢·胀论》）上述经文真脍炙人口之高论也，古人洞察胀之病位如神，言胀之成，位于脏腑之外。①排脏腑（腹水）；②郭胸胁（胸水）；③胀皮肤（浮肿）。腹水、胸水、浮肿者，通有胀感也，故名"胀"。古人对水肿病能有如是之认识，诚可贵也。

非淋菌性尿道炎

非淋菌性尿道炎近年来流行较广，发病率逐年上升，西药喹诺酮类及阿奇霉素虽堪称有效，然效果实属不佳。先前余尝以桂附八味丸、黄精六草丹治疗斯症，曾见小效。近年来遇一非淋患者并附件炎，余以桂枝茯苓丸加黄精六草丹治疗见明显疗效，现将原方记于后，可再验证之。

桂枝 10g，茯苓 12g，白芍 15g，丹皮 6g，桃仁 10g，蒲公英 20g，败酱草 20g，黄精 20g，墨旱莲 20g，灯心草 6g，茜草 6g，紫草 20g，龙胆 15g，车前草 10g，海螵蛸 15g，生龙骨、牡蛎各 15g。水煎服，每日 1 剂。

儿童好发的肿瘤

儿童好发的肿瘤有畸胎瘤、肾母细胞瘤、神经母细胞瘤、视网膜母细胞瘤，其中畸胎瘤为良性者多，其余三种均为恶性。

1. 畸胎瘤，常见于婴幼儿，男女比例为 1 : 2，好发部位为腰骶尾部（约 50%），睾丸、卵巢（约 30%），颈部及其他部位约 20%。本病绝大多数为良性，小部分可转为恶性，但分化较高，治疗应手术切除，越早越好，不可怠慢。

2. 肾母细胞瘤，常见于婴幼儿，男女无差异，好发部位为后腹膜、上腹部，恶性者占绝大多数，但分化程度较高，手术加化疗为常用治疗方法。

3. 神经母细胞瘤，凡有神经组织分布的区域均可罹患，恶性居多，手术加化疗为常用治疗方法。

4. 视网膜母细胞瘤，占儿童眼科肿瘤的 90%，恶性程度高，单侧者 80%，双侧者 20%，3 岁以下儿童常见，7 岁以上儿童绝无罹患。

两个好方剂   // 1999.12.31

1. 活血化瘀方：当归 10g，山楂 10g，香附 6g，木香 6g，红花 6g，泽泻 10g，乌药 10g，青皮 6g。水煎服，每日 1 剂。

方出自《景岳全书》。该方主治妇科的血瘀痛经、子宫肌瘤、卵巢囊肿、盆腔静脉淤血综合征。方组简练，木香、青皮、香附、乌药行气；山楂、红花活血；当归活中见补；泽泻除利水外，尚有清热泻火、导湿下行的作用。斯方乃攻补兼施之品，妇女盆腔炎、附件炎之效方也。

方诀：归山香花泽青乌。

2. 理冲方：三棱 12g，莪术 12g，知母 15g，鸡内金 10g，天花粉 10g，山楂 12g，陈醋 30g，党参 10g，白术 10g，黄芪 30g。

水煎服，每日 1 剂。

方出自张锡纯《医学衷中参西录》，乃张氏理冲之要方，适用于闭经、痛经、子宫肌瘤、腹膜炎、腹膜粘连、盆腔少量积液，为妇科盆腔疾病的妙方。

方诀：三术母鸡天山醋，盆腔瘀积参术芪。

促生长素（GH）应用中的若干问题　　// 2000.1.6

基因重组人促生长素对治疗先天性 GH 缺乏的患儿确有一定疗效，但近年来有研究显示，近一半患儿应用 GH 已无显著疗效。北京儿童医院倪桂臣教授认为过量的 GH 能抑制人体对葡萄糖的摄取，导致高血糖，故不主张对健康的身材矮小儿童应用 GH 治疗。

静脉滴注钾盐可减少急性心肌梗死（AMI）的致死危险　　// 2000.1.6

美国《医学论坛报》（1999 年 12 期）载：阿根廷医生称，葡萄糖、胰岛素、氯化钾静脉滴注（GIK 疗法），可减少急性心肌梗死（AMI）引起的生命危险性。

扁桃体肿大的妙方　　// 2000.1.27

己卯岁余，彭厅长来访，闲谈中聊起 20 年前家父为其治疗扁桃体肿大。其时彭某吞咽困难，西药无效，家父手书一方：马勃30g，蛇皮 30g，共研为末，分次含化。用药 3 次，咽部痛大减，已能顺畅用餐，彭某谓此方如神也。查马勃一味为治疗咽喉疼痛的妙药，清热解毒、消肿散结之上品也；蛇皮当系乌梢蛇之皮，祛风除湿之妙品也。盖颠顶之上唯风能到，蛇皮之祛风而治咽肿失声，虽众所周知，然为今人所少用也。

大剂量白蛋白治疗肝肾综合征　　　　// 2000.1.31

肝肾综合征的病因极为复杂，但目前学者认为，系由肾内血管的痉挛，导致肾血流量不足，肾皮质缺血，肾小球滤过减低，最终导致少尿、尿素氮排出量下降。大量白蛋白（首次输入150g，第三天再输入60g）可扩充血容量，有利于解除肾小球血管的痉挛，增加肾血流量，从而改善肾功能。但因用药量大，患者心、肾功能的承受能力应予以考虑，尤其是老年人急剧大量扩容，可导致急性心功能不全；同时大量白蛋白的输入，价格昂贵，通常每疗程（两次150g）市价7800元，对一般患者来说无疑是个沉重的负担。

乙肝治疗的现状　　　　// 2000.1.31

据北京大学第一医院田庚善教授报告，当前治疗乙肝有三个最新药物：①干扰素；②拉米夫定；③单磷酸阿糖腺苷。

1. 干扰素100万U，一年疗程3万～4万元，HBsAg转阴率低于10%；e抗原转阴率40%。

2. 拉米夫定100mg，日服1次，一年8000元，HBsAg转阴率5%；e抗原转阴率30%。

3. 单磷酸阿糖腺苷的疗程与干扰素相当，但用药时间不宜过长，1个月为一疗程，2～3个月则会出现严重的神经肌肉病。

中草药的疗效报道大量失实，余治疗乙肝 20 余年，窃估余研制的乙肝冲剂、丸药的疗效，HBsAg 的转阴率 20% 左右，e 抗原转阴率 40% 左右。

注射用新型抗生素——磷霉素钠　　　// 2000.1.31

磷霉素钠为最新出现的广谱抗生素，该药对当前多种耐药细菌有效。有效率：流感嗜血杆菌 100%；沙门菌 100%；葡萄球菌 99%；链球菌 80%。抗菌谱较 β 内酰胺类广，与庆大霉素相同。本品每支 2g，以氯化钠注射液溶解，250mL 最多可溶解 10 支，每日 2 ～ 4 次，每次 4g 最佳。因每支 2g 中含有钠盐 0.64g，故适用于低钠患者，对心肾功能不全者必须缓慢滴注。本品的特点在于可透血脑屏障，在脑脊液中浓度可达 50%，对肾功能无直接损害，尚可减少其他药物对肾脏的毒害，如可减少氨基糖苷类药对肾脏的毒害作用。

胸腺肽的发现及意义　　　　　　　// 2000.1.31

胸腺位于胸骨柄的上端胸腔中，是一个大的淋巴腺体，由相连的两叶组成。幼年时胸腺发达，成年后则逐渐萎缩，其淋巴组织被邻近脂肪组织所掩盖。原来人们认为成年后胸腺已无太大的作用。1961 年，有实验研究用去胸腺小鼠，发现该小鼠淋巴细胞减少，逐渐失去免疫功能，包括细胞免疫和体液免疫均逐渐丧失，手术后数月小鼠因周身感染而死亡。另外发现，成熟动物去胸腺组织后，淋巴细胞亦下降，免疫功能下降。这一实验说明，胸腺是幼体动物的重要免疫器官，在成年动物体内虽然胸腺组织萎缩，但仍然保持着功能，属重要免疫器官之一。1965 年 Goldstein 由动物胸腺组织中提取出多种肽类物质，此物质具有显著的免疫活性。该活性物质对 T 细胞及 B 细胞均有明显的促进作用，对白介素 –2、粒细胞集落刺激因子、α – 干扰素均有明显的促进作用；同时发现该物质对自然杀伤（NK）细胞和淋巴因子激活的杀伤（LAK）细胞均有明显的促进作用。70 年代，我国已成功研制出胸腺肽注射液。90 年代我国已成功研制口服胶囊。后者的剂量系注射剂量的 3 倍，药效相同。胸腺肽注射液 3mg，肌内注射，每日 1 次。胸腺肽肠溶胶囊 16mg，口服，每日 3 次。

乙型病毒性肝炎的治疗 // 2000.2.4

乙肝在我国流行较广，发病较多，目前粗略估计，我国约有乙肝病毒携带者 9300 万。

1. 抑制病毒

干扰素有一定疗效，但不理想，e 抗原转阴率 40% 左右，HBsAg 转阴率则小于 10%，疗程半年以上，价格昂贵。拉米夫定 100mg，口服，每日 1 次，服用方便，疗程 1 年，价格昂贵，HBsAg 转阴率 20%，e 抗原转阴率较干扰素低。此外，单磷酸阿糖腺苷疗效与干扰素同，但副作用较大。中草药的疗效因配伍不同，疗效差异性较大，且药物体积大，服用不便，长期服用伤胃。

2. 减少肝脏炎症

甘草酸、强力宁、甘利欣等疗程半年以上，可有效减少肝脏的炎性反应。

3. 减少肝纤维化

中草药有明显的减少肝纤维化作用，目前西药尚无此类药物。

中药在抑制乙肝病毒方面有秦艽、板蓝根、柴胡、黄芩、茵陈等；在减少肝纤维化方面有当归、白芍、黄芪、黄精、三棱、莪术、郁金；在减少肝脏炎症方面有白花蛇舌草、半枝莲、金银花、连翘、蒲公英、败酱草。

小儿局灶性肾炎治验　　// 2000.5.8

患儿，男，5 岁，尿蛋白（+++），尿隐血（++），求余诊治。余先以桂附八味丸、桂枝茯苓丸、益肾汤等治疗，仅有小效，尿蛋白降至（++），不再继续下降。后余用龙胆泻肝汤合阿发煎麦，尿隐血迅速变为阴性。鉴于此尿中隐血可以用龙胆泻肝汤合阿发煎麦治疗，既往此方余曾用于成人血尿患者，未见明显效果，小儿血尿治疗与成人的血尿治疗似有不同？

医学模式的转变　　// 2000.5.9

医学模式的转变曾有下列过程：

1. 神灵主义医学模式

上古时代神权宗教束缚着人们的思想，认为上帝创造了人，疾病是上帝惩罚人类的手段，有了疾病应去祷告，取得了上帝的宽恕，则疾病痊愈。

2. 机械论医学模式

随着神权思想在资本主义的冲击下走向没落，医学模式也随之转变。这一时期，人们认为疾病是机体的损坏，应及时修理。

3. 生物医学模式

人们认识到人身是各脏器之间形成相互联系的整体，通过免疫、代谢、内分泌进行全身调节，这种调节可使局部病变痊愈。

4. 生物 – 心理 – 社会医学模式

疾病的产生与患者自身的心理状况和社会因素等均有联系，因此治疗疾病应是包括心理治疗、社会防病体系等在内的一揽子治疗。

癌症的命名 　　　　　　　　　　　　　　// 2000.5.18

1. 来源于外胚层上皮细胞的恶性肿瘤谓之曰癌，如腺癌、鳞癌、基底细胞癌、乳头状细胞癌、移形细胞癌等。总之，凡与外界相通的脏器如胃、肺、结肠、鼻咽、口腔、喉、乳腺、膀胱、尿道等处，均易生长癌。

2. 来源于中胚层间叶组织者，谓之曰肉瘤，如平滑肌、横纹肌、淋巴管和淋巴、血液及血管、骨髓、脂肪、纤维、浆膜等组织者。

3. 来源于神经、内分泌、性腺等内胚层的恶性肿瘤名称较乱，尚无统一标准，但其中来自幼稚组织者则称 ×× 母细胞瘤。

几种新药的应用 　　　　　　　　　　　　// 2000.5.25

1. 特比萘酚，每日 500mg，治疗各种着色芽生菌病，疗效很好，即使长期使用，耐受性仍然很好。本药乃热带真菌病的首选药物，既可抗真菌，又可抗纤维化。总之，其真菌治愈率可达 85%。着色芽生菌病通常称着色霉菌病，乃慢性真菌感染，其特征为真皮纤维化伴肉芽组织增生，病变呈疣状或乳头状，常产生于细菌性化脓感染，病程进展缓慢，在数十年的病程中，伴有不可逆性纤维组织增生和中性粒细胞抗体的产生。着色真菌病最常见的发病区域是马达加斯加岛，世界其他地区可见散在发病。

2. 倍他乐克为 β 受体阻断剂的二代产品，一代为普萘洛尔。倍他乐克可改善慢性心衰患者的血流动力学，因而在一定程度上可纠正心衰。

肝癌最新治疗动态　　　　　　　　// 2000.5.26

肝癌的治疗从 20 世纪后半叶起，人们即进行刻苦的探索，先是小肝癌手术结合手术前、手术后的小剂量化疗；后来开展了肝癌的动脉血管介入化疗；又有核素经皮肝穿治疗。目前，国际采用计算机"自动导航"射频肝癌原位灭活术，疗效比较显著，5cm 以内的肿瘤灭活一次完成，5 ~ 10cm 的肝癌 2 次完成，灭活后的残留瘤组织留在体内尚可激发机体免疫反应，对于防止复发有一定意义。

过敏性紫癜治验　　　　　　　　　// 2000.6.10

过敏性紫癜乃毛细血管中毒症。除紫癜外，尚可见腹痛，乃肠系膜的紫癜、腹腔脏器膜下的紫癜也；关节之痛，乃关节腔膜的紫癜，所致关节之痛也。综上所述，凡腹痛、关节痛者，谓之曰许过敏性紫癜也。西医治此病仅以肾上腺皮质激素为首选，虽然有立竿见影的疗效，但复发率几乎 100%，有效亦无效矣。中医治疗紫癜方药丰富，思路繁多，疗效确切矣。余治疗此病，每有桴鼓之效。余以为此病乃风热夹湿证也，病久则入血分，治法乃疏散风热、清热解毒、活血化瘀。

①三味方：金银花、连翘、蒲公英、败酱草、土茯苓、白鲜皮、生地黄、地肤子、防风、萆薢、赤芍、丹皮、甘草、蝉蜕。

②侧柏方：侧柏叶、野菊花、生地黄、地肤子、仙鹤草、紫草、车前草、墨旱莲。

③苏梗合方：苏梗、蝉蜕、益母草。

④四物汤加味：四物汤加桃仁、红花、鸡血藤、丹参、香附。

⑤龙胆泻肝汤：龙胆、山栀、柴胡、黄芩、生地黄、当归、木通、甘草、茯苓、泽泻、车前子、阿胶、血余炭、麦冬、丹参、丹皮。（用于合并肾小球肾炎，症见尿血）

⑥六味地黄汤合桂枝、白芍、桃仁、红花、当归、益母草、丹参、金银花、连翘、板蓝根。（用于合并肾小球肾炎，症见血尿、蛋白尿）

⑦炙枇杷叶、山药、黄精、菟丝子、芡实、金樱子、百合、党参、白术、茯苓、甘草。（用于过敏性紫癜性肾炎的恢复期，此方可长服，有预防复发的作用）。

高血压的认识及治疗 // 2000.6.12

中医对高血压的认识历来以肾水不足、肝阳上亢为根本。肾水不足则致骨蒸潮热、五心烦热等症状，肝阳上亢则形成头痛、头晕等症状。水不足则火自旺，心火过旺则心悸、心烦、失眠、多梦；水不足则阴虚，日久则阳虚，此即孤阴不生，独阳不长也。阴阳俱虚的直接结果，乃气滞血瘀也。盖气血的运行靠阴阳的协调而顺畅，阴阳虚极，则气血之阻塞乃定矣。治疗高血压先系滋阴潜阳，用杞菊地黄汤、镇肝熄风汤。后可酌情选用下列方剂临证加减：真武汤、桂附八味丸、济生肾气丸、冠心Ⅱ号、夏枯草

合剂、四物一黄钩、黄连解毒汤、石冬风菊二陈参、吴甲桑通苏
槟桂、枳实代当二陈随。

善得定的应用 // 2000.6.14

善得定，又名奥曲肽，乃人工合成的生长抑素八肽。本品
具有抑制人体内所有内分泌激素的作用，尤其对胃、肠、胰内分
泌系统的作用更为突出。鉴于对生长激素的抑制作用，本品对类
癌的作用颇具代表性，同时对胃泌素瘤、胰岛素瘤、胰高血糖素
瘤均具有明显的作用。鉴于其对胃、胰、肠内分泌系统的强力抑
制作用，因而用于上消化道出血的治疗，具有明显的疗效，通常
1mg 加入 250mL 生理盐水中静脉滴注，每日 1～2 次，可获得明
显效果。

中药科属与药性 // 2000.6.21

中药科属与药性具有明显的相关性。伞形科植物羌活、防
风、蛇床子、白芷、藁本、瓜蒌、柴胡、前胡、当归、川芎等具
有祛风解表、除湿止痛之功，性皆辛温。菊科植物蒲公英、败酱
草、青蒿、野菊花、紫菀、款冬花、牛蒡子、菊花、苍耳子、豨莶
草、漏芦、佩兰、苍术、白术、大蓟、茵陈等药，多具有清热解
毒之功，性皆辛凉；其中的苍术、白术味甘温，具有健脾除湿之
功，此乃例外也。百合科植物玉竹、黄精、知母、贝母、山慈菇、
白薇、百合、土茯苓、麦冬、天冬均具滋阴生津的作用，唯贝母、
山慈菇的软坚散结与上药非合。唇形科植物紫石英、夏枯草、黄
芩、薄荷、藿香、丹参、益母草、泽兰等均有清热泻火之功。蓼

科植物大黄、土大黄、何首乌、萹蓄等均有清热泻火作用。毛茛
科植物黄连、附片、威灵仙、乌头、丹皮、白芍、赤芍等的作用
属性大异，说明本科属的分类欠妥，可能未能抓住其中的内在特
点。豆科植物黄芪、苦参、山豆根、赤小豆、白扁豆、甘草、骨
碎补、胡芦巴均有补气、壮阳、除湿的作用。蔷薇科植物桃仁、
杏仁、山楂、玫瑰花、木瓜、香橼、佛手等均有活血化瘀、除湿
通络的作用。

急进性肾小球肾炎的现代研究　　　// 2000.6.28

　　急进性肾小球肾炎（RPGN）的抗肾小球基底膜（GBM）抗
体阳性是确诊本病的重要手段；与此同时，尚可在此项阳性患者
中检测出抗中性粒细胞胞浆抗体阳性，此种患者称为 ANCA 阳
性，亦称双抗体阳性。有人将双抗体阳性，称作急进性肾小球肾
炎 IV 型。所谓 GBM 相关疾病，通常包括：①急进性肾小球肾炎
（RPGN）I 型；②肺出血肾炎综合征；③ ANCA 阳性。据北京大
学医学部近 6 年来资料统计，在 41 例 GBM 抗体相关疾病中，有
9 例双抗体阳性（ANCA 阳性）。

　　上述三种相关肾病中急进性肾炎在病理上属新月体性肾炎的，
在 GBM 上有 IgG、C_3 的沉积，抗 GBM 抗体阳性。肺出血肾炎综
合征为新月体性肾炎合并肺出血及抗 GBM 抗体阳性。ANCA 阳
性者称为第三型。

　　何谓急进性肾炎？在数周或数月内发展为肾功能衰竭的急性
肾炎的总称。本病预后甚差，亦称之为"新月体肾炎""毛细血管
外肾炎"。通常可原发，亦可继发，原发者原因未明，继发者可见
于系统性红斑狼疮、过敏性紫癜、感染性心内膜炎等。

王某治验   // 2000.6.28

患者王某因烦劳过度，饮食不当，外感后腹泻，经用抗生素，热退。刻下患者躁动，严重失眠，不思饮食，心悸，多汗，乏力，口干苦，舌红，苔黄厚腻，脉弦大而无力。

处方：柴胡、黄芩、半夏、党参、甘草、生姜、大枣、生龙骨、生牡蛎、肉桂、黄连、大黄、豆豉、山栀、枳实、白术、藿香、佩兰、丹参、木香、草豆蔻、海螵蛸、白芍。水煎服。

二诊：服药4剂大愈，睡眠好转，始思食，精神稍佳。前方去藿香、佩兰、海螵蛸，加羌活、独活、香薷、生薏苡仁、木贼、威灵仙、炒酸枣仁、川芎、知母。

三诊：服药6剂，睡眠好，精神渐安，舌仍黄厚，尚有心悸，脉数弦（100次/分）。追问病史，患者B超检查示肝囊肿2～3个，中等大小，白细胞20×10^9/L。前方去羌活、独活、木贼、威灵仙、炒酸枣仁、知母、川芎，加当归、白芍、白术、茯苓、薄荷，取丹栀逍遥散意。患者诉尚有视物模糊，此方可增强舒肝明目作用。

四诊：诸症减轻，唯有心悸、气短、眠差等症。前方加归脾汤、丹栀逍遥散、黄连解毒汤、桂枝川葛生石草等药，以善其后。

复方丹参滴丸   // 2000.7.10

我国第一个获美国政府药品检测合格，并在全美准予流通的中药制剂。该药有"护心天使"的美称，因其在治疗心脑血管疾患中的特殊疗效，于1997年12月通过美国FDA认证。根据美国医学机构最新资料统计，现有 49% 的冠心病西药无望治疗，20% 的疾病服用西药有副作用而被迫停药。目前回归自然的呼声日增，人们更希望服用纯中药制剂。1998 年全国医药科技十大新闻中，本药荣登榜首。

慢性乙型肝炎防治又一得　　// 2000.7.27

北京大学医学部曾教授等报告，氧化苦参碱在体外试验中可抑制乙肝病毒，在体内试验中可使表面抗原转阴，90 日转阴率 12%，e 抗原转阴率 44.5%；与干扰素对照，二者疗效相差无几。治疗方法：前 45 日氧化苦参碱 600mg，肌内注射，每日 1 次；后 45 日氧化苦参碱 400mg，肌内注射，每日 1 次，90 日为一疗程。余之扶正冲剂（苦参 60g，黄芪 30g，人参须 15g，甘草 6g），治疗低白细胞、低血压、低免疫力获效，近年来试治乙肝有效，而方中主药苦参也。

嗜酸细胞性支气管炎　　// 2000.7.27

Brightling 对 2 年以上慢性咳嗽的患者进行了研究，结果发现嗜酸细胞性支气管炎是慢性咳嗽的主要原因。本病表现为慢性咳嗽，痰中嗜酸性粒细胞增加，但无哮喘的气道功能异常表现。本病用肾上腺皮质激素有效。痰检中嗜酸性粒细胞大于 3% 为本病特点。在 90 例慢性咳嗽患者中，本病检出率为 12 例，占 20%；鼻炎 20 例，占 35%；哮喘 16 例，占 30%；病毒感染占 20%；胃食管反流占 8%。治疗本病目前以吸入布地奈德最有效。

狼疮性肾炎 　　　　　　　　　　　　　// 2000.7.28

　　狼疮性肾炎的平均发病年龄为 27±11 岁, 女男之比为 4∶1。本病诊断标准为光镜下活检, 肾标本异常, 尿蛋白 >0.19g/24h, 肌酐清除率减少 30%。在 SLE 中约 36% 的患者伴发本病, 其中 30.7% 出现在 SLE 发病 5 年之后。

成功停用降压药及预测因素 　　　　　// 2000.7.28

　　一项新的研究显示, 一部分高血压患者因治疗得当, 可以停用降压药。老年人非药物干预临床试验, 975 例患者分为肥胖者组、非肥胖者组, 各组分别进行减肥、减少钠盐摄入、减肥加限制钠盐摄入, 同时采取标准化的减药程序方案, 减药期间每周测量血压 1 次, 停药后每两周测血压 1 次, 共 3 次。如果血压在正常水平 (150/90mmHg 以下), 以后每 3 个月测量 1 次。试验终点指标的定义: 血压上升至 150/90mmHg 以上, 发生合并症, 患者自己重服降压药。结果显示 20.6% 的患者未完成减药程序, 30 个月停药总成功率 30.4%, 接受减肥、减少钠盐摄入、减肥加限制钠盐摄入其发生试验终点现象的机会分别较一般患者减少 25%、32%、45%。由此可见, 限制钠盐和减肥是治疗高血压的重要措施。

普伐他汀独特的非降脂作用 　　　　　// 2000.7.28

　　高脂血症往往和血栓形成有关。血小板高反应性和纤维蛋白原等血栓形成因子在高血脂存在时, 均有升高血液浓度使血黏度升高的作用。他汀类药有明显的保护心脏、预防卒中、降脂作用，此外尚有：①稳定粥样斑块；②减少血栓形成；③恢复内皮细胞功能；④减少炎症反应。前两种作用是他汀类药物所特有的。

上消化道出血的急诊处理   *// 2000.7.30*

十二指肠悬韧带以上的出血为上消化道出血，食管、胃、十二指肠、胆、胰、胆总管的出血均属于此。出血量 >5mL，大便隐血（+）；出血量 >50mL，黑便；出血量 >250mL，吐血；出血量 >500mL，休克。红细胞压积（HTC）正常值 40% ～ 50%（妇女略低）；HCT 30%，出血量 600 ～ 1000mL；HCT 20%，出血量 1500 ～ 2000mL。①轻度失血性休克，收缩压 80 ～ 90mmHg，脉搏 100 次 / 分，中心静脉压轻度下降，出血量约达全身血量的 1/4；②中度失血性休克，收缩压 60 ～ 70mmHg，脉搏 120 次 / 分，中心静脉压明显下降，出血量约达全身血量的 1/3；③重度失血性休克，收缩压 60mmHg 以下，皮肤苍白，四肢厥冷，中心静脉压为零，出血量约大于全身血量的 1/2。

治疗：①大量输血，每 400mL 新鲜血液可提高血红蛋白 10g/L。输血 2000mL 以上者可用库存枸橼酸血，但应该补充葡萄糖酸钙。大量输入库存血可引起高钾血症，进而导致 ARDS。输液速度应掌握在 10mL/min 以下。重危患者第一小时需进 2000mL 时，则宜双通道或加压。②门静脉高压者可给垂体后叶素，静推 10U，或静脉滴注（0.3 ～ 0.4）U/min。该药副作用较多，如腹痛、大便次数增多，为常见并发症，心肌缺血则系偶见。③近年来用善得定（八肽生长抑素）或思他宁（十四肽生长抑素）。前者 100μg 加入 10% 葡萄糖注射液中；后者 3mg 加入 10% 葡萄糖注射液中。上述两药是目前公认的降低门静脉压的较佳药物。④血管活性药物，如阿拉明、多巴胺、异丙肾上腺素。⑤止血药：止血芳酸、止血敏、6-氨基己酸可用，疗效可靠。立止血每次1kU，可肌内注射或静脉注射。凝血酶2000U溶于40mL冷盐水中顿服。8%去甲肾上腺素加入冷盐水中顿服。⑥制酸药：雷尼替丁、西咪替丁静脉滴注。⑦纠正酸碱平衡紊乱。⑧强心利尿，监护心脏。⑨三腔管压迫止血。

庚型肝炎的致病性 　　　　　　　　　　　　// 2000.8.3

我国学者许家璋等近年来坚持对本病的研究，发表了一些真知灼见。其首先证明了该病毒的致病性，同时证明了其可单独致病。但大部分庚肝常与其他病毒感染合并，且易慢性化，容易变为肝硬化。

急性肾功能衰竭 　　　　　　　　　　　　　// 2000.8.4

与慢性肾功能衰竭不同，本病在 2～3 天内尿素氮上升、血肌酐上升，患者无慢性肾功能衰竭病史，亦无缺血性肾病（肾动脉硬化）病史。本病的原因最常见者有三：①感染；②中毒；③过敏。本病治疗以内科保守治疗为最佳选择，支持、补液、利尿、抗感染、中药治疗即可，不必急于透析。从病理上讲，本病常有间质性肾炎与肾小管坏死两种。1 年来余发现此种疾患两例，一例为温某，另一例为住院患者王某。

心脏黏液瘤 // *2000.8.4*

心脏黏液瘤为最常见的心脏原发肿瘤，通常在房间隔卵圆孔处，因瘤体阻塞房室孔，出现血流障碍，酷似二尖瓣狭窄，临床表现有：①心悸、胸闷、气短；②头晕（一过性头晕、跌倒）；③急性肺水肿（左心衰竭）、肝大、腹水（右心衰竭）；④体、肺循环梗死；⑤消瘦、贫血、低热。本病体征为心尖区可闻及收缩期吹风样杂音及舒张期隆隆样杂音。本病可导致猝死，确诊后应立即手术治疗。

炎性假瘤 // *2000.8.4*

多见于肺部，谓肺炎性假瘤。炎性假瘤系瘤样增生性病变，病理检查很像肿瘤，显微镜下细胞成分复杂，易出现误诊。鉴于本病无特异性临床表现，因此确诊比较困难，有时瘤体也可在短期内迅速增大，和肺癌极易混淆。本病治疗以手术为首选，可在手术中冰冻活检，确诊后决定手术方式。

实体瘤疗效评价标准 // *2000.8.9*

1. 近期疗效

开始治疗后 4 周末和治疗前的比较。

CR：完全缓解，病灶消失，无新病灶出现。

PR：部分缓解，病灶缩小 50% 以上，无新病灶出现。

MR：轻度缓解，病灶缩小 25% ～ 50%。

SD：稳定，病灶缩小 25% 以下。

PD：扩展，病灶未缩小，反而增大。

2. 中期疗效

开始治疗后第 5 周开始算中期疗效。

缓解期：部分缓解的时间。

完全缓解期：无瘤出现期。

复发出现期：在缓解期出现复发。

转移出现期：出现转移。

蛇床子治疗小结 　　　　　　　　// *2000.8.29*

1. 蛇床子治疗巨细胞病毒感染。本病常见于孕妇，因其抵抗力降低，故在感染病毒后，除疱疹外常见流产、死胎，活产儿亦见畸形及智力发育不全等。因此孕妇巨细胞病毒感染已为人们所重视，凡妊娠二三月见流产合并感冒症状者，急查血巨细胞病毒 IgG、IgM，若为阳性则可确诊，可以寿胎丸合四物汤加蛇床子 6g，效著。

2. 蛇床子可治疗卵泡发育不良。无排卵月经，婚后不孕的患者可在复方毓麟珠中加蛇床子。

3. 疗咽止咳。治疗慢性咽炎，可在养阴清肺汤中加入蛇床子 10g，效著。

4. 外阴白斑。蛇床子 50g，何首乌 30g，核桃肉 30g，白鲜皮 30g，山楂 30g。水煎服，每日 1 剂，药渣以纱布包裹温敷。本方煎剂亦可坐浴。肾虚加鹿衔草；血虚加生地黄、熟地黄、当归；湿热加苍术、黄柏；阴肿加白花蛇舌草。

5. 蛇床子尚可治疗哮喘、脉管炎、心律失常、前列腺炎、小儿脱肛等。

上述诸病，均与自主神经功能紊乱相关，蛇床子或可调节。综上可知蛇床子的功效：①抑制病毒，治疗产妇巨细胞病毒感染、慢性咽炎；②促进卵巢的功能，治疗无排卵月经之不孕症；③调节自主神经系统功能。

白塞综合征一得 // 2000.8.29

柴胡 10g，黄芩 10g，知母 10g，龙胆 10g，赤小豆 10g，生薏苡仁 30g，石斛 10g，猪苓 10g，当归 10g，射干 6g，苍术 6g，黄柏 10g，黄连 3g，山栀 10g，生石膏 30g，川牛膝 10g。此方含黄连解毒、龙胆泻肝、四妙、白虎。

口诀：黄龙四虎加石猪，当赤鸢牛白塞氏。

泻宁 2 号方 // 2000.9.14

友人黄庆成来舍，谓《中西医结合实用内科学》中载刘国安治慢性结肠炎一方如神，余阅该方：党参、白术、茯苓、甘草、陈皮、山药、干姜、附片、川椒、乌梅、黄连、黄芩、石榴皮。此方乃乌梅丸去当归，加异功散、山药也。

乌梅丸：乌梅 10 枚，川椒 4g，干姜 9g，黄连 16g，黄柏 6g，党参 6g，当归 4g，细辛 6g，附子 6g，桂枝 6g。方中以黄连、乌梅用量为大，次则干姜。余药之量均以 6g 宜。

扁平疣验方 // 2000.9.5

大青叶 10g，板蓝根 20g，土茯苓 12g，山慈菇 10g，桃仁

10g，红花 6g，白蒺藜 20g，生薏苡仁 30g，苍术 6g，黄柏 6g，三棱 10g，莪术 10g。水煎服。此方为余治疗扁平疣专方。据天水黄庆成先生讲，他在临床用此方试验，屡试屡验。

张锡纯参赭镇气汤的实质　　// 2000.9.25

党参 10g，赭石 15g，山茱萸 6g，山药 10g，生龙骨、牡蛎各 15g，生白芍 15g，苏子 10g，芡实 20g，甘草 6g。水煎服。此方乃张氏为虚人短气、喘息而作，方中一派收敛、镇气之剂，对慢性贫血、肺气肿、低血压等引起的气短具有明显疗效。

皮肤癌治愈一例　　// 2000.10.11

庚辰八月，通渭县徐某患股部皮肤癌，大小为 20cm×80cm，癌肿连及下肢及大腿内外侧，表面形似菜花，有溃烂结节、脓性分泌物。医院病理活检示皮肤鳞状细胞癌。

余以处方：大青叶、板蓝根、蒲公英、败酱草、桃仁、红花、生薏苡仁、白蒺藜、苍术、黄柏、当归、白芍、土茯苓、山慈菇、三棱、莪术、夏枯草。水煎服。

服药 20 剂后，癌肿表面的结节缩小一半，溃疡愈合结痂，局部疼痛消失，臭腐之气除。

造血干细胞移植（HSCT）　　// 2000.10.13

应用大剂量放疗、化疗使体内的肿瘤细胞得以清除，发病机制得以阻断，然后把自体或异体造血干细胞移植给患者，使其重建造血或免疫，完成此目的的手段称为造血干细胞移植。最早此方法的应用仅限于白血病及恶性淋巴瘤。近年来，HSCT 在自身免疫性疾患的应用上取得了很好进展，如系统性红斑狼疮（SLE）、类风湿关节炎（RA）、多发性硬化（MS）。移植后疾病复发，是 HSCT 失败的主要原因。复发后的治疗是非常棘手的问题。复发的主要原因是化疗的不敏感和瘤细胞的耐药。白介素 –2、干扰素等免疫增强剂与化疗药物同时应用可促进移植成功，减少复发；激素、化疗药物的术后服用，可减少复发，但能导致免疫的紊乱及并发症的出现。

正常肺叶的分段　　　　　　　　// 2000.11.20

　　X 线片肺叶的定位对临床来说是相当重要的。左肺两叶，右肺三叶。通常左肺门较右肺门高出 1 ~ 2cm。各肺叶由叶间裂分隔。右肺有水平裂和斜裂，左肺只有斜裂。右肺上叶由尖段、后段及前段组成；中叶由外侧段、内侧段组成；下叶由内基段、外基段、前基段、后基段、背段组成。左肺上叶分为上部、舌部两部分。上部分成尖后段及前段；舌叶由上舌段和下舌段组成。下叶则分为背段、前基段、后基段、内基段、外基段。

治疗冠心病又一效方　　　　　　// 2000.11.20

　　前曾提到的养心汤临床应用未见明显疗效，近日用来治疗冠心病患者却见明显效果，乃记之。患者王某胸闷、心悸、气短，时有胸痛彻背之感，用瓜蒌薤白半夏、冠Ⅱ未见明显疗效。

　　余以处方：焦山楂 20g，生地黄 12g，当归 10g，党参 10g，川楝子 20g，龙眼肉 10g，远志 6g，石菖蒲 10g，生龙骨、牡蛎各 15g，赤芍 10g，川芎 10g，红花 6g，降香 10g，丹参 20g，瓜蒌 10g，薤白 10g，半夏 6g。

服上方后患者病情明显好转。余谓上方之特色颇大，不同凡响。近年来，近年来，对于冠心病的治疗人们专重活血化瘀而忽视了气血调理及重镇潜阳之类，此方不落窠臼，真妙方也。

肝硬化退黄一得 　　　　　　　　　　　// 2000.11.26

庚辰冬，余治疗白某之肝硬化黄疸。该女为肝硬化失代偿期，曾有腹水、吐血，去年赴西安手术治疗，来回劳累奔波，黄疸加重，两胁痛，向背部放射。余令其休息、清淡饮食，乃用乙肝康合古圣 I 号治疗。

处方：柴胡 10g，枳实 10g，白芍 15g，甘草 6g，川芎 6g，香附 6g，丹参 10g，木香 10g，草豆蔻 6g，大黄 6g，黄连 6g，黄芩 10g，延胡索 10g，川楝子 20g，制乳香、没药各 3g，半夏 6g，陈皮 6g，干姜 6g，生龙骨、牡蛎各 15g，海螵蛸 15g。水煎服。

服上方 20 剂，患者黄疸大退，总胆红素降至正常，转氨酶亦降至正常。患者精神状态好转，食欲增加，面色逐渐转红，胃部不舒较前缓解。余细思之，此乃疏肝和胃法也，古人以逍遥散治疗肝胃不和，实肝病治疗大法也。此方以柴胡疏肝散疏肝，以小丹参、三黄泻心，香砂六君和胃，从而加强了疏肝和胃之功效；加生龙骨、生牡蛎、海螵蛸者乃制应激性胃酸也；延胡索、川楝子、制乳香、制没药、青皮、姜黄、肉桂、三棱、莪术者均行气和血之品也，与肝纤维化之治甚相合；加茵陈、栀子则退黄之功更强。综上所述，上方乃效方也，今后可作为肝硬化冲剂研制之基础。

肺癌的内科治疗 // 2000.12.8

支气管肺癌分为两类，即小细胞肺癌、非小细胞肺癌（NSCLC）。

本病在城市中已居癌瘤发病第一位，在农村则仅次于胃癌、食管癌、乳腺癌而居第四位。肺癌治疗原则为不论小细胞还是非小细胞，总的原则是早期发现、早期治疗，能手术者力争手术切除原位癌。小细胞者鉴于通常发现时已届中晚期，手术已非适用，故宜施行化疗；如脑转移则可配合放疗、椎管注射等；骨转移则用 ^{89} 锶、^{153} 钐等。非小细胞者宜首选手术切除，通常术前化疗与术后化疗均应常规进行。

肝硬化治疗又一得 // 2000.12.10

1. 肝硬化胃痛的治疗

此为肝硬化晚期的重要措施。胃黏膜的充血、应激性溃疡、食管胃底静脉曲张、胆汁淤积均系导致胃痛、呕吐的常见因素。此种作用虽然在传统中医理论中早有记载，称为肝木克土，然而一般医生并未领略其治疗的真谛。此时治疗宜遵循"急则治标"之法，具体方药则宜舍肝治脾，以香砂六君子汤合旋覆代赭汤为首选，溃疡者则宜半夏泻心汤，腹泻者则宜胃苓汤。余每以此法见效，乃曰："治脾即治肝也，缓者治肝，急者治胃，此治肝之大法也。"

2. 肝硬化患者的黄疸及黄疸后结膜残黄的治疗

此为肝硬化患者之难治症。黄疸说明胆汁淤积，何因致使胆汁淤积？乃毛细胆管受压、肝细胞坏死、肝组织及胆系的感染等诸多因素所致也。胆胰合证方在治疗肝硬化黄疸等方面有一定疗效，加茵陈、栀子则疗效更趋满意。此方熔扩胆、利胆、消炎、生血于一炉，在抢救急性重型肝炎，治疗急性黄疸性肝炎时有特效。时人无此经验，对此切莫等闲视之也。血清胆红素下降后，结膜之黄染、皮肤之黧黑在相当长的时间内尚难消退，此时可用补肾活血之法则可见大功。余通常用血府逐瘀汤见效，六味地黄汤亦可见效，白蒺藜、女贞子、墨旱莲、肉苁蓉、蒲公英、菟丝子、山慈菇等亦为可加之药。

肝血管瘤的治疗　　　　　　　　　　// 2000.12.16

庚辰冬，患者吴某肝区疼痛，多方调治无效，求治于余。余以柴胡疏肝散合丹参饮，加三棱、莪术、青皮、姜黄、肉桂，则大见功效。余思之，此病肝功能正常，血管瘤唯其病变也，与肝硬化之肝痛不同，故以膈下逐瘀汤可效焉。

慢性咽喉病导致的咳嗽　　　　　　　// 2000.12.16

庚辰冬，病房住一喉癌行气管切开后恢复期的患者，其因感冒呈阵发性咳嗽，痰多，咽喉不利，时闻水鸡声。余以养阴清肺汤合麻杏石甘草汤、苏杏散治疗，3 剂而获显效。养阴清肺汤乃清代郑梅涧《重楼玉钥》名方，原为治疗白喉的专方。所谓白喉者，并非西医学之白喉，乃一切咽喉炎性疾患的总称也。本方的主要适应证，以余观之乃咽喉部之一切慢性炎症，包括慢性咽炎、慢性扁桃体炎、慢性喉炎等。此方未用清热解毒泻火之大品而炎消，特点乃滋阴也。生地黄、玄参、麦冬者，增液汤也；浙贝母软坚化痰；白芍敛阴；薄荷、桔梗二味虽有清热解毒之效，然非中药清热解毒之大品。由此观之，慢性炎症总以伤阴为特点，盖火易伤阴，久之则定伤阴矣！咽部之炎症如是，胃部之炎症亦如是矣！叶天士的养胃汤以沙参、麦冬、玉竹、石斛为主药。肺部的炎症亦如是矣，如治疗结核之月华丸（百合、百部、白薇、北沙参、鸡内金、天冬、麦冬、阿胶、皂角刺、鹿角胶、汉三七、生地黄、熟地黄、桑白皮、桔梗、茯苓），治疗肝炎有乙癸同源饮，均是一派滋阴生津之剂，可为鉴之！

泰能在老年感染患者中的应用　　　// 2000.12.16

　　泰能是当前继头孢哌酮、头孢曲松后又一个临床有较好疗效的抗生素。其主要有效成分亚胺培南是一种碳青霉烯类抗生素。不同于青霉素和头孢菌素类的是其对 β–内酰胺酶稳定性能较强，能有效地对抗 β–内酰胺酶。泰能的另一种成分西拉司丁能有效阻断亚胺培南在肾脏中的代谢，因此能以原形的形式排出，对泌尿系感染极具治疗作用，但由此也对肾脏产生了压力。泰能适用于一切呼吸道、消化道、尿路感染，但对泌尿系疾患宜减少用量。泰能口服通常剂量为 1 ～ 4g，每日可 1 次或 2 次；静脉滴注，宜慢，1g 滴注的速度不能少于 40 分钟，因此建议加在 250mL 或 300mL 以上的 0.9% 氯化钠溶液中使用。

脑活素的应用　　　　　　　　　// 2000.12.16

　　脑活素系脑组织中提取、分离、制成的具有激活脑代谢活性的多肽，能迅速穿透血脑屏障，激活脑神经递质，从而改善脑细胞代谢、脑功能障碍、脑动脉硬化、脑外伤后遗症。本品 20mL（4 支），静脉滴注，每日 1 次；或 5mL（1 支），肌内注射，每日 2 次，15 日为一疗程。

参赭镇气汤治验　　　　　　　　// 2000.12.17

　　庚辰冬，余治一肺气肿患者，胸闷气短，头晕目眩，感冒则加重，百医无效，求治于余。余以麦味地黄汤加党参、赭石、山药、山茱萸、生龙骨、生牡蛎、生白芍、苏子、芡实、甘草。6剂，患者气短明显减轻。治疗肺气肿，余曾以都气、麦味、生麦等，临床见效甚微，此次放胆采用张锡纯之参赭镇气汤见效，说明张氏所谓大气下陷乃肺气肿也。张氏有大气下陷之说，亦有升阳举陷之发明。张氏的升阳举陷汤：升麻、黄芪、柴胡、知母、桔梗。此方以黄芪补气，升麻提气，柴胡行气，桔梗举气，知母滋阴。此方与参赭、都气、麦味、生脉合方，则效大焉。

贾某治验　　　　　　　　　　　// 2000.12.27

　　贾某患慢性支气管炎、肺气肿，长期咳嗽、气短、胸闷、咽痒、有痰。余以苏叶、杏仁、半夏、陈皮、茯苓、枳实、桔梗、白前、前胡、蒲公英、败酱草、麻黄、生石膏、桑白皮、地骨皮、葶苈子、大枣、苏子、莱菔子、白芥子、生地黄、当归、桂枝、干姜、细辛、五味子治疗。经服上药后，病情好转。此方乃集中医治哮喘药之大全，内含苏杏散、麻杏石甘汤、葶苈大枣泻肺汤、泻白散、三子养亲汤、金水六君煎、大青龙汤、小青龙汤。方虽杂而眉目清，此可谓杂而不乱也。

食管癌治验　　　　　　　　　　　　　// 2000.12.27

张掖某男，50余岁，患食管癌，经胃镜、CT、X线钡餐检查确诊为食管中段癌，活组织检查诊断为鳞癌。鉴于食管中段癌手术操作较难，手术预后欠佳，加之患者经济困难，故未手术治疗，千里求诊于余。余以生地黄、山药、山茱萸、黄芪、当归、白芍、制乳香、制没药、穿山甲、皂角刺、陈皮、远志、炒酸枣仁、苏梗、厚朴、半夏治疗。服药20剂，诸症向愈，后再行X线钡餐检查未见梗阻及充盈缺损影，胃镜检查未见癌瘤特征。此例治验采用传统的六味地黄汤加兰州医学院曾俊山教授的治疗食管癌专方（黄芪、丹参、白芍、制乳香、制没药、穿山甲、皂角刺、陈皮、远志、酸枣仁），再加半夏厚朴汤加味。

糖尿病（DM）诊治的新进展　　　　　// 2000.12.27

在我国，随着生活水平的不断提高，糖尿病的发病率也不断上升。空腹血糖及餐后血糖高于常人，但未达DM诊断标准者，谓糖耐量减低。据统计，我国糖耐量减低（IGT）患者占3%～20%。目前认为，所有1型糖尿病患者在发病前均经过IGT阶段。

1. 糖尿病的分型

1 型：胰岛细胞破坏及功能缺损。2 型：胰岛素抵抗或分泌不足。除此之外，尚有妊娠糖尿病、妊娠期 IGT。

2. 糖尿病的诊断

家族史、肥胖（尤其是向心性肥胖）、高血压、中老年人、反复感染、习惯性流产、早产、无故的长时间疲劳感，凡具备以上因素者可查血糖及尿糖，以排除本病。空腹血糖小于 5.6mmol/L 可排除，大于 7.0mmol/L 可诊断。如果空腹血糖在 5.6～7.0mmol/L，可做口服葡萄糖耐量试验：空腹口服 75g 葡萄糖，2 小时后测血糖值。口服葡萄糖后 4 小时，血糖有 3 小时增高者为 DM，2 小时增高者为 IGT。有些老年人空腹血糖正常，餐后 2 小时显示增高者，应连续观察。

肝病复容丸的制方思路　　　　// 2000.12.31

黄连、黄芩、黄柏、山栀、当归、川芎、白芍、生地黄、桃仁、红花、女贞子、墨旱莲、茵陈、大黄、干姜、半夏、丹参、木香、草豆蔻、黄芪、秦艽、板蓝根、柴胡、党参、茯苓、白术、泽泻、桂枝、猪苓、甘草。共研为末，过筛，炼蜜为丸，每丸 7g，每日 2 次，每次 1 丸。

黄连解毒汤能使胃肠黏膜表层的充血减少，里层的充血增加，有利于残留黄疸的消退。桃红四物汤为调肝的主方，可调肝之气血、肝之相火。相火者，自主神经系统也。相火的作用即可调节血管平滑肌的紧张性，仅此可改善颜面的颜色也。柴苓汤具有类肾上腺皮质激素作用，可治疗因肾上腺皮质功能减退导致的皮肤黏膜色素沉着。茵陈者，茵陈五苓散、茵陈蒿汤也，为《金匮要略》治黄疸的妙方也。女贞子、墨旱莲乃二至丸也，言其气血二至，为著名的美容药方，为治疗眶上母斑之上品。

治疗肝性脑病的中药方　　　　　　　　// 2001.1.3

庚辰冬，苏某患肝硬化腹水，经住院治疗，曾好转出院，后因饮食不善而致上消化道出血，旋即出现肝昏迷，继则肾功能衰竭，BUN23mmol/L，24小时尿量仅有250mL，大便3日未通。余除用一般肝硬化、肝昏迷药物外，尚以中医桃核承气汤合小柴胡汤、三黄泻心汤组方：大黄20g，芒硝20g，枳实10g，厚朴6g，桂枝10g，桃仁10g，冬瓜子10g，丹皮10g。水煎300mL，分2次服。

上方经服3剂，病者清醒，略有食欲，尿量增加，24小时尿量达3000mL。用药第4日，患者已能下床步履矣！

按：此例的治验证明《伤寒论》"阳明病，谵语，潮热，不能食，胃中有燥屎，宜大承气汤下之"；"太阳病不解，热结膀胱，其人如狂，血自下，下者愈。外未解者，尚未可攻，当先解其外；外解已，乃可攻之，宜桃核承气汤"之论甚切。

食管癌小记　　　　　　　　　　　　　// 2001.1.15

此病在甘肃省发病率仅次于胃癌。庚辰秋，余治疗张掖一患者，其患食管癌已属晚期，经放疗、化疗曾有缓解，但未能持续缓解。求余时，患者吞咽困难、胸闷难支。余以六味地黄汤合托里消毒丹加远志、陈皮、夏枯草治疗。服药40剂，患者吞咽困难完全缓解，X线钡餐检查未见病变，胃镜见食管及胃底黏膜正常。

六味地黄汤已经科学实验证明对食管癌有效；托里消毒丹加陈皮、远志、夏枯草乃兰医曾俊山教授之经验方。此外，启膈散、四七汤、半夏厚朴汤、旋覆代赭汤、实金甘草小陷胸等，均为治疗食管癌的佳方。

单上肢阵发性麻木的治验　　　　　　　　　　// 2001.1.17

庚辰秋，一患者单上肢麻木呈阵发性，同侧下肢麻木，但不著，血压正常。余予生地黄、山茱萸、山药、桂枝、附子、麦冬、五味子、石斛、肉苁蓉、石菖蒲、远志、当归、川芎、赤芍、桃仁、红花、僵蚕、全蝎、蜈蚣、钩藤、细辛。上方服 60 余剂，患者诸症全消。本方以地黄饮子为基础，其为刘河间治中风不能言、足废不能行之风痱方。桃红四物汤合僵蚕、全蝎、蜈蚣者为赵心波治癫痫之名方也。二者合方治疗单侧上肢麻木显效。

妇科炎症与男科炎症方　　　　　　　　　　　// 2001.1.17

生地黄 12g，川芎 6g，赤芍 10g，当归 10g，乌药 10g，香附 6g，甘草 6g。水煎服。此方治小腹急痛属妇科的炎症、积聚者而专设，可与桂枝茯苓丸合用治疗子宫肌瘤、卵巢囊肿、盆腔炎。此方的重点在妇科。男子前列腺及精囊、输精管等炎症，均可导致腹股沟部疼痛。荆芥、防风、羌活、独活、苍术、全蝎、川乌、草乌、当归、白芍、麻黄、何首乌、石斛、细辛、甘草。此方何以治疗腹股沟痛？实荆防败毒散合麻黄附子细辛汤也。荆芥、防风、羌活、独活、麻黄、细辛者，荆防败毒散也。由此说明，荆防败毒散除可治疗外感风寒外，尚可治疗深层的炎症；川乌、草乌除可治疗风寒湿痹外，尚可治疗炎症性疼痛，无怪乎川乌、草乌中提炼出的高乌甲素具有广泛的止痛功效。

四生丸　　　　　　　　　　　　　　　　*// 2001.1.17*

生地黄 20g，薄荷 20g，艾叶 20g，侧柏叶 20g。此四味均用鲜者，共捣之顿服。吐血之证，血热妄行者多，生地黄清热凉血，侧柏叶收敛止血，薄荷清利头目，艾叶温经止血。

头痛两方　　　　　　　　　　　　　　　*// 2001.1.18*

方一：空清膏（黄连 3g，黄芩 10g，羌活 10g，川芎 6g，防风 12g，柴胡 10g，甘草 6g），专治头痛，为治疗风热上攻之佳剂。

方二：清震汤（升麻 6g，苍术 10g，荷叶 15g），治疗雷头风、头痛、有颈项肿块者。此方为刘河间主治时疫头风脑鸣、颈面疙瘩之主方。方中升麻避邪解毒，苍术燥湿壮脾，乃避除瘴疠、宣散外邪之主将耳；荷叶色清气香，形仰象震，可助胃中之清阳上升。

多发性脂肪瘤一方　　　　　　　　　　　*// 2001.1.18*

猪牙皂、六神曲、吉林参、橘红、远志、石菖蒲、海浮石、柴胡、枳实、川郁金、乌梢蛇、白术、瓦楞子、海藻、昆布、当归、白芍、丹参、海螵蛸、半夏、白芥子、胆南星、三棱、莪术、沉香、青礞石。水泛为丸，每丸 6g，每次 1 丸，温开水冲服。

小脑出血的认识 // 2001.1.28

　　小脑位于脑桥、延髓的侧背，下界与脑干相连接，重量占大脑重量的 1/10，其血液供应由椎–基底动脉的分支完成。鉴于此，则椎–基底动脉硬化是导致本病的最主要原因。小脑的功能是掌管人体共济与平衡，故其出血或梗死的主要症状是眩晕、头晕等共济失调之症。再则，小脑与四脑室相邻，其出血常可进入四脑室，并影响中脑水管，因而颅内压高，并有脑膜刺激症状，如头痛、恶心、呕吐等。如有语言含糊、眼球震颤、呛咳、肌张力减退、偏身感觉迟钝等脑干伴随症状者，则考虑此病。临床见此症者多矣，通常以梅尼埃病之类似症状出现，实则脑动脉硬化也。治此病，余辄用血府逐瘀汤合川芎茶调散、旋覆代赭汤、五苓散、厚钩猪石草、半钩车夏石等方加减治疗恒效；用水蛭、三七等活血化瘀可增加疗效。

赵某治案 // 2001.2.5

　　患者血压低，反复感冒，近日，动则汗出，身体困重，未见头痛、恶寒等外感症状，伴五心烦热，舌质红，苔薄黄。予当归六黄汤合柴胡桂枝汤、桂枝附子汤、甘麦大枣汤、半羌汤以为万全。当归六黄汤治余热多汗；甘麦大枣汤止汗；桂枝附子汤治"伤寒八九日，风湿相抟，身疼烦，不能转侧"；柴胡桂枝汤治"支节烦疼……心下支结"，桂枝附子治"四肢拘急难以屈伸"；半羌汤中皆祛风止痛之品，兼有镇静安眠之效。此方同时加用余之扶正冲剂，患者服 3 剂后，电话告曰：效甚好，汗止，身凉，困重感已全消矣。

肺源性心脏病的发病机制　　　　　　　　// 2001.2.6

　　缺氧是导致肺动脉高压的最主要原因，因缺氧则肺血管痉挛。在肺血管紧张性增强的机制中，自主神经系统的作用是显而易见的，诸如对平滑肌的作用，对组胺、血管紧张素、前列腺素的作用等。这里尚需说明白三烯（LT）、前列腺素（PG），一样由肺内多种细胞产生，为花生四烯酸通过脂氧化酶代谢的产物。其中LTC_4、LTD_4 和 LTE_4 等均可收缩肺血管。除此之外，血小板活性因子、内皮源性舒张因子和内皮源性收缩因子、活性氧、心钠素等均参与其间的某项反应。总之一句话，缺氧引起肺血管的收缩。除此之外，肺血管的反应性也是导致肺血管收缩的因素，还有肺血管自身的收缩性，该属性因人而异，个体差异性较大，有些个体发病而一些个体不发病。有人认为，二氧化碳分压是影响肺血管收缩的因素之一。但试验研究指出，肺血管收缩与二氧化碳分压关系不大，但却与血液 pH 值有关，说明代谢性酸中毒较呼吸性酸中毒对血管的反应性影响大。

肺源性心脏病无创性诊断　　　　　　　　// 2001.2.8

　　肺循环的特点是低压、低阻、高容。肺动脉压 20 ～ 30mmHg 为轻度肺心病；30 ～ 50mmHg 为中度肺心病；50 ～ 70mmHg 为重度肺心病。上述诊断因在心导管术中始见，故曰创伤性诊断。所谓无创伤性诊断包括：

　　①胸部 X 线片：慢性支气管炎、肺气肿时肺动脉段膨出、右

心室增大、心脏外形呈梨状。肺门动脉主支明显扩大，以右肺下叶主支扩张最为明显，有时其直径往往超过 1.5cm，与此同时肺外周动脉骤然变细，与主支的扩大呈明显的对照，此种现象叫截断现象或鼠尾现象。在 X 线透视下可见肺门波动明显增强。

②心电图：顺钟向转位，心电轴右偏。$RV_1+SV_5>1.05mV$，aVR 导联 R/S>1。上述两特点示右心肥厚。肺型 P 波：P 波 >0.22mV；或 P 波 >0.2mV，呈尖峰。

③超声心动图：是近年来发展起来的无创性诊断技术，可从体表清楚地显示心脏及临近大血管形态结构。

④肺阻抗血流图及微分图：采用生物电阻法检测肺血管容积的方法。

上述六个方面为非创性肺心病检查方法。临床通常采用 X 线及心电图即可确诊，但均为定性检查，无定量作用。

Arnold–Chiari 畸形合并脊髓空洞症　　// 2001.2.9

学龄儿童无全身症状，骤然右下肢无力，跨阈步态，右足下垂背曲，痛、触感觉正常，无发热、感染、注射、外伤史，有剧烈活动史，此系小脑扁桃体下疝畸形。自 MRI 用于临床以来，此病的诊断问题得以解决。

芬必得的临床应用　　// 2001.2.10

芬必得为布洛芬缓释胶囊，每粒 30mg，每日 2 次，即可维持 24 小时无痛，尚可抗炎，为非甾体抗炎药。本品的唯一副作用系可致胃肠道反应，与前列腺素类药合用则可减少此副作用。

来适可的临床应用 // 2001.2.10

本品为氟伐他汀胶囊，每粒20mg，适用于高血脂、高血糖及脑、心、肾动脉硬化。通常在上述靶器官的动脉硬化三大因素中，高血糖为首位危险因素，次则血管痉挛，再次则为高血压。来适可针对首位危险因素，则可独当大任也。

胃癌的内科治疗 // 2001.2.12

目前胃癌的发病率与死亡率居我国诸癌首位，其中以青海、宁夏、甘肃为高发区，江苏、上海、浙江、福建发病次高，其他诸省发病相对较低。胃癌按病理细胞学分类，可分为腺癌、黏液腺癌、低分化腺癌、未分化腺癌、腺鳞癌、鳞癌等。

治疗原则：Ⅰ期行根治性手术；Ⅱ、Ⅲ期可行根治性手术加化疗（术前、术后化疗）；Ⅳ期则以化疗为主，在必要时亦可采用小型姑息手术，如解除梗阻、黄疸等。放疗因对胃黏膜有损伤，不易达到治疗目的，故通常不主张采用。早期胃癌术后2年复发率约50%，故在术后1～2年内必须行3～4次化疗。根据美国临床肿瘤学会（ASCO）统计，胃癌手术治疗5年生存率：Ⅰ期63%，Ⅱ期22%，Ⅲ期5%，Ⅳ期0%。单一药物化疗：丝裂霉素（MMC）、5-氟尿嘧啶（5-FU）、多柔比星（ADM）、表柔比星（EPI）、顺铂（DDP）、依托伯苷（VP-16）、卡氮芥（BCNU）、洛莫司汀（CCNU）、甲氨蝶呤（MTX）、阿糖胞苷（Ara-C），单药有效率20%～30%。联合化疗，总有效率为30%～50%。目前最常用的化疗方案：MFA（MMC、5-FU、ADM），有效率33%，

中位生存期 6 ～ 7 个月；MFC（MMC、5-FU、Ara-C），有效率
30%，中位生存期 6 个月；FAB（5-FU、ADM、BCNU），有效
率 38%，中位生存期 6 ～ 8 个月。胃癌化疗通常以 3 周为一周期，
三周期为一疗程。上述药物的用法：MMC 4 ～ 10mg，1 ～ 2 次 / 周；
5-FU 500mg，3 ～ 5 次 / 周；ADM30mg，1 次 /3 周；VP-16
100mg，1 ～ 3 次 / 周；Ara-C 100mg，1 ～ 3 次 / 周；BCNU
100mg，1 ～ 2 次 / 周；DDP 20mg，1 ～ 3 次 / 周（水化）。总之，
以 1 周用药，2 ～ 3 周休息，为一周期，三周期为一疗程。术后
2 年内宜做 3 ～ 4 个疗程。

子宫内膜癌与阴道出血 // *2001.2.14*

　　子宫内膜癌俗称宫体癌，是妇女围绝经期阴道出血的重要原
因，极易误诊为更年期功能性子宫出血而误治。子宫内膜癌系严
重威胁中老年健康的恶性肿瘤，约占妇女癌症的 7%，约占妇女生
殖器癌的 30%，80% 发生于 50 岁左右的妇女。在发达国家和我国
大城市，其占妇科恶性肿瘤第一位。长期阴道出血发生于 50 岁左
右的妇女者必须考虑本病。长期阴道出血及子宫增大是基本病情：
① B 超可清楚观察子宫的大小和内膜的厚度，凡子宫内膜厚度超
过 5mm 者需进一步刮取脱落细胞检查。②脱落细胞检查是诊断
此病的重要手段，传统的子宫颈刮片法、吸片检查阴道脱落细胞，
阳性率仅 50% 左右。近年来取样方法改进为宫腔内吸引法、负压
灌注、宫腔内直接刷取法等。其中直接刷取涂片法采取分段诊
刮则更趋理想，确诊率达 97%。③ CT 检查及子宫镜检查通常更
有意义。手术治疗配合放疗、化疗系治疗本病的常规疗法。通常
本病的危险因素有肥胖、高血压、糖尿病、月经不调、初潮太早、

绝经太迟、终生不孕、多产、子宫内膜增生、多囊卵巢。

子宫肉瘤与阴道出血   // 2001.2.14

子宫肉瘤较少见，可分为平滑肌肉瘤、内膜间质肉瘤、中胚叶混合瘤等。临床表现为阴道出血伴子宫迅速增大，在绝经期后出现且伴腹痛。诊断方法为刮宫取内膜活检，或术中取肿瘤组织做冰冻切片。一部分子宫肌瘤常误诊为子宫肉瘤。本病的治疗以手术治疗为主，可配合使用化疗、放疗。

子宫肌瘤与阴道出血   // 2001.2.14

周期性出血为子宫肌瘤的特点，血量增多，腹痛，经期过长，周期过短，有时伴有全身症状。子宫肌瘤的好发年龄为 35 ～ 45 岁。子宫内膜增生、子宫息肉、子宫肌瘤，均为雌性激素反复刺激的产物，可同时存在，相互伴发。子宫肌瘤以手术治疗为首选，中药治疗通常有特效，可配合西药：①丙酸睾酮 50mg，肌内注射，每日 1 次，连用 3 日，出血停止后改用甲睾酮；或用苯乙酸睾丸酮 20mg，肌内注射，1 次 / 周。②达那唑 2.5mg，口服，每周 2 次。③戈舍瑞林、丙氨瑞林等可降低雌激素水平。④米非司酮，每日 10mg，可使子宫肌瘤缩小。手术治疗目前有腹腔镜子宫切除术、腹腔子宫切除术、阴道子宫切除术等。

史济招教授治疗肝病合并瘤样增生   // 2001.2.14

史教授认为长期肝病患者合并甲状腺瘤、乳腺肿瘤、乳腺增生、子宫肌瘤、卵巢囊肿、各种息肉、脂肪瘤、纤维瘤、软疣等较多，同时皮肤过敏、湿疹、荨麻疹、带状疱疹、单纯疱疹等亦经常见到。总之，和病毒感染有关的皮肤病亦经常见到。

方一：柴胡 10g，当归 10g，白芍 10g，茯苓 12g，川芎 10g，鸡血藤 30g，夏枯草 30g，王不留行 10g。水煎服，每日 1 剂。

方二：当归 10g，丹参 10g，制乳香、没药各 6g，桃仁 10g，红花 6g，三棱 10g，莪术 10g，川芎 10g，赤芍 10g，鳖甲 15g，五灵脂 10g，续断 6g。水煎服，每日 1 剂。

方一为逍遥四物夏王鸡，主治甲状腺及乳腺的肿瘤；方二为张锡纯活络效灵丹合桃红四物汤加三棱、莪术、续断、鳖甲、五灵脂，主治卵巢囊肿。

美国 ACC/AHA 急性心肌梗死诊疗要点

// 2001.2.14

1999 年 8 月公布的 AMI（急性心肌梗死）治疗方案，现摘要于下：①吸氧，持续 ECG（心电监护）。②口服或舌下含化硝酸甘油类药物。③小剂量阿司匹林。④心脏骤停：应用吗啡后有恶心呕吐者，或有一、二度房室传导阻滞（AVB）心动过缓者，均可使用阿托品。⑤疼痛明显者，可使用吗啡或吗啡制剂。⑥溶栓：凡有 ST 段抬高者，除有出血倾向、年老体弱、缺血性疼痛已停止者外，均可用肝素 2000 ～ 4000U，静脉滴注，溶栓治疗。⑦经皮腔内冠状动脉成形术（PTCA）、冠状动脉搭桥术（CABG）等均为介入手术，前者创伤小，后者创伤大，从中医角度看乃治标之法也。病已成则治标，病未成则治本。

急性冠脉综合征 // 2001.2.15

急性冠脉综合征包括不稳定型心绞痛、无 Q 波心肌梗死、Q 波心肌梗死。Q 波心肌梗死中有部分患者 ST 段抬高，而无 Q 波心肌梗死中 ST 段不同程度抬高，典型的抬高应该是弓背向上。

① ST 段抬高的急性冠脉综合征：缺血性胸痛 >30 秒，至少 2 个以上肢体导联 ST 段或相邻 2 个胸前导联 ST 段向上抬高 ≥ 0.1mV。本病治疗可直行 PTCA 或 PTCA+CABG，如果有大量血栓，堵死血管，未能顺利灌注而无法施行 PTCA 者，应先给血小板糖蛋白 Ⅱ b/ Ⅲ a 受体拮抗剂；如果无条件行 PTCA，则宜溶栓治疗。

② ST 段不抬高的急性冠脉综合征：胸痛伴 ST 段压低 ≥ 0.05mV，或是 T 波倒置，既往患心肌梗死且曾做过 PTCA 的患者，现有 Q 波明显者。

③不稳定型心绞痛。

诱导肿瘤细胞凋亡的中药 // 2001.2.16

1. 清热解毒药

①鬼箭羽：卫矛科植物卫矛的具翅状物的枝条或翅状附属物，其生物碱系鬼臼毒素。以鬼臼毒素为原料可生产依托泊苷（VP-16）。②土贝母：葫芦科植物土贝母的块茎，其提取物为土贝母甙甲。③天花粉：葫芦科植物瓜蒌的干燥根，含天花粉皂苷及天花粉蛋白。④黄芩：唇形科植物，含各种黄酮成分。

2. 活血化瘀药

①丹参：唇形科植物丹参的根和根茎，含丹参酮。②姜黄：姜科植物姜黄的根茎，含姜黄素。③莪术：姜科植物蓬莪术的块根，有效成分为莪术油。④三七：五加科植物三七的根茎，含槲皮素。

3. 扶正培本药

①灵芝：多孔菌科真菌赤芝的干燥子实体。②紫杉：红豆科植物东北红豆杉的茎皮，含柴杉醇。③淫羊藿：小檗科植物淫羊藿的叶，含淫羊藿苷。

4. 其他类药

①防己：防己科植物粉防己的根，含粉防己碱。②骆驼蓬：蒺藜科植物骆驼蓬的种子，含骆驼蓬总碱。

中草药肾损害现状　　　　　// 2001.2.21

当前能引起肾功能损害的中药有防己科植物汉防己、木防己，马兜铃科植物木通。除此之外，尚有细辛、威灵仙、追风藤等。复方制剂有龙胆泻肝丸、导赤丸、八正散和妇科分清丸等。

正确对待大剂量化疗　　　　// 2001.2.21

恶性淋巴瘤、睾丸肿瘤、乳腺癌、小细胞肺癌等对药物相对敏感的肿瘤，通常化疗药物剂量愈大则疗效愈佳，但达到一定剂量时，机体承受量达到最大限度，此时剂量越大，则疗效不会正向增加。对一些肿瘤细胞并不敏感的化疗药物，则药物与治癌疗效间不存在正相关的关系。

慢性胰腺炎总胆道狭窄　　　　　　// 2001.2.22

慢性胰腺炎患者的炎症反复发作，致胰管引流不畅，最后形成胆总管狭窄，逆行感染波及肝脏。加之慢性胰腺炎时糖代谢紊乱，促成脂肪在肝脏的堆积，形成脂肪肝。在此基础上，肝脏开始纤维化，若胆总管通畅则肝纤维化进程缓慢，甚至可逆行痊愈。余研制的胆胰颗粒的主要作用是疏肝利胆，实质乃扩张胆总管及疏通整个胆道系统也。前曾以此思维治疗肝硬化患者白某，其在第一次用胆胰颗粒后黄疸很快消退，肝功能恢复，已完全说明这一道理。但其后因过年家人团聚，房间过分拥挤，情绪不安致病复发作，则首先表现为黄疸加深，体乏无力，肝功破坏。虽发作但经 B 超检查示脾脏较前缩小 3cm，门静脉直径缩小 2mm，说明在前段疏肝治疗中取得了明显疗效。此次的复发乃偶然也，余以强肝汤合茵陈蒿汤、小柴胡汤等治之，其后来电云：病情逐日好转。好转后仍宜用胆胰颗粒治之。

2 型糖尿病浅谈　　　　　　　　　// 2001.2.22

本型糖尿病大多系中心性肥胖病者的伴发病，此病合并血脂紊乱、高血压、尿微量白蛋白增加及纤溶异常等。流行病学显示，2 型糖尿病患者约 70% 死于大血管病变，因此对 2 型糖尿病的治疗不应仅满足于降低血糖，而应是改善导致多方面代谢紊乱的病理变化——胰岛素抵抗。二甲双胍则具有上述功能，它能控制血糖，又能改善大血管并发症。二甲双胍以减少肝糖原异生，抑制肌糖原分解，从而达到降低血糖的目的。另外，二甲双胍尚能改善大血管的并发症。二甲双胍之所以可以改善大血管的并发症，主要是该药能降低甘油三酯低密度脂蛋白、游离脂肪酸，与此同时尚能减轻体重，升高高密度脂蛋白水平。美国 VKPDS 研究显示，一组超重的 2 型糖尿病患者，在经过二甲双胍系统治疗 10.7 年后，心肌梗死减少了 40%，中风亦减少了 40%，而其他如胰岛素和磺脲类药物与普通组比较心梗和中风均无减少。二甲双胍对胰岛 B 细胞的保护作用，是其可增加组织对胰岛素的敏感性，从而减少胰岛 B 细胞的负担。

糖尿病的药物治疗　　　　　　　　　　　// 2001.2.23

常用药物可分为三类：①磺脲类：甲苯磺丁脲、优降糖（格列苯脲）、迪沙（格列吡嗪）、达美康（格列奇特）、糖适平（格列喹酮）。②双胍类：降糖灵、二甲双胍，前者 25mg，每日 3 次；后者 250mg，每日 3 次。③胰岛素类：普通胰岛素、中效胰岛素、长效胰岛素。磺脲类适合 2 型糖尿病之消瘦者，无动脉硬化、高血脂者。双胍类则适合 2 型糖尿病之肥胖者，合并动脉硬化、高血压、高血脂者。胰岛素则适用于 1 型糖尿病。近年观点认为，胰岛素适用于一切糖尿病患者，而且为预防糖尿病并发症的首选药，宜早用，愈早愈好。

格林 – 巴利综合征　　　　　　　　　　　// 2001.2.26

此病又称急性炎症性脱髓鞘性多发性神经病，临床表现：①四肢运动障碍；②四肢感觉障碍，如手套样、袜套样感觉障碍；③神经核病变；④膈肌、腰肌麻痹；⑤自主神经功能紊乱。脑脊液中细胞蛋白分离，蛋白多，细胞少。IgA、IgM、IgG 增加，其中以 IgM 增加最为明显。本病的治疗以激素、环磷酰胺等最为常用，用中药也可治疗。

变应性亚败血症　　　　　　　　　　　　// 2001.2.26

本病以发热、皮疹、关节痛为主要特征，通常有儿童和成人两型，男女发病率之比约为 2∶1。实验检查以血沉快为主要特征，伴贫血，白细胞计数高，骨髓增生活跃，早幼粒、中幼粒增高，黏蛋白及 γ 球蛋白增加亦为其特点，抗核抗体阴性，类风湿因子阴性。本病皮疹的形态不一、大小不等，可呈点状、丘疹状、猩红热状、麻疹状、荨麻疹状等，以胸、背、腹最为多见，其次为四肢及颜面部。本病男多女少，好发年龄为中青年，皮疹呈一过性，且在高热时最为明显。有人以咽痛为本病的第四大症状。另有患者出现肌痛及全身淋巴结肿大。本病的治疗以激素、环磷酰胺为主要用药；中药桂枝芍药知母汤、竹叶石膏汤为高热时首选方。余治疗本病的经验方：鸡血藤 10g，淫羊藿 10g，菟丝子 10g，川牛膝 10g，生地黄 12g，玄参 10g，麦冬 10g，墨旱莲 10g，萆薢 10g（三畜增液断肠草），紫草 20g，乌梢蛇 9g，蜈蚣 1 条。

黏液性水肿与心脏病　　　　　　　　　　// 2001.2.28

黏液性水肿可出现心动过缓、心音低、低电压钝、ST-T 改变，同时可合并心包积液，患者自觉心悸、气短、周身乏力、水肿、甲状腺吸碘率 24 小时仅在 20% 以下。因黏液性水肿病例较少，通常容易误诊。此病宜以甲状腺制剂治疗。综合上述，甲状腺功能亢进症可导致心脏病，不足亦可导致心脏病。

过敏性紫癜性肾炎治验　　　　　　　　　　// *2001.3.9*

患者王某，过敏性紫癜性肾炎多年，尿蛋白（＋～＋＋＋），尿隐血（＋＋～＋＋＋）。余治疗此患者先予济生肾气汤加味，后予石苇白茵汤加味，均出现一定疗效，最后以杷山合剂（枇杷叶 10g，山药 10g，黄精 20g，菟丝子 20g，芡实 20g，金樱子 20g，女贞子 10g，墨旱莲 10g，党参 10g，白术 10g，茯苓 10g，阿胶 10g，血余炭 10g，当归 10g，山栀 10g，丹皮 10g，丹参 20g，生地黄 12g），水煎服，每日 1 剂，服药 20 剂，尿蛋白由（＋＋）降至（－），尿隐血由（＋＋）降至（－）。此例之治愈说明过敏性紫癜性肾炎的治疗宜健脾与补肾结合，杷山方宜首选也，阿发方亦可辙用也。

几个新药的应用　　　　　　　　　　　　// *2001.3.9*

1. 整肠生

此药为调节肠道菌群紊乱的专药，通常在肝硬化、胆胰疾患时或其他重症疾患时使用。长期使用抗生素时，肠道细菌敏感者则细菌杀灭，非敏感者细菌增生，此时则菌群失调，消化功能严重紊乱或霉菌丛生。整肠生每粒 2.5mg，每服 5mg，每日 3 次。

2. 吲达帕胺

此为最近临床开始应用的降压药物，为吲达类降压药，具有明显的利尿作用。本品副作用为少数患者出现低钾血症。其特点为长效，口服，每日 1 次，每次 2.5mg，服药 3 周后将剂量增加 1 倍，分 2 次服用。

3. 硝普钠

此药成分亚硝基铁氰化钠，为速效、强效静脉注射用降压药，对动、静脉均有强大的扩张作用，可迅速减少回心血量，缓解心脏负担，使心衰得以改善。但此品的作用急、代谢快，用药 1 ~ 2 分钟即有明显作用，停用 1 ~ 2 分钟作用即消失，药物很快自尿中排泄。本品长期应用可引起氰化物中毒，故仅用于高血压危象者。本品对光敏感，故应用时须以黑纸包裹瓶身。通常应用时应注意：①勿长期应用，48 小时内不能连续使用；②黑物包裹；③血压下降后，改用其他药物维持。

亚急性甲状腺炎并多发性全身淋巴结炎　　// 2001.3.12

辛巳春，病房住院患者张某，女，36 岁，3 年前曾患亚急性甲状腺炎，近 1 年来全身淋巴结肿大（黄豆大小）、疼痛，门诊以全身淋巴结炎收住院。经抗生素治疗后，全身淋巴结肿大及疼痛均有不同程度的缓解，但仍颜面潮红、五心烦热、心悸失眠，使用西药普萘洛尔、安定均无效。余以黄芪、当归、生地黄、熟地黄、黄芩、黄连、黄柏、桂枝、白芍、知母、干姜、甘草、防风、麻黄、白术、川乌、草乌治疗。服药 3 剂显效，诸症全消，患者谓此方真神，可继续服之。

阿波莫斯的临床应用　　　　　// 2001.3.14

此为新型血氨对抗剂，为鸟氨酸、门冬氨酸的复合剂，对肝脏解毒功能大有裨益。其作为支链氨基酸，参与肝脏氧化代谢，抑制血氨的产生和重吸收。此剂每支 50 ～ 200mg，可由小到大，逐步增加剂量。

乳果糖的临床应用　　　　　// 2001.3.14

乳果糖是人工合成的含酮双糖，可降低血氨，治疗便秘。乳果糖在肠腔中分解为乳酸和醋酸，使肠腔的 pH 值下降，因血氨向酸性环境中渗透，可使血氨由血入肠。氨通常以 NH_3 和 NH_4^+ 两种形式存在于肠腔中，前者易吸收，后者易排泄。酸与 NH_3 结合，使之变为 NH_4^+，从而减少氨的重吸收，通常采用的食醋灌肠亦包含此种意义。本品的副作用有腹胀、腹痛、恶心、呕吐、腹泻，应予以注意。本品通常口服 20 ～ 40mg，每日 3 次。

心脏自主神经功能紊乱对心脏疾患诊断的意义
// 2001.3.14

1. 心脏自主神经功能紊乱的临床表现：① QT 间期延长；②直立性低血压；③心率的变异性大；④高血压或低血压；⑤心肌病；⑥心绞痛；⑦心肌梗死。

2. 心脏自主神经功能紊乱的检测方法

标准心脏自主功能检测要求受检测者在试验前夜禁烟、茶、酒或咖啡，并认真配合。

①Valsalva试验：患者向血压囊内吹气至40mmHg，保持15秒，同步心电图计算最长RR间期与最短RR间期之比，1.11 ～ 1.20为阳性。

②深呼吸试验：每分钟6次深呼吸，同步心电图，最快与最慢心率为11 ～ 14次，小于10次为阳性。

③由卧位到立位心率变化，RR间期小于1秒为阳性。

④由卧位到立位，收缩压变化大于30mmHg为阳性。

上述试验说明，心脏自主神经的调节功能已紊乱，不能随条件变化而代偿。在吹气加压时，在深呼吸时，在体位变化时，心率的变化较正常时为小，说明心脏的代偿功能差；血压的变化大，说明心脏维护正常血压的功能亦差。

消炎痛的新用途 // 2001.3.15

本品为非甾体抗炎药。近年来有报道称其可治痛经、月经过多、精液过少、神经性尿频、输尿管绞痛、盗汗、皮肤瘙痒症、直立性低血压、慢性肾炎、肾病综合征等多种疾患。余之观点：鉴于此药能导致胃肠损伤，切不可服用。故对慢性肾炎、肾病综合征、月经过多、精液过少等宜选择胃肠功能较好者，始可投之。

隐球菌性脑膜炎 // 2001.3.15

本病来势急，高热，昏迷，颅内压迅速增高，脑脊液中细胞增多。患儿除高热、昏迷外，尚有顽固性头痛、喷射性呕吐；一部分患者伴有偏瘫、耳聋、失明。廖万清教授主张治疗本病以鞘内注射、血液静注、口服三者联合应用广谱抗真菌药物，如斯皮仁诺、大扶康（氟康唑）。

前列腺小议　　　　　　　　　　　　　// 2001.3.15

前列腺位于膀胱之下，围尿道而居，形如小栗，重仅 20g，靠睾丸素的刺激而生长发育，可谓有睾则生，无睾则死。儿童期仅以皮肤皱褶形式出现，少年时睾丸开始发育，则前列腺始增长矣。16～65 岁时前列腺异常繁忙，分泌前列腺液稀释精液，完成精液动态，以适于生殖之用。过分频繁地使用则可促成前列腺肥大、感染；过分闲置则成前列腺的萎缩。65 岁以后，前列腺因睾丸素的刺激逐年减少，因而渐渐停止发育，代之而起者为结缔组织的增生。老年性前列腺肥大则属此类。

戊型肝炎的再认识　　　　　　　　　　// 2001.3.15

戊型肝炎由 HEV 感染引起，既往谓之非甲非乙型肝炎，一部分属于此类。20 世纪 80 年代以来，此病在亚洲、非洲，拉丁美洲约 20 多个国家流行。其临床症状与甲肝相似，但黄疸较为多见，重症亦多见。青少年、孕妇易感此病，病情较重，死亡率较高。

本病的临床与甲肝基本相同，主要依据流行病学资料和特异病毒培养区别。戊肝之发生肝性脑病者亦多于甲肝，说明本病病情较甲肝重。戊肝病程较甲肝长，多为 3～4 个月，甚至超过半年，同时伴白球比失调、总蛋白减少、凝血酶时间延长，给人以慢性活动性肝炎的假象。戊肝的发病无季节性，不像其他的肝病易发于夏秋季节。其传播途径以消化道为主，血制品次之。

血小板减少性紫癜 2 例   // *2001.3.24*

　　余治疗此病曾用党参、白术、黄芪、甘草、大黄、黄芩、黄连、乳香、没药、白蒺藜；亦用仙鹤草、土大黄、鸡血藤、赤小豆、黄柏、山栀、甘草、生地黄、知母、丹皮、丹参、连翘；还用过仙鹤草、茜草、益母草、灯心草、墨旱莲、紫草；或玉竹、黄精、大黄、生地黄。近年来余曾治天水一患儿，血小板 36×10^9/L，百药无效。余以金银花、连翘、蒲公英、败酱草、紫花地丁、山栀、丹皮、丹参、木通草、益母草、茜草、白芍、女贞子、生地黄、泽兰、香附（口诀：六虎丹丹草，白女生兰香）。患儿服药 7 剂后，血小板升至 291×10^9/L。

川崎病小记   // *2001.3.24*

　　本病多见于小儿，症见高热、皮疹、淋巴结肿大，球结膜充血，从病理角度看乃属黏膜皮肤淋巴结综合征也。其基本病变为血管炎，动脉、静脉毛细血管均可罹患，然以毛细血管发病为主。因其炎症分布于皮肤黏膜淋巴结，故该处肿、红、热、痛也。侵犯大血管者，因其压力过大，管壁张力因炎症而减弱，故可膨胀、扩张，形成血管瘤。此病的治疗甚为棘手，但大多数病儿可以自己向愈。

全身瘙痒的治验 // *2001.3.26*

苍术 6g，蒲公英 10g，赤芍 6g，金银花 10g，丹皮 6g，生地黄 12g，地肤子 10g，百部 6g，桃仁 10g，苦参 10g，黄柏 6g，川椒 6g，甘草 6g，生薏苡仁 20g，苦参 20g，蝉蜕 10g。水煎服，每日 1 剂。口诀：苍公方合黄花草地汤也。余用该方治一妇人全身瘙痒获显效。

干扰素再议 // *2001.3.26*

干扰素以抗肿瘤、抗病毒为主要作用，天然 α 干扰素来源于人体白细胞，经仙台病毒素诱导后产生。近年来，由人成纤维细胞产生的高活性天然干扰素称为 β 干扰素。随着基因工程的发展，人们采用生物高技术制备出了 γ 干扰素，又有基因工程采用 DNA 重组技术生产出了 α–1b 干扰素。至此，干扰素 α、β、γ 全部制备生产完成。干扰素是人体巨噬细胞的主要激活因子。干扰素具有致敏性（异体蛋白），凡系过敏者，均亦行过敏试验。部分患者使用干扰素后会有明显的副作用，如头晕、恶心、心悸、虚烦等。

鸦胆子浅说 // *2001.3.27*

鸦胆子为苦木科半常绿灌木鸦胆子的成熟果实，性味苦寒，入肝、大肠经。入大肠经则治痢，入肝经则截疟，究其原乃杀虫也。痢者阿米巴痢疾也，疟者疟原虫也，故此药传统主要用于杀虫。通常以龙眼肉包裹吞服，以防伤胃，成人每次10～30粒，儿童以每增1岁加1粒为宜，可口服1～3次。20世纪50年代以来，陆续有报道用鸦胆子油治外耳及喉部乳头状瘤及面部赘疣、寻常疣等取得明显效果。最近有报道称用鸦胆子油治疗乳腺癌、肛肠癌、食管癌取得了显著疗效。河北石道县城关卫生所报道用本品治疗食管癌曾引起人们的普遍关注。20世纪末国外有人从鸦胆子油中提取出了鸦胆子苦味素，并发现了其有显著抗癌活性。此后国内亦有人对鸦胆子油的抗癌作用进行了深入细致的研究，并成功地制备了鸦胆子油乳液，可供静注、口服、腔灌。鸦胆子口服液对食管癌、胃癌、结肠癌有一定疗效；对肺癌、肝癌等亦有一定作用。

肾功能衰竭的研究进展 // 2001.4.3

有人称将血肌酐浓度177μmol/L定为肾功能衰竭的不可逆点，自此肾衰竭由"矫正"（代偿）走向"失衡"（失代偿）的动态发展过程，此即矫枉失衡学说。该学说目前被多数学者所赞同，其实为健存肾单位的高灌注、高压力、高过滤之三高状态，其结果则引起下列病理改变：①肾小球肥大，内皮细胞和基底细胞增生。②肾小球内血小板聚集，微血栓形成，致肥大的肾小球趋向硬化。③肾小球通透性增加、超限度增加可导致尿中蛋白丢失。上述三方面的改变促进肾小球功能进一步破坏。这种恶性循环是所有肾功能衰竭发展至尿毒症的共同途径。近年来发现，血管紧张素Ⅱ（AngⅡ），在肾衰恶化进程中起着重要作用。AngⅡ是有力的血管收缩剂，对肾血管的收缩作用强烈，除了增加肾小球的血压外，还能促进肾小球基质的血管硬化。

肾衰的危险因素有高血压、感染、肾毒药物、糖尿病、高蛋白饮食、激素的应用、高脂血症、尿蛋白上升。有研究表明，0.6g/（kg·d）蛋白可满足人体蛋白质的基本需要，即 50kg 体重的成人每日 30g 蛋白即可（一枚鸡蛋的蛋白质含量约 60g）。需知淀粉及蔬菜中尚含一定蛋白质，同时淀粉在必要时还可转化成蛋白。鉴于此，人体的蛋白日需求量则仅为 20g。肾小球滤过率（GFR）的正常值为 110～140mL/min。GFR 增加者则应加大蛋白摄入量，减少者则减少蛋白供应量。过低蛋白的摄入无疑可使血中必需氨基酸（EAA）减少。EAA 与复方 α-酮酸的混合液为理想的制剂，可用于长期低蛋白饮食的肾衰患者。复方 α-酮酸与氨结合可生成必需氨基酸（EAA），同时减少了尿素的形成。但复方 α-酮酸价格昂贵，一般用量为 0.1～0.2/（kg·d）。

急性心梗的临床治疗要点 // 2001.4.5

近阅《健康报》，其谓急性心梗的治疗可用 TH–ABC 的字母代表。所谓 T 者溶栓也，可用尿激酶、链激酶等；H 者肝素也。上述药物应用的同时必须定时检查出凝血时间及凝血酶时间。ABC 者，缓解后的用药也，A 即阿司匹林，B 即 β 受体阻断剂，C 即血管紧张素转化酶抑制剂。

小儿麻痹后遗症的中医治疗 // 2001.4.6

辛巳三月，武山县患儿王某，男，9 岁，3 岁时患小儿麻痹，下肢活动障碍至今。近年来随着年龄增大，小儿行动更觉不便。余以《金匮要略》风引汤合桃红四物三虫汤、四妙丸治疗。服药

20余剂，下肢活动顿然恢复正常矣！

处方：寒水石30g，生石膏30g，赤石脂15g，白石脂15g，生赭石15g，生龙骨、牡蛎各15g，滑石15g，干姜6g，桂枝10g，大黄6g，牛膝10g，木瓜30g，秦艽10g，威灵仙10g，生地黄12g，当归10g，僵蚕6g，全蝎6g，蜈蚣1条，桃仁10g，红花3g，苍术6g，黄柏6g，生薏苡仁20g，川乌、草乌各15g（先煎1小时），马钱子1个（油炸）。水煎2次，煎取600mL，2日分6次服用。

椎基底动脉硬化导致的梅尼埃病 // 2001.4.7

脑动脉硬化发生于内囊区域者导致偏瘫，右侧者左瘫，左侧者右瘫，左侧者除偏瘫外尚可导致失语。发生于椎基底动脉者则可导致阵发性眩晕，此种眩晕与通常所谓的耳源性眩晕大同小异，大同者，乃头动则重也，小异者乃闭目则不轻也。盖椎基底动脉的供血可及内耳，头动则影响供血，闭眼并不影响供血也。睡眠固定于某种姿势，常可加重或减少头晕，以此为特点，可资诊断也。辛巳春，余治疗一女性患者，眩晕如斯。其曾就诊于301医院、积水潭医院，均诊断如斯也，治疗未见疗效，故返兰求余。余以下方：赤芍10g，川芎10g，红花3g，降香10g，丹参20g，汉三七3g（冲服），水蛭10g（冲服），厚朴10g，钩藤20g，猪苓10g，生赭石15g，夏枯草10g，半夏6g，车前子10g，五味子6g，山药10g，炒酸枣仁15g，当归10g，龙眼肉10g，泽泻30g，白术10g。水煎服。患者服药14剂后始见效。

脂肪肝治验　　　　　　　　　　// 2001.4.9

辛巳春，省农科院冯某患慢性乙型肝炎合并脂肪肝、高脂血症，转氨酶升高。余用小柴胡汤和茵山合剂治疗，20余剂，血脂、转氨酶均降至正常。现抄录处方如下：柴胡 10g，黄芩 10g，半夏 6g，党参 10g，甘草 6g，生姜 6g，大枣 4 枚，丹参 10g，木香 10g，草豆蔻 10g，茵陈 20g，山楂 10g，桑寄生 10g，枸杞子 10g，何首乌 15g，丹参 20g，白花蛇舌草 16g，半枝莲 16g，五味子粉 10g（冲服）。

慢性胰腺炎又一得　　　　　　// 2001.4.8

李某患胃痛 3 年，百药无效，曾经在北京 301 医院治疗，未见明显疗效。患者两胁胀满疼痛，胃脘部胀痛，疼痛向腰背部放射，舌红，苔黄厚腻，大便秘结。胃镜检查确诊萎缩性胃炎，幽门螺杆菌阳性。余思之，前曾以胃病之诊断用药，3 年来各种胃药几乎均已用遍，大小医院看过多家，此患者乃胰腺炎也，胃病同时存在，然非主也。乃予服胆胰合剂，20 余剂后，两胁及胃脘痛明显好转，但背痛反剧。乃予氟罗沙星、甲硝唑、静脉滴注。3天后患者背痛减轻，两胁疼痛减轻，然胃胀加剧。说明胰腺炎减轻，然因三种西药对胃均有刺激，故胃脘部胀满加剧也。此例患者的胆胰合剂中增加了龙胆、芦荟、当归，取当归芦荟丸之意。此三药中龙、芦二味均伤胃，然文献报告其可治左胁痛，此左胁之痛乃胰腺炎也。此例的 CT 检查未见胰腺病变，说明胰腺的慢性炎症 CT 声像可无改变。余所治的慢性胰腺炎患者中，有数十例 CT 均未查出胰腺病变也。

21 世纪的纳米技术 // 2001.4.13

纳米系长度单位，$1nm=1/10^9m$。物质小到这一程度，则其光、声、热、电、磁强度等效应均出现了与常物极大的差异，人们利用这种技术可达到许多实用性目的。早在 20 世纪 80 年代，人们就研究出了利用纳米技术制成的扫描隧道显微镜（STM）。这一非凡的仪器可以在纳米尺度上获取生命信息，从而获得左旋 DNA、双旋 DNA、平行双旋 DNA 的 STM 图像。我国科学家近年来利用 STM 成功拍摄了 DNA 合成过程的瞬间照片。综上所述，纳米技术是超微观技术。在超微观的条件下，人们储存信息、处理信息的能力提高了百倍以上。由此人们可制造出超微型机器、超微型材料，并在超微型水平上发挥工作效能。例如，制药工业可制造出比红细胞还小的药粒在体液中自由穿行，从而发挥独特的作用；尚可制作出人工肾、人工关节、人工心脏；更可直接使药物微粒覆盖于某种酶和生物肽的表面，直接控制其生物效应。最简单的如清创敷料、自洁的服装等，均体现了纳米技术超乎寻常的作用。

甲亢的 ^{131}I 疗法 // 2001.4.14

甲亢是由于血液中甲状腺素水平过高，引起代谢加速，伴有甲状腺肿大，以及部分突眼的一种综合征。其中 90% 由格雷夫斯（graves）病引起。以往的治疗方式是首先采用抗甲状腺药物甲巯咪唑、甲硫氧嘧啶等抑制甲状腺素的合成，待其免疫反应自行缓解。这种方法的长期缓解率仅占 40% 左右，且有肝脏、骨髓中毒的副作用。近年来主张手术治疗和核素治疗，借以减少甲状腺素的分泌。其中核素治疗具有疗效高、安全、简单、便宜、无副作用等特点，目前已成为治疗甲亢的首选方法。具体方法是 ^{131}I 内服（内照射）。^{131}I 进入甲状腺组织，破坏该组织使甲状腺缩小到原重量的 50%，因而大大减少了甲状腺素的产生。^{131}I 的剂量应根据甲状腺的重量来计算。甲状腺的重量＝常数（K）× 甲状腺平面的面积 × 高。

心衰原因的最新资料统计　　　　　　　// 2001.4.14

心衰的原因，1980 年统计主要是风心病，瓣膜病占 47%，1990 年下降为 24%，2000 年仅占 8.9%；1989 年统计冠心病占 29.1%，1990 年上升为 38.8%，2000 年升至 50%。心衰发病的平均年龄逐年上升，1980 年为 51.1 岁，1990 年为 58.9 岁，2000 年为 68.8 岁。综上所述，心衰的原因由风心病到冠心病，说明随着人们生活水平的提高，冠心病逐渐增多，风心病逐渐减少；且随着医疗条件的改善，患者发病年龄逐渐增大。

椎基底动脉硬化引起的眩晕　　　　　　// 2001.4.18

兰州大学陈某，女，56 岁，患顽固性眩晕，曾在北京、上海等多家医院诊断为脑椎基底动脉硬化、梗死。患者阵发性眩晕，闭目不轻，头动则重，伴轻度恶心呕吐。余主以血府逐瘀汤合冠心 II 号、汉三七、水蛭，另厚钩猪石草、半钩车夏石、五山枣归元等方亦酌情参合。7 剂未见疗效，20 余剂后病情始见好转，说明中药的疗效重在循序渐进；又说明活血化瘀确能改善脑梗死患者的血液循环，同时确能治疗脑动脉硬化之眩晕也。

高脂血症的"血浆净化"疗法（洗血疗法）

// 2001.4.19

所谓高脂血症即总胆固醇、甘油三酯水平超过正常值，低密度脂蛋白上升超过正常水平，高密度脂蛋白呈负相关。高脂血症是冠心病、心绞痛、心肌梗死、脑梗死的最重要危险因素。不言而喻，对高脂血症的预防和治疗可明显减少上述疾患的危险事件，从而提高工作能力，达到延年益寿的目的。首先饮食宜清淡，油腻宜少，肥肉、动物内脏、蛋黄宜少，多吃蔬菜、豆类、水果，戒烟酒，增加体力活动及体育锻炼。通常在检查血脂的同时尚应检查 GPT、CK、BUN、Cr 等指标，因为大多数降脂药对肝功、肾功有一定损害，如发现上述指标上升，则应及时减少降脂药物的剂量或停服。常用的降脂药物有潘生丁、阿司匹林、亚油酸（其制剂益寿宁在 60 年代曾风靡我国）。近年来，他汀类药物的出现为高血脂患者带来了福音，不仅疗效可靠，而且具有前瞻性预防价值。国外有大量研究报告指出，他汀类药物可明显降低冠心病、高血压患者的死亡率，其机理是将 TC、TG 降低到最低水平，使一部分动脉粥样硬化恢复正常。目前，我国市场上的他汀类药物有舒降之（辛伐他汀）、来适可（氟伐他汀），原则上每日 1 次，每晚睡前服用，20 ～ 40mg 即可。他汀类药物对肝、肾功能有一定损伤，故谷丙转氨酶（GPT）升高者、BUN 升高者均不宜服用。另外，此类药可能引起 CK 升高，导致肌痛、肌触痛。

氯屈膦酸二氢钠　　　　　　　　// *2001.4.20*

此药与原来曾有的帕米膦酸二钠作用相同，同属双膦酸类的骨质代谢药，对骨中的磷酸钙有很强的亲和力，因而能改善骨组织的结构，降低血钙，减少骨病。本药对恶性肿瘤骨转移引起的高钙血症及骨痛非常有效。氯屈膦酸二氢钠每粒胶囊含无水氯屈膦酸二氢钠 200mg。恶性肿瘤的骨转，每次 4 粒（0.8g），每日 3 次，口服；骨质疏松每次 1 粒，每日 3 次，口服。

利尿剂在心血管疾病中合理应用　　// *2001.4.23*

心衰越重对利尿剂的反应越差，加大剂量并不能增加疗效，如用中等剂量多次可能疗效要好些。所谓远端利尿剂，即作用于远端输尿管（远曲输尿管）的利尿药，此型利尿药常具保钾作用，如螺内酯、氨苯蝶啶。常用的利尿药如呋塞米，其作用在髓袢升支粗段的髓部；氢氯噻嗪则作用于髓袢升支粗段的髓部皮部，两药前者为强效利尿剂，后者为中效利尿剂。上述药物均可抑制钠离子的重吸收。轻度心衰首先选用袢利尿剂，但严重心衰时袢利尿剂吸收较慢。长期低钠饮食，使尿中钠和钾浓度均低，则远端利尿剂疗效较差；尿中低钠高钾者，则远端利尿药疗效较好。

原发性肝癌治疗现状　　　　　　　// *2001.5.6*

我国肝癌发病总数占全世界的 42.5%。近 20 年我国肝癌的病死率、发病率急剧增加。20 世纪 70 年代甲胎蛋白的运用，80 年代声像技术的进步，90 年代生物诊断技术的进一步发展，为肝癌的外科治疗创造了先决条件。国内在肝癌常规切除、常温下肝门阻断肝切除术、无血切肝术、局部根治性手术等方面均积累了大量经验，从例数看，创造了世界最大的肝癌切除术统计样本库。据吴孟超院士统计：1966～1996 年我国共施行肝癌手术 3932例，术后 5 年生存率为 36.1%。另外在 2.8 万名肝癌住院患者中勉强手术的患者尚不足 20%。1977 年以前手术患者的 5 年生存率为16.0%；1978～1988 年为 30.6%；1990 年以后则为 48.6%，说明我国肝癌手术的进步。关于肝癌的治疗有下面几个方面：

1. 早期切除

肝癌无转移，瘤体 <5cm，如系多发，瘤体直径总和 <5cm。长海医院所定标准为 <3cm，小肝癌 5 年生存率为 79.0%，若小于3cm 者可达 83.3%。

2. 肝动脉化疗栓塞（TACE）

术前 TACE 通常能使瘤体缩小，手术创面减少。然而学者中有持否定态度者，其认为此可导致癌细胞间的黏附脱离，增加术后复发风险。

3. 术中预防

术中应尽量减少对肝脏的挤压和牵拉，断端切面应作处理，如无水酒精或化疗药物的海绵包埋。近年来尚有微波固化、冷冻等。肉眼可见的血管内癌栓宜少量清除。门静脉或肝动脉置入灌注装置也可选择。

4. 术后综合治疗

术后化疗、中药治疗、免疫治疗、药物灌注，均可增加存活率，减少或延缓复发。近年来有关肝癌术后介入化疗栓塞的报道甚多，学者公认此法能延长无瘤生存期，对肝功能良好者具有明显疗效。另外，尚有报道称口服 5–FU，辅以保护药物，如四氢叶酸钙等，显示一定的抗复发作用。

5. 肝癌复发转移的预测

易复发的因素依次为多发瘤、切面较大、血管分支癌栓、腹水等。

综上所述，近 20 年来肝癌的手术治疗有了长足发展，早期肝癌术后 5 年生存率可达 79%，癌肿在 3cm 以内者可达 83.3%。

血管紧张素转换酶抑制剂 // 2001.5.10

血管紧张素转换酶抑制剂临床使用最普遍者当属卡托普利，其主要作用在肾素 – 血管紧张素 – 醛固酮系统，能抑制血管紧张素 I 转化为血管紧张素 II，因而能抑制血管收缩，减少醛固酮分泌，减轻水钠潴留。除卡托普利外，尚有二代产品雷米普利、依那普利、赖诺普利等，它们的剂量均较卡托普利小，为 5 ～ 10mg，每日 3 次。本组药物的主要作用是阻断血管紧张素的生成。血管紧张素 II（Ang II）是强大的血管收缩剂，可减少左室射血分数，促进心脏重构。血管紧张素 II 有受体，在接受相关信息刺激后，才能发挥上述作用，进而血管紧张素 II 受体拮抗剂（ARB）便应运而生。氯沙坦、缬沙坦等均系其代表药物。该类药物不但有血管紧张素转换酶抑制剂（ACEI）的特点，同时对心脏动力学的改善似乎更为突出。

心脏黏液瘤 // 2001.5.12

心脏黏液瘤为心脏良性肿瘤，发病较少。近年来超声心动、

ECT 上市后其诊断始能明确。上海胸科医院于 1955 ～ 1977 年间，共收治 10 例心脏黏液瘤患者，其中仅 4 例为术前确诊。本病的临床表现由瘤体在心脏的位置而定，存在于左心室者较多，可导致二尖瓣关闭不全，形成收缩期吹风样杂音；有时瘤体生长极为迅速，短期引起斑块脱落，导致肺梗死危象；发生于其他部位的瘤体有时可数年无症状，未引起人们的注意。瘤体增长迅速时会释放出某种代谢产物及毒素，可引起患者发热、贫血、血沉加快、蛋白变异、关节疼痛等。本病的诊断主要依靠超声心动、ECT 等检查。因为发病较少，经常误诊。近年来由于声像技术的提高，医疗设施的普及，本病的临床检出率也逐年增长。本病一经确诊宜立即手术。

食盐与健康 // 2001.5.12

食盐（氯化钠）是人体必需的化学物质，一定数量的氯化钠是人体生理活动的基本保证。但是过量摄入则可引起一系列不良反应。健康人群通过生理调节机制，可将多余的氯化钠排出体外，从而达到平衡；对于一些有病机体，过剩的氯化钠可导致病情进展。美国的 Mechelle 医师检索了 1996 ～ 2000 年的医学文献资料，总结得出过量摄入氯化钠可增加血小板的反应性，从而促使其聚集。由此则钠的摄入与高血压、脑卒中、猝死有关。24 小时尿钠中位排出量与病死率、体质质数、饮酒均显著相关。钠的靶器官有心、脑、肾、血管等。高盐饮食可加重心脏、脑、血管、肾等脏器的负担，可使肾细胞肥大，肾组织纤维化增加，肾血流量减少。在临床上，高盐饮食能使血管紧张素转换酶抑制剂的抗尿蛋白作用抵消。脑组织在高盐作用下可出现脑血管的负荷加重，易产生卒中、猝死。综上所述，高盐饮食的最主要靶器官血管乃周身血管也，心、脑、肾的高盐影响均系通过血管起作用。

长期慢跑使人受益　　　　　　// 2001.5.12

丹麦学者对 96 名慢跑男性与 4562 例未做慢跑运动男性之间对比，跟踪访问 20 年，发现坚持慢跑者的寿命普遍高于未坚持慢跑者，统计学处理有非常显著的意义。

系统性红斑狼疮合并下肢血栓性静脉炎
// 2001.5.19

辛巳夏初，荟萃堂门诊来一铁路职工，女，患系统性红斑狼疮 8 年，曾用激素长期治疗，同时服用雷公藤、昆明山海棠、中药复合制剂，病情时好时坏。近年来，其双下肢持续肿胀、疼痛，愈来愈重，乃至活动严重受限，遂求余诊治。余断为红斑狼疮合并下肢静脉血栓，处方：当归、川芎、王不留行、威灵仙、穿山甲、丹参、郁金、赤芍、玄参、夏枯草、茯苓、川乌、草乌，合桂枝芍药知母汤，并加泻火冲剂（半包，每日 2 次），再用古圣 II号、消风除湿胶囊。共服药 14 剂，腿肿全消，患者的关节疼痛、全身乏力、红斑均较前好转。

舌苔的研究　　　　　　// 2001.5.20

通常望诊所指的舌苔由舌面丝状乳头的角化树及分布于其中的脱落细胞组成，亦参合有少许食物残渣及细菌。丝状乳头及其角化树是组成舌苔的基本结构。丝状乳头覆盖舌面的前 2/3，每一个丝状乳头由初状乳头和次状乳头两部分组成。初状乳头形如一顶王冠；次状乳头系由初状长出的数根毛状物。初状乳头上覆盖鳞状上皮，次状乳头上有菌斑，向咽部倾斜。无论初、次状乳头均有柱状轴心支撑，系结缔组织。舌面的不同部位丝状乳头大体相同，唯不同者乃次状乳头的数量大不相同也。上述为上海复旦大学刘耿教授报告。刘教授未能就舌象的病理引申研究，乃缺陷也。余据 40 年的临床经验提出如下论断，确否？待后人在临床实践中评说。

1. 舌质代表正气的盛衰，肥大则瘀血、水肿，前者紫红，后者淡白；老瘦则脱水也，营养不良也；色淡则血虚、气虚；色红则阴虚、热盛也。

2. 舌苔代表邪气的消长，黄为热，可代表西医之发炎、感染，说明丝状乳头、次状乳头、毛状物之间充塞了大量多形核白细胞和炎性脱落细胞。白代表寒，说明充塞细胞以上皮细胞为主，此时胃肠功能紊乱。厚示病进，薄则病退，无苔则阴津亏耗，即脱水及水电解质紊乱也。

甘草汤治疗冠心病   // 2001.5.30

《伤寒论》177 条云："伤寒脉结代，心动悸，炙甘草汤主之。"此方为通阳复脉、滋阴补血之名剂。古人抓住了脉的特点，缓而中止曰结，止有定数曰代，然具此脉者大多心前区闷胀疼痛。目前冠心病的发病日趋增长，成人脉结代者，大多为冠心病。

辛巳春，余接诊两例患者：①齐某，女，54 岁，冠心病，胸闷痛，心悸，气短，心电图示完全性室内传导阻滞。余以处方：

瓜蒌10g，薤白20g，半夏10g，赤芍10g，川芎10g，红花6g，降香10g，丹参30g，三七3g（分冲），桂枝10g，党参10g，阿胶10g（烊化），麦冬20g，生地黄20g，苦参30g，火麻仁10g，生姜6g，大枣4枚，炙甘草20g。服药40剂，诸症平，心电图正常。②王某，女，54岁，冠心病，胸闷，心悸，气短，胸痛彻背，未见心律不齐。余仍予上方，仅3剂而见显效。炙甘草汤治冠心病有效，效在治心前区之痛，此余之经验也。

　　另有一方，治疗冠心病有效，其方组成如下：山楂、生地黄、当归、党参、川楝子、龙眼肉、生龙骨、生牡蛎、石菖蒲、远志、桂枝。此方中的生地黄、党参、桂枝与炙甘草汤同也。另有一方：桂枝、川芎、葛根、丹参、生地黄、紫石英、炙甘草、党参、麦冬、五味子。方中的桂枝、生地黄、党参、炙甘草、麦冬与炙甘草汤亦同也。还有一方：紫石英、生地黄、丹参、党参、麦冬、炙甘草、黄连、川芎、桂枝。方中的生地黄、麦冬、党参、炙甘草与炙甘草汤亦同也。综上所述，前述三方中的共同药味：生地黄20g，麦冬20g，炙甘草20g，党参10g，川芎20g，葛根20g，桂枝10g，丹参30g，苦参30g，组成了治疗冠心病的专剂。口诀：桂枝川葛参（生）石草。

细胞死亡的方式　　　　　　　　　　*// 2001.6.12*

　　通常细胞死亡的方式有坏死和凋亡两种。坏死指细胞的意外死亡；凋亡则是基因的异常表达，从而启动慢性死亡程序，先是内源性核酸酶切断DNA链，出现染色体聚集靠边，核固缩，凋亡小体形成。在细胞凋亡的全过程中，细胞始终完整，因此有人说细胞凋亡是细胞内部向死亡的衍化。细胞死亡则是外界因素引起的细胞破坏、崩解，成分浸润和渗出。

紫参片治疗癫痫 // 2001.6.20

山慈菇 10g，五倍子 10g，千金子 5g，大戟 6g，雄黄 3g，朱砂 3g，麝香 1g，苦参 30g。共研为末，制成片剂，每片 0.3g，日服 3 次，每次 2 片。紫参片治疗癫痫有效率达 75%。上药为紫金锭加苦参而成。紫金锭方出《片玉心书》，为中医急症常用药，可内服亦可外用，主治疔疮疖肿，伴秽恶痰浊、舌秽腻、脉滑数等症；亦可用于急性中毒、菌痢、急性胃痉挛。总之，化脓性疾患、脓毒败血症、疖、痈、蜂窝织炎等属本剂之适应证。方中大戟、千金子性温，有小毒，化瘀消肿，攻下逐水，与五倍子同用，以防峻下太过；雄黄、山慈菇、麝香具消炎抗菌的作用；朱砂安神镇静。上方治化脓性感染，经数百年经验证明有效，说明中医之通腑疗法确有现实价值。雄、山、麝三药除共具抗炎制毒作用外，或软坚，或解毒，或开窍散利，均可大助于疖肿疮痈之消散耳。此方加苦参，余谓其清热解毒之功急剧增加，对紫金锭原有之作用肯定明显加强。然此方定名为紫参片，以治疗癫痫为最主要的功能，说明紫金锭中的雄、麝、慈、五尚有解除脑组织兴奋，强效镇静的效果。有歌曰：五山随大硫，紫朱苦亦香。

核因子 κB（NF-κB）与肾炎的关系 // 2001.6.27

NF-κB 最初发现于 B 淋巴细胞核中，属二聚体蛋白质，对特定的细胞因子和刺激敏感。所谓特定的细胞因子和刺激可致细胞受损及细胞核生物生长停顿，在这种情况下 NF-κB 被激活。

激活了的 NF-κB 可调节与上述因素有关的基因。近年来研究证明，NF-κB 有明显的抗炎、抗过敏、抗凋亡作用，因此 NF-κB 的表达成为最重要炎症转录因子之一。而许多药物也正是通过阻断或抑制 NF-κB 的活性来抑制炎症反应，达到抗炎和免疫抑制作用。细胞凋亡时 NF-κB 同样呈激活状态，这两种作用是互相独立的。

甲状腺癌压迫上肢静脉治验　　　// 2001.7.18

辛巳夏，患者王某，确诊甲状腺癌，并发左上肢浮肿。余以处方：浙贝母 10g，玄参 10g，牡蛎 15g，三棱 6g，莪术 6g，三七 3g，水蛭 10g，白花舌蛇草 15g，半枝莲 6g，黄连 3g，黄芩 10g，黄柏 10g，山栀 10g，姜黄 6g，桂枝 10g，海藻 10g，昆布 10g。水煎服。患者服药 7 剂后，上肢浮肿消失。

耳源性眩晕再说　　　// 2001.7.18

此病的治疗余辄以半钩、厚钩、五山等方为主，若合并耳鸣则加当白桂方，合并呕吐则加旋覆代赭方，但合并高血压者则决不能加当白桂也。考当白桂方乃麻黄、桂枝、细辛、白芷，辛温助阳，用于高血压则头痛益甚也。辛巳夏，余治疗天水市张市长的岳母。问之，曰：血压不高，但有头晕眩，伴耳鸣、恶心。余轻信患者之言，以上方投之。服 6 剂，余友黄庆成来电云：患者服药后头晕痛加剧。余闻之乃顿悟该患者有高血压及动脉硬化的存在，问之果真如此。凡有高血压兼眩晕者则宜变冠 I 合半钩、厚钩，加汉三七 3g 水蛭。此方专治脑椎底动脉硬化导致的耳源性眩晕也。

再论急性心肌梗死的 TH+ABC 　　// 2001.8.30

急性心肌梗死（AMI）的发病较多，死亡率极高。近年来采用 PTCA（经皮腔内冠状动脉成形术）和 CABG（冠状动脉搭桥术），可使部分患者症状缓解，但在急性期必须进行合理抢救，为手术创造条件。合理抢救的纲领是 TH+ABC。T 是指溶栓疗法。我国当前常用的静脉溶栓药主要是链激酶、尿激酶、组织型纤溶酶原激活物（t-PA）。H 是指肝素或低分子肝素。该药对预防血栓再形成可起到重要作用。A 是指阿司匹林，目的是抑制环氧合酶（COX），从而抑制血栓的形成。小剂量阿司匹林（40～80mg）需要数日才能达到抗血小板凝聚的效应。因此在 AMI 时应嚼碎服药，利用口腔黏膜吸收，这样可加快阿司匹林的吸收速度，使之迅速达到效应。心梗早期用阿司匹林可显著降低心梗死亡率，降低幅度可达 25%～50%。B 是指 β 受体阻滞剂，其可限制梗死范围，降低心率和血压，降低心肌耗氧量，减少疼痛。C 是指血管紧张素转化酶抑制剂（ACEI）。此药的典型代表为卡托普利，可纠正潜在性心衰，降低心梗死亡率。

最后，应着重谈谈溶栓疗法的适应证及相关问题。适应证：ST 段抬高，且用硝酸甘油后未见缓解者；有持续性胸痛，$V_1 \sim V_3$ 导取，ST 段下降的后壁 Q 波型心梗，出现 Q 波意味着已为陈旧性心梗，但若有 ST 段的下降或弓背向上，则说明血栓正在形成，故仍宜溶栓治疗。

肺栓塞再谈

　　肺栓塞（PE）的发病较多，但有大多数病例误诊。下肢静脉血栓是导致本病最常见的原因。80% 的肺栓塞与下肢静脉血栓同时存在。过去诊断本病单纯依赖教科书上所讲的"尖端指向肺门的楔形阴影"。事实上，该表现的临床占有率尚不足 50%，故而有 50% 的肺栓塞通常被误诊。一旦死亡，则归咎于冠脉急性痉挛、闭塞等。深层下肢静脉的血栓可源于风湿性心脏病瓣膜损害，也可源于动脉粥样硬化斑块的脱落。肺组织有双重血液供应，具强大的代偿能力。肺血管 50% 受阻方能导致症状，因此 PE 轻者可无症状，重者则病情凶险。PE 的临床表现通常呼吸困难占 85%，胸痛占 80%，咯血占 40% ～ 50%，晕厥、休克占 20%。其中伴休克者表示有大血管梗死，危险性极大。

　　诊断：①血气分析：氧分压下降，二氧化碳分压正常或下降，但此条并非诊断绝对依据。②心电图：肺性 P 波，右束支传导阻滞，ST 段非特异性变化，V_4、V_5 导联 T 波倒置。③ X 线：取决于栓塞部位和栓子大小，可表现为支气管炎变化，栓塞部位肺纹理减少，透光度增加，两肺纹理不对称，胸腔少量积液。所谓底部与胸腔粘连，尖端指向肺门的楔形阴影少见。也可见右心室扩大，肺动脉圆锥增大。④ CT 增强扫描：是高度敏感的诊断方法。⑤肺动脉造影：是最准确可靠的诊断方法。

　　根据具体情况采用常规治疗方法的同时，抗凝和溶栓是 PE 治疗的关键。抗凝用肝素 5000 ～ 10000U，静脉滴注，首量后每小时 1000U 维持。凝血酶原时间维持在正常值的 2 倍左右。溶栓治疗以尿激酶每千克体重 2 万单位。成人以 100 万单位 2 小时内滴完最满意。

胃痛治疗经验 // 2001.9.11

胃胀胃痛的治法，余向有香砂、泻心、丹参、枳术、芍药甘草、叶氏养胃、大小建中、慎公方、杨流仙胃药等，然对顽固性胃脘痛，时而痛剧，又排除肝胆胰脾诸疾患者尚少效。辛巳冬，余治省人才交流中心李某。其上腹胃脘部持续性疼痛，餐后加重，中西药用遍未效。余以处方：当归、川芎、赤芍、白芍、黄芪、高良姜、乳香、没药、香附、半夏、枳实、砂仁、延胡索、煅瓦楞子、明矾、三棱、莪术、吴茱萸、乌药、蒲黄、党参、白术、茯苓、陈皮、檀香、生龙骨、生牡蛎、海螵蛸。水煎服，每日 1剂。6 剂显效，继服 10 剂，诸症解除。李某专程谢曰："先生乃神医也。"

食管癌治疗经验 // 2001.9.12

王某，男，57 岁，张掖市小河乡东口二社农民，1998 年 11月 20 日胃镜检查示食管胸中段癌，病理活检示鳞癌，服用中药100 余剂，症状完全消失，胃镜、钡餐检查未见异常。方药主要如下：生地黄、山萸肉、山药、丹皮、茯苓、泽泻、陈皮、远志、夏枯草、黄芪、丹参、当归、白芍、乳香、没药、穿山甲、皂角刺、郁金、浙贝母、砂仁、杵头糠、荷叶蒂、鸡内金、生薏苡仁。此方有六味地黄汤、托里消毒丹、启膈散，加鸡内金、生薏苡仁、陈皮、远志、夏枯草等。服药 100 剂，症状全消，胃镜检查肿瘤已不复存在。此例的治愈，实属偶然。患者因经济困难，无法行手术、放、化疗，遂服中药，因有效，故能坚持自服百余剂。

慢性充血性心力衰竭的现代观点　　　// 2001.9.24

心衰为所有心血管疾病的终末期症状。心血管疾病的共同机
理为心排出量的不足。为代偿性提高心排出量，机体动用全身各
系统的代偿机制，包括自主神经系统和 RAAS 系统。长期增加上
述系统的工作，则其神经递质、内分泌系统的激活酶均呈过度分
泌状态，其产生的自由基类可直接毒害心脏和血管内皮细胞，使
心室肥大、心肌肥厚，心功能进一步降低。

自身免疫性肝炎　　　　　　　　　　// 2001.9.28

本病在欧美国家的发病率较高，占慢性肝病的 15%。本病与
病毒性肝炎的临床表现相同，然二者治疗迥异。早在 1950 年就
有人提出"自身免疫性肝病"的概念。近年来才正式定名为"自
身免疫性肝炎"。本病与遗传因素相关，限在易感人群、家族中
发病。本病诊断依据：①高球蛋白血症；②黄疸；③肝脾大；④
肝硬化（可失代偿）；⑤血沉快；⑥肝功的损害程度与其他肝炎
无异。

本病的治疗以肾上腺皮质激素为主，保肝可起到相辅相成
的作用。本病病程长，患者的 5 年生存率低，预后较差。现今诊
断此病有几项抗体检查尚有一定价值，包括 ANA（抗核抗体）、
AMA（抗线粒体抗体）、anti–SMA（抗平滑肌抗体）。上述抗体阳
性，可资诊断。

慢性阻塞性肺疾病的急性加重　　// 2001.10.26

慢性阻塞性肺疾病（COPD）加重的临床表现为咳嗽加重、痰量增加、呼吸困难。严重时则出现心率加快、心衰、呼吸衰竭。引起上述加重的原因，大多数专家认为是上呼吸道感染。这种感染通常包括病毒感染、细菌感染。国外资料表明，约80%的COPD加重的原因是病毒感染，其中主要为流感嗜血杆菌（24%）、呼吸道合胞病毒（6.5%）、鼻病毒（19%）、冠状病毒（14%）、腺病毒（7%）。细菌感染虽然通过血培养少见首发感染，但继发感染是COPD加重的原因。因此，在选择抗生素治疗时，既考虑病毒的首发感染，又考虑细菌的继发感染。

肺结核的诊断要点　　// 2001.10.31

当前诊断此病的三个要点，即X线片、结核菌素试验、痰涂片和痰培养。在上述检查前，但凡出现反复感冒2周以上，伴乏力、咳嗽、咳痰、发热、痰中带血，且曾为结核超敏感人群者，即可考虑本病结核超敏感人群，即结节性红斑、疱疹性结膜炎、角膜炎的患者；另有结核相关病，如糖尿病、胃大部切除术、尘肺、艾滋病、长期使用激素等免疫抑制剂者。根据X线表现可将肺结核分成四型：①原发性肺结核：此型含过去的原发复合征及支气管淋巴结结核。此型的特点是在肺野近胸膜处出现边缘不清的云絮状阴影或斑片状阴影；淋巴管炎伴淋巴结肿大形成一组或多组淋巴结肿大，有时是哑铃形。②血行播散型肺结核：急性、亚急性、慢性同归此型，两肺上野可见点状、雪花状影。③继发性肺结核：此型包括浸润性肺结核、局灶性肺结核、干酪性肺炎、慢性纤维空洞性肺结核等。④结核性胸膜炎。肺结核既往分为浸润进展、溶解播散、吸收好转、硬结钙化四期，现今则以渗出、干酪、空洞病变、增生（附以钙化）四种病变为依据。

结核菌素试验的评价　　　　　　　　// 2001.10.31

既往认为，结核菌素试验阳性可确诊结菌杆菌感染，弱阳性可为假阳性，阴性则可排除结核杆菌感染。但在临床实践中，也有不同情况，如小细胞肺癌患者可出现结核菌素试验阳性或强阳性。恶性淋巴瘤结核菌素试验也呈强阳性。另外，结核性胸膜炎或急性血行播散性肺结核早期结核菌素试验可为阴性。

肺结核的治疗　　　　　　　　　　　// 2001.11.1

肺结核治疗的常用药物有异烟肼、利福平、吡嗪酰胺、乙胺丁醇，疗程通常为 9 ～ 12 个月。肺结核的治疗通常分为强化治疗阶段和巩固治疗阶段。前者为 3 ～ 4 种药物联用 8 周，以期达到杀灭菌群；后者为 2 ～ 3 种药物联用 4 个月达到痊愈目的。

钙通道阻滞剂的展望　　　　　　　　// 2001.11.8

20 世纪 60 年代，Fleckenstein 发现钙通道阻滞剂（CCB）有抗心绞痛作用，这种作用是以阻滞心肌依赖性收缩为基础的。此后随着硝苯地平在临床的广泛应用，人们发现该药的半衰期短，血药浓度不能达到相对稳定水平，因而开始在缓释和控释两个方面下工夫。5年前,"CCB 是否会引起严重并发症",这一问题曾因一小部分病例导致的错误结论,引发一场长达半年之久的辩论。最后经 FDA、WHO 的慎重仲裁,得出了肯定的结论。

CCB 的药理作用:该药与洋地黄类药物的不同在于其负性肌力效应,由此可大大降低心肌的耗氧量,从而达到保护心肌的作用。另一大作用则是和洋地黄作用机制相同的负性心率作用。除此之外,本品最特殊的作用在于逆转心肌肥厚。高血压患者左心室肥厚是对高血压的长期适应结果。细胞内游离的钙离子增加,是促使心肌肥厚的重要因素。而 CCB 抑制钙离子内流,减少心肌肥厚的促进因素,舒张血管,对抗平滑肌增生,减少粥样硬化。5年前,有美国学者提出 CCB 是否可导致冠心病、肿瘤、上消化道出血等危重症加重,一时引起人们的争论。我国有学者共收集了 2394 例(均为高血压患者)以尼群地平作为一线治疗药物的患者,随访 4 年,证明该药能明显降低总死亡率、心血管事件、脑卒中、冠心病等,得出钙通道阻滞剂确能达到降压、防冠、防卒中的目的,且安全,并具远期疗效。上述争论目前已届尾声,CCB 正以不可阻挡之势在全球广泛使用。

常用调脂药物简介　　　　　　　　　　// 2001.11.15

最近常用的他汀类药物有辛伐他汀(舒降之)、氟伐他汀(来适可)、普伐他汀(普拉固)、洛伐他汀(美降之)。上述药物可降低总胆固醇,兼降甘油三酯。其共同副作用 AST、ALT 增高,多形性红斑、大疱型表皮坏死松解症;严重的副作用是肌肉疼痛;极少数人可见横纹肌溶解。

马兜铃属植物的肾毒性　　　　// 2001.11.16

　　1992 年比利时学者首次报告中药防己、木通等含马兜铃酸的
植物可导致间质性肾炎，引起了世界性的关注。我国的研究也证
实了这一作用。中药常用的木通有三种来源：①木通科植物白木
通；②马兜铃科植物关木通；③毛茛科植物小木通。中药常用的
防己有两种来源：①防己科植物汉防己；②马兜铃科植物广防己。
中药马兜铃系马兜铃科多年生植物马兜铃的干燥成熟果实。此物
苦寒降泄，清肺止咳化痰。

细菌感染及抗生素杂谈　　　　// 2001.12.14

　　通常发热患者中细菌感染者只占 20%～30%，这说明多数
发热用抗生素治疗无效，一部分尚可增加不良反应。儿童腹泻
半数以上由轮状病毒引起，说明一半儿童腹泻抗生素治疗无效。
2000 年 3～6 月北京、上海、广州三座城市儿童常见呼吸道感
染药敏试验说明：氨苄西林对流感嗜血杆菌的敏感率在 84% 以
上，其中北京地区的肺炎链球菌感染对青霉素敏感，广州地区不
敏感，说明不同地区对同菌株的感染应用抗生素的敏感度不同。
另外，抗生素的联合使用问题必须注意。如单独使用喹诺酮治疗
泌尿系感染有效率在 90% 以上，但与氯霉素、庆大霉素联合使
用则疗效反而降低。医生应注意新的抗生素知识，否则容易在这
方面出现问题。

韦格纳肉芽肿 // 2001.12.5

韦格纳肉芽肿（WG）有以下特点：①青年起病；②上呼吸道病为先（中耳、鼻甲、咽喉、后鼻道），紧接着95%的患者肺部受累、肾脏受累，继而皮肤肌肉受累，神经系统受累，心脏受累，肝、脾淋巴结肿大，尚可出现雷诺现象。韦格纳肉芽肿的诊断标准：①尿常规：RBC（＋～＋＋＋＋），如为阴性可做尿沉渣检查；② X线胸片：结节、空洞、渗出；③口腔、中耳、鼻咽病变；④活检肉芽肿。肉芽肿与癌细胞特征不易区分。1982年有学者发现抗中性粒细胞胞质抗体（ANCA）与WG有关，因此本病的诊断可以ANCA阳性为参考。本病的治疗以免疫抑制剂为首选，用激素、CTX等有一时之效，中药亦可见效。

急性冠脉综合征（ACS） // 2001.12.14

ACS通常由三部分组成：①不稳定型心绞痛（VA）；② S-T段弓背向上的心梗；③ S-T段不向上的心梗。S-T段向上的心梗，合并Q波的概率为92%～95%；S-T段不向上的心梗合并Q波的概率不高，因此后者与不稳定型心绞痛的鉴别比较困难。ACS的诊断，心肌酶谱及C反应蛋白具有重大意义。前者包括肌酸激酶（CK）、肌酸激酶同工酶（CK-MB）、磷酸激酶、肌钙蛋白等。C反应蛋白（CRP）升高说明炎症存在。心梗时炎症迅速进展为其特征，CRP是高度敏感的非特异性炎症标志物。ACS的最大风险因素之一，即是反应性炎症的迅速扩大。阿司匹林的早期应用正可预防这种炎性反应。当然广谱抗生素的应用是绝对不可少的，因反应性炎症转瞬间可合并大量的细菌感染。

急性心梗的心电图诊断　　　　　　// *2001.12.22*

ST 段弓背向上，T 波倒置，出现 Q 波为诊断心梗的三指标。上述三指标若出现于 V_1、V_2、V_3 则提示前间隔梗死；出现于 V_7、V_8、V_9 则提示后壁梗死，出现于 2、aVL、V_5、V_6 则提示侧壁梗死，出现于 Ⅱ、Ⅲ、aVF 下壁梗死，出现于 V_3、V_4 前壁梗死，以此推之则可。

心梗的急救用药　　　　　　　　　// *2001.12.22*

1. 硝酸甘油 5～10μg/min，消心痛 40μg/min。急性期主张 24 小时持续静脉滴注硝酸甘油 1mg，加入 250mL5% 葡萄糖注射液中缓慢滴注，若 2 小时滴完则大体符合 5～10μg/min 的要求。

2. 尿激酶 150 万 U，每天 1 次，加入 100mL5% 葡萄糖静脉滴注，4～5 小时可重复用药，直到通冠为止。其间每 2 小时抽血化验凝血酶原和凝血酶原时间。

3. 肝素 5000U 加入 50～100mL 生理盐水，静脉滴注或静推。通常在静推后，用 1000U/h 维持。

4. 高血压（特高）可用硝普钠 10～30mg 加入 5% 葡萄糖注射液 250mL，静脉滴注，每天 1 次。

5. 口服阿司匹林、普萘洛尔、卡托普利。

心梗时用尿激酶检验诊断项目　　　// 2001.12.23

1.PT 正常为 12 ～ 15 秒，超过或下降 3 秒以上有诊断意义。延长则说明肝病、维生素 K 缺乏、阻塞性黄疸、DIC、口服或应用抗凝药物。缩短则说明高血凝状态、急性心梗、脑血栓、血栓性静脉炎、多发性骨髓瘤、洋地黄中毒、乙醚麻醉后。

2.TT 正常为 12 ～ 15 秒，超过或缩短 3 秒以上有诊断意义。

3.APTT（活化部分凝血活酶原时间）正常为 30 ～ 50 秒，延长 10 秒或缩短 10 秒有临床意义。

4.Fg（纤维蛋白原）测定正常为 2 ～ 4g/L，增高见于糖尿病、急性心梗、脑血管病、动脉粥样硬化、高脂血症、血栓性静脉炎、急性传染病、肝病。减少见于重症肝炎。

5.3P 试验（血浆鱼精蛋白副凝固试验）正常为阴性，如为阳性则说明血液中存在凝血酶，见于 DIC 早、中期。

6.FDP（纤维蛋白降解产物）阳性或增高是体内纤溶亢进的标志，见于原发性纤溶症和继发性纤溶亢进。

糖尿病酮症酸中毒　　　// 2001.12.26

感染、中毒、情绪激动、感冒、发热、劳累等因素可导致血糖升高，酮症出现。所谓酮症乃血中的酮体增加也。血糖过高，机体代谢增强，产生的不全代谢产物（主要为酮体）在三羧酸循环中大量堆积。酮体通常包含丙酮、β - 羟基丁酸、乙酰乙酸等，后二者乃强酸也，故可致酸中毒。因此，酮中毒的实质乃酸中毒也。糖尿病酮症酸中毒的临床表现有烦渴、多饮、尿量增多，继则嗜睡、昏厥、乏力、皮肤弹性减弱、眼窝下陷，严重时可出现深度昏迷、血压下降、脉搏细弱。治疗本病的要点有三：①静脉滴注胰岛素；②补充水盐；③控制感染。

甲酰四氢叶酸钙与辅酶 Q_{10}　　　　// 2001.12.2

甲酰四氢叶酸钙，也叫亚叶酸钙，简称 CF，肿瘤化疗药。当 MTX 过量时，因其具有强烈的叶酸对抗作用，故致叶酸的生成障碍，此时宜用 CF50mg，静脉滴注。辅酶 Q_{10}，具有保护肝脏的作用，亦有保护心脑的作用，因此凡系心、肝、脑的疾患皆可用此药保护。

肝脏的供血特点及肝动脉栓塞的理论基础
// 2001.12.29

肝脏有双重供血，分别为肝动脉和肝门静脉。前者供血 20%，供氧 50%；后者供血 80%，供氧 20%。肝门静脉供氧虽少，但因肝细胞对缺氧有巨大的耐受能力，因此可代偿 95%，故肝动脉完全栓塞时，在生理上似无大碍。肝脏恶性肿瘤的供血，早期为门静脉，晚期为肝动脉。早期压力小，晚期压力大，门静脉反为流出道也。

脑动脉硬化的汗出、心烦　　　　// 2002.1.1

汗出、心烦系脑动脉硬化或全身动脉硬化的主要症状。治疗此症余用下方显效。

仙茅 6g，淫羊藿 6g，巴戟天 10g，知母 10g，黄柏 10g，当归 10g，川芎 6g，赤芍 10g，红花 3g，降香 10g，丹参 20g，生地黄 12g，桃仁 10g，柴胡 10g，枳壳 10g，桔梗 10g，甘草 6g，牛膝 10g，黄芪 30g，黄连 3g，黄芩 10g。水煎服，每日 1 剂。上方乃二仙、冠 II、血府逐瘀汤合方也。

心肌梗死的心电图再说　　　// 2002.1.2

① ST 段明显抬高，弓背向上，反映心肌损伤，发病数小时后出现，通常在 3～10 日内恢复。② Q 波或 QS 波，反映心肌坏死，出现于 12 小时内。一旦出现异常 Q 波，常永久存在，个别患者可在数年或数月后突然消失。

胃脘胀痛的效方　　　// 2002.1.11

香附 6g，高良姜 6g，半夏 6g，枳实 10g，砂仁 3g，木香 6g，丹参 10g，草豆蔻 6g，黄连 3g，黄芩 10g，干姜 6g，党参 10g，厚朴 6g，大黄 3g，白芍 15g，生龙骨、生牡蛎各 15g，海螵蛸 15g。水煎服，每日 1 剂。此方为治疗胃脘胀痛的有效方剂。

头痛的中医治疗　　　// 2002.1.10

1.麻黄 10g，桂枝 10g，杏仁 10g，甘草 6g，川芎 6g，白芷 6g，细辛 3g，羌活、独活各 10g，防风 12g，苍耳子 10g，辛夷 10g，金银花 20g，连翘 20g，枳壳 10g。水煎服，每日 1 剂。（适用于外感、鼻窦炎导致的头痛）

2. 党参 10g，白术 10g，黄芪 20g，当归 10g，茯神 6g，远志 10g，酸枣仁 12g，木香 3g，龙眼肉 10g，山药 10g，川芎 6g，白芷 3g，细辛 3g，羌活、独活各 10g，防风 12g。水煎服，每日 1 剂。（适用于贫血、神经衰弱导致的头痛）

3. 黄连 6g，黄芩 10g，羌活、独活各 10g，防风 12g，川芎 6g，藿香 10g，甘草 6g，白芷 6g，细辛 3g。水煎服，每日 1 剂。（适用于神经性头痛）

4. 当归 10g，黄芩 10g，蔓荆子 10g，菊花 10g，麦冬 10g，甘草 6g，川芎 6g，白芷 6g，细辛 3g，羌活、独活各 10g，防风 12g。水煎服，每日 1 剂。（适用于神经性头痛）

5. 苍术 6g，薄荷 10g，黄芩 10g，荆芥 10g，升麻 3g，粉葛根 20g，赤芍、白芍各 10g，甘草 6g。水煎服，每日 1 剂。（适用于雷头风、过敏性头痛）

6. 当归 10g，川芎 6g，赤芍 10g，生地黄 12g，桃仁 10g，红花 6g，柴胡 10g，枳壳 10g，桔梗 10g，牛膝 10g，白芷 3g，细辛 3g，羌活、独活各 10g，防风 12g。水煎服，每日 1 剂。（适用于脑动脉硬化性头痛）

7. 淫羊藿 6g，仙茅 6g，巴戟天 10g，知母 6g，黄柏 6g，当归 10g，赤芍 10g，川芎 6g，红花 3g，降香 6g，丹参 20g，汉三七 3g（冲），水蛭 10g（冲），半夏 6g，钩藤 30g，车前子 10g，夏枯草 10g，生赭石 15g。水煎服，每日 1 剂。（适用于椎基底动脉供血不足、头晕、梅尼埃病）

8. 党参 10g，吴茱萸 6g，生姜 6g，川芎 6g，白芷 6g，细辛 3g，羌活、独活各 10g，防风 12g，黄芩 10g，半夏 6g，柴胡 10g。水煎服，每日 1 剂。（适用于神经性头痛兼长期感冒）

9. 夏枯草 10g，桑寄生 10g，黄芩 10g，钩藤 30g，马兜铃

10g，川芎 6g，白芷 6g，细辛 3g，羌活、独活各 10g，防风 12g。水煎服，每日 1 剂。（适用于高血压导致的头痛）

10. 怀牛膝 60g，生龙骨、生牡蛎各 15g，生赭石 15g，生白芍 15g，生龟甲 15g，玄参 10g，天冬 15g，川楝子 20g，麦冬 10g，茵陈 20g，甘草 6g。水煎服，每日 1 剂。（适用于高血压，收缩压在 180mmHg 左右，舒张压在 120mmHg 左右，引起的头痛）

瘦肉精中毒   // 2002.1.11

瘦肉精通常是指克伦特罗。属 β_2 受体激动剂。中国市场上瘦肉精的产品有克喘素、氨必妥、氨双氯喘通等。克伦特罗较其他 β_2 受体激动剂在体内消除慢，其半衰期为 25 ～ 39 小时。正因为这样，它既能促进代谢、消除脂肪、增加瘦肉，又有蓄积中毒之弊。一些人为了增加家畜的体重和增加瘦肉，在饲料中添加克隆特罗，而此剂在动物肝脏中大量蓄积，通常可达 4.5mg/kg。如果人服下 100g 这种肝脏，便可发生中毒。中毒的主要症状有心悸、震颤、眩晕、肌痛、恶心、腹胀等。出现中毒症状的患者口服 β 受体阻断剂普萘洛尔（心得安）、美托洛尔（倍他乐克），即可缓解。

两个冠脉扩张药   // 2002.1.11

1. 鲁南欣康为单硝酸异山梨酯，口服 20 ～ 40mg，日 2 ～ 3 次，扩冠作用较强，较之硝酸甘油作用持续时间长，为中效扩冠药。

2. 伲福达为硝苯地平缓释片，每次口服 20mg，较之硝苯地平持续时间长，通常每日 1 次即可。

肝移植

美国匹兹堡大学首例肝移植手术距今已 40 余年。最新统计资料显示，肝移植患者术后 1 年生存率 87%，3 年生存率 77%，10 年生存率 60%。美国近年来肝移植患者每年保持在 5000 例左右，但肝体供应显著不足。新的免疫制剂环孢素在肝移植手术中克服排斥方面具有非常好的疗效。

清骨散的临床应用

清骨散方：秦艽 10g，鳖甲 15g，地骨皮 10g，银柴胡 10g，胡黄连 6g，青蒿 10g，知母 10g，甘草 6g。口诀：秦艽鳖甲地骨皮，银胡胡连青蒿知。此方专治骨蒸潮热、阴虚内热之证，通常为热病后期，热盛伤阴证。西医学认为此症乃热病后自主神经功能紊乱。更年期妇女及动脉硬化者皆具此症。

耳鸣治验一例

省交通厅翟某患耳鸣 20 余天，百药无效。查该患者血压不高，脉弦硬，有动脉硬化早期征象。余以下方 10 剂治疗，耳鸣全消。

仙茅 10g，淫羊藿 10g，巴戟天 10g，知母 10g，黄柏 10g，赤芍 10g，川芎 10g，红花 6g，降香 10g，丹参 20g，白芷 6g，桂枝 10g，木通 6g，胆南星 6g，麻黄 10g，细辛 3g，蒲黄 6g，汉

三七 3g（分冲）。

眶上母斑的治验 // 2002.3.8

壬午新春，余治一妇人，其眶上母斑甚著，伴月经不调、附件炎。余以下方投之：当归、赤芍、川芎、生地黄、桃仁、红花、柴胡、枳实、桔梗、牛膝、山茱萸、山药、丹皮、茯苓、泽泻、肉苁蓉、蒲公英、益母草、菟丝子、女贞子、墨旱莲、山栀、白术。10 剂服完，母斑全消。此方乃王清任血府逐瘀汤加味也。

椎基底动脉供血不足头晕又一方 // 2003.3.12

壬午年初，一妇人患动脉硬化之眩晕，凡 3 个月，眩晕、耳鸣、头痛，血压 140/90mmHg。方投：仙茅 10g，淫羊藿 10g，巴戟天 10g，知母 6g，黄柏 6g，当归 10g，桑叶 10g，菊花 15g，丹皮 10g，山栀 10g，生地黄 10g，枸杞子 10g，白术 10g，泽泻 30g，天麻 10g，钩藤 30g，白蒺藜 30g，石决明 20g。水煎服，7剂，显效。曾忆 6 年前余治白银公司蔡某曾用此方，其方中加冠心 II 号方、水蛭 10g（分冲）、汉三七 3g（分冲），亦可加川芎调茶散。

当今肾病的研究焦点 // 2003.3.13

毋庸置疑，肾脏病的基因研究仍是当前的热点。人群系一多态性群体，不同群体和个体具有不同的生物活性，在对疾病的易感性、抵抗力等方面均有明显的不同。这种不同是以不同的遗传基因为基础的。肾病基因的实质是 DNA 序列的变异，而在这些变异中，最常见的是单核苷酸多态性（SNP）。以此出发，对肾小球性肾病的研究可望取得进展。

他汀类药物的非降脂作用 　　　　　　　　// 2002.3.28

冠心病时粥样斑块的形成和破裂是其病情发展的重要因素，但在此之前血管上皮的平滑肌细胞，早具合成纤维帽的功能，此功能系内皮功能失调的表现。一项研究表明，他汀类药物对兔离体主动脉条及培养的内皮细胞具直接效应，可诱导出强大的血管扩张效应，同时对炎症过程亦有明显的抑制作用。上述作用是通过对平滑肌细胞（SMC）的调节来完成的。还有研究证实，他汀类药物可降低粥样硬化斑块中巨细胞及 SMC（平滑肌细胞）的数量。最近研究发现，24 例颈动脉硬化引起脑供血不足的患者经 3个月他汀类药物治疗后症状明显减轻，未做他汀类药物治疗者则症状持续加重。综上所述，他汀类药物除降脂外，尚有明显的抑块作用。此作用与他汀类药对血管壁 SME 的超前作用有关。

幽门螺杆菌的研究进展 　　　　　　　　// 2002.3.29

1. 慢性萎缩性胃炎、胃及十二指肠溃疡、慢性浅表性胃炎、反流性胃炎、胃淋巴瘤、唾液腺肿瘤、肝性脑病，与 Hp 感染呈正相关。

2. 近年来，一些动物实验表明，上消化道与 Hp 相关的炎症可能通过一种非肾上腺素能、非胆碱能感觉神经通路引起慢性支气管炎的发生，而非以往所谓的直接感染。

3.原发免疫性血小板减少症，此病经查与 Hp 感染有明确的关系。缺铁性贫血与 Hp 感染亦有明显的关系。

4.原发性头痛、雷诺现象、贫血性心脏病均与 Hp 感染有关。

5.亚急性甲状腺炎、桥本甲状腺炎均与 Hp 感染有关。

6.除此之外，慢性荨麻疹、斑秃、银屑病等均与 Hp 感染有明显的关系。糖尿病及儿童生长发育迟缓，亦与 Hp 的感染有明显的关系。

上述疾病与 Hp 的感染有明显的关系，因此证实了脾为气血生化之源、脾为后天之本、病从口入、六气皆为火化之说。

总之，20 世纪后半期 Hp 的发现具有划时代的意义，对许多疾病的发生和病理提出了新的概念。

经皮冠状动脉腔内成形术（PTCA）、冠脉搭桥术（CABG）后再狭窄的现状 // 2002.4.8

PTCA 后 1 年内再狭窄率达 35% ～ 50%；CABG 后 1 年内再狭窄率达 10%，2 年内再狭窄率为 20%。

再狭窄的机制：①血管平滑肌细胞的代偿性增加。②术中血管内皮的损伤导致血小板聚集，凝血机制的参与促进血栓形成。③血管重构。

再狭窄的防治：①术中尽量减少血管的损伤。②通过基因实验研究防止狭窄的形成。其实质是将抑制血管层增生的基因导入受体。③血管内照射：采用 β 、γ 射线照射。④光动力照射：采用激光或紫外线照射。⑤术前支架药物涂布。

除上述五法外，若有狭窄则可再次行介入手术。这种手术通常有：①狭窄吻合口取栓修正术。②人造血管旁路术。③静脉动脉化：方法是将畅通的动脉与腘静脉进行吻合。④转基因疗法：此法又叫自体旁路术或血管再生术。其实质是将基因导入阻塞血管近端，以促进远端血管的再生。⑤溶栓术。

急性肾功能衰竭　　　　　　　　　// 2002.4.10

肾前性因素：创伤、感染、休克、大失血、中毒等。肾性因素：肾肿瘤、肾炎、肾结石、肾结核。肾后性因素：前列腺、肿瘤等。典型病程为少尿期、多尿期、恢复期。所谓少尿期的尿量 <400mL/24h；多尿期尿量 >1500mL/24h。临床表现为恶心、呕吐、纳呆、腹胀、便溏，继则头痛、头昏、烦躁、昏迷；可见贫血、三系细胞减少；亦可见全身各脏器的感染。少尿期可见高钾、高镁、高磷、低钠、低钙；多尿期可见低氯、低磷、低钾、低钠。但不论少尿期或多尿期，尿素氮、肌酐均见上升，二氧化碳结合力下降说明伴酸中毒。尿比重对诊断恒有价值，尿比重 <0.012 可肯定诊断。尿中含钠量增高 >30mmol/L，尿中的尿素氮和肌酐含量降低。

甲亢治验　　　　　　　　　　　// 2002.4.20

壬午新春，某女患甲亢 2 年余，汗出，心悸，寐差。余以天冬、生地黄、玄参、黄芪、柴胡、女贞子、石决明、香附治疗。6 剂显效，再服 10 剂则诸症全消。方诀：胡女增液黄石香。

几种常用新药的选择 // 2002.5.23

1. 西比灵（氟桂利嗪胶囊），钙通道阻滞剂，偏头痛的专用药，对耳源性眩晕亦有效。服法：5 ～ 10mg，每晚 1 次。副作用：老年人可引发一过性震颤、强直、躁动、口颌动作失灵等；部分患者可引发一过性瞌睡、食量大增、体重增加等。

2. 舒血宁，为总黄酮醇苷和银杏内酯的复合制剂，降低氧耗，增加冠脉流量，减轻心肌缺血性损伤及脑梗死范围。适用于高血压、动脉硬化、冠心病。

3. 洛汀新（贝那普利），为血管紧张素转换酶抑制剂，与卡托普利作用同，适用于各期高血压及充血性心力衰竭。本品因首剂后有血压急剧下降的危险，故首剂通常用 5 ～ 10mg，每日 1 次为宜，可根据病情逐渐增加剂量。心衰病情重者可以 2.5mg 为起点。本品的副作用轻微：头痛（10%）、咳嗽（5.4%）、头晕（4.2%）、疲劳（3.6%）、肌肉痛（2.6%）、恶心（2.5%）、鼻炎（2.4%）、腹泻（2.0%），咽痛、背痛、腹痛有时亦可产生。

吡嗪酰胺片 // 2002.5.23

抗结核药，与链霉素、异烟肼、利福平、乙胺丁醇共称为抗结核五联药。本药口服 0.25 ～ 0.5g，每日 3 次。副作用有糖尿病、痛风。肝功破坏者慎用。儿童不宜服用。

不稳定型心绞痛（UAP）与急性心肌梗死（AMI）

// 2002.5.23

UAP 与 AMI 合称急性冠脉综合征，前者的平均发病年龄较后者为轻，但冠脉病变较后者为重。究其原因，可能为 UAP 的 HDL–C 降低明显，TG 增高明显，TC/HDL–C、TG/HDL–C 明显高于 AMI 之故。上述 UAP 的冠脉病变相对较重，但急性心肌梗死的发生较少，可能与此型患者长期缺血已经形成了较丰富的侧支循环相关。基于上述原因，治疗上 UAP 采用冠状动脉旁路移植术；AMI 则宜采用 PTCA。

他汀类药物的副作用：横纹肌病变

// 2002.5.23

他汀类药物包括辛伐他汀（舒降之）、氟伐他汀（来适可）、洛伐他汀（美降之）、普伐他汀（普拉因）、西利伐他汀（拜斯亭）、阿托伐他汀（立普妥）。自从本类药物问世以来，因其降脂效显著而风靡于世，然问题在于此类可导致肌痛、肌炎、横纹肌溶解。后者常因病情加重导致肾功能紊乱、衰竭甚至引起死亡。在美国曾发生拜斯亭致死事件。FDA 宣布拜耳公司赔偿损失，责令西利伐他汀停用，撤出市场。另外，此药物与吉非贝齐联合使用时上述事件发生较单独使用明显增高，因而《药典》明令此药物不宜与贝特类药物合用。所谓贝特类药物最具代表者为吉非贝齐，系一种有效的降脂药。

松果体 // 2002.6.5

松果体为近 20 年新发现的人体解剖结构，为一直径约 0.8cm
的圆形实质性器官，重量为 0.2g 左右，位于大脑两半球之间的间
脑后顶背侧。低等脊椎动物的松果体系一感觉器官。人体的松果
体则无此功能。近年来研究证实，松果体为一内分泌器官，其分
泌的主要激素为褪黑素。褪黑素的作用有下列两方面：①使大脑
神经递质下降。所谓大脑神经递质乃指 5- 羟色胺、去甲肾上腺素
之类。此类物质的下降可引起镇静、催眠。②抑制垂体、甲状腺、
肾上腺、前列腺、精囊腺的发育。基于上述功能，近人将松果体
中的褪黑素提取剂称为脑白金。脑白金的安眠作用由上可知；脑
白金不能用于未成年人亦由上可知也。

恶性组织细胞增生症 // 2002.7.8

此病简称恶组，乃是恶性组织细胞浸润于肝、脾、肾、骨髓、
淋巴结的恶性疾患。其他脏器如心、心包、肺、胸膜、胃肠道、
胰腺、胆囊等均可累及。本病大多发生于青少年，男性多于女性，
常见症状：①发热，肝、肾损害，肝肿大，黄疸。②三系细胞减
少，其中以白细胞减少最为明显。血涂片或骨髓涂片中可见大量
组织细胞。本病：化疗采用 COP、COPP 方案均可。南昌市白血
病协作组的杀癌 7 号：生薏苡仁 30g，黄药子 10g，龙葵子 30g，
汉三七 3g，乌梅 4 枚，白花蛇舌草 5g。水煎服，每日 1 剂。该方
使 7 例恶组患者完全缓解，并在全国广泛使用。若恶组出现发热
不退，可上方加知母、生石膏、鸭跖草；若有出血，加血见愁、

仙鹤草、炭类。

胸部 CT 阅读要点

// *2002.7.10*

1. 肺尖层面（第二胸椎）：气管、血管、椎体两侧的颈总动脉，锁骨下动脉，锁骨下静脉排为三角形。

2. 弓上层面（第三胸椎）：气管、食管、椎体右侧的头臂静脉丛、头臂动脉、头静脉，占据了右前的大片位置。左侧仍为左颈总动脉、左锁骨动脉。

3. 主动脉弓层面（第四胸椎）：气管、食管、椎体、胸骨后有脂肪组织。右上前方弯棒形为主动脉弓，左上为上腔静脉，椎体之前两旁的小血管为肋间静脉。

4. 弓下层面（第六胸椎）：气管、食管、椎体，前为巨大的升主动脉，后为较大的降主动脉，右前方为上腔静脉，椎体旁为肋间静脉。

5. 气管分支层面气管分为两个（黑洞），即后食管、椎体。除前述升主动脉、降主动脉外，胸骨后有前纵隔腺，尚可在气管前看到左侧肺动脉，腔静脉后看到奇静脉，椎体看到肋间静脉。

6. 肺动脉层面（第七胸椎）：除前述的升、降主动脉外，在其之间可看到肺动脉的左、右分支，椎体的左侧可见肋间静脉。

7. 心脏层面（第八胸椎）：此层面的特点为椎体前以主动脉根部为中心，由正右侧的右心房起，顺时针方向依次为右心房→右心室→左心室→左心房。在右心室前右为右冠状动脉，前左为左冠状动脉。

DNA 嵌入剂再谈   // 2002.8.1

所谓 DNA 嵌入剂即介入 DNA 中，使其正常的结构破坏的药物。此类药物的最常用者如多柔比星（阿霉素）、表柔比星（表阿霉素）。近年来，日本学者梅泽滨夫教授合成了新一代比星类药——吡柔比星，较之前代产品其作用更趋广泛，副作用则相对较少。用法：吡柔比星 40mg 溶于 5% 葡萄糖注射液中，每 4 周 1 次。该类药物的共同特点是色红紫，最大副作用是影响心脏。

沙苑子、莲子心、覆盆子   // 2002.8.6

此三药均属固肾涩精药。沙苑子为豆科植物扁茎黄芪的成熟种子，无毒，用量 10 ～ 25g，除固肾涩精外，尚能固脬止遗。莲子心为睡莲科植物莲的成熟种子中的干燥幼叶及胚根，除固肾涩精外，尚能清心安神，用量 6 ～ 10g。覆盆子为蔷薇科植物覆盆子的果实，色红，味甘酸，食之味美，除固肾涩精外，尚能固脬缩尿。上述三药均无毒。然辛午仲夏，一连两例遗精肾虚的患者服沙苑子等三药见呕吐、头痛、头晕，其中一例不得不入院输液，何也？余曾责令荟萃堂经理范俊玲着人自服试验，确有类似反应。沙苑子是否为假药？莲子心、覆盆子因能食用，是否有虫蛀？

冠心病的中药治疗   // 2002.8.15

目前治疗冠心病的药物繁多，钙通道阻滞剂、β 受体阻滞剂、血管紧张素转换酶抑制剂、血管紧张素 Ⅱ 受体拮抗剂、硝酸甘油制剂、洋地黄制剂、利尿剂等均可在一定程度上发挥作用。中医药对本病具有可靠疗效。瓜蒌薤白半夏汤、冠Ⅱ、汉三七、水蛭为应急的基础方，通常在此方中加入生山楂 20g，生地黄 12g，当归 10g，党参 10g，生龙骨、牡蛎各 15g，石菖蒲 6g，远志 6g，川楝子 20g，龙眼肉 10g。如出现心律不齐者，可予炙甘草汤胃肠虚弱的患者，宜加木香、草豆蔻；气短患者，宜加五味子。部分患者下肢浮肿，说明有不同程度的心衰，西药可予地高辛，中药可予古圣Ⅱ号。注意慢性肺淤血，经常容易感染，可给予一定量的抗生素。

唐氏综合征　　　　　　　　　　　　*// 2002.8.28*

正常人染色体居于细胞核中，共 23 对，其中有一对为性染色体。染色体是遗传基因的主要基础。精子提供 23 个染色体，卵子亦提供 23 个染色体。受精卵则吸收此二者，使其染色体数达到常人的 46 个，23 对。唐氏综合征是指生殖细胞在减数分裂时，或受精卵在有丝分裂时，21 号染色体未分离，致使胚胎体细胞内存在一条额外的 21 号染色体的先天性智力发育障碍的染色体病。本病以生长缓慢、脸形异常、智力发育迟缓、认知功能障碍为特征。

非甾体抗炎药　　　　　　　　　　　*// 2002.8.28*

非甾体抗炎药（NSAID）的作用是抑制炎症细胞的花生四烯酸的代谢物环氧化酶（COX），从而抑制前列腺素和血栓素合成。COX 可分为 COX-1 和 COX-2，前者的作用在肌肉、关节；后者的作用在胃肠。一、二代 NSAID 对 COX-1、COX-2 均有明显的抑制作用，因而在肌肉、关节部位的前列腺素受到抑制，炎症消退，疼痛缓解；同时胃肠道的前列腺素亦受到抑制而导致胃肠道病变。三代产品的主要作用对 COX-1 的抑制大于 COX-2，故对胃肠道的刺激较前少。

急性淋巴细胞白血病 　　// 2002.9.1

壬午仲夏，江西省李某专程来兰，持一方，谓服此方 400 余剂，另外服用余研制的青蔻胶囊，其所患的急性淋巴细胞白血病已基本痊愈。此患者 21 岁，男，8 年前由江西省考入兰州大学，入校后突发白血病，在兰医一院血液科住院诊断为急性淋巴细胞白血病，经数次化疗未见明显疗效。后经人介绍曾在我处诊治，经服余开出的中药，病情好转，最近于江西医院血液科做骨髓穿刺示原淋 1.5%，仍然属完全缓解。余视其所持方乃余之兰州方。方药组成前已述及。青蔻胶囊组成：青黛、草豆蔻、马钱子、蟾酥。前述之方曾对多例白血病有效，但未曾如此例之显效者。彼云："去年原粒细胞曾升至 3%，连服青蔻胶囊，1 个月后复查降至 1.5%。"

盆腔静脉淤血综合征 　　// 2002.9.5

此征系育龄妇女因盆腔静脉淤血引起，以腹痛、性交痛、痛经、白带增多、自主神经功能紊乱为主要临床表现盖妇女盆腔的静脉虽与动脉伴行，但因其间具有大量的吻合支、侧支连接，形成庞大的盆腔静脉丛，血由动脉进入静脉时血流变慢，容易形成淤血。这种情况本身或多或少存在着淤血状态。妇女工作的体位、子宫体位、妊娠因素、内分泌因素、输卵管结扎等可增加淤血的程度。本病的诊断相对困难一些，但超声可见子宫、卵巢增大，子宫内膜增厚；彩超则可见静脉曲张。本病最可靠的诊断系盆腔静脉造影术和卵巢静脉造影术。妇科检查的触诊痛是本病的特点，也是认定本病的客观指标。西医目前尚无理想的治疗手段，严重病例可行手术治疗。中医中药对此病的治法丰富多彩，如桂枝茯苓丸、当归芍药散、桃红四物汤、少腹逐瘀汤、大黄䗪虫丸、血府逐瘀汤均系此病的效方，临证可权变之。

最近常用的抗生素　　　　　　　　// 2002.9.8

1. 典沙（甲磺酸培氟沙星葡萄糖注射液），每次 0.4g，加入 5% 葡萄糖溶液中缓慢静脉滴注，1～2 次 / 日，避光。副作用：胃肠道反应、光敏反应、皮疹、癫痫、精神异常。

2. 克林霉素 0.3g，肌内注射或静脉滴注，加入 0.9% 氯化钠溶液 250mL 中，每日 2 次。副作用：胃肠道反应、静脉炎、过敏反应等。适用于革兰阳性球菌、厌氧菌。

3. 头孢拉定 2g，每日 2 次，肌内注射或静脉滴注。肾功能不全者可用，但剂量宜减。严重者可引起癫痫。

4. 新福欣（头孢呋辛），β 内酰胺酶抑制剂，肌内注射 0.25g，静脉注射 0.25～0.75g，静脉滴注 1.5g，加入 0.9% 氯化钠溶液 100mL，每日 1～3 次。

5. 欣安林（注射用氨苄西钠加舒巴坦钠）0.75g，肌内注射，每日 2～3 次。

6. 明可欣（注射用头孢呋辛钠），每日 1.5～3g，1 次 / 日，加入 0.9% 氯化钠溶液 100mL。副作用：同时接受强利尿剂时宜慎重应用，偶可致肾功能衰竭。

7. 利复星（甲磺酸左氧氟沙星注射液），每次 0.5g，静脉滴注，每日 1 次，缓慢滴注。本药不宜与茶碱同时使用；不宜与钙离子同时使用。

8. 邦来立欣（氟罗沙星甘露醇注射液），每次 0.2 ～ 0.4g，每日 1 ～ 2 次，加入 5% 葡萄糖注射液 250 ～ 500mL 中静脉滴注，滴注时间为每 100mL 至少 60 分钟。

9. 奈替米星，肌内注射或静脉滴注，成人每日 3 ～ 4mg/kg。副作用：耳毒性、肾毒性。

10. 万古霉素，适用于耐药菌感染、假膜性结肠炎，每日 1 ～ 2g，分 2 ～ 4 次，静脉滴注。副作用：肾毒性。

大剂量顺铂加硫代硫酸钠治疗胸腔积液

// 2002.9.18

顺铂（DDP）100mg，加入 0.9% 氯化钠溶液 40mL，注入患侧胸腔，1 次 / 日。硫代硫酸钠（STS）12g，加入 5% 葡萄糖溶液静脉滴注，每周 1 次，4 次为一疗程。两药联合可治疗恶性胸腔积液。

乙肝病毒（HBV）的变异

// 2002.9.24

在乙肝治疗过程中存在着两种意外情况：①前 C 区变异：三系统呈现小三阳，即 HBeAg（－），但 HBV–DNA 定量示明显复制，说明此个体的 HBV 系前 C 区变异株。治疗上宜延长治疗疗程。② YMDD 变异株：正规治疗半年以上，ALT 仍持续不降，应排除各种原因，则可认为此个体系 YMDD 变异。上述两种情况的预后不良，宜延长治疗时间。

隐匿型冠心病的治疗 　　　　　　　　　// 2002.10.25

壬午秋，多人冠心病早期均现心尖部不定时疼痛，余以下方治疗，见明显疗效。

处方：瓜蒌 10g，薤白 10g，半夏 6g，赤芍 10g，川芎 6g，红花 6g，降香 10g，丹参 10g，汉三七 10g，木香 10g，草豆蔻 10g，香附 6g，山栀 10g，苍术 6g，神曲 10g，生龙骨、牡蛎各 15g，海螵蛸 15g。

此方心胃兼治。冠心病早期心胃难分，胃部的不舒可影响心，心部的不舒可影响胃。牟某的夫人蒋某，来兰探亲，在宾馆住 1 周余，多方请客应酬，胃病发作数日后骤然发作心病，胸闷气短，心率 160 次 / 分。老友牟某在电话中谈及病情，余谓此乃胃病及心也，先服吗丁啉 10mg，雷尼替丁 0.15g。患者胃痛减，心率减至 100 次 / 分，胸闷、胸痛、气短均减轻。余次日往诊，患者诸症皆好转，脉数，律齐，唯夜寐不佳。余拟归脾汤善后。

结节病概况 　　　　　　　　　　　　// 2002.11.13

结节病为全身各脏器均可罹患的系统性疾患，且以肺部罹患者最为常见。我国于 1958 年报告首例结节病，后各地均有病例报告。1982 年，我国结节病治疗协作组成立。此病的病因尚未明确，有人认为可能与结核杆菌或螺旋体的感染有关。致病菌侵犯的脏器有肺、肝、眼、脾、皮肤、淋巴结，首先侵犯肺者约占 80%，主要症状为高热、血沉加快、γ 球蛋白增加、肺部出现结节病灶、抗核抗体阳性，临床治疗以激素为主。

乙肝产妇的三阻断 // 2002.11.28

乙肝"小三阳"的产妇，对胎儿基本无传染性，其所产婴儿 95% 的概率为健康胎儿，通常无须三阻断。乙肝"大三阳"的产妇则必须施行三阻断，因其通常可致 97% ～ 99% 的婴儿 HBsAb 转阳。所谓三阻断方法如下：①孕妇在 28 周、32 周、36 周时分别肌内注射高效乙肝免疫球蛋白 200 ～ 400U；②胎儿出生后在 24 小时和 15 天时分别注射高效乙肝免疫球蛋白 200U；③胎儿出生后 1 个月、3 个月、半年分别肌内注射乙肝灭活疫苗 1 支。前 2 项阻断乃被动免疫；后 1 项阻断为主动免疫。三阻断可使婴儿的表面抗体阴性率达 99%。

吸烟引发结肠息肉 // 2002.11.29

《中国医学论坛报》（2002 年第 42 期）刊载：美国 Stony Brook 大学 Attam 对 1566 例接受结肠镜普查患者的病例资料进行分析，结果显示，吸烟者结肠息肉发病率高出不吸烟者近 1 倍。"肺与大肠相表里"的中医传统理论亦是对此的有力印证。

联想：肝木克土：①肝炎之厌食、腹胀；②胆汁反流性胃炎；③舒肝则可治胃，均说明中医学的传统理论是来源于实践的科学真理。

糖尿病患者合并胃轻瘫　　　　　// 2002.11.29

糖尿病患者由于血糖及酮体的长期刺激，胃肠自主神经功能紊乱，胃肠蠕动明显减缓，胃排空功能受阻，临床称此为胃轻瘫。此时糖尿病患者一反多饮、多食、多尿的表现，最先出现的症状为恶心、呕吐、脘腹胀满。近年来有研究提出，在幽门注射肉毒杆菌毒素可治疗此症，其机理可能是肉毒杆菌毒素可抑制幽门部乙酰胆碱的释放，因而使幽门松弛，增强胃的排空。

几种化学成分的简写　　　　　　// 2002.12.21

SOD：过氧化物歧化酶（清除体内氧自由基）。

GSH-Px：谷胱甘肽过氧化物酶（清除体内氧自由基）。

MDA：丙二醇（氧自由基代谢产生的产物）。

胆汁反流性胃炎　　　　　　　　// 2002.12.26

胆汁反流性胃炎，临床颇为常见，症见恶心、胸脘满胀、两胁攻撑，常规胃药治疗无显效。余近年来治疗此病，用下方常获显效。

处方：柴胡 10g，枳实 10g，白芍 10g，甘草 6g，川芎 6g，香附 6g，丹参 10g，木香 10g，草豆蔻 10g，大黄 6g，黄连 3g，半夏 6g，瓜蒌 10g，旋覆花 10g，生赭石 20g，生龙骨、牡蛎各 15g，海螵蛸 15g，干姜 6g。水煎服，每日 1 剂。

纳洛酮 // 2002.12.31

此药为最新急救药，作用与尼可刹米、洛贝林、回苏林类似，乃呼吸和循环中枢兴奋剂。其作用机理为抑制阿片受体，迅速穿透血脑屏障，较前述急救药作用快而明显。用法：0.4 ～ 4mg 静脉滴注，壶入，半小时重复 1 次；亦可用 4mg 加入 500mL5% 葡萄糖溶液中，静脉滴注。

糖尿病的再认识 // 2003.1.10

1 型糖尿病是胰岛素缺乏；2 型糖尿病是胰岛素抵抗。前者系胰岛 B 细胞分泌功能降低；后者系机体对胰岛素的敏感性降低，而胰岛素在血中的浓度与常人无异或高于常人。确定糖尿病诊断以血糖（空腹、餐后）及尿糖检测为准则。餐后血糖的检测包含餐后 0.5 小时、1 小时、2 小时、3 小时血糖值，称为糖耐量试验。常人餐后 3 小时血糖值可恢复至正常。正常人空腹血糖为 3.5 ～ 5.9mmol/L；餐后血糖最高值应在 9.1mmol/L 以下。胰岛素定量和 C 肽定量是确定 1、2 型糖尿病的检测指标。前者的定量值低为 1 型糖尿病；高或正常则为 2 型糖尿病。胰岛素的定量，空腹、餐后自有升降定值，可供参考。C 肽为胰岛素的释放前产物，当 B 细胞释放胰岛素时胰岛素原则释放出 C 肽，使胰岛素原变成胰岛素，C 肽则游离于血中，因此 C 肽的定量可代表血中胰岛素的量变。应用胰岛素治疗的糖尿病患者，C 肽的定量似较胰岛素的定量更确切。另外，糖化血红蛋白、果糖胺的测定可说明糖尿病患者的血糖控制动态。前者的正常值在 7% 以下；后者的正常值在 3mmol/L 以下。前者的升高说明 1 日前血糖控制状态；后者的升高说明半日前的血糖控制状态。

干扰素（IFN）   *// 2003.1.6*

干扰素又称为人细胞干扰素，来源于白细胞者为 α – 干扰素，来源于成纤维细胞者为 β – 干扰素，来源于淋巴细胞者为 γ – 干扰素。α、β 两种干扰素作用相同，通过共同的受体达到抗癌作用。干扰素对急、慢性白血病、急性淋巴瘤、多发性骨髓瘤、卵巢癌、胰腺癌有效，与氮烯咪胺合用治疗黑色素瘤疗效极佳。本品可做脊髓腔内注射或胸、腹腔内注射。干扰素使用剂量超过 4.4 万 U/（kg·d）可导致高热，有骨髓抑制、心肌损害、重症高血压、脑血管病患者禁用；有时可见一过性肝损害、脱发、皮疹、黄疸等不良反应。

转移因子（TF）   *// 2003.1.18*

转移因子，系常人白细胞中提炼出来的小分子多肽，属 T 淋巴细胞的一种，具有强大的生物活性，可促进人体免疫功能，增强机体免疫力。本品因仅系小分子多肽，故无抗原作用，每周肌内注射 2 次，每次 1U。

结节病   *// 2003.1.27*

结节病属自身免疫性疾患，多脏器受累，常侵犯肺、双侧肺门淋巴结门，主要症状是高热、贫血（白细胞降低为主）、球蛋白增高、血沉加快、脾大、血钙升高。结节病的特异性检查包括血管紧张素转换酶检测、支气管肺泡灌洗液检测。

溶血性贫血（HA） // 2003.1.27

HA 通常分为血管内溶血和血管外溶血，其病因包括：①细胞内异常：遗传性球形红细胞增多症、阵发性睡眠性血红蛋白尿、葡萄糖 –6– 磷酸脱氢酶缺乏症。②细胞外异常：β – 脂蛋白缺乏症、化学物质刺激、物理因素、脾功能亢进均可导致的溶血。

HA 的特点：①游离血红蛋白增多（>4%）；②血清铁增多（>21μmol/L）；③骨髓铁粒幼红细胞增多（ + ～ +++）；④尿隐血阳性；⑤血胆红素增加；⑥尿胆素原增加；⑦网织红细胞 1% ～ 3%，严重者可达 30%。

治疗 HA 的单方：火硝 15g，黑矾 30g，郁金 30g，丹参 30g。共研为末，制成水丸，每粒 9g，每日 3 次，茵陈水冲服。

肿瘤热疗概述 // 2003.3.1

早在 100 多年前就有人意外发现高热能够治疗恶性肿瘤。个案显示，有癌症患者患丹毒后高热 40℃，数日不止，结果因祸得福，癌症从此治愈。1973 年 Palzer 发现高热 42℃ 60 ～ 120 分钟，对细胞分裂的 S 期和 G_2 期作用最大。1976 年有研究证明，高热抑制癌细胞的基本原理在于促进溶酶体的变化；同时研究还发现肿瘤内的血流仅为邻近组织的 1% ～ 15%，由于血流量低，透热后温度不宜散开，因而较邻近正常组织高出 8 ～ 10℃，故此有利于癌细胞的杀灭。1984 年，应用放射、化疗、高热三者结合治疗癌症，创造出较之放、化二者结合更好的疗效。1985 年，Storm 试用射频透热合并化疗治疗癌症 3790 例，取得满意疗效。

康莱特注射液 // 2003.4.14

本药的主要成分为薏苡仁油，规格为 100mL：10g，保存在密闭遮光阴凉处，可溶于生理盐水或 5% 葡萄糖液。本品为中药治癌又一品种，与艾迪（斑蝥）、鸦胆子油（鸦胆子）三者齐名。本品最常见的不良反应为脂肪过敏反应，如寒战、发热、局部静脉炎。

雅博司 // 2003.4.14

此剂为鸟氨酸和门冬氨酸的结合产品，具有促进肝细胞修复、减低血氨的作用。本品为继谷氨酸、精氨酸、乙酰谷酰胺后的第三代降血氨药，尤其适用于肝昏迷的抢救和治疗。肝性脑病，每日 4 ～ 8 支；未见肝性脑病，每日 1 ～ 2 支，每日最大剂量不超过 20 支。

艾欣利尔（注射用果糖二磷酸钠） // 2003.4.24

本品为心肌缺血及系统组织缺血的扶正剂，能促进细胞代谢，加速组织修复，恢复正常心功能，增加能量的利用率。上述作用的基本功能是增强红细胞适应能力和维持细胞释氧能力。本品适用于各种心脏病导致的心肌缺血及周围血管闭塞导致的缺血、休克，以及重危患者的全身细胞缺血。

妇女颜面烘热 // *2003.4.25*

妇女颜面烘热的原因多系自主神经功能紊乱所致。此种患者经常伴有月经不调，多数有月经提前，经量减少；少数有闭经和月经后期。余治疗斯症辄用黄连、黄芩、黄柏、丹皮、山栀、当归、白芍、白术、茯苓、柴胡、桃仁、红花、枳壳、桔梗、甘草、牛膝。上述方剂乃黄连解毒汤合丹栀逍遥散、血府逐瘀汤也。

美施康定 // *2003.5.4*

本品即吗啡控释片，市售者为硫酸吗啡控释片。以前用的吗啡为盐酸吗啡片，现今的吗啡为硫酸吗啡片。美施康定有三种规格，分别为 10mg、30mg、60mg，每 12 小时 1 次，宜吞服，不应嚼服。本品的副作用有大便秘结、呼吸困难、肝脏损害；孕妇不可服用；长期服用有成瘾性。

潘南金 // *2003.5.5*

本品即门冬氨酸钾镁，每瓶 10mL，含 0.4g 门冬氨酸镁、0.452g 门冬氨酸钾。用法：每次 20 ～ 50mL，1 次 / 日，加入200 ～ 500mL 5% 葡萄糖溶液中，静脉滴注。本品亦有口服片，每片含门冬氨酸钾镁 0.1g。用法：每次 2 片，每日 3 次。本品主治急性心肌梗死、心律不齐、心绞痛、心衰竭、阵发性心动过速。

类风湿关节炎浅说   // 2003.5.6

此病为多发病、常见病，除关节疼痛、肿胀、变形外，血沉、C 反应蛋白、类风湿因子亦为诊断的重要依据。此病的发生以中青年为多，老人、青少年亦可患病。中青年发病以急性发热、关节肿痛、血沉加快为主要表现；老人则多呈慢性进展，关节肿胀疼痛不著，检测指标未必呈阳性，通常称为非典型类风湿关节炎。

1. 鉴别诊断

（1）骨关节炎：老年性骨关节退行性变，客观检测三项阴性，血象阴性，伴骨质疏松、关节退行性变。

（2）强直性脊柱炎：腰椎及骶髂关节经常受累，三项阳性，HLA–B27 阳性者占 95%，故可一锤定音。

（3）风湿性关节炎：青少年多见，呈游走性疼痛，前期伴上呼吸道感染及咽峡疼痛，中期伴风湿热，晚期伴心瓣膜病。

（4）痛风性关节炎：脚趾痛、尿酸高、肾损害。

（5）银屑病性关节炎：伴银屑病。

（6）瑞特综合征：又称尿道－眼－滑膜综合征，指关节炎同时伴有无菌性尿道炎、结膜炎的一种临床病症。

（7）狼疮性关节炎：伴系统性红斑狼疮。

（8）乙肝性关节炎：伴乙肝。

2. 治疗

（1）西药：①激素；②甲氨蝶呤；③雷公藤多苷。

（2）中药：桂枝芍药知母汤、芍药甘草三藤瓜、五米牛骨、金牛白活、鸡鸣散、五积散、乌药顺气散（乌药顺气麻陈姜，桔梗甘草姜枣尝，白芷川芎和细辛，头痛关节和胃肠）、四乌汤（四物、乌药、香附）。

骨关节疾患的 X 线特点 *// 2003.6.15*

骨关节疾患 X 线表现为关节间隙变窄，骨端脱钙，关节面的骨端皮质钙化增强，骨质增生。强直性脊柱炎还可见脊柱韧带骨化，致使椎体呈方形；脊突上韧带钙化，出现正位片上的脊突缘。

慢性肾炎又一得 *// 2003.6.16*

余治疗慢性肾炎，曾予桂附八味丸、桂枝茯苓丸、益肾汤、杷山黄菀、石葶白茵、大皂金等方。近以下方治疗此病获显效：白茅根 30g，石韦 20g，生地黄 12g，山茱萸 6g，山药 10g，丹皮 6g，茯苓 10g，泽泻 10g，车前子 10g，牛膝 10g，桂枝 10g，鹿角胶 10g（烊化），淫羊藿 10g，补骨脂 10g，巴戟天 10g，党参 10g，黄芪 20g，生薏苡仁 20g，葶苈子 10g，汉防己 10g，墨旱莲 20g。水煎服，每日 1 剂。脾虚者，杷山黄菀；肾虚者，桂附八味丸；脾肾双虚者，自拟方；久病者，桂枝茯苓丸、益肾汤；热象重者，石葶白茵也。

升阳益胃汤与乌药顺气散 *// 2003.7.7*

升阳益胃汤方：党参 10g，白术 10g，黄芪 20g，黄连 3g，半夏 6g，甘草 10g，陈皮 6g，茯苓 12g，泽泻 10g，防风 12g，羌活、独活各 10g，柴胡 10g，白芍 10g，生姜 6g，大枣数枚。乌药顺气散方：乌药 12g，麻黄 12g，陈皮 6g，僵蚕 6g，桔梗 20g，甘草 6g，生姜 6g，大枣 4 枚，川芎 6g，白芷 3g，细辛 3g，羌活、独活各 10g，防风 12g。两方所治之症均有外感，前者邪在少阳，故用小柴胡汤加羌活、独活、防风也；后者邪在太阳，故用麻黄汤加羌活、独活、防风也。前者用于中气耗损；后者用于上焦火盛。故前者加六君子汤、保元汤；后者则加桔梗、甘草、川芎、白芷、细辛也。综上所述，前者的主症为胃胀、关节、头痛；后者的主症为头痛、关节、咽痛。

重症肝炎的抢救　　　　　　　　　　// 2003.7.15

本病的特点乃三高、三低、二水肿也。三高者，血氨升高、羟苯乙醇胺升高、芳香氨基酸升高。三低者，血钾低、血清白蛋白低、血糖低。二水肿者，肺、脑水肿也。

血氨升高乃至肝性脑病，即肝昏迷，最常用药物为谷氨酸、精氨酸、乙酰谷酰胺、雅博司、门冬氨酸钾镁等。

羟苯乙醇胺与多巴胺的结构相同，有置换脑组织中多巴胺的作用，可致脑组织中的多巴胺缺如，从而加重肝性脑病的进程。其治疗则以补充多巴胺为目的，然单纯多巴胺不能直接进入血脑屏障，必须以左旋多巴的形式方可，但左旋多巴容易损害肝脏，故必须以卡比多巴同时注入才可避免肝损害。

芳香氨基酸升高的治疗可以静脉滴注六合氨基酸增加支链氨基酸的比例。

三低者则宜酌情补充钾、糖和白蛋白。另外，宜克服感染和出血，方能延缓肝肾综合征的进展。

慢性肾功能衰竭的治疗　　　　　　// 2003.8.1

慢性肾功能衰竭的治疗，余尝用桂附八味丸合"四对山枸椹，水蛭最可信"，即大黄、附片、三棱、莪术、制乳香、制没药、穿山甲、皂角刺、丹参、黄芪、山茱萸、枸杞子、桑椹、水蛭、益母草、丹参、赤芍、草果，另予大黄、附片、牡蛎粉煎汤灌肠。近翻阅《中国当代名医验方大全》，见四川省王荣老中医的经验方：石韦 15g，枇杷叶 15g，贯众 15g，木贼 10g，木蝴蝶 10g，鱼腥草 20g，僵蚕 6g，胡芦巴 10g，淫羊藿 10g，桂枝 10g，附片 6g，肉苁蓉 10g，巴戟天 10g，山茱萸 6g，何首乌 10g，生地黄 12g，当归 10g，黄芪 20g，鹿茸 3g，桑椹 20g。前方重在活血；后方重在壮阳。

鹿茸的临床应用　　　　　　　　　// 2003.8.1

鹿茸为鹿科动物梅花鹿或马鹿的雄鹿头上未骨化密生茸毛的幼角。每年 3 ～ 4 月间鹿角根部花盘脱落，老角旋即脱下，长出圆形新角尚未骨化，内富血液，外生绒毛，是为鹿茸。本品乃督脉气血所化生，而督脉乃人身的阳气所归也。

鹿茸的功效：①补肾壮阳，治疗阳痿、遗精、早泄、腰酸腿软、肢冷自汗等症。②补血生髓，治疗面色萎黄、心悸健忘、乏力、多梦等症。③强身壮骨，治疗关节冷痛、骨折、行动不便。④调冲任，治疗崩漏不止、月经后期、停经。

介绍几种中草药和方剂　　// 2003.8.10

①茜草：活血化瘀，用量为 10 ～ 30g，活血而不出血，止血而不凝血，常用于子宫肌瘤、卵巢囊肿、闭经、关节炎等。

②地龙：祛风痰，解急痉，活血脉，用治中风，尚有治疗关节痛及肌肉痛之功。

③柴平汤：柴胡、黄芩、半夏、党参、甘草、生姜、大枣、苍术、厚朴、陈皮。柴平汤乃小柴胡汤加平胃散也。适用于治疗慢性胃炎、消化性溃疡、慢性肝炎。

④厚朴：腹胀而矢气不通者恒用此药，配伍枳实、大黄、莱菔子，或与桃仁承气汤配合，还可与白术相配合，总以肠蠕动减慢为用药指征。帕金森综合征所致之腹胀、矢气不通者，恒用此药。

⑤石斛：治疗顽固性尿蛋白，用量 10 ～ 45g，可与茯苓、泽泻、车前子、生黄芪、猪苓等配伍。

⑥参苓白术散：党参、白术、茯苓、甘草、山药、白扁豆、桔梗、砂仁、莲子、生薏苡仁。本方专治乏力、畏寒、泄泻。方中莲子、生薏苡仁、桔梗为不可少之药。

⑦肉桂：适用于咽干口燥、面赤身热之真寒假热证，用量 3 ～ 6g。

⑧黄芪：为一切本虚标实证的主药，如肾炎、糖尿病、心功能不全、慢性肝炎、胃和十二指肠球部溃疡、白细胞减少、系统性红斑狼疮等。

⑨小陷胸汤：可治疗冠心病、胸膜炎、心包积液。

⑩四逆散：可治疗慢性胃炎、胃溃疡、胆囊炎、肝炎、结

肠炎。

⑪二仙汤：可治疗高血压、甲亢、更年期综合征、功能性子宫出血。

⑫鳖甲：滋阴软坚，可治疗肝硬化、卵巢囊肿、子宫肌瘤。

⑬川乌、草乌：用量 3 ～ 30g，大剂量时宜先煎 1 ～ 2 小时。有人主张川乌与草乌同用，作用更大。关节痛、头痛、胃痛、痛经均可用。

⑭蒿芩清胆汤：青蒿、黄芩、枳实、竹茹、半夏、陈皮、茯苓、甘草。本方用治高血压、动脉硬化引起的头痛、头晕。

⑮蝉蜕：可治疗顽固性头痛、神经痛、过敏等；与百合、首乌藤相配，可治疗顽固性失眠。

⑯肝胆宁汤：党参 10g，白术 10g，黄芪 30g，山药 10g，银柴胡 10g，当归 10g，杭菊花 10g，枳壳 10g，厚朴 10g，木香 3g，香附 6g，栀子 10g，甘草 6g。适用于肝炎、胆囊炎的恢复期。

⑰心通汤：白术 20g，党参 10g，黄芪 30g，山药 10g，云苓 12g，川芎 6g，当归 10g，麦冬 15g，五味子 3g，升麻 3g，陈皮 6g，甘草 6g。适用于冠心病恢复期。

肝胆宁汤和心通汤两方为辽宁省开荣市名医洪作苑方，均为补中益气汤加减方。

⑱白果定喘汤：白果 10g，麻黄 10g，苦参 15g，半夏 6g，苏子 15g，桑白皮 15g，杏仁 15g，远志 6g，甘草 6g。适用于支气管哮喘、喘息性支气管炎。

⑲半夏白术天麻汤：半夏、天麻、白术、茯苓、橘红、甘草。适用于椎动脉供血不足引起的梅尼埃病及脑动脉硬化后遗症。

肝病治疗又一得   // 2003.10.6

肝之病"补用酸"。据此广东省中医院的岑鹤苓认为，肝属木，主相火，木能生火，火易伤阴，故治肝当以滋阴为大法。补阴之品多矣，用何方？岑老提出用楮实为主药，佐以五味子粉、女贞子、酸枣仁、白芍、何首乌、枸杞子、山茱萸、柴胡、蒲公英、当归、麦冬、丹参。此方加黄芪、墨旱莲、生地黄，则具四物（缺芎）、二至、六味、麦味等补血调血之剂，与强肝药截然不同，当记其不同。口诀：五女枣白首，柴山理旱公。

最近抗菌新药再论述   // 2003.11.28

1. 泰能（注射用亚胺培南西司他丁钠）为广谱抗生素，对革兰阳性、阴性、厌氧、需氧菌均有强大的抗菌作用。本药价格昂贵，肾功能不全患者可用。

2. 大扶康（氟康唑胶囊）适用于系统性念珠菌、隐球菌及重症真菌感染。

3. 万古霉素适用于革兰阳性球菌的感染。成人每次 0.8～1.6g，加入 250mL0.9% 氯化钠溶液中，静脉滴注。

4. 头孢替唑钠为半合成的头孢菌素衍生物，适用于革兰阳性产气菌、葡萄球菌、链球菌感染，成人每日 0.5～4g，静脉滴注，每日 1～2 次。

5. 凯德林（注射用氨苄西林舒巴坦钠），适用于需养菌与厌氧菌混合感染，特别是腹腔、盆腔感染尤为适用。

6. 阿奇霉素，为大环内酯抗生素，与红霉素相同，有极其广泛的抗菌谱，对革兰阳性、革兰阴性、厌氧菌、霉菌均可，对衣原体、支原体感染亦有效。本品每日可用 1 次，0.5g 静脉滴注，疗程 5 ～ 7 日。

7. 左克（左氧氟沙星）为喹诺酮类抗菌药物，具有广谱抗菌作用，对多数肠杆菌科细菌、革兰阳性菌和肺炎支原体、肺炎衣原体有效，但对厌氧菌和肠球菌作用较差。成人每日 0.4g，分 2 次，静脉滴注。每 100mL 至少滴注 60 分钟。

最近阅读《中国医学论坛报》的几个内容

// 2003.11.29

1. 乳腺增生及乳腺癌

两者的发生均与雌激素的增长有关。不孕、不哺乳妇女亦易患，因孕期、哺乳期雌激素水平低，有利于斯病的预防。总之，雌激素的长期高水平是促使本病发生的重要因素。所谓雌激素即雌二醇、黄体生成素也，前者的作用似更重要，因系启动之始也。时下的他莫昔芬用于乳癌的治疗即此理也。余准备以女贞子、山慈菇等主要药物研发防乳癌的专药，时下尚未动手。

2. 胸痛须重视

胸痛的常见原因为冠心病，其次则为胃、食管的反复性炎症。近年来对此的研究较多。

胸腺瘤

// 2004.11.25

胸腺瘤属前上纵隔的常见肿瘤，其中 2/3 属良性，1/3 属恶性，男、女发病率无显著差异，多发于 30 ～ 50 岁的中年人。本病诊断以胸部 X 线片、CT 为主。临床表现起初多无症状。肿瘤可压迫邻近器官，出现症状，如压迫气管可发生咳嗽；压迫交感神经可产生 Horner 综合征；压迫喉返神经可导致声音嘶哑；压迫上腔静脉可导致上腔静脉综合征。因本病常可导致重症肌无力，故治疗比较棘手。本病治疗首选手术治疗，放疗、化疗也属必要。手术治疗患者多继发重症肌无力。此病属获得性自身免疫性疾病，系由神经肌肉传递障引起的骨骼肌收缩无力，激素治疗有效，但易产生依赖性。中医中药通常是治疗重症肌无力的最佳选择。常用方为张锡纯的振颓汤：黄芪 20g，当归 10g，制乳香、没药各 6g，龙眼肉 10g，山茱萸 6g，生龙骨、牡蛎各 15g，鹿角胶 10g（烊化），鳖甲 20g。水煎服，每日 1 剂。尚可用张锡纯的升陷汤加味：黄芪 30g，升麻 3g，柴胡 10g，知母 20g，桔梗 20g，甘草 6g，瓜蒌 10g，牛蒡子 6g，莲房 10g，十大功劳 15g。水煎服，每日 1 剂。

卵巢肿瘤　　　　　　　　　　　　// 2004.11.26

卵巢的良性肿瘤中最多见的是卵巢囊肿。卵巢囊肿常分为浆液性囊腺瘤、黏液性囊腺瘤、黄体性囊肿等，约占卵巢良性肿瘤的 90%。腹膜黏液瘤多继发于卵巢囊肿的破裂。

卵巢癌系发病率仅次于宫颈癌、宫体癌的妇科恶性肿瘤。卵巢癌来自浆液性囊腺瘤者，约占 35%；来自黏液性囊腺瘤者占 5% ～ 10%。另外，尚有子宫内膜癌、子宫内膜透明细胞癌。卵巢的继发肿瘤可由胃肠道、乳腺、子宫、输卵管等转移而来。

卵巢癌的分期：Ⅰ期，肿瘤局限于卵巢。Ⅰa 期，一侧，包膜完整，无腹水。Ⅰb 期，两侧，包膜完整，无腹水。Ⅰc 期，一侧或两侧，包膜破坏。Ⅱ期，伴盆腔内扩散。Ⅱa期，子宫、输卵管累及。Ⅱb期，其他盆腔组织累及。Ⅱc期，出现腹水，腹水中含有恶性肿瘤细胞。Ⅲ期，盆腔外器官有转移。Ⅲa期，组织学证实，腹膜表面转移。Ⅲb期，组织学证实，腹膜淋巴结直径 ≤ 2cm。Ⅲc期，组织学证实，腹膜淋巴结直径 >2cm。Ⅳ期，腹股沟淋结肿大。

造血调控机制　　　　　　　　// 2004.11.29

　　①骨髓造血微环境；②免疫因素；③神经递质；④体液因子。
　　上述四种因素中最重要的是造血微环境。造血微环境是造血细胞赖以分化、增殖、成熟的决定性因素。因此，造血微环境和造血细胞的关系就是土壤和种子的关系。造血微环境包括血管、神经、基质。基质由髓基质细胞、纤维和外基质细胞组成，其中髓基质细胞是造血微环境的主要组成部分。1977 年 Dexter 等首先建立了体外骨髓培养体系。体外骨髓模拟造血微环境的实验模型的建立，为进一步研究造血调控机制创造了先决条件。体外造血微环境需要一种完好的贴壁细胞层。这种贴壁细胞层具有诱导造血的功能，即是支持造血干细胞体外的增殖和定向分化。骨髓的造血微环境和体外骨髓培养体系极其相似。骨髓造血微环境的主要组成部分基质细胞有四种：成纤维细胞、巨噬细胞、内皮样细胞、脂肪细胞。正是这四种细胞支持和调节着骨髓的造血作用。多能干细胞的增生、分化，依靠骨髓造血微环境的诱导、调节。多能干细胞的分化、定向由前述四种骨髓基质细胞中的某一种来诱导。

端粒酶　　　　　　　　　　　　　　// 2004.11.29

　　端粒酶是染色质末端的帽状结构，通常有调节细胞分裂、增殖的作用。外周血中的端粒酶活性不高，但在肿瘤患者中端粒酶活性明显增高。因此，人们常用检测端粒酶活性的方法来确定某些癌症或癌前病变。

线粒体及线粒体病　　　　　　　　　// 2004.12.4

　　线粒体位于细胞质中。所有真核细胞中均有线粒体存在。每个细胞的线粒体 1000～2000 个。线粒体的作用主要是参与氧化和磷酸化，为细胞提供 ATP，储存能量。另外一个更重要的作用是与存在于细胞核内的染色质一起参与遗传基因的表达。此外，尚存在若干野生型基因和突变基因。虽然基因突变和野生、突变基因有关，但因其数量较少，往往不引发器官和组织的病变和功能异常。但当这种野生型基因和突变基因的数量达到（或超过）一定阈值时则相关脏器和组织就可能发生病变或功能紊乱。其中最易发生紊乱的组织是心、脑、肌肉，而最常见的症状是眼睑下垂、心肌病、近端肌肉病、神经性耳聋、糖尿病、痴呆、偏头痛。乳酸盐浓度、磷酸激酶是本病重要的检测指标。

肺癌的分类和治疗新说　　　　　　　// 2004.12.8

　　肺癌目前分鳞癌、腺癌、小细胞肺癌、大细胞肺癌等。小细胞肺癌发病快，死亡率高，治疗方案多以 COPP、COMP、HOPP

等为最有效。通常把小细胞肺癌以外的肺癌叫作非小细胞肺癌。非小细胞肺癌的化疗药物通常以阿霉素、卡铂、环磷酰胺为主，但对晚期患者疗效并不满意。近来有人提出以靶向药物吉非替尼和化疗药物联用，对晚期非小细胞肺癌疗效明显。近年来循证医学观察数据得出，吉非替尼与化疗药物合用不优于单用化疗药物。吉非替尼，表皮生长因子受体酪氨酸激酶抑制剂，通过对表皮生长因子受体的抑制，达到抑制鳞癌、腺癌的目的。鳞者鳞状上皮细胞也；腺者乃腺上皮也，皆表皮生长因子活力激动的靶细胞也。

近年来发现的治疗新手段　　　　// 2004.12.10

1. 急性心肌梗死的治疗有溶栓、抗凝、扩冠、搭桥、支架等，解决了此病的急性高危症状问题。然而经上述治疗后仍反复发作或出现心衰的患者终究未能进入健康状态。鉴于此，人们对极为严重的情况采用心脏移植术。近年来人们发现利用多能干细胞的培养可修复心肌细胞，用于治疗心衰效果显著。

2. 肺气肿、肺心病、心衰和前述的心梗一样正成为当前世界医学科研方面的重点课题。在治疗方面，既往专注抗生素、利尿剂的应用，以图降低右心负荷。此类疾病的治疗强调肺动脉高压的重要意义。肺动脉何以高压？肺气肿致肺体积膨胀，胸膜受压也。时下有人提倡采用胸腔减容术，切除无用的肺组织及病变肺组织，使胸廓的容积减小，正常肺组织则能充分发挥作用。

缺血性心脏病治疗的新途径　　// 2004.12.11

　　缺血性心脏病是因冠状动脉缺血导致心肌病变的心脏病。缺血性心脏病除了常见的冠心病外，尚有低血压、主动脉瓣关闭不全、贫血等导致的心脏病。缺血性心脏病的治疗方法有三种：①传统的药物疗法；②介入疗法；③代谢疗法。代谢疗法是新近出现的治疗缺血性心脏病的新途径。缺血性心脏病的传统药物疗法无论何种，其作用均是减少心肌的耗氧，增加心肌的供氧，此开源节流法也。代谢疗法则着重从调节心肌代谢入手，其代表药物为万爽力。盖心肌缺血时，游离脂肪酸的氧化代谢增加，而葡萄糖的氧化代谢减少，大量的葡萄糖停滞于氧代谢前期，不能释放出 ATP，反而导致乳酸堆积，形成心肌细胞的酸中毒。另一方面，游离脂肪酸的氧化代谢耗氧量较葡萄糖氧化的耗氧量大，因而增加心肌的耗氧量，促进病变的进展。万爽力则能增加缺血性心脏病的葡萄糖氧化代谢，减少了心肌的耗氧量，又减少了乳酸的堆积，从而减少了酸中毒。基于上述原因，故传统药物不能纠正心肌游离脂肪酸和糖氧化代谢紊乱，故而虽有疗效，但对于难治性病例仍束手无策。介入疗法的复发率较高，第一年约为 25%，以后逐年递增。最近虽有药物洗脱支架、抗凝药物的参与更新等，仍不能杜绝或缓解复发难题。心脏移植并非易事，如患者要克服昂贵的费用、供体的缺乏、排异反应等难题。鉴于此，缺血性心脏病的代谢疗法实为目前之坦途。

万爽力 // *2004.12.13*

万爽力又名盐酸曲美他嗪片，每次 20mg，每日 3 次，具明显改善心力衰竭作用，故为当前抗心衰的最佳选择。左心功能小于 40% 的典型冠心病患者对此适用。另外，此药尚可治疗心绞痛和急性心肌梗死，并可预防其发作。

循证医学 // *2004.12.27*

循证的中心乃证据也。证据的确切与否是循证的关键。证据依其确切的程度分为五级，各级的来历不同，精确度不同，分析综合的方法也不同。总之，循证医学只有在互联网时代才可进行。

2 ～ 8 周婴儿胆汁淤积性黄疸 // *2004.12.27*

此种黄疸以结合胆红素升高为特点，发生在出生后 2 ～ 8 周，说明肝或胆已有功能障碍。而发生于 1 周以内的黄疸乃新生儿黄疸，此种黄疸以非结合胆红素升高为特点。胆汁淤积性黄疸的发生率为 0.04%，其最常见的原因是胆管闭锁和新生儿肝炎。

厄贝沙坦降低 2 型糖尿病患者的高血压和尿微量白蛋白 // *2004.12.27*

糖尿病导致死亡的病因中以动脉硬化（心、肾、脑）为绝对的死因。最新资料表明，男性的发病率为 18%，女性为 14%。动脉硬化的尿检测最敏感者莫过于尿中的微量白蛋白。此物阳性率占 2 型糖尿病的 42%。常人 24 小时尿中，微量白蛋白的含量不得高于 300mg；微量球蛋白的含量不高于 150mg。二者之比正好是 2。微量白蛋白的减少与增加是反映人体动脉硬化进展与否的敏感因素。厄贝沙坦不但可降低 2 型糖尿病患者的高血压，而且能显著降低 2 型糖尿病患者 24 小时尿中的微量白蛋白。故而说明厄贝沙坦能降低 2 型糖尿病患者的动脉硬化程度。

慢性稳定型心绞痛　　　　　　　　　　// 2004.12.27

此型心绞痛又称无症状心绞痛，占全部心绞痛的 2/3。治疗此型心绞痛对控制冠心病的急性发作、急性不稳定型心绞痛的发病具有重大意义，从而对控制整个冠心病的死亡率具有意义。稳定型心绞痛的治疗目的，是预防急性心肌梗死（AMI）的发生，减少死亡率，从而延长寿命；还可以减少心绞痛的发作，从而提高生存质量。稳定型心绞痛的规范性的用药：①阿司匹林 100～300mg，抑制血小板聚集；② β 受体阻断剂；③降脂药物；④血管紧张素转换酶抑制剂。

最新报道　　　　　　　　　　　　　　// 2005.1.29

血管紧张素转换酶抑制剂（ACEI）对冠心病的治疗已证明有明显疗效。近年来哈佛大学医学院华盛顿大学医学院等学者通过大样本、多中心，进行随机、双盲、对照试验：在冠心病现有治疗用药的基础上加用群多普利，结果证明该药不能降低冠心病患者的病死率。此项报道打破传统观念，影响所及可至世界家家户户。但此药物能提高冠心病患者生存质量的事实却是肯定的。

动脉硬化血栓形成新说　　　　　　　// 2005.1.31

　　动脉硬化时动脉中血栓形成是导致患者死亡的最根本原因。无论是不稳定型冠心病还是心肌梗死，其死亡的最根本原因均是血栓形成。此血栓乃粥样硬化的斑块也，可破裂，可脱落，其结果则造成冠状血管的梗阻，导致心梗。现已揭示，动脉粥样硬化斑块富含纤维蛋白和纤维蛋白肽，其间有丰富的毛细血管网联络。鉴于血栓本身可破裂出血，加之前述的破裂、脱落，则增加了冠心病的危险因素和病死率。血栓形成的原因：①类脂质的沉积；②血小板的聚集；③血管内皮细胞的黏附。

　　鉴于上述原因，可认为 CHD（冠心病）向 ACS（急性冠脉综合征）、TIA（短暂性脑缺血发作）、PVD（周围血管疾病）转化的主要原因是血栓形成。

　　动脉硬化血栓的形成检测指标：① C 反应蛋白；②纤维蛋白原；③纤维蛋白肽 A；④ CD_{40} 配体；⑤血管淀粉样物质 A；⑥血管和细胞黏附因子；⑦凝血酶原片段。上述诸指标中以 C 反应蛋白、凝血酶原、纤维蛋白原、纤维蛋白肽 A 的检测为最主要措施。尤其是 C 反应蛋白，如果数值较高，则示血栓形成的可能性较大。

乙型肝炎治疗的进展　　　　　　　　// 2005.1.31

　　1. 目前出现的聚乙二醇干扰素又称长效干扰素，有聚乙二醇干扰素 α-2a 和聚乙二醇干扰素 α-2b 两种。前者商品名派罗欣；

后者的商品名佩乐能。聚乙二醇干扰素每周 1 支，肌内注射 48 周，疗效高于拉米夫定。

2. 拉米夫定、阿德福韦为常用的核苷类似物，前者的疗效为 12%～20%，后者的疗效较前者略高。另外，此类药物还有恩替卡韦、思曲他滨等，疗效在 30%～40%。

3. 当前用于预防乙肝的免疫抑制剂有乙肝免疫苗（主动）和乙肝高效价免疫球蛋白（被动）。上述两种制剂旨在预防乙肝，亦可用于乙肝治疗。

乳腺去势药 // 2005.3.15

乳腺癌患者的去势治疗具有重要的临床意义，常用的去势药物有他昔莫芬、阿那曲唑、氟维司群。

分子靶向治疗药物 // 2005.3.20

美罗华（利妥昔单抗注射液）——非霍奇金淋巴瘤；格列卫（甲磺酸伊马替尼片）——白血病；赫赛汀（注射用曲妥珠单抗）——乳腺癌；依瑞沙——非小细胞肺癌。

恶性蝾螈瘤 // 2005.3.25

恶性蝾螈瘤是一种十分罕见的高度恶性肿瘤，是恶性周围神经鞘膜瘤的一个亚型。其侵犯部位多在神经根分布的脊髓两侧，如腹膜后、鼻咽等处。恶性蝾螈瘤伴有横纹肌肉瘤分化的恶性神经鞘瘤，恶性程度极高，易复发和转移，预后不良。

急性上呼吸道感染 //2005.3.28

此病为临床常见的疾病，老年患者的死亡率较高，通常4小时内给予抗生素治疗效果较好。急性上呼吸道感染以肺炎链球菌引起者居多。目前青霉素的过敏反应越来越普遍，但凡青霉素过敏者对头孢菌素类、大环内酯类抗生素等均有一定程度的过敏。最近倡导应用喹诺酮类，如左氧氟沙星，对支气管肺炎的治疗具有明显优势。

支原体感染 //2005.4.29

在支原体感染中，解脲支原体是主要的感染原，人型支原体是次要的感染原。有9.15%的患者系二者混合感染，此种感染的耐受性极强，耐药发生率为87.03%，但对四环素类药物较敏感。

卵巢肿瘤浅说 //2005.4.29

卵巢肿瘤大多为良性肿瘤，恶性者仅占10%，谓之卵巢癌。卵巢癌在妇科癌症中仅次于宫颈癌和宫体癌而居第三位，但其死亡率超过宫颈癌和宫体癌而居首位。卵巢肿瘤大多发生于20～50岁的妇女。近年来有文献报告，50～60岁的妇女亦为高发年龄。

1.病理分类

（1）卵巢上皮性肿瘤：①浆液性囊腺瘤，又称为浆液性卵巢囊肿，恶变者可达35%，其中乳头状囊性肿瘤恶变者高达50%。

浆液性囊腺瘤为最常见的卵巢肿瘤，占卵巢肿瘤的一半。②黏液性囊腺，瘤恶变率为 10%，占卵巢恶性肿瘤的 10%。

（2）卵巢生殖细胞肿瘤：仅占卵巢肿瘤的 20%，最常见者为畸胎瘤。

（3）卵巢间质肿瘤：颗粒细胞瘤，50 岁左右发病，恶性程度较低，预后较好。

（4）卵巢转移瘤：从胃肠道转移来者较多，常见者如库肯勃瘤。

2. 治疗

卵巢肿瘤以手术治疗为首选。恶性者手术、放疗、化疗均可酌情采用。

支原体感染再说　　　　　　　　　// 2005.5.9

支原体以往常引起呼吸道感染，近年来引起泌尿系感染者渐多，与昔日之淋病无异。为了区分，将此型泌尿系感染称为非淋菌性尿道炎。非淋菌性尿道的病原体除支原体外，尚有衣原体。衣原体原系沙眼病原体，近年来发现此病原虽然可致尿道炎，但为数较支原体引起者少。导致非淋菌性尿道炎的支原体主要是解脲支原体，其次是人型支原体，还有约 10% 是二者混合感染。清华大学的王昕教授等对 142 例支原体感染者的耐药性进行研究，其中男性患者 88 例，女性患者 54 例，以标准法收集标本，送实验室后立即接种，同时采用 10 种抗生素测试。最终得出其耐药性由低到高依次为：米诺环素（9.1%）、强力霉素（10.5%）、交沙霉素（19.0%）、阿奇霉素（42.3%）、司帕沙星（45.8%）、罗红霉素（47.1%）、氧氟沙星（64.0%）、螺旋霉素（72.6%）、环丙沙星

（77.4%）、大观霉素（90.1%）。上述 10 种抗生素中前四种为四环素类，后者依次为大环内酯类、喹诺酮类、氨基糖苷类。说明四环素类对支原体感染最有效。

诊断梅毒的现代方法　　　　　　　// 2005.5.9

既往梅毒的确诊依靠康氏反应或华氏反应。自从血清学检测方法如酶标法、反向血凝法、放免法、克隆法开展以来，梅毒血清学的检测则用快速血浆反应素试验和梅毒螺旋体明胶凝集试验两项。后来人们辄用梅毒血清螺旋体 IgM 抗体的检测来确诊。

乳腺癌发病的近况　　　　　　　　// 2005.5.11

西方国家乳腺癌发病率居癌症首位。我国乳腺癌的发病率通常认为较西方国家低。然而近年来的事实证明，此病在我国正以 3% 的年增长率上升。20 世纪末的 10 年间，我国城市妇女的乳腺癌发病率较前增长了 38%。我国乳腺癌的发病特点为发病年龄低，以 40 ～ 49 岁居多，较西方国家低 10 ～ 15 岁。美国的乳腺癌虽然发病率居高不下，但是因为普查、防治的及时，因而死亡率明显低于其他国家。乳腺癌中的 Her-2 单克隆抗体阳性说明其转移性强，预后差。当前对此型乳腺癌采靶向药物治疗产生了一定效果。总之乳腺癌的治疗手段主要有手术疗法、放疗、化疗、去势疗法（他昔莫芬、来曲唑）、靶向治疗（赫赛汀）等。

意想不到的冠心病医疗结果评价和临床转化研究结果

// 2005.5.11

　　近年来，ACEI 的问世给冠心病者带来的益处是众所周知的。然而美国哈佛大学、华盛顿大学等多家权威科研机构的循证研究结果表明，ACEI 对冠心病低危患者并不能带来更多益处。对这一结果，专家们均表示惊讶，并对其结果解释为：①受试者普遍曾接受过他汀类药物治疗，因此低密度脂蛋白胆固醇相对较低。对此类受试者，群多普利拉再无继续实质的功效，因为普利类与他汀类有大体相同的作用机制。②并非所有的 ACEI 均具相同或相等的作用。例如，最新一项研究表明，在降低 C 反应蛋白方面喹那普利的作用远远高于依那普利。美国密歇根大学的研究报告认为，许多未出现心肌重塑的冠心病患者在接受介入或降脂治疗后，未能从 ACEI 的治疗中获得额外的心血管保护。

虫类药物在类风湿关节炎治疗中的应用

// 2005.5.16

　　余治疗类风湿关节炎方有桂枝芍药知母汤加味、桑枝汤加味、五米牛骨汤加味、白芍甘草三藤瓜加味、金牛白活薏枝鸡加味、鸡鸣散加味、五积散加味、阳和汤加味、独活寄生汤加味、九味羌活汤加味、大秦艽汤加味、黄芪桂枝五物汤加味、麻杏薏甘汤加味、黄芪防己汤加味、活络效灵丹加味。用药则常用川乌、草乌各 15g（先煎 1 小时），细辛 20g（先煎 1 小时），马钱子 1 个（油炸）；体虚者，酌加黄芪 20g，当归 10g，制乳香、没药各 6g

为宜。

前述之虫类药，余未曾常用也。此乃余之短板也，无怪所治类风湿关节炎患者多见常服药而不愈者，今后宜在常服草药中加用虫类药物。

四逆散与黄芪建中汤   // 2005.5.16

四逆散（柴胡、枳实、白芍、甘草）为《伤寒论》方。《伤寒论·辨少阴病脉证并治》载："少阴病，四逆，其人或咳，或悸，或小便不利，或腹中痛，或泄利下重者，四逆散主之。"此条文说明四逆散的主症为四肢厥逆，然而厥逆可由咳、心悸、小便不利、腹中痛、下利后重引起。呼吸、循环、泌尿、消化系统的疾病均可引起四肢厥逆。余临床辄用四逆散方治疗肝胆病及胃肠病。江苏省南通市中医院的吴震西主任总结了此方临床应用的 6 个方面：①急慢性肝炎、胆道疾患、胰腺炎、肋间神经痛。②慢性胃炎、消化性溃疡、胃肠神经官能症。③癔症、神经衰弱。④冠心病、胸膜炎。⑤甲状腺肿、甲状腺瘤。⑥乳腺小叶增生、痛经、闭经、月经不调。

黄芪建中汤出自《金匮要略》。《金匮要略·血痹虚劳病脉证并治》曰："虚劳里急，诸不足，黄芪建中汤主之。""血痹，阴阳俱微，寸口关上微，尺中小紧，外证身体不仁，如风痹状，黄芪桂枝五物汤主之。"两方仅甘草一味之差（黄芪桂枝五物汤中无甘草）。此两方余辄用之于胃脘疼痛，通常加煅瓦楞子、香附、明矾取效。

失眠的治疗

余治疗失眠曾用归脾汤、天王补心汤、定心汤、安魂汤、酸枣仁汤、半羌香米汤，有见效者，亦有不见效者；后用生铁落饮曾使 1 例顽固性失眠患者治愈。近见《中药新用》一书用何首乌、当归、半夏、苦参组成治疗失眠的大剂，今后当在临床观察之。《健康报》（2005 年 5 月 2 日）刊载 1 例顽固性失眠患者的用方：黄连 6g，黄芩 10g，阿胶 10g（烊化），鸡子黄 1 个，白芍 20g，甘草 6g，女贞子 10g，墨旱莲 10g，龟甲 15g，生龙骨 15g，石菖蒲 6g，远志 6g。其谓疗效如神，当在临床中验证。其中黄连阿胶汤为《伤寒论》治疗心肾不交的专方。《伤寒论》第 303 条载："少阴病，得二三日以上，心中烦，不得卧，黄连阿胶汤主之。"

雷永仲治胃癌方

焦三仙各 10g，鸡内金 10g，丹参 10g，木香 10g，草豆蔻 10g，延胡索 15g，川楝子 15g，夏枯草 15g，海藻 15g，昆布 15g。气滞者，加香附、青皮；痛甚者，加郁金、乳香、没药；大便隐血者，加白及、生蒲黄、仙鹤草；虚者，加人参、黄芪、熟地黄、何首乌。此为雷永仲方，曾治疗胃癌患者 293 例，疗效显著。此方特点：①木香、郁金、延胡索、乳香、没药用量偏大，均至 15g 左右；②白及、生蒲黄用止胃出血；③仙鹤草的用量达 30g，可供借鉴耳。

过敏性紫癜的用药 // 2005.5.23

过敏性紫癜的病机为瘀阻脉外，瘀久化热，热结为毒，风火相扇也。余治疗过敏性紫癜的常用方：金银花、连翘、蒲公英、败酱草、土茯苓、白茅根、白鲜皮、生地黄、防风、萆薢、赤芍、丹皮、甘草、蝉蜕。歌诀：三味消毒（土）白地风，萆薢赤丹草蝉鸣。

拜糖平（阿卡波糖） // 2005.5.25

此为 2 型糖尿病治疗的专药，属 α–葡萄糖苷酶抑制剂。此药可降低血糖，也可有效降低心血管病的发生率。此药的作用是抑制碳水化合物的吸收，从而降低心血管疾病的危险因素。血管病的产生乃持续高血糖使然也。本品的常用量为 100mg，每日 3 次。鉴于本品可抑制碳水化合物的吸收，因而最常见的副作用为腹胀或腹痛。

类风湿关节炎再讨论 // 2005.6.2

《全国名老中医验方选集》中共载治疗类风湿关节炎的方药 20 首，其用药规律如下：

①祛风胜湿药：桑枝、桂枝、羌活、独活、防风、威灵仙、海桐皮、仙鹤草、伸筋草、钻地风、寻骨风、透骨草、五加皮、汉防己、萆薢、木瓜、狗脊、穿山甲、徐长青、白芷。

②活血化瘀药：汉三七、土鳖虫、血竭、桃仁、红花、乳香、没药、苏木、姜黄、穿山甲、延胡索。

③祛风虫类药：蜂房、蜈蚣、全蝎、乌梢蛇、白花蛇、蕲蛇。

④燥湿药：苍术、胆南星、白附子、川乌、草乌、细辛、白芥子、附片。

⑤清热泻火药：黄柏、龙胆、红藤。

⑥扶正药：黄芪、当归、白芍。

几种常见消化道中药的药理作用　　　// 2005.6.6

1. 厚朴

①对消化道黏膜的保护作用。②对横纹肌的松弛作用：小剂量促进平滑肌的蠕动；大剂量可起到松弛平滑肌的作用。③对革兰阳性菌及酵母菌的抑制作用。厚朴生服有毒，煎服无毒。

2. 木香

①抑制肠蠕动，扩张胆管，松弛平滑肌。②抑制气管平滑肌的痉挛。③对真菌具有明显的抑制作用；对其他细菌的作用不大。

3. 乌药

①乌药的作用与木香相反，可促进胃肠道平滑肌的紧张，增加收缩，尚可增加消化液的分泌。②有广泛的抑菌作用。

4. 松香、沉香

两药的作用与木香类似，亦可对胃肠道平滑肌产生松弛作用；对革兰阴性菌及肠道杆菌有一定抑制作用。

5. 佛手、青皮

两药的作用为抑制平滑肌痉挛，对气管、肠管均有一定作用。此作用与木香、松香、沉香的作用大体相同。

6. 枳实

①增加副交感神经的紧张性，加强肠蠕动，促进胃肠消化液

分泌。②使心、脑、肾的血管收缩、灌注增加。

7. 草豆蔻、砂仁、白豆蔻

①增加胃肠消化液分泌，促进消化功能。②小剂量增加胃肠蠕动；大剂量抑制胃肠蠕动。

8. 肉桂、高良姜、丁香

①促进胃肠分泌功能。②小剂量促进胃肠蠕动，大剂量抑制胃肠蠕动。

9. 吴茱萸、小茴香

①抑制胃肠分泌的同时能抑制胃肠蠕动。②具有镇痛的作用。

综上所述，木香、松香、沉香、青皮、佛手、陈皮可减少胃肠蠕动，扩张胆管。枳实、厚朴、乌药可增加胃肠蠕动，促进排空。吴茱萸、小茴香的胃肠兴奋作用大于抑制作用，止痛效果较佳。草豆蔻、砂仁、白豆蔻帮助消化，增加胃肠消化液分泌。肉桂、高良姜、丁香的作用是促进胃肠分泌。

乙型肝炎的抗病毒研究进展　　// 2005.6.8

乙型肝炎的抗病毒研究始于 80 年代，苦参素、甘草酸、辅酶 Q10、聚肌胞、蚂蚁制剂等先后上市，但因疗效不显，均未形成较大影响。直到 α-干扰素上市，对乙肝病毒的抑制率始达 15% ～ 20%。但因其价格昂贵，加之为注射剂，故不宜长期应用。拉米夫定用于乙肝抗病毒有一定疗效，HBsAg 转阴率达 10% ～ 20%，HBeAg 转阴率为 36% ～ 38%。后相继上市的核苷类似物阿德福韦、恩替卡韦则较拉米夫定又有一定提高。

特应性皮炎　　　　　　　　　　　// 2005.6.8

特应性皮炎曾称为变应性皮炎，或变应性湿疹。70% 的特应性皮炎发生于 10 岁以下的儿童，成人也可发病。本病的临床表现有痒疹、水肿、红斑、水疱、渗出、皮肤增厚、苔藓化，其中 1/3 的患者可合并哮喘。

克罗恩病和溃疡性结肠炎　　　　　// 2005.6.10

二者同属自身免疫性疾病。西医用激素或免疫抑制剂疗效较好。中医治疗此病则以乌梅丸、香连丸为基础方加减，恢复期可用升阳益胃汤。

浅谈胰岛素　　　　　　　　　　　// 2005.6.10

胰岛素的使用历来已久，其治疗糖尿病为众所周知的功用，然而尚有下列功用被人们忽略：①抗炎作用；②扩血管作用；③抑制血小板聚集；④保护心脏。

我国著名内分泌专家李光伟教授曾说过："胰岛素的作用不仅是降低血糖，其强大的抗炎作用，具有非常重要的意义。糖尿病患者的炎症反应增强，是动脉粥样硬化、急性心血管事件突发的主要原因。胰岛素可产生更多的 NO，扩张血管，保持血液流通，更重要的是减小细胞因子的生成，阻止单核细胞和氧化性 LDL 进入血管内皮细胞，多方面抑制炎症。"

20 世纪 80 年代基因重组胰岛素开始取代胰岛素。今后的趋势是，胰岛素类似物必然完全取代胰岛素市场。目前有长效、短效、预混三型胰岛素类似物。其中短效胰岛素类似物诺和锐、中效胰岛素诺和灵已于 2002 年在我国上市。预计长效胰岛素类似物将于明年在我国上市。

肝结核病 // 2005.6.13

肝结核病较少见，但非罕见。据统计，血行播散型肺结核患者中有 75% ～ 100% 合并肝结核；浸润性肺结核患者中有 2.7% 合并肝结核。临床上凡有持续性高热、肝痛、肝大、肝功损伤者均应考虑此病。

乙型肝炎流行病学的新特点 // 2005.6.13

近年来由于疫苗的注射，母婴传播阻断，垂直传播明显减少；同时注射传播、性传播明显增多。据 WHO 统计，全球新增乙肝患者中注射传播、性传播者约占 32%。

乙肝病毒共价闭合环状 DNA（cccDNA）的检测
// 2005.6.13

cccDNA 是 HBV 前基因组 DNA 复制的原始模板，其数量非常少，每个肝细胞中只有 5 ～ 50 个，较通常检测的 DNA，更具代表性。假若原 DNA 系泛游于外周血中的 DNA，那么 cccDNA 则系释放 DNA 的原始模板。

恩替卡韦与阿德福韦　　　　　// 2005.6.13

最新应用于临床的核苷类似物恩替卡韦、阿德福韦两药均完成了 3 期临床试验。二者的临床疗效均较拉米夫定为佳，但 HBeAg 的转阴率与拉米夫定比较无显著差异。两药仅在抑制 DNA 复制和降低 ALT 方面发挥作用。

影响我国儿童成长的三大营养问题　　　　// 2005.7.1

农村儿童的营养尚属不足，主要系蛋白和维生素摄入不足。另有一部分儿童，因成长环境的水土及自身吸收功能的差异，微量元素摄入不足。城市儿童营养过剩，常易导致肥胖。上述三个问题系当前影响儿童成长的三大营养问题。

绒毛膜癌小议　　　　　　　　// 2005.7.11

绒毛膜癌属生殖细胞肿瘤，因其死亡率高达 90% 以上（近期死亡率），且发病迅速，故被称为癌中之王。20 世纪 60 年代，我国著名妇产科专家宋鸿钊院士提出的绒癌根治法，使该病治愈率达到 90%，此后世界各国开始沿用这一方法。绒毛膜癌一般继发于葡萄胎之后，患者经清宫后阴道流血不止，血清绒毛膜促性腺激素降低后又回升，而且持续居高不下者，可考虑此病的存在。一般绒癌可出现于正常妊娠之后，1 年内出现者占多数，偶见于绝经期的妇女及未婚未育的少女。此病的临床表现与葡萄胎一样，先有停经，继则阴道流血伴腹痛，严重者可见休克、贫血、恶病质。其治疗以清宫术、子宫切除为首选，并配合术后化疗、放疗。

肠易激综合征（IBS） // 2005.8.10

IBS 患者最大的困扰是排泄急迫。最新研究表明，IBS 的出现与结肠的转运加速相关，与直肠似无关系。在慢性便秘的人群中发生 IBS 的概率是普通人群的 3.16 倍。此病的发病率以中年女性为高。阿洛司琼是 $5-HT_3$ 受体拮抗剂；替加色罗是 $5-HT_4$ 受体激动剂，二药均可治疗 IBS。

慢性乙型肝炎治疗的循证资料 // 2005.8.12

全球有约 3.5 亿慢性乙肝患者，其中 25% ～ 40% 最终死于肝硬化、肝癌。全球每年约有 100 万人死于乙肝相关疾病。

乙肝"大三阳"采用拉米夫定治疗 48 周，其中 16% ～ 18% 转为"小三阳"。耐药突变在治疗中经常发生，4 年疗程突变率达 67%，5 年则为 90%。采用 IFN-α 治疗的 HBsAg 转阴率为 8% ～ 12%，HBeAb 转阳率为 33% ～ 37%。

乙肝"小三阳"采用 IFN-α 治疗每周 3 次，连用 24 周，HBsAg 转阴率仅 2.5%，HBV-DNA 转阴率为 28%。目前，人们普遍认为干扰素治疗的有效率为 15% ～ 37%，拉米夫定的有效率为 16%。拉米夫定的最大问题是耐药突变。拉米夫定 +IFN-α 的疗效，有人采用小样本统计显示 HBeAg 转阴率为 36%，但尚无大样本的精确统计报告。

新的抗病毒药阿德福韦酯是阿德福韦的前体，属核苷类似物。该药每日 10mg，疗程 48 周，组织学改变率为 50% ～ 60%，

HBV–DNA 复制率明显降低。恩替卡韦每日 0.5mg，疗程 48 周，HBV–DNA 复制率明显降低，因此恩替卡韦是比拉米夫定更有效的药物。

肿瘤标志物 // 2005.8.14

CA50——胰腺癌、胆管癌，CA125——卵巢癌，CA15-3——乳腺癌，CA19-9——胰腺癌、胆管癌、结肠癌、胃癌，CA72-4——胃癌、卵巢癌，NSE——小细胞肺癌，AFU——原发性肝癌，PAP——前列腺癌，HCG——葡萄胎、绒毛膜上皮细胞癌，CEA——无特异性，AFP——肝癌。

类风湿关节炎 // 2005.8.21

RA（类风湿关节炎）、OA（骨关节炎）、SS（干燥综合征）、MS（多发性硬化）、SLE（系统性红斑狼疮）、LN（狼疮性肾炎），均属自身免疫性疾患。此类疾患历来以激素治疗为首选，但有依赖性，易反弹，骑虎难下，最终以治疗失败告终者十之八九也。时下免疫抑制剂推出了 3 种，即 RTX（利妥昔单抗）、CTX（环磷酰胺）、MTX（甲氨蝶呤）。3 药可与激素合用，也可三者合用，或二者共用。RTX 500mg，每周 1 次，CTX-800mg，每周 1 次，MTX-10mg，每周 1 次。

格林 – 巴利综合征（GBS） // 2005.8.25

GBS 为急性感染性脱髓鞘性多发性神经根炎。①上呼吸道、消化道急性感染（发病前）。②四肢节下瘫。③四肢的感觉呈手套状、袜套状分布减弱或消失。④ 12 对脑神经可能受损，也可能不受损，如受损则可能仅局限于一对或两对。⑤脑脊液见蛋白细胞分离现象，即蛋白增加，细胞不增加，此条可与细菌性颅内感染相鉴别。⑥一部分患者可出现上行性呼吸肌麻痹和循环麻痹，可在短期内毙命。⑦自主神经功能紊乱，深浅反射均减弱。⑧本病的治疗，西医以激素为主要手段。

慢性失眠的药物治疗　　　　　// 2005.8.31

西医药治疗失眠的药物分三类，即苯二氮䓬类、苯二氮䓬类受体激动剂、抗抑郁类。上述三类药中，苯二氮䓬类药物有地西泮、氯硝西泮、硝西泮、氟西泮、艾司唑仑、三唑仑等。苯二氮䓬类受体激动剂则较苯二氮䓬类作用更强，目前有唑吡坦，此为短效药物，每次 5 ～ 10mg，半衰期 3 小时，与三唑仑等疗效持平；扎来普隆为超短效药物，半衰期 1 小时，每次 5 ～ 20mg。抗抑郁类主要指三环类、四环类药物，如丙米嗪、阿米替林、多塞平等。抑郁症的主要临床表现有多虑、消极、厌世念头、乏力、懒惰。其发生的原因与脑组织中去甲肾上腺素（NA）、5- 羟色胺（5-TH）、多巴胺数量减少有关。三环、四环类抗抑郁药物能增加上述物质在脑组织中的数量。

糖尿病治疗中的注意点　　　　　// 2005.9.2

1 型糖尿病为胰岛素（RI）缺如，源于胰岛 B 细胞的功能低下；2 型糖尿病的胰岛素分泌正常，源于机体自身的胰岛素抵抗。

曾有研究认为，后者的治疗并不能以胰岛素为首选，前者的治疗则宜以胰岛素为首选。然而实践证明，机体对自身的胰岛素抵抗，对外来的胰岛素依然有效，因而胰岛素的治疗则被认为是当前适用于一切糖尿病的首选药物。它不仅能降低血糖，而且能消炎、降脂、降酶，简直是治疗以血糖增高为起始的代谢综合征的"灵丹妙药"。临床应用胰岛素的方法，国际规定所有胰岛素的规格均为 1mL 40U。人血清胰岛素分普通胰岛素和长效胰岛素两类。长效胰岛素是指含锌的胰岛素。人工重组胰岛素自 20 世纪 80 年代起就应用于临床，如有诺和灵、来得时等。胰岛素应用于糖尿病的起始剂量可根据下列两个公式计算：①体重（kg）×0.4= 胰岛素的首日用量（U）；②空腹血糖值 ×1.8= 胰岛素首日用量（U）。采用上述方法起用胰岛素后，按照:（空腹血糖值 –7）×1.4= 增加减少胰岛素的剂量（U）。上述用法仅供参考，有时因个体差异较大，可临症随变。

生长激素（GH）替代疗法对 GH 缺乏者的心血管有益

// 2005.9.5

挪威奥斯陆国立医院的研究表明，生理性生长激素的缺乏是造成心血管事件的重要因素，此种激素来源于下丘脑垂体 – 肾上腺皮质系统。通常垂体前叶具有三种细胞：①嗜碱细胞：分泌促甲状腺激素、促肾上腺皮质激素、促性腺激素；②嗜酸细胞：分泌生长激素、泌乳素；③嫌色细胞：不分泌。垂体后叶分泌抗利尿激素、升压素。人体生长至 65 岁以上时，下丘脑 – 垂体 – 肾上腺轴分泌不足，机体免疫、代谢功能或紊乱或低下，首先是 GH 分泌不足，此种激素的分泌不足是心血管事件的重要原因。有人说人体生长至老时，嗜酸细胞即停止工作，故生长、泌乳的激素分泌自行停止。由于性腺细胞的逐渐衰退，促性腺激素——促卵泡激素和黄体生成素有一定程度的增加，与此同时嗜碱细胞的功能又有不同程度的发动，于是中年开始出现向心性肥胖、高血脂、血黏度高、高血压、高血糖、高尿酸，此乃代谢综合征也。

银屑病的治疗　　　　　　　　　　　　　　// 2005.9.8

此病即中医的牛皮癣也。其发病原因虽有感染（细菌、病毒、霉菌）说、变态反应说、自身免疫说、遗传基因说等，但目前尚无定论，有待进一步研究。此病的临床表现①点片状丘、斑疹，上附白屑；②揭去白屑，基底部呈鲜红色，其上可见出血点；③白屑下面见发亮薄膜。此为银屑病的三大特点也。此病的自觉症状为剧痒，经久不愈。中医对此病目前尚乏有效的治疗手段。余治疗此病向来采用山车白土冬生兰、克银一号威灵仙，山车银元大翘青，克银二号火麻仁，麻黄桂枝冬米汤。近年来余查阅《方药传真》《中国当代名医验方大全》见治疗银屑病有如下方：

1. 水银 10g，大枫子仁 50g，青核桃皮 15g，麻油 15g。先煎大、青，浓缩成浆，入水银混匀外涂。

2. 土茯苓 15g，地肤子 15g，忍冬藤 30g，重楼 10g，苦参 20g，丹皮 6g，生甘草 6g，白鲜皮 15g，白茅根 50g，白蒺藜 30g，防风 12g，威灵仙 10g。水煎服，每日 1 剂。口诀：土地冬车苦，丹草三凤威。

3. 土茯苓 15g，紫花地丁 20g，白鲜皮 20g，玄参 10g，连翘 10g，莪术 10g，当归 10g，赤芍 10g，生地黄 12g，丹参 20g。水煎服，每日 1 剂。口诀：白元连土地，莪术四物丹。

脱发的中医治疗　　// 2005.10.21

发为血之余，血为气母，气为血帅，治疗脱发当以气血同治为大法。盖肺主气而心主血，心肺二脏的调理乃为调理气血之必然也。先是异功合二至丸加侧柏、白蒺藜、贝母、何首乌、枸杞子、补骨脂、地骨皮、鸡血藤；后则有破首四物二至丸、白皮木瓜甘草添。前方以气为主；后方以血为先。

读书小记　　// 2005.10.24

1. 氯吡格雷（波立维），乃阿司匹林的代用药，具有阿司匹林的全部作用，却无该药的副作用，尤其不损害胃肠功能。目前研究显示，该药的作用不仅仅是抑制血小板的聚集，而是对整个动脉硬化进程均有明显的抑制作用，诸如类脂质的沉积、血管内皮的黏附、前列腺素的对抗等。

2. 抑郁症的三大症状：情绪低落、兴趣低落、信心低落三大症状。西方国家中 40%～50% 的人群在一生中或多或少存在过此类症状。我国的人群出现症状比例则是 20%～30%。

3. 心脏介入治疗后的 1 年、5 年、10 年、15 年生存率分别为95%、88%、76%、66%，可见此种手术的优越性。目前经皮冠脉介入正在推进，较既往的动脉插管术则更先进。

4. 肝癌之原发者，大体化疗的疗效较差。铂类、氟脲类、喜树碱类（伊利替康）、蒽环类（阿霉素、米托蒽醌）的总体疗效仅为 12%～17%。

5. 慢性肾脏病（CKD）的几项指标：①肾小球滤过率：正常

为 110～140mL/min。此为每分钟通过肾小球的尿液量，此数字通过计算而来。内生肌酐清除率系指 1.73m^2 的体表面积每分钟（min）排泄内生肌酐的能力，每千克原尿通常含有 1mol 的内生肌酐，因此内生肌酐清除率的绝对数值与前述的肾小球滤过率相等。② 24 小时尿蛋白排出量在 120mg 以下。③尿 β$_2$- 微球蛋白应在 0.2mg/L 以下。

阿斯美在慢性阻塞性肺疾病（COPD）大鼠模型中的抗炎作用 // 2005.10.28

阿斯美（复方甲氧那明胶囊），内含少量氨茶碱。COPD 的大鼠模型系用熏烟法或脂多糖注入法建立。监测 TNF-α（肿瘤坏死因子）、IL-1b、IL-6b、TGF-β（转化生长因子 β），四个炎性细胞因子指标。采用阿斯美每日 3mg、9mg、27mg 灌胃。结果显示：阿斯美治疗组的四种炎性细胞因子均减少，与强的松组比较，具显著性差异（$P < 0.05$）；三个不同剂量组之间具明显差异，说明小剂量在治疗中不能起较好的作用。

治疗骨关节炎的现行药物 // 2005.10.31

水杨酸类（阿司匹林）、乙酰苯胺类（对乙酰氨基酚）、吡唑酮类（保泰松）、阿片类（曲马多、美施康定、奥施康定、强痛定、芬太尼）、糖皮质激素（强的松）、非甾体类（双氯芬酸、布洛芬、塞来昔布、萘普生）、灭酸类（氟灭酸、氯灭酸）。前述五类止痛药，均有明显的副作用，其中阿片成瘾，甾体肥胖、增压、抑制免疫，非甾体伤胃。近年来在非选择性 COX 抑制剂的基础上研发出 COX–2 抑制剂后，即在消炎痛、布洛芬、炎痛昔康后研发出罗非昔布、塞来昔布、萘普生、瑞力芬等对胃肠功能的损害较小，其中首推瑞力芬。

人乳头瘤病毒（HPV）感染　　　　// 2005.11.4

宫颈癌是我国发病率较高的恶性肿瘤，其发生过程是一个由癌前病变逐渐演变为宫颈癌的过程。所谓癌前病变，主要是指宫颈的非典型性增生，其发生主要与 HPV 的感染有关。据统计，HPV 感染率在宫颈糜烂增生患者中占 70% ～ 78%；在宫颈癌患者中占 95%。人群 HPV 感染率为 17% ～ 34%，新感染病例占 20% ～ 24%。HPV 主要通过性接触感染，感染情况直接与女性的性伴侣数及其性伙伴的性伴侣数有关。HPV 也可以发生于无性接触的患者，主要和免疫力的下降有关。HPV 无法在体外培养，因此无法采用血清学方法对其诊断和分型。HPV 的诊断通过典型的临床症状和肉眼可见的尖锐湿疣确定，当然脱落细胞的观察也是重要参考（如发现凹空细胞、癌变细胞）。HPV 的感染可自行消退，只是感染了高危亚型时才可能发展为宫颈癌。干扰素在理论上有效，实际疗效尚待观察。HPV 自然消退过程需 8 ～ 14 个月。

妇科临床的几个问题　　　　　　　// 2005.11.5

1. 巴氏腺和纳氏腺。前者位于大阴唇下端内侧，腺管口在处女膜近旁；后者位于宫颈口内侧黏膜下，腺管口在宫颈管内。两种腺体的分泌物随性高潮的来临而增加，润滑阴道，其作用与男性前列腺相类似。因其所处特殊位置，故易感染、化脓；慢性者易形成囊肿，小者无症状，大者可行手术切除，感染则以抗感染治疗为首选。

2. 宫颈炎症可见糜烂、肥大、息肉。其刮片有时可见非典型性增生，此检查分巴氏Ⅰ～Ⅴ级，如为Ⅲ级则有宫颈癌之虞，宜做宫颈脱落细胞学检查。

3. 宫颈糜烂的外用药：黄柏60g，蜈蚣7g，冰片3g，雄黄16g，轻粉1.6g。共研细末，外用。

胸椎黄韧带骨化症　　　　　　　　　// 2005.11.7

胸椎黄韧带骨化症系引起椎管狭窄的根本原因。黄韧带骨化分成熟型和未成熟型两种，前者压迫脊髓，椎管仅轻度狭窄；后者则进行性发展，椎管大多狭窄，脊髓不同程度受压。胸椎黄韧带骨化症的诊断主要有下列依据：①下肢力弱，感觉障碍；②排便、排尿困难，括约肌功能障碍；③胸部及下肢束带样感觉；④腰腿疼痛或肋间神经痛。CT、MRI是诊断胸椎黄韧带骨化症的最重要手段。本病始见中老年人，原因尚未完全明确，但与老年激素水平较低、内分泌紊乱有关。黄韧带的改变、钙化女多于男，后纵韧带的改变男多于女。

支气管哮喘的相关资料　　　　　　　// 2005.11.16

①治疗肺动脉高压的新药塞塔生坦，其疗效与波生坦相似。波生坦是目前唯一用于肺动脉高压（PH）的药物，塞塔生坦的开发则拓宽了PH的药物选择，此类药物属内皮素受体拮抗剂。选择性内皮素受体是研究一切过敏因子致喘的切入点。

②肾上腺皮质激素是内皮素受体抑制剂。布地奈德经瑞典学者研究对 COPD 有明显的心脏保护作用。

③最新统计数据显示，全球有 3 亿人患哮喘，6 亿人患COPD，且发病率逐年上升。哮喘是炎症导致的气道高反应性疾病。治疗哮喘的关键是消炎和吸入性糖皮质激素、β_2 受体激动剂。

还原型谷胱甘肽　　　　　　　　　　　// 2005.11.22

还原型谷胱甘肽是含有巯基的三肽类化合物，具有活化氧化还原系统、解毒的作用。上述作用是在参与三羧酸循环的基础上产生的，因而其作用与辅酶相同。基于上述作用，此药对放、化疗的副作用有较好的疗效，同时对肝病也有疗效。市售的还原型谷胱甘肽有阿拓莫兰、双益健等，规格分别为 0.3g、0.6g，可肌内注射，静脉滴注以生理盐水或 5% 葡萄糖为溶剂均可。

肝水解肽　　　　　　　　　　　　　　// 2005.11.22

肝水解肽可促进蛋白合成，防止白蛋白分解，因而具有明显的保肝作用，适用于肝病的治疗。用法：肌内注射 20mg，1 次 / 日；静脉滴注 100mg，1 次 / 日，以 5% 或 10% 葡萄糖为溶剂。

前列腺特异性抗原（PSA）与前列腺病
　　　　　　　　　　　　　　　　　　　// 2005.11.25

常人的 PSA 主要存在于前列腺分泌的黏液中，其在精液中的浓度为 0.5～5g/L，是血液中浓度的 10 万倍。当前列腺发生肿瘤或炎症时，前列腺中的内容物进入血液，血中 PSA 上升。PSA 的半衰期为 2～3 天，其血清浓度在 24 小时内波动较少，正常血清浓度在 0.4mg/L 以下。

乳腺癌患者的激素受体　　　　　　// 2005.11.25

雌二醇和孕酮的水平虽在乳腺癌患者中无变化，但二者的受体却与癌症的进退紧密相关。ER（雌激素受体）和 PR（孕激素受体），此二者均为阳性则内分泌治疗的有效率在 75% 以上；一者阳性则有效率仅 25%～40%；二者均为阴性则有效率为 0%，即不需进行内分泌治疗。所谓内分泌治疗即指应用他莫昔芬、来曲唑的治疗。

儿茶酚胺　　　　　　　　　　　　// 2005.11.25

儿茶酚胺含一切自主神经的介质，即交感神经介质肾上腺素、去甲肾上腺素、多巴胺；副交感神经介质乙酰胆碱、5- 羟色胺。此类物质在恶性肿瘤时均可增加，但因其增加属非特异性，故不可以作为肿瘤标志物。

恒河猴因子（Rh 因子）　　　　　// 2005.11.28

汉族人中 99% 的人 Rh 因子阳性，1% 为阴性。Rh 因子阴性之人与阳性者婚配，则可产生 Rh 阳性的胎儿。胎儿则可出现新生儿黄疸，母体则在头胎生产后体内形成抗体，下次再孕的胎儿则可能胎死腹中，一部分母体则可产生溶血性黄疸。Rh 因子系附着于红细胞表面的特殊抗原因子。

癌前病变与分子生物学　　　　　// 2005.12.7

1. 北京肿瘤医院发现胃癌的 H-ras 突变率为 30% ～ 40%，肠化兼有异型增生的萎缩性胃炎，其 H-ras 突变率为 16% ～ 25%，故而确定萎缩性胃炎合并肠化、异型增生者为癌前病变。H-ras 突变是 H-ras 基因的过量表达，此种过量表达提示细胞增殖活跃。肿瘤的抗癌基因缺乏是引发癌症的重要原因之一，如 p53 基因的缺乏和突变则可引起细胞增殖和癌瘤的产生。另外，p16 也为新发现的一种抑癌基因，其作用与 p53 相似。

2. Barrett 食管，系指食管正常的复层鳞状上皮被异常的柱状上皮代替，此时 p53、p16 等基因出现突变。另外还有 Ki-67 等均与 p53、p16 有同样的抑瘤作用。

3. 溃疡性结肠炎与克罗恩病，具有很高的癌变风险。此风险与病变的大小和病变的时间明显相关。上述两病可统称为炎性肠病（IBD）。最近实验研究发现，IBD 患者的肠上皮细胞与常人相比较，有较高的增殖指数，其抑癌基因 p53 的突变率较高。

几个小通讯　　　　　　　　　　// 2005.12.12

1. 低睾酮老年人易患精神抑郁症。

2. 精神分裂症患者易于骨质疏松。

3. α – 干扰素长期应用，可致精神抑郁。

4. 碳酸钙可治疗双向情感障碍。

胃食管反流病（GERD）的药物治疗　　// 2005.12.12

　　此病西方较多，然而近年来亚洲（包括我国在内）的发病率明显增加。我国发现的病例大多数症状较轻，即非糜烂性胃食管反流病（NERD），早期治疗即可预防胃黏膜非典型增生和 Barrett 食管，其治疗方法主要是抗酸、护膜、促动三方面。

　　1. 抗酸

　　抗酸是治疗此病的主要手段。GERD 的主要病理产物是胃酸，故抗酸可明显改善其症状。前用 H_2 受体阻断剂（西咪替丁、雷尼替丁）。近年来质子泵抑制剂（PPI）上市，因其较 H_2 受体阻断剂制酸作用强，且对餐后胃酸、夜间胃酸有强大的抑制作用，因而在临床上疗效非常显著。目前上市的 PPI 有奥美拉唑、兰索拉唑、雷贝拉唑、泮托拉唑、埃索美拉唑。

　　2. 护膜

　　硫糖铝、铝碳酸钙、铝碳酸镁、螺旋藻，除中和胃酸外，尚可在胃及食管黏膜上形成一种保护膜。

　　3. 促动

　　食管及胃动力障碍是本病发生的原因之一，因而促动药物可产生较好的疗效。常用药物多属多巴胺受体阻断剂或 $5-HT_4$ 受体激动剂，前者有多潘立酮，后者有莫沙必利。过去常用的甲氧氯普胺（胃复安）虽然也是多巴胺受体阻断剂，但因其能进入血脑屏障，引起锥体外系反应，临床已较少用。多潘立酮又名吗丁啉，止吐较胃复安强 23 倍，较莫沙必利则强 100 倍。

　　鉴于上述三个方面应用，中医中药在治疗胃食管反流病方面应加强和胃、降逆、止酸三个方面：①和胃：香砂六君子汤、平胃散、叶氏养胃汤、良附丸、丹参饮。②降逆：生赭石、旋覆花、半夏、赤石脂、四逆散、柴胡疏肝散。③止酸：生龙骨、生牡蛎、海螵蛸、煅瓦楞子、明矾、延胡索、香附。

肥胖小资料 // 2005.12.19

标准体重＝（身高 –100）×0.9。

体重指数＝体重（kg）/ 身高（cm）。

美国临床肿瘤学会（ASCO）评出 2005 年肿瘤临床研究十一项重大进展 // 2006.2.9

1. 曲妥珠单抗可降低 HER–2（人表皮生长因子受体 –2）阳性乳腺癌的复发率。此种乳腺癌约占全部乳腺癌的 25%～30%，预后较差，因为 HER–2 受体阳性的患者对放疗、化疗不敏感。

2. 术后化疗可提高早期肺癌患者的生存率。术后化疗通常用长春瑞滨、顺铂。经一项大样本随机研究表明，早期非小细胞肺癌患者术后化疗的总生存期为 94 个月。而未进行术后化疗者总生存期为 73 个月。

3. 术后化疗可降低结直肠癌的复发率。奥沙利铂、5– 氟尿嘧啶（5–FU）、亚叶酸（LV）的联合化疗方案最好。有研究表明，奥沙利铂可能是结肠癌术后的最佳选药，可使结肠癌的复发率降低 24%。

4. 贝伐单抗可延长晚期肺癌患者的生存期。贝伐单抗是血管生成抑制剂，可通过抑制肿瘤血管生长抑制肿瘤的生长。研究证明，紫杉醇和卡铂加贝伐单抗可延长 NSCLC 患者的生存期。单给紫杉醇＋卡铂化疗组的平均生存期为 10.2 个月，贝伐单抗组的生存期为 12.5 个月。

5.FOLFOX 化疗加贝伐单抗可使直肠癌患者的总生存率提高 17%。

6. 疫苗可有效预防 HPV 感染。HPV 为宫颈乳头瘤病毒，是引发宫颈癌的重要因素，其中 HPV16、HPV18 是与宫颈癌关系最为密切的两种病毒。另外 HPV6、HPV11 亦与宫颈癌发病有关。最近研究出的 HPV 疫苗对上述四种病毒均有明显的抑制作用。

7. 来那度胺可减少骨髓增生异常综合征患者遗传异常和输血次数。

8. 化疗可改善胃癌患者的生存率。胃癌的治疗，经常对放疗和化疗产生抵抗力或肿瘤生长得太大难以手术切除。最近一项研究表明，术前化疗可缩小瘤体，手术时就有可能将肿瘤完全切除。手术加化疗组（表柔比星、顺铂、5–FU 联合）患者 5 年的生存率为 36%，而单纯手术组患者 5 年的生存率为 23%。

9. 替莫唑胺治疗恶性胶质瘤有效。替莫唑胺加放疗可延长恶性胶质瘤患者的生命。鉴于恶性胶质瘤是一种高度耐药的脑肿瘤，因此此药的出现意义重大。

10. 40 岁以下人群的皮肤癌发病率升高。

11. 很多肿瘤患儿成年后存在明显健康问题。由于肿瘤治疗的进展，患肿瘤生存者越来越多。一项研究表明，带瘤生存的患儿成年后的中、重度健康问题是其健康兄弟姐妹的 5 倍。

肝硬化的小资料 // 2006.2.17

终末期肝病模型（MELD）和肝功能 CTP 分级，是肝移植前对肝硬化患者预后评估的国际方法。尤其是 CTP 分级被广泛应用于肝硬化患者的术前评估。

派罗欣治疗乙肝的结论　　　　　// 2006.2.20

治疗 6 个月时，对派罗欣产生应答的患者，可继续观察 6～12 月以产生最终疗效。此种应答的具体指标是 ALT 低水平和 DNA 无复制。另外，HBeAg 定量检测可预测派罗欣治疗能否产生持续性应答。

派罗欣治疗丙肝的临床研究　　　　// 2006.2.20

首先应确知派罗欣是聚乙二醇干扰素 α–2a 注射液，而非聚乙二醇干扰素 α–2b 注射液（佩乐能）。由于后者联合利巴韦林治疗丙肝约有 50% 不产生应答，因此人们把这部分丙肝称之为难治性丙肝。对难治性丙肝，最近用派罗欣治疗产生了较好的疗效。其方案仍然是派罗欣与利巴韦林相结合的联合治疗方案。这一方案中随着患者的体重增加，加大利巴韦林的剂量能提高丙肝患者的病毒应答率，特别对难治性基因 1 型患者；对基因 2 型或 3 型患者治疗 24 周与治疗 48 周的疗效相同。利巴韦林 1400mg，对体重 105kg 的患者是安全的。由此可以推出，65kg 左右的正常人利巴韦林的日剂量以 900mg 为宜，即 300mg，每日 3 次，口服。

贝那普利可有效治疗慢性肾功能不全　　// 2006.2.27

血管紧张素转换酶抑制剂，在轻度肾功不全时是有保护肾脏作用的。

风引汤治疗末梢神经疾患 // 2006.3.1

《金匮要略·中风历节病脉证并治》载："风引汤，除热瘫痫。"寒水石 20g，生石膏 20g，紫石英 20g，滑石 10g，生龙骨、牡蛎各 20g，大黄 6g，干姜 6g，桂枝 10g，牛膝 10g，木瓜 20g，秦艽 10g，威灵仙 10g，生地黄 12g，当归 12g。兰一清先生对《金匮要略》风引汤方加味，率先用此方治疗多发性神经炎疗效确切。兰氏谓："白芷、川芎、细辛、三虫、鸡血藤、骨碎补对此病亦有显效"。

慢性咳嗽的病因诊断与治疗 // 2006.3.3

临床咳嗽超过 8 周，检查无明显肺部病变者，统称为慢性咳嗽。此种咳嗽因肺部无明显病变，大多被误诊为慢性支气管炎。由于诊断不清，医生多以抗生素反复治疗，不仅浪费大量医药资源，而且延误病情，造成损失。日本、西欧对慢性咳嗽均进行过系统研究，并制订了慢性咳嗽的诊断和治疗指南。中华医学会呼吸病学会也制订了慢性咳嗽的诊断与治疗指南。该指南参照了国际指南的精神和有关此病的最新进展，大体认为：导致此病的常见病因为鼻后滴流综合征、咳嗽变异性哮喘、胃和食管反流。所谓鼻后滴流综合征，即慢性咽炎、慢性鼻炎、慢性喉炎所致的慢性咳嗽。咳嗽变异性哮喘当由嗜酸性细胞增多导致。上述三种咳嗽占门诊慢性咳嗽患者的 70% ～ 95%。

功能性消化不良　　　　　　　　　// 2006.3.8

胃肠道疾患总可分成器质性病变与功能性消化不良两类。器质性病变，如胃溃疡、十二指肠球部溃疡等，而功能性消化不良则只是胃肠自主神经功能、内分泌功能的紊乱。此类疾患门诊量大、发病率高。此类疾患的确诊在美国则采用胃镜、造影、超声、Hp 等检测手段后的排除法。功能性消化不良的临床表现以胃灼热、反流为基本症状，腹胀、便秘、纳呆为次要症状。

报警症状：①小于 55 岁的初发患者；②有上消化道肿瘤家族史；③不明原因的体重减轻；④消化道出血；⑤进行性吞咽困难；⑥吞咽疼痛；⑦不明原因的缺铁性贫血；⑧呕吐；⑨触及腹部包块；⑩黄疸、浅表淋巴结肿大。所谓报警症状，即在功能性消化不良的基础上出现器质、占位的危机。

幽门螺杆菌感染诊治新指南　　　　// 2006.3.12

原有的指南主要针对胃肠道慢性炎症，如慢性萎缩性胃炎、消化性溃疡、早期胃癌、恶性淋巴瘤；另外还有冠心病、风湿性关节炎等。新指南则着重指出了原发性血小板减少性紫癜、缺铁性贫血。在上述疾病时对 Hp 的根治更具有重要意义。

急性冠脉综合征的救治　　　　　　// 2006.3.15

1. 目的

①减少心肌坏死量，维持左心功能，防治心衰；②促进心

肌血液循环，稳定心肌功能；③减少并发症的产生。

2.方法

①溶栓；②抗凝；③抗炎；④ ABC 方案：即阿司匹林、β 受体阻滞剂（普萘洛尔、倍他乐克）、血管紧张素转换酶抑制剂和血管紧张素 Ⅱ 受体阻滞剂。

幽门螺杆菌 *// 2006.3.18*

1982 年澳大利亚人马歇尔和沃伦正式发表了幽门螺杆菌的实验报告，从而揭开了人们在微生物领域的新纪元。1665 年英国人罗伯特·胡克用自制的 100 倍放大镜观察了软木塞芯片的结构，从而发现了细胞，提出了"细胞"这一新概念。差不多同一时期，荷兰人列文虎克用 270 倍的自制显微镜观察到了人骨、横纹肌细胞，并对其形态做了较详细的记录。19 世纪初，德国自然哲学家奥肯做出了细胞是人体组成的基本单位的预言。19 世纪 30 年代，德国又有两位学者施莱登、施旺对细胞的结构做了详细的观察，发现了细胞膜、细胞核、线粒体等，提出了细胞学说。德国病理学家魏尔肖的细胞病理学是西医学发展的丰碑，他认为机体由细胞组成，一切疾病均源于细胞中的病理过程。他建立了当时世界上最先进的病理诊断，发明了原始的病理切片机和初步的病理报告。19 世纪后期，李斯、巴斯德、科赫和革兰先后在医学微生物学方面做出了巨大成绩。1928 年英国人弗莱明首先发现了青霉素，从而打开了西医有效杀死致病微生物的新纪元。从此以后，抗生素的研究如雨后春笋，由磺胺类药的应用到大环内酯类、氨基糖类、喹诺酮类、头孢类的问世。

近年来国际卫生组织召开多次会议，研讨 Hp（幽门螺杆菌）

的致病和防治，并制订了幽门螺杆菌感染的防治指南。总之，幽门螺杆菌的发现是当代医界的大事，与青霉素的发现、乙肝病毒的发现一样具有重大意义。

一张治疗高血压眼底病变的好方剂　　　　// 2006.4.7

丙戌二月，一老妇人携一方来余舍，谓此方治眼疾如神，曾在 22 年前用此方 20 余剂治愈其眼病。余接过该方视之，乃余为其所开之治眼方：生地黄 15g，生赭石 15g，怀牛膝 15g，菊花 12g，黄连 6g，青葙子 12g，决明子 15g，白芍 12g，丹参 15g，瓜蒌 15g，香附 9g，木香 6g。该方的组成可谓镇肝熄风汤合青葙黄花汤也，其中生地黄、生赭石、怀牛膝、白芍，镇肝熄风汤也；青葙子、决明子、黄连、菊花，青草黄花汤也。前者降压，后者明目；配丹参、瓜蒌防冠，香附、木香护胃，故常见的眼病可向愈也。此方的口诀：青草黄花镇防香。

非小细胞肺癌的化学疗法　　　　　　　　// 2006.4.7

最近美国公布数据显示，癌症发病率及死亡率均较前明显下降，原因有二：①早诊，普查抓得紧；②化疗及时。NSCLC 的治疗在过去 AP、NP 方案的基础上出现了 GP 方案，即健择 / 铂类方案。健择：吉西他滨（GH），每支 200mg，常用 1000mg，加入生理盐水，每周 1 次，3 周为一周期。非小细胞肺癌有鳞、非鳞之分，非鳞用紫杉醇 / 卡铂，加单抗，优于其他方案。

目前又涌现出力比泰，此药与多西他赛相似，但毒性较多西他赛为小。小细胞肺癌的化疗方案为 COAP、COMP。其中 P 为

依托伯苷，100mg/m²，静脉滴注，连用 1 ～ 3 天；M 为甲氨蝶呤
10mg，静脉滴注，每周 2 次。

心衰再说   // 2006.2.10

心衰可分为缺血性心衰和非缺血性心衰两类。缺血性心衰是
指冠心病；非缺血性心衰是指冠心病以外的所有心衰。CRT 为心
脏再同步化治疗，此种治疗不仅可大大改善心衰症状，同时可逆
转心衰患者的左室重构，且非缺血性心衰的逆转程度较缺铁性心
衰为好。何谓心脏再同步化治疗？此疗法是心衰的非药物治疗方
法，即介入手术治疗，常采用开胸和经皮介入，系重建冠状旁路
移植术。最近大量循证医学资料证明，此种疗法的适应证约占心
衰患者的 30%。

几个小资料   // 2006.4.10

1. 他汀类药物对慢性肾脏病患者有益。
2. 甲氨蝶呤对慢性心衰有益。
3. 利尿剂可降低慢性心衰患者的死亡风险。

化疗回顾   // 2006.4.12

20 世纪 20 年代，第一个化疗药物氮芥诞生。40 年代，随着
环磷酰胺（CTX）的出现，化疗已形成了单独的治疗肿瘤的药物
系统。掌握化疗的机理，应先从药物之属性与细胞周期的关系入
手。细胞的分裂周期有 M 期和 S 期。M 期，即分裂期，1～2 小时；

S 期，即 DNA 形成期，1～2天（2～30 小时）。S 期前尚有 G1
期，S 期后尚有 G2 期，此二期的时限均极短，常在数分、数秒之
内。M 期后则为 g 期，此期最长，时限可长达数日、数年，也可
短到数分、数秒。通常的化疗药物可分非特异性周期药物，如烷
化类、抗生素、铂类，此三类药物大体在细胞的任何周期均有作
用，甚至在 G0 期也有作用。长春新碱、长春碱、VP-16、秋水仙
碱作用于 M 期；阿糖胞苷、5-FU、MTX、GMP 作用于 S 期。鉴
于 M 期的时限太短，因而在制订化疗方案时，单独的 M 期药物
并不能独当大任，必须与非特异性药物联合应用，S 期药物尚可
酌情单独应用。21 世纪开始的靶向治疗开辟了肿瘤治疗的新领地，
此项治疗不同于前述的细胞毒药物，该类药物治疗的实质是使肿
瘤细胞的生长、发育、分裂受阻。

谷丙转氨酶（ALT）和谷草转氨酶（AST）的临床意义

// 2006.4.24

当肝脏功能障碍时，两酶均可升高。鉴于谷丙颗粒较大，谷
草颗粒小，因而谷草的血清释放较易，谷丙的血清释放较迟，因
而通常人的血清 AST/ALT 之比为 1.15 左右，即谷丙的量略低于
谷草的量。急性病变、肝癌晚期及肝坏死时 AST 的数值升高，
AST/ALT 的比值增大；慢性病变时，ALT 的数值增大，AST/ALT
比值变小。mAST，门冬同工酶的意义同 AST，但因该酶与线粒
体结合紧密，不易释出，因而直到细胞广泛坏死，病情加重时，
此酶才能释出，而此时病情也趋于晚期。

肝病治疗的最新进展 　　　　　　　　*// 2006.4.28*

1. 聚乙二醇干扰素 α-2a（PEG-IFN α-2a）、拉米夫定、阿德福韦、恩替卡韦的问世开创了光明前景。① PEG-IFN α-2a，180μg，48 周，HBeAg 转阴率 32%。②阿德福韦，10mg，96 周，HBeAg 转阴率 71%；144 周，HBeAg 转阴率 79%，但 144 周后 5.9% 的患者会出现耐药。③恩替卡韦，0.5mg，48 周时 DNA 转阴率 69%，对 HBeAg 阴性者的组织学转阴率 30%。2005 年亚太肝病研究学会发表共识，再次强调了抗乙肝病毒的重要性。2005 年中华医学会肝病学分会同样发表了《慢性乙型肝炎防治指南》，强调了抗病毒的重要性。

2. 聚乙二醇干扰素合并利巴韦林仍为当前公认的治疗丙肝的标准方案。有人报告，新的口服 HCV 蛋白酶抑制剂 SCH 503034 耐受性好，可能会有效抑制 HCV 基因型 -1，目前尚未批准上市。

3. 法国学者提出用瞬时超声弹性成像技术检测肝纤维化、肝硬化。治疗方面，有人提出了经颈静脉肝内门体分流术。上述两项治疗技术目前系试用阶段。

4. 目前对急性肝衰竭的共识为既往肝硬化患者在 26 周内出现肝功能恶化，或有出血、意识障碍者也可诊断"急性肝衰竭"。值得一提的是，肝豆状核变性、自身免疫性肝炎在 26 周内出现上述症状者亦可诊断为"急性肝衰竭"。这与 2000 年我国肝病学会的诊断标准不太一致。

5. 肝脏直径小于 1cm 的结节应引起注意；直径为 1 ～ 2cm 的结节若发生于乙肝、丙肝患者则应引起高度重视；直径大于 2cm 的结节，AFP 阳性者，应按肝癌治疗；直径小于 2cm 者可推荐用无水酒精注射或射频消融治疗，微波冷冻也可选择；手术治疗也系当今最具影响的治疗方法。

6.肝移植是肝病的终末治疗手段，我国最近几年发展相当快速。

十年经验方总结　　　　　　　　　　　// 2006.5.8

一、血小板减少性紫癜

1.人参须、太子参、党参、北沙参、连翘、大枣、鹿茸。

2.柴胡、黄芩、党参、半夏、甘草、白术、黄芪、黄连、大黄、制乳香、制没药、白蒺藜、延胡索、川楝子。

3.水牛角、生地黄、丹皮、赤芍、党参、白术、黄芪、大黄、黄芩、黄连、白蒺藜、制乳香、制没药。

4.玉竹、黄精、大黄、生地黄、花生内衣、黄芩、黄连、保元汤（党参、黄芪、肉桂）、制乳香、制没药、白蒺藜。

5.仙鹤草、土大黄、鸡血藤、赤小豆、黄柏、山栀、紫草、生地黄、益母草、丹皮、丹参、连翘、党参、白术、黄芪、大黄、黄芩、黄连、制乳香、制没药、白蒺藜。

6.鹤大鸡小（仙鹤草、土大黄、鸡血藤、赤小豆）、女贞子、墨旱莲、菟丝子、莲子心、白术、党参、黄芪、肉桂、大黄、黄芩、黄连、制乳香、制没药。

7.白保三制（白术、党参、黄芪、肉桂、大黄、黄芩、黄连、制乳香、没药）、当归、生地黄、赤芍、丹参、丹皮、茜草、甘草。

8.保元汤（党参、黄芪、肉桂）、生脉饮（麦冬、五味子）、大黄、黄芩、黄连、鹿茸。

9. 白虎汤（生石膏、知母）、犀角地黄汤、白术、党参、黄芪、肉桂、大黄、黄芩、黄连、制乳香、制没药。

10. 当归、川芎、鸡血藤、丹参、红花。（当川鸡丹红）

二、再生障碍性贫血

1. 当川鸡丹红（当归、川芎、鸡血藤、丹参、红花）、女贞子、补骨脂、何首乌、穿山甲、白扁豆、黑大豆、赤小豆、党参、麦冬、五味子、柴胡、骨碎补、鹿茸。

2. 四参（党参、人参须、太子参、北沙参）、当川鸡丹红（当归、川芎、鸡血藤、丹参、红花）、鹿茸、马钱子。

3. 仙鹤草、土大黄、生薏苡仁、赤小豆、黄芪、山药、益母草、墨旱莲、党参、丹参、丹皮、连翘、鸡血藤。

4. 女贞子、菟丝子、枸杞子、何首乌、墨旱莲、肉苁蓉、补骨脂、桑椹、白芍、当归。

5. 玄参、山药、白芍、鸡内金、牛蒡子、菟丝子、女贞子、枸杞子、生地黄、知母、侧柏叶。

6. 当归、川芎、鸡血藤、丹参、红花、生地黄、何首乌、墨旱莲、龙眼肉、山茱萸、黑大豆、菟丝子、女贞子、枸杞子、肉苁蓉、土大黄。

三、泌尿系统疾病

1. 龙胆、山栀、柴胡、黄芩、生地黄、木通、甘草、茯苓、泽泻、车前子、金银花、连翘、蒲公英、败酱草、土茯苓、白鲜皮、白茅根、白蒺藜、地肤子、防风、赤芍、丹皮、蝉蜕。（局灶性肾炎）

2. 当归、川芎、白芍、桃仁、红花、益母草、丹参、金银花、蒲公英、连翘、板蓝根、苏梗、蝉蜕、苏叶、香附、陈皮。

3. 黄芪、当归、制乳香、制没药、穿山甲、皂角刺、生地黄、

山茱萸、山药、丹皮、茯苓、泽泻、桂枝、附片、牛膝、车前子、桃仁、白芍、白术。（狼疮性肾炎、过敏性紫癜性肾炎）

4. 龙胆泻肝汤、冠Ⅱ、桂枝茯苓丸。（慢性肾小球肾炎）

5. 桂枝茯苓丸、当归芍药散、水陆二仙丹。（慢性肾小球肾炎）

6. 杷山黄菟二百四（枇杷叶、山药、黄芪、菟丝子、女贞子、墨旱莲、百合、白术、党参、茯苓）、桂枝茯苓丸、当归芍药散。（肾炎恢复期）

7. 生地黄、山茱萸、山药、丹皮、茯苓、泽泻、女贞子、墨旱莲、连翘、黄芪、麻黄、连翘、赤小豆。（急性肾炎、尿路感染）

8. 龙胆泻肝汤、桂枝茯苓丸、当归芍药散。（急、慢性肾炎）

9. 龙胆泻肝汤、杜仲、牛膝、续断、桑寄生。（肾盂肾炎、腰痛）

10. 济生肾气丸合通脉灵、苏梗、蝉蜕、益母草。（狼疮性肾炎）

11. 济生肾气丸，白茅根、血余炭、棕榈炭、芡实、金樱子、木香、香附、白花蛇舌草、海藻、昆布、半枝莲、蒲公英、败酱草、黄芪。（慢性肾炎）

12. 麻黄、生石膏、甘草、五苓散、五皮饮、龙胆泻肝汤。（急性肾炎）

13. 济生肾气丸，枇杷叶、山药、黄芪、菟丝子、女贞子、墨旱莲、百合、白术、党参、茯苓（杷山黄菟二百四），益肾汤。（慢性肾炎）

14. 济生肾气丸，保元汤，白茅根、白蒺藜、芡实、金樱子、菟丝子。（慢性肾炎）

15. 龙胆泻肝汤。（尿毒症、急性肾炎）

16. 萹蓄、瞿麦、枇杷叶、山药、黄芪、菟丝子、女贞子、墨旱莲、百合、白术、党参、茯苓。（急、慢性肾炎）

17. 龙胆泻肝汤、当归六黄。（慢性肾小球肾炎）

18. 龙胆泻肝汤，黄芪、丹参、穿山甲、皂角刺、制乳香、制没药（曾氏生肌散）。（慢性肾盂肾炎）

19. 龙胆泻肝汤，金银花、连翘、石斛。（慢性肾炎）

20. 越婢汤，五苓散，汉三七、苍耳子、黄芪、菊花、半枝莲、豨莶草（七星）。（急性肾炎）

21. 济生肾气丸，七星（汉三七、苍耳子、黄芪、菊花、半枝莲、豨莶草）、白蒺藜、石韦、白花蛇舌草。（慢性肾小球肾炎）

22. 济生肾气丸合益肾汤、海藻、昆布。（慢性肾小球肾炎）

23. 益肾汤中的益母草用量宜 30g，加入巴戟天更好，腰痛也可以此方治疗；加入白茅根、白蒺藜，利尿好。

24. 益肾汤，三畜（淫羊藿、川牛膝、菟丝子）、白茅根、蝉蜕、巴戟天、石韦。（慢性肾炎）

25. 半夏泻心汤，越婢汤，二至丸，二仙丹，苏梗、蝉蜕、益母草。（慢性肾炎＋胃炎）

26. 苍术、蒲公英、赤芍、金银花、丹皮、益母草、益肾汤。（慢性肾炎）

27. 地榆炭、薄荷炭合二至丸。（血尿）

28. 仙茅、淫羊藿、巴戟天、党参、黄芪、四水（大腹皮、车前子、汉防己、葫芦皮）墨旱莲。（慢性肾炎）

29. 肉桂、小茴香。（膀胱麻痹、尿闭）

30. 小茴香、苍术、蜈蚣、木香。（睾丸肿痛）

四、慢性支气管炎、肺气肿、肺心病

1. 分心气饮（苏叶、苏梗、羌活、半夏、青皮、陈皮、茯苓、

桑白皮、大腹皮、木通、白芍)。(胸脘闷痛、痰多不利、大便不畅、周身浮肿)

2. 九仙饮 (阿胶、马兜铃、粳米、牛蒡子、浙贝母、杏仁、甘草、苏叶、半夏、生姜、乌梅、五味子、罂粟壳、麦冬、桔梗、桑白皮、党参)。(慢性支气管炎合并肺气肿, 舌红无苔、呼吸困难)

3. 小儿喘鸣汤 (天冬、麦冬、百部、橘红、苏子、莱菔子、白芥子、麻黄、杏仁、生石膏、甘草、白果)。(小儿咳喘、哮鸣)

4. 滴流汤 (生地黄、玄参、麦冬、浙贝母、白芍、桔梗、甘草、薄荷、金银花、连翘、蒲公英、败酱草、黄芩、鱼腥草、地骨皮、桑白皮、芦根)。(慢性咽炎合并慢性支气管炎、肺气肿)

5. 复方苏子降气汤 (苏子降气汤加莱菔子、白芥子、党参、麦冬、五味子)。(慢性支气管炎、肺气肿)

6. 复方止嗽散 (止嗽散麻黄附子细辛汤)。(寒嗽冷咳)

7. 大小青龙合剂 (麻黄、桂枝、杏仁、甘草、生石膏、桑白皮、地骨皮、葶苈子、大枣、干姜、细辛、五味子、半夏)。(哮喘、慢性支气管炎、肺气肿)

8. 复方甘苏汤 (甘草、苏叶、半夏、生姜、阿胶、乌梅、小陷胸汤、止嗽散)。(久咳不愈)

9. 麻黄、射干、紫菀、款冬花、细辛、五味子、半夏、干姜、止嗽散。(小儿久咳不愈)

10. 通络补管汤 (乌梅、鱼腥草、汉三七、生赭石、知母、党参、麦冬、五味子、蛤蚧、茯苓、浙贝母、桑白皮)。(咳血)

11. 复方生脉散 (党参、麦冬、五味子、半夏、陈皮、茯苓、甘草、知母、浙贝母、黄芩、杏仁、生姜)。(慢性支气管炎)

12. 大味合剂 (大腹皮、五味子、远志、半夏、陈皮、茯苓、

甘草、当归、川芎、枳实、桔梗、青皮、浙贝母）。（慢性支气
管炎）

13. 虚喘合剂（苏杏散合当归六黄汤、麻杏石甘汤）。（汗出
而喘）

14. 月华丸（白薇、百合、百部、北沙参、川贝母、鸡内金、
天冬、麦冬、桑叶、阿胶、桑白皮、菊花、生地黄、熟地黄、汉
三七、茯苓、水獭肝）。（肺结核）

五、慢性胃炎

1. 麻黄附子细辛汤。（胃炎）

2. 复方良附丸（香附、高良姜、半夏、枳实、砂仁、三棱、
莪术、吴茱萸、乌药、蒲黄、五灵脂、丹参、木香、草豆蔻、生
赭石、旋覆花、生姜）。（脘腹胀满、腹痛、呃逆）

3. 旋覆花、生赭石、党参、半夏、甘草、生姜、大枣、大黄、
桂枝、厚朴。（呃逆、胃胀）

4. 川椒、干姜、党参、桂枝、白芍、甘草、赤芍、川芎、红
花、降香、丹参。（腹痛）

慢性肾炎 // 2006.6.12

余治疗慢性肾炎向以杷山黄菀、桂附八味、益肾汤、阿发煎
麦等方加减。近年来余发现杷山黄菀与阿发煎麦合用，则消尿蛋
白的作用远较消除尿血的作用大，此无意中的发现也。余最先的
印象是此种组合对尿血的作用可能最佳，然而事实证明其去蛋白
的作用更佳也。长期服用此方是否可治尿血尚待进一步研究和实
践证实。治疗尿血的方药首选龙胆泻肝汤合阿发煎麦。

复方 α-酮酸片（开同）合并低蛋白饮食治疗糖尿病肾病

// 2006.6.14

开同是 α-酮酸和几种人体必需氨基酸的复合制剂。α-酮酸包括酮亮氨酸、酮异亮氨酸、酮丙氨酸、酮缬氨酸。除 α-酮酸本身所属氨基酸外，开同中还加入了另外五种人体所必需的氨基酸。α-酮酸之所以能治疗肾功能衰竭，原因是 α-酮酸内不含氨基，可与体内既有的氨基结合，从而降低血尿素氮，达到改善氮质血症的目的。开同中的氨基酸为支链氨基酸，此种氨基酸与芳香氨基酸不同，不影响肾小球的排泄功能，且尚具保护肾脏功能的作用。总之，除上述作用外，α-酮酸尚有降低血脂、血糖，改善脂糖代谢的作用。所谓低蛋白饮食是指蛋白摄入量低于 0.8g/（kg·d）。

幽门螺杆菌感染的治疗进展

// 2006.6.15

自 1982 年澳大利亚人马歇尔和沃伦发现幽门螺杆菌（Hp）以来，对此菌的研究逐步深入。Hp 感染除可导致慢性胃炎、溃疡病、胃癌、胆汁反流性胃炎、慢性肠炎外，还可导致亚甲炎、冠心病、脑血管病、缺铁性贫血、原发性血小板减少性紫癜及上气道咳嗽综合征。另外，一些顽固性荨麻疹也可能是由 Hp 引发的疾病。

1. 根除 Hp 治疗的指南

2005 年 3 月欧洲发布了马斯特里赫共识，同年我国消化病学会在安徽制订了根除 Hp 的共识。两个共识内容基本一致，均提出对消化性溃疡、早期胃癌术后、MALT 淋巴瘤及有明显症状的慢性胃炎患者必须根除 Hp；对长期使用非甾体抗炎药（NSAID）者、功能性消化不良者、胃食管反流性疾患（GERD）者均应根除 Hp。对一般性胃肠道疾患是否需要根除，目前尚无明确一致的共识。

2. 制酸对 Hp 的影响

PPI（质子泵抑制剂）抑制胃酸，可升高胃内的 pH 值，从而干扰 Hp 生存的环境。胃内 pH 值的升高可增加抗生素的活性，减少抗生素在酸性环境中的降解。鉴于质子泵抑制剂（PPI）在 Hp 根治中发挥的重要作用，2003 年国外有人对照了 5 种质子泵抑制剂的制酸能力，发现在 5 种 PPI 中埃索美拉唑的作用较强，优于奥美拉唑。通常的共识是 PPI 加铋剂和两种抗生素（阿莫西林、喹诺酮、甲硝唑）作用更佳；另有利福布汀者，加于其中，疗效亦佳，但该药价格昂贵。

中药黄连、黄芩、黄柏、栀子等清热化湿药物对 Hp 的抑制非常有效；若加丹参、木香、草豆蔻或丹参、木香、砂仁，再加龙骨、牡蛎、海螵蛸则是制酸、解痉双管齐下。

上气道咳嗽综合征　　　　　　　　// 2006.6.16

鼻后滴漏综合征（PNDS）现已更名为上气道咳嗽综合征（UACS）。此综合征前已述及为慢性鼻炎、慢性咽炎、慢性喉炎、慢性鼻窦炎引起的慢性咳嗽。西医治疗此病经常采用抗组胺药、减充血剂。UACS 出现咳嗽，通常不主张应用抗生素，可吸入异丙托溴铵、糖皮质激素。

血管紧张素转换酶抑制剂对胎儿的影响

// 2006.6.16

血管紧张素转换酶抑制剂（ACEI）对胎儿的影响已众所周知，故在孕期绝对禁服。最近有研究显示，在妊娠前 3 个月服用此药可不致畸。

慢性粒细胞白血病 *// 2006.6.19*

1. 周围血象白细胞数增多，可达 $100 \times 10^9/L$；可见到各阶段白细胞，以中性中、晚幼、杆状核为多，酸、碱也增加，原始、早幼之和不超过 10%。早期可见贫血及血小板减少；加速期早幼 + 原粒细胞 ≥ 10%，嗜碱 >20%；急变期早幼 + 原粒细胞 ≥ 20%。慢性粒细胞白血病急变时可变为急性粒细胞白血病，也可变为急性淋巴细胞白血病，因此末梢血原淋 + 幼淋可 ≥ 20%。

2. 骨髓象增生明显活跃，原 + 幼 ≤ 10%。早期红、巨减少，晚期可增多，甚至可出现真性红细胞增多症和原发性血小板增多症。

3. 特异性检查，即染色体检查。95% 的慢性粒细胞白血病患者 Ph 染色体阳性。

白血病概说 *// 2006.6.21*

白血病通常分急性白血病与慢性白血病。

1. 慢性白血病

慢性白血病分慢性粒细胞白血病、慢性淋巴细胞白血病两类，前者多，后者少，二者之比为 15 ～ 25 : 1。二者的临床表现为：①白细胞数增多，可达 100×10^9/L 以上。②浸润症状（脾大），感染，出血，贫血。③骨髓原粒细胞、原淋在 5% ～ 10%，血象亦然。治疗：前者用白消安、羟基脲、格列卫；后者用苯丁酸氮芥。

2. 急性白血病

①急性淋巴细胞白血病（ALL）：原淋在 30% ～ 90%。

L_1：小细胞。

L_2：大细胞，大小不一致。

L_3：大细胞，大小较一致。

②急性粒细胞白血病（ANLL）。

M_1：原粒细胞 90% 以上。

M_2：原粒细胞 30% ～ 90%。

M_3：苯胺蓝染色粗大细胞者 M_{3a}；苯胺蓝染色小细胞者 M_{3b}。

M_4：粒单或原粒细胞 30% 以上，原单不足 30% 者 M_{4a}；原粒细胞不足 30% 者 M_{4b}；有大量嗜酸细胞者 M_{4c}。

M_5：原单 80% 以上 M_{5a}；80% 以下 M_{5b}。

M_6：红白两系原始细胞均增高，髓红细胞 50%，原粒细胞 20%。

M_7：原巨细胞 ≥ 30%。

急性白血病的细胞化学染色　　　// 2006.6.21

1. 过氧化物酶染色（POX）：急性粒细胞白血病阳性；急性淋巴细胞白血病阴性；急性单核细胞白血病弱阳性。

2. 苏丹黑 B 染色：急性粒细胞白血病阳性；急性单核细胞白

血病、急性淋巴细胞白血病阴性。

3. 糖原染色：急性淋巴细胞白血病阳性，其余阴性。

4. 非特异性染色：急性单核细胞白血病强阳性。

白血病的特殊检查　　　　　　　　　　　// 2006.6.21

1. 染色体检查。利用高分辨染色体分带技术。80% ～ 90% 的急、慢性白血病患者均具有染色体的异常。

2. 骨髓培养。祖细胞集落生长抑制或不生长。

3. 电镜检查：对毛细胞白血病或巨核细胞白血病具有重大意义。

4. 免疫学检查。T 淋巴细胞亚群在各类白血病具有特色。

甲亢的诊断与治疗浅谈　　　　　　　　　// 2006.6.22

出汗、心悸、震颤、消瘦为甲亢的四大主症。部分患者伴突眼。

客观检查：①甲状腺肿大，其上有血管杂音；②基础代谢增加；③甲状腺摄 B1 碘试验。

治疗：①手术。② ATD（抗甲状腺药物）：甲巯咪唑（MM）、丙硫氧嘧啶（PTU）。③ ^{131}I 。因 ATD 可导致肝功损害，故在甲亢合并肝功损害时，宜采用 ^{131}I 治疗。

前列腺癌浅谈　　　　　　　　　　　　　// 2006.6.26

1. 高蛋白、高脂肪饮食与前列腺癌的发生呈正相关；肥胖与前列腺癌的发生也呈正相关。实验研究证实，高蛋白、高脂肪食物中的亚麻酸与前列腺癌的发病具有明显的正相关关系。

2. 年龄与前列腺癌的发病呈正相关。恶性程度与年龄呈负相关。60 岁以上的老人最常见。

3. 目前大多数学者认为，雄激素水平与前列腺癌的发病呈正相关。

4. 高分化腺癌占前列腺癌的绝大多数，因此前列腺癌的总体认识应是"偏慢"二字。本病误治或失治可转移：①局部浸润；②淋巴转移：可转移至髂内淋巴结及纵隔淋巴结、锁骨上淋巴结；③血道转移：骨、肺常见，肝、肾、肾上腺、脑、乳腺、皮肤均可转移。

综上所述，前列腺癌高分化多，总体进展"偏慢"，但其善于转移为重要特点。PSA 的测定乃于 1997 年由 Wan 等提出，其动态升高比绝对值更重要。本病的治疗：①手术为首选；②去势，即睾丸切除；③内分泌治疗：雌性激素，抗雄药如甲地孕酮、甲羟孕酮等；④化疗。

系统性红斑狼疮（SLE）的药物治疗　　// 2006.7.31

1.SLE 的治疗以激素、CTX、AZA（硫唑嘌呤）为主要药物。激素的治疗几经衍变，如晨起顿服、间日顿服、分次日服。CTX 的治疗目前有每月 1g，静脉注射，6 个月后改为 3 个月 1 次的大剂量标准冲击；每周 0.5g，6 个月小剂量冲击。AZA（硫唑嘌呤）因易引起较严重的骨髓抑制，目前已不单独使用，仅在前述 CTX 小剂量冲击 6 个月后的维持期附加小量使用。

2. 另有吗替麦考酸酯（MMF），是近年 SLE 的热门用药，此药较 CTX 有一定优点。

3. 环孢素 A 和他克莫司，两药均可阻止 IL–2 的转录，抑制 T 细胞的活化。环孢素 A 对蛋白尿的作用似更明显。另外，对红斑狼疮导致的外周血小板减少，恒有作用。

WHO 提出的三阶梯止痛治疗　　　*// 2006.7.5*

1986 年 WHO 提出了癌症患者的三级止痛法。20 年的临床实践证明，此法的临床效用确切。

急性疼痛是一个症状，慢性疼痛可认为是一个病痛。癌症的疼痛包括患者对临近死亡的恐惧和人性自尊的崩溃。有效止痛是真正提高癌症患者晚期生存质量和延长生存期限的最佳选择。

从人道主义原则看，要求无痛是患者的合法权益，患者无痛是医生应尽的基本职责。上述论点之所以合理，是基于现代科学的快速发展，在药物制造、人才培养、理论进展诸方面为临床止痛创造了前所未有的优越条件。

三阶梯止痛：①轻度疼痛：非阿片类止痛药，如消炎痛、布洛芬、芬必得、罗非昔布、塞来昔布、萘普生、丙氧酸；②中度疼痛：弱阿片类止痛药，如埃托啡、强痛定、曲马多（缓释剂奇曼丁）；③重度疼痛：阿片类止痛药，如美沙酮、可待因、羟考酮、芬太尼、吗啡、哌替啶、美施康定（硫酸吗啡缓释片）、奥施康定（盐酸羟考酮缓释片）。

20 年来上述三阶梯止痛的药物组成与时俱进，不断更新，但三阶梯止痛的原则却始终未变，即口服、按时、分期。当然上述三原则应与临床实践相结合，有时患者来院时已届晚期，存活期限无多，疼痛十分显著者即可直接进入二阶梯或三阶梯。

阿司匹林对脑卒中预防具特别突出的作用

// 2006.7.7

美国卒中学会（ASA）2006 年 3 月发布最新公告，宣布最近关于脑卒中一级预防中的循证医学成果——阿司匹林的服用仍具重要意义。

椎间盘性腰腿痛

// 2006.7.10

髓核突出是椎间盘突出的主要病理表现。既往认为该病的腰腿痛主要是突出的髓核压迫神经根所致。侯树勋教授的实验研究证明，髓核中炎性介质诱导神经根炎是产生疼痛的主要原因。鉴于此，坐骨神经痛的治疗可采用抑制介质、消除炎症的方法，如消炎痛等可止痛，有利于髓核的恢复。

血液透析的并发症及预防

// 2006.7.10

1. 急性并发症有出血、空气栓塞、首次应用综合征。

2. 体内成分急剧变化有关的综合征：①透析失衡综合征主要表现：恶心、呕吐、头痛、高血压；②低血压；③电解质紊乱。前述首次应用综合征于 20 世纪 80 年代首次报道，系指首次使用未经处理的新透析仪进行透析时发生的一组综合征。其原因与器具消毒、药物敏感、器具的生物变量不好有关。临床表现有呼吸困难、胸痛彻背、恶心、呕吐、胃痉挛、皮肤瘙痒、水肿。

哮喘患者的福音   *// 2006.7.10*

    人们对哮喘的认识经历了漫长的过程。20 世纪 70 年代认为哮喘是由支气管痉挛引起的，进而广泛使用短效 β 受体激动剂，因而掩盖了气道炎性症状，并导致死亡率增高。80 年代，人们注意到气道炎症是引起痉挛的主因，从而选择吸入性糖皮质激素（ICS）治疗。90 年代，人们开始关注气道重塑，从而选择 ICS 与 $β_2$ 受体激动剂复方制剂（ICS/LABA）。吸入性糖皮质激素，常用布地奈德 100mg，每日 2 次；$β_2$ 受体激动剂，常用福莫特罗 4.5μg，每日 2 次。

川崎病   *// 2006.7.12*

    此病多发于 5 岁以下小儿，冬春季好发。临床表现：①发热；②结膜炎；③唇炎（红唇）；④舌炎（杨梅舌）；⑤颈项及全身淋巴结肿大；⑥皮肤硬肿以四肢多见；⑦大血管炎（冠状动脉瘤、冠状动脉梗死）。鉴于①～⑥组症状产生于皮肤、黏膜和淋巴结，因而本病又名小儿皮肤黏膜淋巴结综合征。此病的病原尚不明确，但大多数学者认为是一种特有的病毒感染或有链球菌的参与，导致的变态反应。本病曾采用抗生素和激素联合治疗，如用阿司匹林预防动脉瘤的形成；当然可同时采用静脉注射丙种球蛋白提高免疫力，促进痊愈。近几年来多主张不用激素，原因系此病的病机是病原微生物导致的泛发性毛细血管炎，部位是皮肤黏膜淋巴结，其根本原因在于免疫系统的崩溃，采用免疫抑制剂虽可起到一时效果，但免疫系统的进一步崩溃则致此药物无远期效果。

《黄帝内经》随谈 // 2006.7.17

一、《黄帝内经》概说

何曰《黄帝内经》。张景岳曰："内者性命之道，经者载道之书。平素所讲问，是谓素问。"全元起曰："素者本也，问者黄帝问岐伯也。本者阴阳之本，五行之本也。"全氏乃隋时大医，曾注《黄帝内经》，可惜均已佚失，唯其书中之重要观点多被王太仆之《重广补注黄帝内经素问》采用，尚能传于世，此中医之幸也。《神仙纲鉴》曰："天降素女为人治病，皇帝问之，故名素问。"此乃无稽之谈也。王冰为唐玄宗的御医，太医院主仆令也；林亿为宋仁宗、宋神宗的太医令、太仆也。

二、正虚发病学说

1. "夫上古圣人之教下也，皆谓之虚邪贼风，避之有时，恬惔虚无，真气从之，精神内守，病安从来。"（《素问·上古天真论》）

2. 黄帝曰："五疫之至，皆相染易，无问大小，病状相似，不施救疗，如何可得不相移易者？岐伯曰：不相染者，正气存内，邪不可干，避其毒气。"（《素问·刺法论》）

3. "邪之所凑，其气必虚，阴虚者，阳必凑之。"（《素问·评热病论》）

4. "阳气者，若天与日，失其所，则折寿而不彰。"（《素问·生气通天论》）

5. "阴阳者，天地之道也，万物之纲纪，变化之父母，生杀之本始，神明之府也。治病必求于本。"（《素问·阴阳应象大论》）

正气之虚包含免疫系统功能的不足和紊乱。扶正固本以健脾补肾为大法，治疗各种慢性病有效，如血液病、肿瘤、高血压、动脉硬化、糖尿病、代谢综合征、内分泌功能紊乱、慢性肾炎。

三、指导临床

1. 外感

①"风者百病之长也，至其变化乃为他病也"（《素问·风论》）。②"热病者，皆伤寒之类也，或愈或死，其死皆以六七日之间，其愈皆以十日以上"（《素问·热论》）。③"冬伤于寒，春必病温"（《素问·生气通天论》）。

2. 水肿

①"诸湿肿满，皆属于脾"（《素问·至真要大论》）。②"少阴何以主肾？肾何以主水？岐伯对曰：肾者至阴也，至阴者盛水也，肺者太阴也，少阴者冬脉也，故其本在肾，其末在肺，皆积水也。帝曰：肾何以能聚水而生病？岐伯曰：肾者胃之关也，关门不利，故聚水而从其类也。上下溢于皮肤，故为胕肿。胕肿者，聚水而生病也"（《素问·水热穴论》）。③"三阴结，谓之水"（《素问·阴阳别论》）。张景岳谓："水为至阴，其本在肾；水化为气，故其标在肺；水唯畏土，故其制在脾。"《金匮要略》载："夫饮有四，何谓也？师曰：有痰饮，有悬饮，有溢饮，有支饮。""水走肠间，沥沥有声，谓之痰饮；饮后水流胁下，咳唾引痛，谓之悬饮；饮水流行，归于四肢，当汗出而不汗出，身体疼重，谓之溢饮；咳逆倚息，短气不得卧，谓之支饮。""腰以下肿，当利小便；腰以上肿，当发汗。"

3. 心痛

①"真心痛，手足清至节，心痛甚，旦发夕死，夕发旦死"（《灵枢·厥病》）。②"大寒且至，蛰虫早附，心下否痛。"（《素问·五常政大论》）。这一"寒"字引发出中医治心痛的整个理论

和临床方药。《金匮要略》中"胸痹心痛，短气"的胸痹，即寒主收引，不通则痛。"痹"者闭塞不通之意，治当以温药通阳。"胸痹之病，喘息咳唾，胸背痛，短气，寸口脉沉而迟，关上小紧数，瓜蒌薤白白酒汤主之"。"胸痹不得卧，胸痛彻背者，瓜蒌薤白半夏汤主之"。"胸痹心中痞，留气结在胸，胸满，胁下逆抢心，枳实薤白桂枝汤主之。人参汤亦主之"。"胸痹缓急者，薏苡附子散主之"。"胸痹，胸中气塞，短气，茯苓杏仁甘草汤主之，橘枳姜汤亦主之"。"心中痞，诸逆，心悬痛，桂枝生姜枳实汤主之"。"心痛彻背，背痛彻心，乌头赤石脂丸主之"。

上述方药，总属温通之法也，针对寒收温散，散则通之。王清任血府逐瘀汤、陈可冀冠心Ⅱ号、复方丹参滴丸之用治冠心病，皆本此法也。西医医学之用复方甘油、硝酸甘油、单硝酸异山梨酯、消心痛、尿激酶、链激酶、肝素、低分子肝素、华法林、阿司匹林、氯吡格雷，皆温散通冠之法也。

耳颞综合征 // *2006.7.24*

本病在腮腺手术、外伤后可出现，吃东西时患侧面颊出汗潮红，此时给予酸性食物则潮红更趋明显。

胃食管反流病诊断研究新进展 // *2006.7.24*

胃食管反流病（GERD）是当前世界研究的重点疾病，人群患病率为 4.3%，患病平均年龄为 43 岁。据 WHO 统计，手术治疗该病的总疗效大大低于保守治疗，因此本病宜以保守治疗为主。近年来，世界各地将研究重点普遍放在胃、食管腔内 pH 值和 Hp

致病性二者的关系上。美国学者研究 48 小时无线食管 pH 监测的低值，发现此病均有异常的酸反流，延长检测时间可提高异常酸反流的检出率。另外，PPI 对异常反流有效。胃灼热、反流物酸度、反流至食管的高度，均与 PPI 治疗呈负相关。研究表明，替加色罗可减少下段食管括约肌的一过性松弛，从而加强抗反流屏障，增加食管上皮生长因子的表达，增加胃黏膜的防御能力，增加唾液腺分泌，由此达到治疗作用。鉴于此，WHO 建议可采用 PPI 无效或疗效不太理想的患者可采用替加色罗治疗。

血液分析各种参数的临床意义　　　　// 2006.7.26

MCV：平均红细胞体积，大者示溶血性贫血、巨幼细胞贫血；小者示缺铁性贫血、失血性贫血。HCT：红细胞比容，亦称血细胞压积，与红细胞数及血红蛋白呈正相关。MCH：平均血红蛋白量，与血红蛋白量呈正相关。MCHC：平均红细胞血红蛋白浓度，与 Hb 呈正相关，如不相关，则说明高铁血红蛋白或低铁血红蛋白，如肺气肿、高原病或贫血。RDW：红细胞体积分布宽度，代表红细胞形态变异，变异越大则分布宽度越大，RDW 数值越高，术语谓之曰不均一。如缺铁性贫血与地中海性贫血的 MCV 均低，但前者的 RDW 增大属非均一，后者正常属均一。

生化酶再参考　　　　　　　　　　　// 2006.7.28

1. 碱性磷酸酶（ALP）的升高，说明肝胆系统的病变，尤以胆系淤阻和炎症更具特异性。黄疸的出现常与此酶的上升呈正相关。骨骼的病变也可出现 ALP 的上升，与病情呈正相关。甲状旁腺功能亢进时，血钙增高，此酶亦呈上升趋势。

2. γ谷氨酰转移酶（γ-GT）系肝胆同时受累的指标，参考值 20 ～ 40U。肝癌时 γ-GT 最高可达参考值上限的 10 倍以上；肝硬化时 γ-GT 可升高至参考值上限的 5 ～ 30 倍；肝炎时 γ-GT 中度升高。

3. 碱性磷酸酶同工酶（ALP_1、ALP_2、ALP_3、ALP_4、ALP_5、ALP_6），因其来源不同，将 ALP_2、ALP_3、ALP_4、ALP_5 分别称为肝型、骨型、胎盘型和小肠型，ALP_1 是细胞膜组分与 ALP_2 的复合物，ALP_6 是 IgG 与 ALP_2 的复合物。生理性增加，见于生长中的儿童（ALP_3）及妇女妊娠中晚期（ALP_4）。胆道阻塞时以 ALP_1 升高为主。急性肝炎时，ALP_2 明显升高，ALP_1 轻度升高，ALP_1 低于 ALP_2；肝硬化时 ALP_5 明显升高。骨骼疾病时 ALP 均可升高，以 ALP_3 为主。

伊曲康唑   // 2006.7.31

伊曲康唑为当前抗真菌最流行药物。侵袭性真菌感染，目前发病率较高、诊断困难且治疗效果差。最新研究显示，此药与两性霉素 B 比较，其有效率和退热率均高于后者，副作用之小亦非后者可比。另一项研究表明，此药较之同类药氟康唑亦远胜一筹。

1. 伊曲康唑胶囊 0.1g，每日 3 次，适用于甲真菌病。以及皮肤、毛发的真菌感染。

2. 伊曲康唑口服液，适用于口腔、咽喉及肠道的白色念珠菌感染。每服 5 ～ 15mL，日 3 次，适用于肿瘤、艾滋病、自身免疫性疾病患者的霉菌感染，胃酸较低者疗效较好。

3. 伊曲康唑静脉注射液，适用于深层霉菌感染，如念珠菌、曲霉菌的感染；亦适用于霉菌感染之重症患者。此药的安全性已得到认可，常见不良反应为腹泻、恶心、呕吐、腹痛、转氨酶增高。本品对应用两性霉素 B、氟康唑无效的患者有效。

急性肝衰竭的诊疗意义 // 2006.8.2

急性肝衰竭，是指无肝硬化病史者，26 周内出现由肝功能恶化导致的凝血功能障碍及不同程度的意识改变。前者为凝血酶原国际化比值升高（INR ≥ 1.5）；后者则指肝性脑病。明确诊断后则宜进行特异性治疗：①已知或怀疑乙酰氨基酚过量，在 4 小时内就可给予活性炭。②对蕈类药物中毒导致的肝衰竭应予以活性炭，然后给予 N– 乙酰半胱氨酸的治疗。③病毒性肝炎导致的肝衰竭则宜常规治疗。

房颤 // 2006.9.4

治疗要点：①控制心室率；②预防血栓、栓塞。前者可用 β 受体阻断剂、洋地黄制剂、钙离子阻断剂、血管紧张素转换酶抑制剂；后者可采用华法林、阿司匹林、氯吡格雷。心室率的控制在上述药物无效的情况下，可直接采用胺碘酮静脉滴注。心室率控制的目标：静息时心率 60 ～ 80 次 / 分，中等运动时的心率 90 ～ 115 次 / 分。转调心率方面：氟卡尼、多非利特、普罗帕酮、伊布利特是药物转率的推荐药物。

宫颈癌小资料   // 2006.9.4

宫颈癌和人乳头瘤状病毒（HPV）的关系是继 EB 病毒与鼻咽癌的关系后，又一个明确了的癌症与病毒的关系。宫颈脱落细胞的涂片检查是目前提供的本病最佳的早期诊断方法。查细胞、查病毒双管齐下，则可将宫颈癌发现于萌芽状态。

帕金森病的重要危险因素   // 2006.9.6

α‑触突核蛋白的编码基因 SNCA 突变被认为是帕金森病的重要危险因素。美国帕金森病遗传流行病学会在全球组建了 18 个分会，收集病例 2692 个，与 2652 个健康人群对照，结果显示：帕金森病患者的 SNCA 基因突变率明显超过对照组，统计学处理 $P < 0.001$。

十年慢性胃炎经验方   // 2006.9.8

1. 苍术、厚朴、陈皮、甘草、枳实、半夏、茯苓、竹茹。（治疗慢性萎缩性胃炎）

2. 香附、高良姜、半夏、枳实、砂仁（香附良姜半枳砂），加三棱、莪术、旋覆花、代赭石。（治疗慢性胃炎嗳气显著者）

3. 半夏厚朴汤合旋覆代赭汤，加大黄、桂枝、干姜。（治疗胃食管反流病）

4. 川椒、乌梅、苦参、黄连、郁金、桂枝（川乌苦，黄金桂）、丹参饮、排石汤。（治疗胆囊切除后综合征）

5. 柴胡疏肝散加乌药、沉香、槟榔、党参、三棱、莪术、干姜、附片。（治疗肝病胃痛）

6. 川椒、干姜、党参、桂枝、白芍、甘草、赤芍、川芎、红花、降香、丹参。（治疗冠心病合并腹痛）

7. 三棱、莪术、乌药、吴茱萸、蒲黄、五灵脂合半夏泻心汤。（治疗慢性胃炎）

乳腺癌化疗可能影响脑功能　　　　　// 2006.10.16

乳腺癌化疗可能引起化疗脑，表现为记忆力减退、认知能力减弱。2006 年 9 月 29 日美国加州大学洛杉矶学者发表文章称"化疗脑"可通过正电子发射计算机断层扫描（PET）证实。研究者对 16 例 5～10 年前曾接受辅助化疗的乳腺癌患者、5 例未接受乳腺癌化疗的患者、13 例健康对照者，进行了一系列短期记忆测试，PET 显示接受化疗的患者大脑额叶、小脑基底神经节的血流和代谢均发生变化。

综合验方　　　　　　　　　　　　　// 2006.10.16

1. 连翘可清热、宁心，一味可治小儿肾炎，也可治疗视网膜出血。

2. 蒲公英可和胃、通乳，治疗大便秘结，促进胃肠排空。

3. 大青叶可抑制病毒。丹参 30g，大青叶 30g，大枣 4 枚，每日 1 剂，治疗黄疸型肝炎。

4. 鱼腥草、黄芩、马兜铃、连翘、厚朴、重楼，治疗肺部感染有效，尤以小叶性肺炎效著。口诀：黄鱼马连厚。

5. 山豆根 30g，白头翁 30g，生石膏 30g，三药共煎治疗牙痛有效。由此推出，山豆根、白头翁合用，可能具有抗厌氧菌的作用。余之经验：山豆根、白头翁、生石膏、苦参、黄柏，可组成新五味消毒饮，功效抗厌氧菌，可与甲硝唑媲美。

6. 北沙参、玄参、麦冬、甘草、凤凰衣、木蝴蝶、金锁匙、胖大海、蝉蜕、石菖蒲、诃子，治疗失声。

7. 桂枝、白芍、茯苓、丹皮、桃仁、当归、川芎、泽泻、白术、败酱草、生薏苡仁，治疗盆腔炎性疾病。

8. 党参、白术、茯苓、甘草、半夏、陈皮、木香、草豆蔻、桂枝、天花粉、蝉蜕、吴茱萸、大枣、浮小麦，治疗小儿惊风。

9. 胡芦巴、山药、茯苓、小茴香、川楝子、补骨脂、续断、桃仁、杏仁、滑石、甘草，治疗小儿牙痛、牙龈萎缩、口臭。

10. 苏叶 10g，苏梗 10g，羌活 10g，半夏 6g，青皮、陈皮各 6g，茯苓 12g，甘草 6g，桑白皮 10g，大腹皮 10g，木通 6g，白芍 10g。此方为分心气饮，肺、脾、肾通治，用于胸闷、脘胀、大便不畅、痰多、浮肿。

11. 赤小豆末和醋涂舌可治疗小儿重舌。

12. 瓜蒌薤白、冠心 Ⅱ 号、三枳皮佛汤、真武汤、丹参、苦参、生地黄、麦冬，治疗冠心病合并心律不齐。

13. 关节痛、手足麻木用黄芪建中合小续命汤、四物钩虫细（四物汤、钩藤、全蝎、细辛）。

14. 全身肌肉烧痛用资生汤合桑枝汤。

15. 补骨脂、吴茱萸、肉豆蔻、五味子、菟丝子，治疗结肠炎。

16. 吴茱萸 20g，苍耳子 20g，肉桂 5g。共研末，加醋 30mL 调敷脚心，治疗顽固性嗳气。

17. 生地黄、山茱萸、山药、丹皮、茯苓、泽泻、五味子、桂枝、川芎、葛根、麦冬、党参、丹参、珍珠母、生龙骨、生牡蛎、紫石英，治疗心房颤动。

18. 茯苓、桂枝、白术、甘草、大枣、炒酸枣仁、丹参、苦参、人参、琥珀、车前子，治疗心律不齐。

19. 苍术、蒲公英、赤芍、金银花、丹皮、生地黄、地肤子、百部、苦参、五味子、甘草、防风、乌梅、桃仁，治疗痒疹。

20. 地黄饮子加赤芍、川芎、红花、降香、丹参、郁金、制乳香、制没药，治疗脑梗死。

21. 旋覆代赭二决明、砂仁、生地黄、菊花、淡竹叶、小柴胡汤、白芍、地龙，治疗梅尼埃病。

22. 党参、茯苓、白术、石菖蒲、石斛、苍耳子、麦芽、谷芽、赤芍、木瓜、藿香、佩兰（参苓白术石苍谷、赤芍木瓜二香留），治疗化脓性中耳炎。

23. 山楂、丹参、大黄、水牛角、茵陈、川芎、黄芪、防己、何首乌、淫羊藿（山丹大牛羊茵川，黄芪防己首乌全），治疗单纯性肥胖。

24. 汉三七、郁金、丹参、肉桂、五灵脂、附片、制乳香、制没药、三棱、莪术、枳壳、青皮、陈皮、佛手、木香、香附、香橼，治疗冠心病。

25. 温胆汤用治儿科疑难杂症，如小儿抽动症、颅脑挫伤后失语失声、呕吐、青盲、腹胀、恶心。

26. 地黄饮子合二仙丹，治疗脑梗死。

27. 越婢加术汤合益肾汤治疗小儿肾炎，苍术可用至20g。

28. 冠心Ⅱ号合越鞠丸、四磨汤，治疗风心病胸闷。

29. 瓜蒌、半夏、冠心Ⅱ号合方治疗食管疾患。

30. 丝瓜络、路路通、伸筋草、桑枝、豨莶草、威灵仙、羌活、独活、青风藤、海风藤、防风，治疗多发性神经病。

31. 肉桂、小茴香、蜈蚣、木香、苍耳子，治疗尿闭。

32. 桂枝、白芍、知母、干姜、甘草、白术、防风、麻黄、川乌、草乌、细辛、蜈蚣、豨莶草、桑枝、威灵仙、青风藤、海风藤、马钱子治疗类风湿关节炎。

蒲黄的神效 // 2006.10.20

蒲黄为香蒲科植物东方香蒲的干燥花粉。此药具强大的活血化瘀作用，故可用于冠心病与脘腹部的瘀血疼痛，也可治疗妇科血瘀崩漏之证。此药既能活血又能止血，适应证：①尿血：蒲黄、郁金、生地黄、冬葵子；②崩漏：蒲黄、龙骨、牡蛎、海螵蛸、艾叶、鹿茸、当归、干姜、肉桂、生地黄。

新型利尿药——特苏尼 // 2006.10.29

又名托拉塞米，为磺酰脲类利尿剂。此药利尿作用较呋塞米略强。通常剂量，每日20mg；最大剂量，每日40mg；肾、肝引起的水肿、腹水，最大剂量可用至每日100mg。本药副作用有头痛、头晕、乏力、纳呆、恶心、呕吐、高血糖、高尿酸、便秘、腹泻，个别患者可见心律不齐。本药禁用于肾功能衰竭无尿者、肝昏迷前期。

近日新药

①新天欣：注射用头孢他啶。②先强：头孢克肟分散片。③保能加：注射用三磷酸腺苷辅酶胰岛素。④复方甘草酸单铵注射液。⑤麦道必：注射用头孢哌酮钠。⑥抗力欣：注射用头孢匹胺钠。⑦信立欣：注射用头孢呋辛钠。⑧安可欣：注射用头孢呋辛钠。⑨哌拉西林：相当于氨苄西林。⑩凯德林：注射用氨苄西林钠舒巴坦钠。⑪氨甲苯酸注射液。⑫安博诺：厄贝沙坦氢氯噻嗪片。

肠衰竭

肠衰竭是近年来提出的新问题，其实由于小肠吸收功能下降，因而需要额外补充大量营养物质、电解质、水分，以维持生长、发育的需要。肠衰竭通常发生于肠切除术后、小肠疾病后期。肠衰竭的分类：①肠系病及克罗恩病行小肠切除术、恶性肿瘤射线损害导致的乳糜泻，此类肠衰竭容易发生感染。此种肠衰竭的旧名为"短肠综合征"。此类短肠综合征宜在术前和术中采取预防性措施。②腹部非肠道手术引起的肠衰竭，呈一过性，预后较好。③由于其他全身疾患引起的小肠功能减退，吸收不良综合征。

乳腺癌芳香化酶抑制剂

数十年来，乳腺癌的患者在手术后采用抗雌激素药物他莫昔芬有效。然而近年来经过大样本、多中心、随机、双盲、对照试验证实，新型芳香化酶抑制剂——来曲唑、阿那曲唑，较之前述他莫昔芬更为有效。

肿瘤的 TNM 分期　　　　　　　// 2006.11.18

T：原位瘤状态；N：区域淋巴结受累状态；M：远处转移状态。

TX：癌已确定，但声像阴性。T0：未见原发肿瘤。T1：原位癌 <3cm。T2：原位癌 >3cm。T3：肿瘤侵犯临近组织。T4：肿瘤明确浸润临近组织。

NX：区域淋巴结无法评价。N0：没有区域淋巴结转移。N1：同侧区域淋巴结或区转移。N2：同侧多区域淋巴结或区转移。N3：对侧区域淋巴结或区转移。

MX：远处转移无法评价。M0：没有远处转移。M1：有远处转移。

1. 肝癌

T1：原位癌 <2cm。T2：<2cm，侵犯血管；或 >2cm，不侵犯血管。T3：>2cm，有血管侵犯；或 <2cm，多个，一叶侵犯。T4：多个，超叶侵犯。N0：无区域淋巴结转移。N1：有局域淋巴结转移。M0：无远处转移。M1：有远处转移。

肝癌的临床分期：Ⅰa 期 <3cm；Ⅰb 期 >3cm；Ⅱa 期 5～10cm；Ⅱb 期 >10cm；Ⅲa 期有癌栓及局部转移；Ⅲb 期有癌栓或有远血管转移。

2. 食管癌

食管癌的分段：颈段：甲状软骨→胸锁关节，6cm；胸上段：胸锁关节→气管分叉，6cm；胸中段：气管分叉→贲门上 1/2，8cm；胸下段：气管分叉→贲门下 1/2，8cm。TX：原位癌不清楚。

T0：原位癌不存在。T1：肿瘤侵及黏膜下层及黏膜固有层。T2：肿瘤侵及肌层。T3：肿瘤侵及食管纤维膜。T4：肿瘤侵犯临近血管。N0：无局域淋巴结转移。N1：有局域淋巴结转移。M0：无远处转移。M1：有远处转移。胸上段食管癌：M1a 颈淋巴结转移；M1b 其他远处转移。胸中段食管癌：M1a 没有应用；M1b 非区域淋巴结转移，和（或）其他远处转移。胸下段食管癌：M1a 腹腔淋巴结有转移；M1b 其他远处转移。

3. 恶性淋巴瘤的分期

（1）霍奇金淋巴瘤分期

Ⅰ期：病变侵及单个淋巴结区域。

Ⅱ期：病变侵及 2 个或以上淋巴结区域，但位于膈肌一侧。

Ⅲ期：病变已侵犯膈肌两侧，达肺门、肝门、腹膜等上腹部者为Ⅲ1；达下腹部主动脉旁、髂动脉旁、肠系膜淋巴结者为Ⅲ2。

Ⅳ期：广泛的淋巴结外器官受累，无 B 症状（盗汗，发热，体温在 38℃以上，6 个月内体重下降 5kg，肿瘤大小超过 10cm）者为Ⅳ A；有 B 症状者为Ⅳ B；巨块超过 10cm 者为Ⅳ X。

（2）皮肤淋巴瘤的分期

①早期：Ⅰ a 期 < 10% 皮疹或斑疹（T1）。Ⅰ b 期 > 10% 皮疹或斑疹（T2）。Ⅱ a 期 T1、T2 淋巴结肿大，但活检阴性。

②中期：Ⅲ b 期皮肤肿瘤（T3）。Ⅲ期红皮病（T4），Ⅲ a 期 T1～T4 淋巴结大且活检阳性。

③晚期：Ⅲ b 期 T1～T4 内脏侵犯。

4. 胃癌

T1：肿瘤侵犯黏膜及黏膜下。T2：肿瘤侵犯肌层及浆膜层，一个分区的 1/2 以内。T3：一个分区的 1/2 以上。T4：一个分区以上及周围组织。

分区：胃底（C），胃体（M），胃窦（A）。

N0：无腹膜淋巴结转移。NX：无法估计有腹膜淋巴结转移。N1：胃周淋巴结转移。N2：胃左动脉、肝总动脉、脾动脉处淋巴结转移。N3：腹主动脉、肠系膜处淋巴结转移。M0：无远处转移。M1：有远处转移。

高血压的治疗策略 // 2006.11.24

长效 CCB 配合 ACEI、他汀类药物是目前最好的降压措施。CCB 是钙离子通道阻断剂（地平类）。长效 CCB 的代表药是伲福达、络活喜。ACEI 是血管紧张素转换酶抑制剂，代表药物是卡托普利、依那普利。

2 型糖尿病的胰岛素治疗策略 // 2006.11.27

2 型糖尿病患者应用胰岛素治疗宜早不宜迟，这是当前 2 型糖尿病治疗策略的重要内容。以往认为：胰岛素治疗应放在 2 型糖尿病治疗的后期，即饮食控制→体育疗法→口服降糖药→胰岛素。此种序贯治疗实践证明是不合理的。2 型糖尿病早期使用胰岛素可使患者胰岛 B 细胞功能恢复。1997 年以色列学者对 14 例 2 型糖尿病患者进行胰岛素泵强化治疗 2 周，其中 9 例患者的胰岛功能完全恢复，3 年内未见复发。2 型糖尿病的胰岛素早期治疗能理想地控制和防止糖尿病的各种继发症和并发症。

婴儿急性上呼吸道感染　　　　　　　　*// 2006.12.1*

　　澳大利亚学者通过采集 1996—1999 263 例 0 ～ 1 岁婴儿上呼吸道感染的详细信息证明，鼻病毒是婴儿出生后第一年内上呼吸道感染的主要病原体。

谷丙转氨酶（ALT）和谷草转氨酶（AST）的再认识
// 2006.12.15

　　美国肝病研究学会（AASLD）指出，在人群中，大约有 1/5 的人 ALT 和 AST 高于常人。肝病、胆病、胰病、心病、各种传染病、心肌炎、重症肌无力、进行肌营养不良时 ALT 和 AST 可升高。AST/ALT 的比值通常为 1∶1。AST 的颗粒小，半衰期短，快速释放和消失，反映急性病；ALT 颗粒大，半衰期长，不容易释放，不易消失，反映慢性病变。m-AST（谷草转氨酶同工酶）与线粒体黏合紧密，不易放出，其放出说明肝细胞坏死。在重型肝炎时，则出现 mAST 升高。AASLD 指出，在 ALT 和 AST 升高的同时，患者的标准病死率（SMR）显著增高。因而 AASLD 呼吁，ALT 和 AST 不但反映肝脏疾病活跃与否，同时还反映全身健康状况。总之引起 ALT 和 AST 升高的原因很多，应认真解决，不能掉以轻心。

血清醛固酮与肾素活性比值　　　　　　*// 2006.12.18*

　　武汉医科大学同济医院张慧兰等的研究发现，血清醛固酮/

肾素活性比值（ARR）在高血压患者中筛选出原发性醛固酮增多症（原醛）具有重要意义，可以提高原醛的诊断率。该文对 2003 年 9 月至 2006 年 5 月在其院就诊的 902 例高血压患者进行采血，用放免法测定血清肾素活性和血清醛固酮，计算 ARR。对该值大于 25 的患者进行 CT 断层扫描。结果显示，原醛在高血压患者中占 14%，单侧或双侧肾上腺增生者占 5%，合并肾上腺瘤者占 2%，原醛合并低血钾者占原醛的 40%。

原醛患者具有血压控制较难、低血钾合并高血钠等特点。在高血压患者中此类患者的筛选尚属重要。

三维适形放疗联合 5- 氟尿嘧啶（5-FU）化疗治疗胰腺癌 // 2006.12.18

三维适形放疗者，立体定位也。冠状、矢状、水平称为三维。三维适形放疗联合 5-FU 化疗对胰腺癌的总疗效达 90%，黄疸消失率为 25%，疼痛缓解率为 90.48%，1 年生存率 89%。

宫颈癌的癌前病变 // 2006.12.18

宫颈细胞学检查示不典型鳞状细胞患者，应首选 HPV-DNA 检验。

胃食管反流病认识的重大转变 // 2006.12.25

最重要的认识转变是：不是单一病变，而是多元因素导致的局部损伤。该局部损伤位于胃和食管的连接处。今后的主要任务应该是确定该区域解剖、生理的相互联系，以及中枢神经和周围神经对此的调节，食管的 pH 测定，阻抗检测，压力检测。质子泵抑制剂（PPI）的问世使胃食管反流病的治疗取得了很大进展。

三联方案治疗幽门螺杆菌（Hp） // 2006.12.25

以 PPI 为基础的三联疗法，系 Hp 的根治方案，即奥美拉唑＋克拉霉素、阿莫西林、甲硝唑（选两种）。

胶囊内镜 // 2006.12.26

小肠病变是胃镜和结肠镜所不能涉及的部位。经典的全消化道钡餐检查对小肠病变的检查也不尽如人意。胶囊内镜则填补了上述空白。

Baily 等分析来自澳大利亚的 416 例胶囊内镜检测资料发现，其中 26 例患者有 27 处肿瘤，其中 9 例为良性肿瘤（错构瘤、囊性淋巴管瘤、淀粉样瘤、脂肪瘤）。在 26 例肿瘤患者中小肠肿瘤占 50% 左右。

注射用奥美拉唑钠（洛凯） // 2007.1.4

本品注入后主要分布于胃肠道黏膜细胞，与血浆蛋白结合率达 95%，代谢产物 72%～ 80% 经尿排出，其余经粪排出。本品即 PPI（质子泵抑制剂），适用于各种溃疡（胃、十二指肠）及反应性上消化道黏膜糜烂、渗出、多酸、出血。本品每天用药 1

次即可抑制胃酸分泌；严重病例可用药2次，配10mL专用溶剂（每次4mL），溶解后加入250～1000mL生理盐水中缓慢滴注，滴注时间务必多于20分钟。

安克洛酶的临床应用 // 2007.1.6

安克洛酶为蛇毒提取物，具有强大的溶解纤维蛋白原的作用，因此常用于脑梗死、脑栓塞等缺血性脑卒中病中。近年来，法国学者大样本研究显示，脑出血患者3小时后不宜使用安克洛酶。

反式脂肪酸——健康的隐患 // 2007.1.8

反式脂肪酸虽系不饱和脂肪酸，但对人类却有巨大危害。通常在人造黄油、氢化植物油中含有大量反式脂肪。薯条、面包圈中加入氢化油脂可以使口感更疏松，殊不知却加入了反式脂肪酸。人们对饱和脂肪酸的危害有了共识，但对不饱和脂肪酸中尚有反式、顺式之分不尽知晓。以植物油为来源的人造黄油、氢化植物油是在这种概念下产生的黄油代用品，殊不知此代用品正是反式脂肪酸。它较饱和脂肪酸的危害更甚。除人造黄油、氢化植物油、精炼植物油、氢化棕榈油中含大量反式脂肪酸外，反复加温、煎炸均可使植物油氢化，使之变成反式脂肪。鉴于上述论证，通常的食品中，如饼干、面包、蛋糕、咖啡伴侣，甚至煎麦片糕、冰棒中都有可能含有反式脂肪酸。这种反式脂肪对人类的危害不亚于饱和脂肪。

胃肠屏障　　　　　　　　　　　　// 2007.1.9

胃肠屏障包括胃肠网织内皮系统、胃肠自主神经系统、胃肠胰内分泌系统、胃肠免疫系统。大量实践证明，因胃肠系统的功能紊乱而发生的疾病多达数十种之多。此乃胃肠屏障破损，开门入寇也。冠心病、血液病、呼吸病、泌尿系疾病均可因胃肠道病变而引发。近年来，关于幽门螺杆菌引发全身各系统疾病的实验研究已证明了此种观点，故人谓："病从口入，祸从口出也。"中医谓"脾胃为后天之本""有胃气则生，无胃气则死也"。水谷之气为人身正气的来源也，通常谓之曰中气。中气上入胸中与呼吸之气相合是为宗气；中气之清者循行脉内是为营气，浊者循行脉外是为卫气。前者养内而为营，后者固外而为卫。二者循脉而行，如环无端，濡养四肢百骸、五脏六腑。中气源于水谷，乃后天之本也；元气来源于肾，称为肾气，乃先天之本也。

2006 年国际国内十大医学新闻　　　// 2007.1.12

一、国际

1.美国科学家首次成功移植组织工程膀胱。其报告称 7 例有膀胱功能异常的脊髓脊膜膨出患者采用移植组织工程膀胱成功。

2.英、美科学家联合完成人类 1 号染色体基因测序工作，此一成果涉及 350 种疾病的诊断、治疗和研究。

3.HIV 被证实起源于黑猩猩。

4. 预防宫颈癌的 HPV 疫苗面市。美国 FDA 批准 6、11、16、18 型人乳头瘤病毒引起的宫颈癌、癌前病变、生殖器疣的疫苗上市。

5. 耐甲氧西林金黄色葡萄球菌（MRSA）正在全球快速蔓延。估计目前全球多达 3500 万人携带此菌，为全球公共卫生带来隐患。

6. 美国科学家的研究指出，神经细胞可能存在自我修复功能。一例昏迷 19 年的患者苏醒后，经微观电镜观察到其新生的神经细胞将受损的神经通路重新联结。

7. 药物洗脱支架的安全性引发争议。瑞士日内瓦大学教授报告：经过长期随访，药物洗脱支架（DES）虽然可降低再狭窄的发生率，但再狭窄很少造成急性危险；而 DES 增加血栓栓塞的危险达 15% ～ 35%，此为致命性危害。

8. 警惕极度耐药结核病蔓延。

9. 胎儿羊水干细胞培育出了人类心脏瓣膜。

10. 第一代人类基因组拷贝数变异图谱绘出。

二、国内

1. 血管紧张素转换酶抑制剂能延缓肾功能恶化。

2. 吴孟超（著名肝胆外科专家）荣获国家最高科技奖。

3. 国务院公布《艾滋病防治条例》。

4. 卫生部规范人体器官移植临床应用。

5. 我国学者完成男性患者换脸术。

6. 2005 年我国城乡居民十大死因公布。

7. 陈冯富珍任 WHO 总干事。

8. 我国首个艾滋病疫苗完成 I 期临床试验。

9. 北京人食用福寿螺感染广州管圆线虫病事件。

10. 我国首部《中国心血管病报告 2005》发布。

他汀类药物可治疗心衰　　　　　// 2007.1.17

20 世纪 80 年代，他汀类药物（辛伐他汀、氟伐他汀、普伐他汀、阿托伐他汀、舒瑞伐他汀、洛伐他汀）问世以来，在降脂方面独树一帜。近年来，他汀类药物的临床应用又有新突破，有研究证实其治疗心衰疗效显著，尤其可使中老年患者死亡率大大降低。

根除幽门螺杆菌（Hp）可明显降低胃癌风险

// 2007.1.20

Hp 是胃癌诱发的主要因素，曾有动物实验证明根除 Hp 可防止胃癌的产生。日本山形县胃癌的发病率和死亡率均较高。Mabe 等在该县进行的实验研究证明，根除胃中 Hp 对预防胃癌有效。

交感神经与肾脏疾患　　　　　　// 2007.1.26

肾脏病患者交感神经处在兴奋状态。慢性肾衰患者血浆儿茶酚胺浓度增加，肌肉交感神经紧张性增强。切除实验动物双肾时，其肌肉交感神经紧张性明显下降，说明肾脏与交感神经兴奋有关。

索拉非尼上市　　　　　　　　　// 2007.1.26

美国 FDA 又批准了一个靶向治疗新药——索拉非尼。该药是继赫塞汀（乳腺癌）、易瑞沙（肺癌）、美罗华（恶性淋巴瘤）、格列卫（慢性粒细胞白血病）后的又一成果。索拉非尼又名多吉美，主要用于肾癌。

泰诺 // *2007.1.29*

感冒是局限于鼻腔和咽喉的病毒、细菌感染，其病毒引起者70% ～ 80%，细菌引起者20% ～ 30%。泰诺是60年来全球销量最大的上呼吸道感染特效药，主要成分是乙酰氨基酚、伪麻黄碱、氢溴酸右美沙芬等，既有清热镇痛的作用，又有安神镇定、止咳平喘的作用。

严重感染及休克 // *2007.1.29*

感染性休克合并多脏器功能障碍综合征（MODS）是当前ICU（重症监护病房）主要的死亡原因，是当代急症的治疗焦点。本病住院病死率在20% ～ 63%，与急性心梗的院外病死率相当。

①血流动力学特点：肺循环阻力增加，体循环阻力减少，从而形成全身组织缺血、缺氧。

②诊断：体温38℃以上，心率90次/分以上，呼吸20次/分以上，$PaCO_2 > 32mmHg$（4.3kPa），白细胞 $>12 \times 10^9/L$，或幼稚细胞大于10%。

③ SIRS（全身炎症反应综合征）。

④器官及组织灌注不良，如少尿、急性情志障碍。

1918 年流感大流行   *// 2007.2.5*

当时的流感病毒激发了过激的免疫反应，使免疫系统非但没有保护患者个体，反而形成了致死的重要原因。新的流感流行对人类是一个巨大的威胁。今后的重大科研课题是如何面对流感感染初期可能启动的过激反应。

三个重要的发现   *// 2007.2.8*

1. 丙戌岁末，中西结合病房一慢性肾炎患者，肾功能衰竭，突发荨麻疹。余以麻黄 10g，桂枝 10g，杏仁 10g，甘草 6g，生姜 6g，大枣 4 枚，生石膏 30g，白芍 15g，白芷 6g，防风 12g，赤芍 10g，白鲜皮 15g，金银花 20g，连翘 20g，乌梢蛇 6g，黄芪 20g，生地黄 12g，蝉蜕 6g，紫草 20g，蒲公英 10g，紫花地丁 10g。水煎服，3 剂。患者非但荨麻疹愈，肾功能亦较前好转。

2. 丙戌岁末，门诊一长期肾功能衰竭的患者，服下方见显效，BUN 由 14.8mmol/L 降为 10.2mmol/L，Cr 由 320μmol/L 降为 260μmol/L，精神大好。处方：生地黄 12g，山茱萸 6g，山药 10g，丹皮 6g，茯苓 12g，泽泻 10g，桂枝 10g，附片 6g，大黄 10g，金银花 15g，白花蛇舌草 15g，益母草 15g，车前子 10g，丹参 20g，黄芪 20g，水蛭 10g（分冲），枸杞子 10g，桑椹 10g。水煎服。需耐心，缓效，切忌浮躁。

3. 丙戌岁末，患者杨某，发热 1 周，用头孢拉定、舒普深静脉滴注均无效。余以中药：麻黄、桂枝、杏仁、甘草、生石膏、川芎、白芷、细辛、羌活、独活、防风、金银花、连翘、蒲公英、败酱草、青蒿、鳖甲、知母、生地黄、丹皮。患者服 1 剂则效。

核苷类似物 // 2007.2.12

众所周知，核苷类似物是目前临床治疗乙型肝炎的重要药物，其可直接抑制 HBV DNA 的复制，进而改善肝脏组织学病变，延缓乙肝病程进展。此药在肝病发展的任何阶段均可使用。曾有此药杀灭病毒但对肝功能轻损的观点。近年已完全否认了这一观点。

乙肝治疗的新策略 // 2007.3.5

HBV 感染者中 5% ～ 10% 为慢性，而慢性中进展为肝硬化者 23%。肝硬化失代偿的年发生率为 3%；5 年累计发生率为 16%。慢性乙肝及代偿性、失代偿性肝硬化 5 年病死率分别为 0 ～ 2%、14% ～ 20%、70% ～ 86%。上述死亡率与 HBV DNA 的相关作用是分不开的。因此，抑制 HBV DNA 是预防本病发生和发展的重要手段。

血管紧张素 II 受体拮抗剂（ARB）的心肾保护作用 // 2007.4.4

高血压患者其更高的心血管事件发生率是众所周知的。其原因乃是由于血管紧张素系统，此系统的增加无疑是对心、肾靶器官的具体危害也。ARB（血管紧张素 II 受体拮抗剂）则可起到对该靶器官的保护作用。实验证明，在心衰的心脏中血管紧张素 II

的浓度高于正常心脏血液内的水平。其升高的程度与心衰的严重
程度成正比。除了血管紧张素 Ⅱ（Ang Ⅱ）外，血管紧张素转换
酶（ACE）、胃促胰酶、Ang Ⅱ 受体表达亦高于正常心脏的水平。
实践证明，使用 ACEI 影响 RAAS 活性的力度不大，而 ARB 则更
具优势。ARB 对心脏结构重塑影响的另一方面是参与心率重塑，
因此 ARB 可防止房颤的发生。除此之外，ARB 对糖尿病的治疗
亦属重要。

第 29 届圣安东尼奥乳腺癌会议纪要　　// 2007.4.16

1. 芳香化酶抑制剂的应用虽已具肯定疗效，但最终尚可形成
耐药，并造成肿瘤的进展。在应用非类固醇类芳香化酶抑制剂失
效后应用氟维斯群、依西美坦等二线内分泌药物有效。

2. 乳腺癌患者化疗后常见的副作用是闭经。这种副作用对激
素敏感性患者来说尚有一定的治疗作用。有人用 1034 例绝经前乳
癌患者分成两组，分别采用戈舍瑞林 + 他莫昔芬、MFC 方案化疗。
两组患者大部分均在绝经期，对比结果说明内分泌治疗对绝经期
患者仍然有效。

肝细胞癌分子靶向治疗临床进展　　// 2007.4.20

原发性肝癌，肿瘤细胞对放、化疗的敏感性较低，疗效欠佳。
肝癌时，多药耐药基因上调，且肝癌患者常合并肝硬化，不健全
的肝功能会降低放疗、化疗的治疗效价。近年来，随着表皮生长
因子和血管内皮生长因子研究的进展，单克隆抗体、酪氨酸激酶
抑制剂等多种靶向治疗药物相继问世。

1. 酪氨酸激酶抑制剂首先上市的是索拉非尼，具有较为广泛的抗肿瘤作用。

2. 癌的生长必须有丰富的血管内皮生长因子参与，因为肿瘤的增大急需血液循环的营养供应。贝伐单抗是一种人工重组单克隆抗体，治疗晚期肝癌疗效明显。

3. 癌细胞的生长和增殖，表皮细胞生长乃重要因素。埃罗替尼是抑制表皮生长因子受体的代表药，其对多种肿瘤细胞的实体均有明显的抑制作用，如非小细胞肺癌、头颈癌、乳腺癌。另一代表药物为西妥昔单抗。上述两药对晚期肝癌的治疗初试获效，进一步临床试验尚在进行中。

慢性痛风的新进展 // 2007.4.20

1. 降低尿酸，促进排泄是抑制痛风的最佳选择，首选药物为丙磺舒、苯磺唑酮、苯溴马龙。

2. 减少尿酸生成的药物别嘌醇，不良反应占20%，过敏反应占10%。因此，此类药物目前认为尚缺乏合理作用。

3. 新药上市为痛风治疗带来希望：①非布司他为黄嘌呤氧化酶抑制剂，其不良反应主要为肝功能异常。②拉布立酶系人工重组的尿酸氧化酶，在欧美现已上市。③聚乙二醇重组尿酸酶，在美国已完成Ⅱ期临床试验。

总之，痛风乃可治之病，但勿以为缓解就是治愈，坚持低嘌呤饮食、忌酒（尤其是啤酒）、改变不健康的生活方式是对痛风的基本要求。有痛风石的痛风患者应首选降低尿酸的药物，避免剂量不足、疗程不够。

白塞综合征的治疗进展　　　　　// 2007.4.20

1. 干扰素 α-2a 对白塞综合征葡萄膜炎有效，有效率达 92%。随访 36 个月，有 40% 的患者停药后未复发。干扰素 α-2a 对白塞综合征患者的关节损伤、皮肤黏膜病变亦有效。

2. 目前临床应用的肿瘤坏死因子 - α 抑制剂有两种，即英夫利昔单抗、依那西普。多项研究证实，英夫利昔单抗可有效缓解 DMARDS 抵抗白塞综合征患者的临床症状，包括皮肤黏膜损伤、葡萄膜炎和视网膜炎、关节炎及胃肠道损伤等。

3. 已证实热休克蛋白与白塞综合征有关。口服重组霍乱毒素 B 亚基可以有效预防葡萄膜炎。

巨幼细胞贫血　　　　　　　　　// 2007.4.20

胃肠道疾患引起叶酸、维生素 B_{12} 吸收障碍可导致此种贫血。其特点是贫血较重，可有轻度黄疸。红细胞呈巨大椭圆形，直径 >100μm，骨髓巨幼细胞增生状，中性分叶核粒细胞增高。

幽门螺杆菌（Hp）的黏膜致病作用　　// 2007.4.22

此菌为螺旋状革兰阴性菌，以前因其具弯曲的菌形，而曾有幽门弯曲菌的命名。此菌的特点有三：

1. 寄生于胃肠道黏膜下层，或黏膜绒毛的根部，凭借硬毛在根间游动，并可浸入细胞内。

2. 分泌尿毒素，将胃中尿素变为氨，因而在菌体周围形成一层氨云。此氨云长期刺激黏膜，先使绒毛减少，继则可使胃肠黏膜出现病变。

3. 可产生一种蛋白酶，分解黏蛋白，形成溃疡；另可产生免疫生物活性物质，促成局部变态反应。

鉴于上述三种作用，凡 Hp 阳性者，慢性胃炎、胃溃疡、胃癌的发病均较普通人高。

应激性溃疡 // 2007.4.24

急性传染病、自身免疫病的活动期、全身多脏器感染、大面积烧伤、休克、重大手术后、长期应用激素等可出现胃肠黏膜的大面积糜烂、出血。其机制如下：

1. 胃酸和胃蛋白酶分泌增加，对胃黏膜形成刺激。

2. 胃黏膜屏障作用破坏（前列腺素合成减少，血栓素、白三烯合成增多）。

胃泌素的作用 // 2007.4.26

①刺激细胞分泌胃酸；②刺激腺体分泌胃酶；③刺激胃蠕动，增加排空；④减少幽门张力。上四个方面作用说明胃泌素是人体消化功能中绝不可少的重要因素。然而在胃、胰、胆功能病变时，胃泌素的功能则明显减少。胰腺炎、胆囊炎、肠炎时胃酸、胰液、胆汁的任何改变（包括通路的改变）均能影响胃泌素的分泌，使之减少。相反，在有些情况下胃泌素的分泌却病态增多，如胃酸减少、副交感神经兴奋等。

老年人呼吸道合胞病毒感染　　　　　// *2007.4.28*

呼吸道合胞病毒（RSV），通常与甲型流感病毒在老年人群中的感染率各占 50%，但仅据现有 X 线片、声像图片无法将二者区分。近据美国 Walsh 等报告，其鉴别要点如下：与甲型流感病毒相比，RSV 鼻黏膜的充血更重，其他症状明显且多有喘鸣，听诊干啰音更著，但体温往往不高。

侵袭性真菌感染　　　　　　　　　　// *2007.4.29*

1999 ～ 2003 年世界流行病学报告：1999 ～ 2000 年念珠菌和曲霉菌的感染略有下降，而 2000 ～ 2003 年却见升高，尤其以曲霉菌的感染升高更为明显。两性霉素 B、氟康唑、卡泊芬净对念珠菌血症的应答率分别为 79%、72%、74%，但因两性霉素 B 毒性大，已不堪重用。目前，呼声最好者当属卡泊芬净。另外，治疗时间的选择亦属重要，12 小时之内治疗者患者死亡率小于 10%；48 小时之内治疗者死亡率大于 30%。对浸润性肺部曲霉菌感染，更应早期治疗。有人主张进行预防性治疗，专家认为绝无此种必要，因为它可使药物的毒副作用发生在无辜者身上。有人主张经验性治疗，即高热持续不退，抗生素无效，首先应选择卡泊芬净，因此药的毒副反应较少。总之，侵袭性真菌感染有预防治疗、经验治疗、抢先治疗之不同。所谓抢先治疗即说明越早越好。

慢性胰腺炎的研究进展   // 2007.4.30

慢性胰腺炎（CP）是以进行性炎症和纤维化为特征的胰腺疾患，最终可引起胰腺结构和功能永久性改变，临床以顽固腹痛、腹泻、胰腺内分泌功能严重破坏为特征。

本病的发病与基因突变有关。学者公认囊性纤维化跨膜传导调节因子（CFTR）是导致突变的重要因子。最近还发现了一些重要的突变因子，尚未有肯定意见。属个人见解。

总之，目前本病无特殊诊断方法，亦无特殊治疗措施。

纳米技术闲话   // 2007.5.14

纳米（nm）是长度单位，$1nm=1\times10^{-9}m$。$1\sim100nm$ 直径的微粒，称为纳米微粒，这种微粒处在宏观与微观的交界部位。20世纪 $80\sim90$ 年代，纳米技术取得了飞速发展，在工业、农业、医学等方面均出现了前所未有的成果。然而机遇与挑战是相辅相成的，近年来的研究表明，纳米粒子因其属于超微颗粒，能进入机体细胞的分子、原子结构。一方面用这种技术制造的检测制剂可以观察到秋毫之处，与此同时也能透过血脑屏障、胎盘屏障、皮肤屏障之中，顺利进入生物活性物质的内部，从而干扰机体的正常生理功能。药物的纳米制剂亦可如是观之。另外，纳米产品的代谢产物同样造成机体的微观污染，其害大焉。

慢性阻塞性肺疾病新说　　　　　// 2007.5.21

　　慢性阻塞性肺疾病（COPD）简称"慢阻肺"，为多种因素导致的疾病，不仅影响肺脏本身，而且可影响全身多脏器的功能，使之衰退，细胞衰老、凋亡。所有这些影响大都基于组织的缺氧。当然及时的治疗，可使上述全身性改变适当逆转，进展放慢。

　　以往 COPD 的治疗方案是缓解气道阻塞，然而近年来研究认为气道阻塞的主要原因是炎症的形成。炎症使呼吸道黏膜纤毛功能障碍，排痰、排气受阻，进而肺气肿形成。肺气肿一旦形成则肺动脉高压，右心室后负荷增强，于是全身缺氧，多脏器功能受损。

　　目前常用的药物有抗生素和支气管扩张剂。支气管扩张剂分为：①抗胆碱能药物；② β_2 受体激动剂：长效 β_2 受体激动剂沙美特罗、福莫特罗，日服 2 次。③磷酸二酯酶抑制剂：氨茶碱是此类药物的代表。它虽然用之已久，但仍然宝刀不老，既可使支气管扩张，又可使气管通气量改善。但是此药可与其他药物诸如抗生素等发生反向作用，故使治疗窗口狭窄。④吸入型糖皮质激素：布地奈德是此类药物的代表，只需每日 1 次，患者依从性较好。

索 引

·心脑血管疾病

·呼吸系统疾病

· 消化系统疾病

·泌尿、生殖系统疾病

·血液系统疾病

·内分泌与营养代谢病

·神经精神系统疾病

·骨关节病

· 各科肿瘤

·儿 科

·妇 科

·五官科

· 皮肤科

· 中医理论

· 中医经典

· 医话医案

· 中医方药

·单方验方

·西医基础

· 西医理论

· 西医临床

西医新药

·其 他

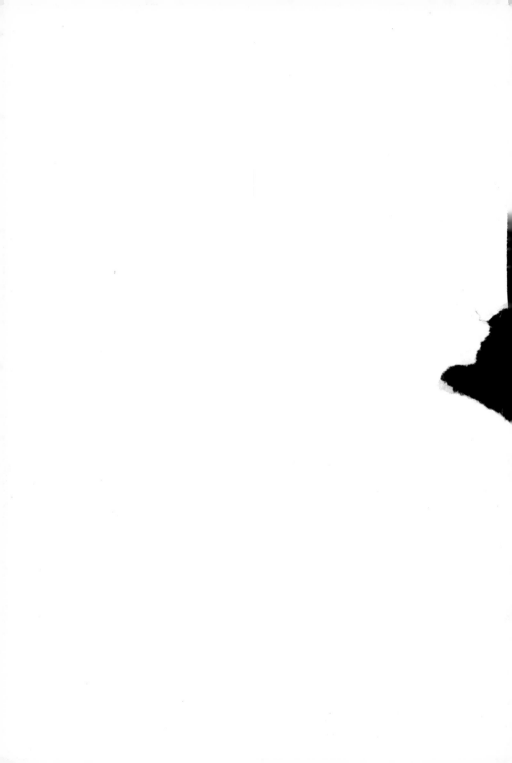